MANUAL
DE BOLSILLO

CIRUGÍA
ORTOPÉDICA
de bolsillo

T0200296

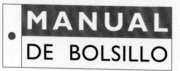

MANUAL
DE BOLSILLO

CIRUGÍA
ORTOPÉDICA
de bolsillo

Editores

JAY (JAMAL) BOUGHANEM, MD
ATTENDING ORTHOPAEDIC SURGEON
CLINICAL ASSISTANT PROFESSOR
UNIVERSITY OF HAWAII
HILO, HAWAII

RITESH R. SHAH, MD
DIRECTOR OF HIP AND KNEE RESEARCH
HIP ARTHROSCOPY AND HIP PRESERVATION
HIP AND KNEE RECONSTRUCTION
REVISION HIP AND KNEE RECONSTRUCTION
ILLINOIS BONE AND JOINT INSTITUTE, LLC
THE CENTER FOR ORTHOPAEDIC SURGERY
MORTON GROVE, ILLINOIS

🌐 Wolters Kluwer

Philadelphia • Baltimore • New York • London
Buenos Aires • Hong Kong • Sydney • Tokyo

🔵 Wolters Kluwer

Av. Carrilet, 3, 9.ª planta – Edificio D -Ciutat de la Justicia
08902 L'Hospitalet de Llobregat.
Barcelona (España)
Tel.: 93 344 47 18
Fax: 93 344 47 16
correo electrónico: lwwespanol@wolterskluwer.com

Revisión científica:
Alberto Nayib Evia Ramírez
Médico adscrito en la división de reconstrucción articular cadera y rodilla del Instituto
Nacional de Rehabilitación; Socio titular del Colegio Mexicano de Ortopedia y Trau-
matología; Consejo Mexicano de Ortopedia y Traumatología; Miembro de la American
Academy of Orthopaedic Surgeons; Miembro de la Arthroscopy Association of North
América.

Traducción:
Dr. Israel Luna Martínez

Dirección editorial: Carlos Mendoza
Editor de desarrollo: Cristina Segura Flores
Gerente de mercadotecnia: Juan Carlos García
Cuidado de la edición: Margarita del Carmen López Rojas
Diseño de portada: Jesús Mendoza M. Diseñador Gráfico
Imagén de portada: istockphoto.com/oceandigital
Maquetación: Elizabeth Vargas/Alfonso Romero López
Impresión: R.R. Donnelley-Shenzhen
Impreso en China

RRS1602

"Porque el secreto de la atención de un paciente es preocuparse por el paciente."

DR. FRANCIS W. PEABODY

Para todos los médicos y cirujanos, quienes me han enseñado que somos sanadores y médicos antes que técnicos, que aunque el conocimiento, nuestra dedicación para mejorarlo, y para cultivar un mejor juicio son importantes, también lo es nuestra **conciencia, presencia, paciencia, bondad, empatía y audacia** cuando practicamos nuestra profesión y arte.

Para mis mentores en la Harvard University, los doctores Scott Martin, Director de Posgrado, Larry Higgins, Jefe de Medicina Deportiva y del Servicio de Hombro BWH de Harvard; Tom Minas, Director del Cartilage Repair Center; Andreas Gomoll; todos los mentores y cirujanos de la Northwestern University; a mis padres Nassif y Nadia; a mis hermanos Jawad, Fares, Adnan, Hossam, Rida y Mohannad; al personal clínico, incluyendo a Ryan Hilton, Patricia Agnese, Tari Rowe, Kay Yoshioka, Henrene Ito, Jaimy Brinkman, Ditas Krietemeyer, James Krietemeyer; y por último a mis pacientes, muchas gracias por su gratitud y su confianza; y espero poder continuar sirviéndoles de la mejor manera posible.

JAY BOUGHANEM, MD

"Vive como si fueras a morir mañana. Aprende como si fueras a vivir para siempre."

MAHATMA GANDHI

A mi mentor y abuelo Pravinkant Dalal (Dada) y a mi abuela Bharati Dalal (Dadi); un hombre cuya sabiduría estaba más allá de su tiempo, y una mujer cuya devoción por su familia representa el ideal. A mis padres, quienes personifican el significado del amor incondicional. A mi esposa y mis tres hijos, quienes son mis más puras y grandes alegrías en la vida. Y por último, a los cirujanos que me enseñaron el arte y la ciencia de la cirugía ortopédica.

RITESH R. SHAH, MD

Jay Boughanem, MD es un cirujano ortopedista adscrito certificado. Es miembro de la American Academy of Orthopaedic Surgeons y del American College of Surgeons. Es graduado de la Marquette University, Summa Cum Laude, Bachiller con honores en ciencia en bioquímica y biología molecular, así como en fisiología. Más tarde acudió a la escuela de medicina en la Northwestern University Feinberg School of Medicine y terminó su residencia en cirugía ortopédica en el McGaw Center en la Northwestern University en Chicago, Illinois. Después completó su subespecialidad en cirugía de hombro y medicina ortopédica del deporte en la Harvard University en Boston, Massachusetts. Hoy día, el doctor Boughanem ejerce su práctica en el Sistema de Salud del estado de Hawaii en Hilo, en la gran isla de Hawaii. El doctor Boughanem es profesor asistente en the University of Hawaii y está involucrado en la educación de estudiantes y residentes. Es vicepresidente del departamento de cirugía en el Hilo Medical Center en Hilo, Hawaii. Sus pasatiempos son correr, nadar y volar un avión de un solo motor entre las islas hawaianas.

Ritesh R. Shah, MD se graduó con honores de the Loyola University of Chicago con un B.S. en bioquímica y un B.A. en economía. Después acudió a la escuela de medicina en the University of Chicago Pritzker School of Medicine y terminó su residencia en cirugía ortopédica en the Northwestern University Feinberg School of Medicine en Chicago, Illinois. Más tarde completó una subespecialidad en preservación de cadera y reconstrucción articular en the Washington University en St. Louis. Hoy, el Dr. Shah es socio en un consultorio en el Illinois Bone and Joint Institute. También miembro del comité médico en el Research Steering Committee en el Advocate Lutheran General Hospital. La práctica quirúrgica del Dr. Shah involucra ortoscopia de cadera y revisión y reconstrucción de cadera y rodilla en adultos. Como Director de Investigación en el IBJI, el doctor Shah lidera activamente estudios de investigación, está involucrado en la educación de residentes y acude a reuniones regionales y nacionales.

COLABORADORES

Abigail Allen, MD
Assistant Professor
Department of Orthopaedic
　Surgery
Mount Sinai Hospital
New York, New York

Lindsay Andras, MD
Department of Orthopaedic
　Surgery
Children's Hospital Los Angeles
Los Angeles, California

**Keith Douglas Baldwin, MD,
　MPH, MSPT**
Assistant Professor of
　Orthopaedic Surgery
Hospital of the University of
　Pennsylvania
Children's Hospital of Philadelphia
Pennsylvania Hospital
Penn Presbyterian Medical Center
Orthopaedic Trauma Director
University of Pennsylvania School
　of Medicine
Philadelphia, Pennsylvania

Ravi K. Bashyal, MD
Attending Staff
Department of Orthopaedic
　Surgery
NorthShore University
　HealthSystem Medical Group
Chicago, Illinois

Hasan Elias Baydoun, MD
Main Street Orthopedics
Kittanning, Pennsylvania

Vamsy Bobba, MD
Drexel University College of
　Medicine
Philadelphia, Pennsylvania

Frank C. Bohnenkamp, MD
Crystal Lake Orthopaedics
Crystal Lake, Illinois

Jay (Jamal) Boughanem, MD
Attending Orthopaedic Surgeon
Clinical Assistant Professor
　University of Hawaii
Hilo, Hawaii

Aimee Brasher, MD
Attending Physician
Orthopaedic Surgery
Pediatric Outpatient Center
Lurie Children's at
　Northwestern
Medicine Central DuPage
　Hospital
Winfield, Illinois

James Cameron, MD
Steadman Hawkins Clinic of the
　Carolinas
Greenville Health System
Greenville, South Carolina

**Michelle Cameron Welborn,
　MD**
Attending Physician
Shriners Hospital for Children
Portland, Oregon

Ryan M. Carr, MD
Department of Orthopaedic
　Surgery
University Hospitals
Bedford, Ohio

Austin W. Chen, MD
Resident
Department of Orthopaedic
　Surgery
University of Illinois at Chicago
Chicago, Illinois

David Chen, MD
Assistant Professor
Department of Orthopedic
　Surgery
University of Miami
Miami, Florida

Brian Chilelli, MD
Northwestern Medicine
   Cadence Physician Group
   Orthopaedics
Warrenville, Illinois

Jared A. Crasto, MS
The Ohio State University
   College of Medicine
Columbus, Ohio

Lauren Crocco, MD
Attending Surgeon
Department of Orthopaedic
   Surgery
Montefiore Medical Center
Bronx, New York

Aristides I. Cruz, Jr, MD
Clinical Assistant Professor
Orthopedic Surgery Hasbro
   Children's Hospital
Alpert Medical School of Brown
   University
Providence, Rhode Island

Jeffrey S. Earhart, MD
Assistant Professor
Department of Orthopedic
   Surgery
Rush University Orthopedic
   Trauma Service
Rockford Orthopedic Associates
Rockford, Illinois

Hany El-Rashidy, MD
Department of Orthopedic
   Surgery
Stanford Health Care-ValleyCare
Pleasanton, California

Corinna C. Franklin, MD
Pediatric Orthopaedic Surgeon
Shriners Hospital for Children
Philadelphia, Pennsylvania

Robert R. L. Gray, MD
Hand and Microvascular Surgery
   NorthShore Orthopaedic
   Institute
Evanston, Illinois

Claudius D. Jarrett, MD
Hand and Upper Extremity
   Surgery
The Emory Orthopaedic Center
Assistant Professor
Department of Orthopaedic
   Surgery
The Emory University School of
   Medicine
Atlanta, Georgia

Parminder S. Kang, MD
Hip Fellowship Program
   Director
Desert Orthopaedic Center
Las Vegas, Nevada

Tajinder Kang, BS
Medical Student
American University of the
   Caribbean
Cupecoy, St. Maarten

Jeremy R. Kinder, MD
Department of Orthopaedic
   Surgery
Colorado Limb Consultants
Denver Colorado

Jeffrey A. Krempec, MD
Department of Orthopaedic
   Surgery
Centerpoint Medical
   Center
Independence, Missouri

Lauren Lamont, MD
Resident
Department of Orthopeadics
Hospital for Special Surgery
New York, New York

Alan League, MD
Illinois Bone and Joint
   Institute
Assistant Clinical Professor of
   Orthopedic Surgery
University of Illinois Medical
   Center
Chicago, Illinois

T. Sean Lynch, MD
Assistant Professor of
  Orthopaedic Surgery
Center for Shoulder, Elbow and
  Sports Medicine
Columbia University Medical
  Center
New York, New York

Geoffrey S. Marecek, MD
Assistant Professor
Department of Orthopaedic
  Surgery
University of Southern
  California
Keck School of Medicine
Los Ángeles, California

Kathryn McCarthy, MD
Orthopaedic Spine
  Surgeon
Arkansas Specialty
  Orthopaedics
Little Rock, Arkansas

Janay Mckie, MD
Department of Orthopaedic
  Surgery
Shriners Hospital
Shreveport, Louisiana

J. Stuart Melvin, MD
Attending Surgeon
OrthoCarolina
Concord, North Carolina

Michael K. Merz, MD
Department of Orthopaedics
University of Illinois at
  Chicago
Chicago, Illinois

Matthew D. Milewski, MD
Assistant Professor
Elite Sports Medicine
Connecticut Children's Medical
  Center
Farmington, Connecticut

Kyle Moyles, MD
Melbourne Hand Center
Melbourne, Florida

Benjamin Mueller, MD
Twin Cities Orthopedics
Fridley, Minnesota

Kevin O'Halloran, MD
Orthopaedic Traumatology
  Fellow
R Adams Cowley Shock Trauma
  Center
Baltimore, Maryland

Amar Arun Patel, MD
Resident
Department of Orthopaedic
  Surgery
Jackson Memorial Hospital
University of Miami
Miami, Florida

Ronak M. Patel, MD
Hinsdale Orthopaedic
  Associates
Westmont, Illinois

James M. Saucedo, MD, MBA
The Hand Center of San
  Antonio
San Antonio, Texas

Jason W. Savage, MD
Assistant Professor
Department of Orthopaedic
  Surgery
North western University
Chicago, Illinois

David D. Savin, MD
Department of Orthopaedic
  Surgery
University of Illinois at Chicago
Chicago, Illinois

Arash J. Sayari, BS
University of Miami
Miller School of Medicine
Miami, Florida

Patrick C. Schottel, MD
Orthopaedic Trauma
  Fellow
University of Texas at Houston
Houston, Texas

Gregory D. Schroeder, MD
The Rothman Institute
Thomas Jefferson University
Philadelphia, Pennsylvania

Brian E. Schwartz, MD
Department of Orthopaedic Surgery
University of Illinois at Chicago
Chicago, Illinois

Leslie Schwindel, MD
Resident
Department of Orthopaedic Surgery
University of Illinois at Chicago
Chicago, Illinois

Ritesh R. Shah, MD
Director of Hip and Knee Research
Hip Arthroscopy and Hip Preservation
Hip and Knee Reconstruction
Revision Hip and Knee Reconstruction
Illinois Bone and Joint Institute, LLC
The Center for Orthopaedic Surgery
Morton Grove, Illinois

Okeefe L. Simmons, MD
University of Miami Miller School of Medicine
Miami, Florida

Matthew Simons, MD
Adult Reconstruction Fellow-Hip and Knee
Lenox Hill Hospital
New York, New York

Lt. Christopher D. Skeehan, MD
Naval Medical Center Portsmouth
Portsmouth, Virginia

Christopher S. Smith, MD, LCDR MC USN
Assistant Professor
Director of Orthopaedic Trauma
Department of Orthopaedic Surgery
Naval Medical Center Portsmouth
Portsmouth, Virginia

Michael D. Smith, MD
Resident
Department of Orthopaedics
Emory University School of Medicine
Atlanta, Georgia

Andre R. Spiguel, MD
Assistant Professor of Orthopaedic Oncology and Trauma
Department of Orthopaedics and Rehabilitation
University of Florida
Gainesville, Florida

Karan Srivastava, MD
Henry Ford Department of Orthopedics Detroit, Michigan

Hasan Syed, MD
Department of Orthopaedic Surgery
Loma Linda University Medical Center
Loma Linda, California

Fernando Techy, MD
Rocky Mountain Spine and Orthopaedics
Johnstown, Colorado

Nikhil Thakur, MD
Assistant Professor
Department of Orthopedic Surgery
SUNY Upstate Medical University
Syracuse, New York

Jonathan N. Watson, MD
Department of Orthopaedic Surgery
University of Illinois at Chicago
Chicago, Illinois

Brian M. Weatherford, MD
Attending Surgeon
Illinois Bone and Joint
    Institute
Glenview, Illinois

David S. Wellman, MD
Assistant Professor of
    Orthopaedic Surgery
Hospital for Special Surgery
Weill Cornell Medical College
New York, New York

Ari R. Youderian, MD
Shoulder and Elbow Orthopaedic
    Surgeon
South County Orthopaedic
    Specialist
Woods, California

Sofia Zenteno, MD
Visiting Student
University of Miami Medical
    School
Miami, Florida

PREFACIO

Este libro está escrito teniendo en mente al residente en cirugía ortopédica, al interno, subinterno y al estudiante de medicina. El objetivo no es proporcionar una fuente exhaustiva que cubra toda la patología ortopédica, sino servir como una fuente de referencia concisa para revisar los aspectos importantes de patologías ortopédicas comunes para el ortopedista en entrenamiento o que acaba de terminar su entrenamiento.

A medida que progresábamos en la residencia, nos dimos cuenta que hacía falta una fuente como ésta. Por ejemplo, un residente de ortopedia que pasa un día en la clínica puede observar 40 pacientes o más en un determinado día. Muchas de las patologías serán nuevas o relativamente nuevas. La intención de este libro es proporcionar los hechos más importantes y relevantes en relación con los hallazgos de la historia clínica, los de la exploración física, los datos en las radiografías y estudios imagenológicos pertinentes, así como opciones de manejo conservador y quirúrgico apoyadas en la literatura para cada una de las patologías comúnmente encontradas. Además, proporcionará todos los artículos importantes y la literatura relevante disponible para justificar el diagnóstico y el manejo. En las citas o secciones de referencia de este libro, buscamos mencionar toda la literatura clásica y reciente relevante, que debe servir por un lado como referencia para lectura posterior, y por otro como fuente para los exámenes de consejo y similares. De igual forma, el residente de ortopedia que pasa el día en el quirófano puede usar este libro como una guía para revisar la información más relevante en relación con el procedimiento ortopédico, iniciando con los instrumentos requeridos, la posición del paciente, el abordaje, la técnica quirúrgica, y el manejo posoperatorio para los procedimientos ortopédicos más comunes.

La idea principal es tener entre las cubiertas de este compacto libro información concisa, relevante, al grano, importante y más pertinente en relación con las patologías más comunes encontradas en el campo de la cirugía ortopédica. Los autores de los capítulos incluidos en este libro fueron elegidos de manera específica debido a su conocimiento de subespecialidad, su capacidad para sintetizar la información en forma concisa, y la actualidad de su entrenamiento. A medida que desarrollamos nuestro conocimiento base acerca de la cirugía ortopédica durante nuestro entrenamiento, es indispensable tener buenos cimientos y un marco de trabajo para organizar la información clínica nueva. Este marco no necesita abarcar todo, pero sí debe ser altamente relevante, bien organizado y escrito de forma que vaya "al grano" y "aquí está lo que necesitas saber." Éste es precisamente el propósito de este libro.

Proporcionar la literatura clásica, así como los artículos recientes relevantes hace que ésta sea una excelente fuente para lecturas posteriores antes o después de la práctica clínica o quirúrgica.

COEDITORES Y COAUTORES
JAY BOUGHANEM, MD
RITESH R. SHAH, MD

CONTENIDO

SECCIÓN 7. COLUMNA

SECCIÓN 8. TUMORES

SECCIÓN 9. PEDIATRÍA

JEFFREY S. EARHART

Epidemiología (Estados Unidos de América)

- De acuerdo con los datos más recientes de los CDC (2010), los accidentes son la quinta causa principal de muerte en todos los grupos de edad en Estados Unidos de América (EUA) con una tasa de 38.2 por cada 100 000 personas.
- Treinta por ciento de las muertes accidentales se debieron a colisiones en vehículos automotores.
- Los accidentes son la causa más frecuente de muerte en pacientes <45 años, y son la tercera causa más común de muerte entre los 45 y 65 años de edad.

Historia clínica y presentación

- *ATLS*
  - Protocolo para evaluación rápida y tratamiento de pacientes que incluye una evaluación primaria y reanimación, una evaluación secundaria y el manejo definitivo apropiado.
  - En EUA, los protocolos se llevan a cabo bajo la dirección del médico de urgencias y/o el traumatólogo de cirugía general.
  - Cualquier cambio en la condición del paciente amerita regresar de inmediato a los ABC antes de continuar con las fases del manejo.
- *Evaluación primaria*
  - ABC y esfuerzos concurrentes de reanimación.
    - **Vía aérea** (**a**irway). Los objetivos son evaluar, establecer y mantener una vía aérea permeable al tiempo que se protege la columna cervical.
      - Las medidas incluyen la elevación de la mandíbula, cánulas orales/nasales, intubación endotraqueal/nasotraqueal y vías aéreas quirúrgicas (cricotiroidotomía).
      - La intubación controla la vía aérea en pacientes inconscientes o en aquéllos con obstrucción por traumatismo facial o al cuello, así como en pacientes combativos u obnubilados.
      - Se continúan las precauciones en relación con la columna cervical hasta que se haya obtenido una vía aérea permeable definitiva.
    - **Respiración** (**b**reathing). Los objetivos son evaluar y proporcionar una adecuada oxigenación y ventilación, ya sea impulsada por el paciente o asistida mecánicamente.
      - Monitoreo continuo mediante lecturas transcutáneas de saturación de oxígeno y de forma intermitente con concentraciones de gases arteriales.
      - Cualquier descompensación requiere, primero, revaloración de la vía aérea seguida de pronta evaluación en busca de una etiología subyacente. En el paciente traumatizado ésta puede incluir hemoneumotórax, neumotórax a tensión, tórax inestable, hemopericardio, contusión pulmonar, desangrado concurrente y descompensación del SNC.
      - En caso de requerirse, se realizan procedimientos para salvar la vida (intubación, toracostomía con aguja, tubo de tórax, pericardiocentesis, toracotomía).
    - **Circulación** (*circulation*). Los objetivos son detectar signos de choque y controlar las fuentes de sangrado.
      - Los pacientes son tratados con 2 L de soluciones cristaloides calentadas y se evalúa la respuesta fisiológica.
      - Las lesiones pélvicas inestables deben ser estabilizadas con una férula pélvica o sábana pinzada centrada en los trocánteres mayores.
      - En ausencia de fuentes torácicas o abdominales de sangrado significativo, el fallo de la presión arterial para responder a fluidos y estabilización pélvica externa amerita mayor investigación (angiografía con embolización selectiva o no selectiva, o empaquetamiento pélvico preperitoneal).
      - Se prefieren compresas estériles y presión directa sobre las heridas sangrantes al uso de pinzas a ciegas.
      - Pérdida potencialmente significativa de sangre por lesión ortopédica: pelvis (>8 unidades), fémur cerrado (2-3 unidades), tibia cerrada (1-2 unidades). Las cantidades estimadas aumentan en el caso de lesiones abiertas.
      - Si se requieren derivados sanguíneos, inicie con paquetes globulares = negativos calentados.
    - **Acceso**
      - Mínimo de dos accesos IV antecubitales de calibre grande o un acceso venoso central.

- Con frecuencia se obtienen de forma concurrente con los ABC, pero deben diferirse hasta que se haya evaluado la circulación, si tener un acceso interfiere con asegurar la vía aérea o la oxigenación/ventilación apropiada.
- **Discapacidad/SNC**
  - Los objetivos son evaluar el estado neurológico, incluyendo asignar un puntaje de ECG (Escala de Coma de Glasgow) de 3-15: movimiento ocular (4), respuesta verbal (5), respuesta motora (6), 3 = muerte, <8 = lesión cerebral severa (requiere intubación), 9-12 = lesión cerebral moderada, >13 = lesión leve.
  - Las lesiones evidentes en la cabeza, los signos de elevación de la presión intracraneal, o los cambios en el estado mental pueden dirigir el abordaje posterior.
  - Debe mantenerse la presión arterial media por encima de 80 mm Hg después de traumatismo craneal para evitar lesión secundaria.
- **Exposición**
  - El objetivo es la evaluación expedita de todas las regiones corporales en busca de signos de lesión, incluyendo axilas, pelvis, espalda/columna y periné.
  - Se debe llevar a cabo un solo examen de la estabilidad de los planos axial y sagital, para evitar el desprendimiento de coágulos en presencia de una lesión inestable.
  - Proteja la columna usando la técnica de rodamiento de tronco.
  - La evaluación del periné incluye inspección de la uretra, vagina y recto en busca de sangre u otros signos de lesión.
  - Coloque compresas estériles sobre cualquier herida abierta y ferulice/inmovilice cualquier fractura evidente.
  - Se debe cateterizar la vejiga a menos que existan signos de lesión (sangre en el meato urinario, próstata en posición elevada).
  - Cuando esto se haya completado, cubra al paciente con cobijas calientes para prevenir la hipotermia.
- *Reanimación*
  - Los objetivos son mantener la perfusión tisular y cumplir con las demandas metabólicas de los órganos vitales.
  - Si la respuesta de la presión arterial y la frecuencia cardiaca al reto inicial con fluidos es transitoria o está ausente, administre derivados sanguíneos y cristaloides mientras identifica y maneja todas las fuentes de hemorragia.
  - La hemorragia severa puede requerir transfusión masiva de paquetes globulares (O negativos hasta que se haya completado una tipificación ABO), plasma fresco congelado, y plaquetas, administradas a una tasa de 1:1:1.
  - Se deben monitorear las cantidades de fibrinógeno y remplazarlo con crioprecipitado.
  - Mediciones *no* confiables de una reanimación completada (por choque descompensado: presión arterial, diuresis y hemoglobina/hematocrito).
  - Mediciones confiables de una reanimación completada: déficit de base normalizado (>−3.0) y lactato sérico (<2.5) con corrección de coagulopatías e hipotermia.

EXPLORACIÓN FÍSICA

- *Evaluación secundaria*
  - Lleve a cabo una historia clínica AMPLE (**a**lergias, **m**edicamentos, antecedentes médicos **p**revios, último alimento ingerido [*last meal*], **e**ventos que rodean a la lesión).
  - Complete la exploración física evaluando en busca de laceraciones, fracturas, alteraciones neurológicas y lesión contusa en los tejidos blandos.
  - Se debe realizar una exploración vascular exhaustiva e iniciar un abordaje angiográfico, de ser necesario.
  - Examine el abdomen en busca de signos de lesión contusa y realice una FAST (sonografía abdominal enfocada para trauma, por sus siglas en inglés) o una TC del tórax, abdomen y pelvis en busca de fuentes de sangrado.
  - Hoy día el lavado peritoneal se emplea de forma infrecuente para esta evaluación.
  - Los hallazgos positivos de inestabilidad hemodinámica concurrente ameritan exploración quirúrgica.
  - Si no se ha realizado durante la evaluación primaria, se puede llevar a cabo un examen rectal y vaginal para evaluar en busca de sangre o laceraciones.
  - Si no se ha colocado previamente una sonda de Foley por sospecha de lesión a la vejiga o a la uretra, se puede solicitar interconsulta con urología.
  - Por último, se deben evaluar las cuatro extremidades en busca de fracturas, crepitación, edema, dolor, inestabilidad y valorar el rango de movimiento.
    - Se debe sospechar síndrome compartimental en las lesiones por aplastamiento y se debe revisar clínicamente o con monitoreo invasivo de la presión en el paciente inconsciente o no cooperador.
- *Urgencias ortopédicas*
  - Fracturas abiertas, dislocaciones (en particular de cadera y rodilla), síndrome compartimental, síndrome de cola de caballo, extremidad devascularizada o lesión neurológica.

- - Las fracturas problemáticas (del cuello femoral) son de riesgo, pero no constituyen una urgencia cuando no existe dislocación de la articulación.
- *Prioridades ortopédicas*
  - Se debe diagnosticar y manejar de forma expedita la lesión en la médula espinal para prevenir deterioro neurológico.
  - Las dislocaciones deben ser reducidas y estabilizadas con férulas, fijadores o con tracción.
  - En el síndrome compartimental se requieren fasciotomías y dar seguimiento a la revascularización de las extremidades.
  - Las lesiones abiertas y las fracturas requieren administración inmediata y adecuada de antibióticos y profilaxis contra tétanos seguida de debridamiento e irrigación exhaustivos.
  - Las lesiones pélvicas inestables deben ser, de inicio, tratadas con férulas o sábanas, seguido de fijación definitiva dependiendo de la condición del paciente y las lesiones concomitantes.
  - Deben evaluarse las fracturas de fémur en busca de fracturas ipsilaterales del cuello femoral (hasta 9%) y deben ser fijadas o colocadas en tracción dependiendo de la condición del paciente y los procedimientos de reanimación.
  - Las fracturas de menor prioridad (en particular los huesos largos de las extremidades superiores) deben ser reducidas y ferulizadas.

ESTUDIOS DE IMAGEN

- *Serie para traumatismo*
  - Tórax AP Neumotórax, silueta cardiaca, desviación de la tráquea, fractura.
  - Pelvis AP Fractura, lesión ligamentosa, fractura del quinto proceso transverso, ± cadera y cuello femoral.
  - Columna cervical lateral, debe incluir la unión de C7-T1. Ya no es un componente estándar del ATLS y ha sido reemplazada en gran medida por la TC.
  - *TC de tórax/abdomen/pelvis:* reemplazó a la FAST y al lavado peritoneal diagnóstico en muchas situaciones para la evaluación de lesiones en las vísceras y otras fuentes de hemorragia.

CLASIFICACIONES/DEFINICIONES

- *Puntaje de severidad de la lesión (PSL)*
  - Sistema anatómico de puntaje obtenido mediante la suma del cuadrado de los tres puntajes más altos de la Escala Abreviada de Lesión (EAL), permitiendo una lesión máxima por región corporal (cabeza/cuello, cara, tórax, abdomen, extremidades y lesiones externas/tejidos blandos).
  - Cualquier puntaje regional de la EAL de 6 es un PSL automático de 75. Los pacientes traumatizados se definen como con un PSL <18.
- *Hemorragia* (cuadro 1.1).
- *Choque*
  - **Hipovolémico:** volumen circulante insuficiente para las demandas metabólicas de los órganos vitales.
    - Trate con apoyo con volumen, derivados sanguíneos y en ocasiones agentes inotrópicos.
  - **Cardiogénico:** gasto cardiaco insuficiente (taponamiento, arritmia, infarto, contusión).
    - *Tríada de Beck:* un signo de taponamiento cardiaco que requiere pericardiocentesis (venas distendidas en el cuello, ruidos cardiacos apagados, hipotensión).
  - **Neurogénico:** vasodilatación sistémica caracterizada por hipotensión con bradicardia por pérdida del flujo simpático en las lesiones de la médula espinal cervical o torácica alta.
    - Trate con apoyo con volumen y vasoconstrictores.
  - **Medular:** deterioro metabólico después de una lesión de la médula espinal con parálisis flácida, pérdida de la sensibilidad y pérdida de los reflejos por debajo del nivel de la lesión.

Cuadro 1.1 Clasificación de la hemorragia					
Clase	Volumen sanguíneo (%)	Pérdida de sangre (cc)	Cambios en los signos vitales	Diuresis	Tratamiento
I	15	<750	NA	Sin cambios	Cristaloides
II	15-30	750-1 500	± Taquicardia	20-30 cc/h	Cristaloides
III	30-40	2 000	Hipotensión	10-20 cc/h	Sangre
IV	>40	>2 000	Sig. hipotensión	Min	Sangre

- El retorno del reflejo bulbocavernoso indica el final del choque medular y permite determinación de una lesión medular completa vs. incompleta.
- **Séptico:** vasodilatación sistémica en respuesta a infección severa del torrente sanguíneo, típicamente una secuela tardía en el traumatismo.

FISIOPATOLOGÍA

- Aún no se comprenden del todo los detalles de los mecanismos fisiológicos.
- La lesión local del tejido conduce a una cascada inflamatoria normal para la contención de la lesión y la protección inmune temprana.
- La lesión contusa grave conduce a una respuesta exagerada, aumentando la producción de citocinas (IL-1, IL-6, IL-8, IL-10, INF, TNF-α), y activación sistémica de neutrófilos con extravasación hacia los tejidos.
  - Esto provoca una lesión remota mediante la liberación de enzimas proteolíticas, especies reactivas de oxígeno y agentes vasoactivos por parte de los neutrófilos; daño endotelial con fuga de fluido hacia los tejidos, y por último fallo de múltiples sistemas orgánicos.
  - Las intervenciones quirúrgicas primarias definitivas durante el estado postraumático inflamatorio temprano actúan como un «segundo golpe» causando una respuesta sistémica exagerada. El monitoreo del estado inflamatorio con los niveles de IL-6 sigue siendo promisorio, pero impráctico para la práctica clínica.

TOMA DE DECISIONES QUIRÚRGICAS

- *Manejo temprano total (MTT) vs. ortopedia de control de daños (OCD).*
  - *MTT*
    - Existe debate en relación con el momento adecuado para la fijación de fracturas importantes de extremidades con el objetivo de limitar complicaciones sistémicas que incluyen SDRA, FOM y muerte.
    - La literatura se enfoca principalmente en la fijación de fracturas femorales en pacientes politraumatizados.
    - Por mucho tiempo se ha preferido el tratamiento diferido para evitar complicaciones pulmonares de la fijación. La fijación temprana se volvió popular en la década de 1980, después de que estudios mostraron una disminución en la incidencia de SDRA, pero no se definió bien el momento preciso, conduciendo a desenlaces deficientes en algunas instancias.
  - La OCD es una táctica adoptada por cirujanos generales de la marina de EUA para el control de la hemorragia y después por traumatólogos ortopedistas para la rápida estabilización de fracturas utilizando fijadores externos como parte de la reanimación y prevención de estados hiperinflamatorios.
    - La práctica actual aconseja el uso de técnicas de OCD en pacientes limítrofes o inestables con corrección de los parámetros fisiológicos antes de la cirugía definitiva: lactato sérico y déficit de base normalizados, resolución de la hipotermia, y plaquetas >100 000 con PT/PTT/INR normales.
- *Estado del paciente:* con base en cuatro cascadas patológicas de politraumatismo (choque, hipotermia, coagulopatía, y lesión a tejidos blandos).
  - **Estable:** el paciente es reanimado y autorizado para MTT.
  - **Limítrofe:** el estado del paciente es incierto, con inestabilidad vascular episódica e hipoxemia. La respuesta a la reanimación y el monitoreo intraoperatorio dictan el uso de MTT vs. OCD.
  - **Inestable:** inestabilidad cardiovascular concurrente e hipotensión. Por lo general recibe intervenciones para salvar la vida y OCD.
  - **In extremis:** el paciente presenta lesiones que ponen en riesgo la vida a corto plazo, requiriendo reanimación agresiva y maniobras para salvar la vida incluso antes de que puedan realizarse las medidas de control de daños.

MORTALIDAD

- *Fase temprana:* muerte en la escena (segundos a minutos).
  - Lesión neurológica grave, desangramiento rápido.
  - Oportunidad limitada para intervenir.
- *Segunda fase:* muerte temprana durante la hospitalización (horas a días).
  - Hipoxia, hemorragia, lesión neurológica.
  - Lesiones múltiples en pelvis/extremidades, hematomas subepidurales, hemoneumotórax, lesión a órganos sólidos.
  - Mejora con el manejo prehospitalario, ATLS y procedimientos para salvar la vida, protocolos de reanimación/transfusión, atención en UCI.
- *Tercera fase:* mortalidad intrahospitalaria retardada (días a semanas).

- Lesión craneoencefálica, SRIS, SDRA, sepsis, fallo orgánico múltiple.
- Mayor oportunidad para una mejoría futura en el manejo.

BIBLIOGRAFÍA

Bone LB, Johnson KD, Weigelt J, et al. Early versus delayed stabilization of femoral fractures: A prospective randomized study. J Bone Joint Surg. 1989;71:336-340.

Hubbard D. Initial assessment and management of the multiply injured patient. PowerPoint presentation in OTA Resident Lectures. http://www.ota.org

Morshed S, Miclau T 3rd, Bembom O, et al. Delayed internal fixation of femoral shaft fracture reduces mortality among patients with multisystem trauma. J Bone Joint Surg. 2009;91:3-13.

Murphy SL, Xu J, Kochanek KD. Deaths: Preliminary Data for 2010. National Vital Statistics Reports. 2012;60(4). http://www.cdc.gov/nchs/data/nvsr/nvsr60/nvsr60_04.pdf

Pape H, Giannoudis PV, Krettek C, et al. Timing of fixation of major fractures in blunt polytrauma: role of conventional indicators in clinical decision making. J Orthop Trauma. 2005;19(8):551-562.

Pape H, Tornetta P 3rd, Tarkin I, et al. Timing of fracture fixation in multitrauma patients: The role of early total care and damage control surgery. J Am Acad Orthop Surg. 2009;17(9):541-549.

Scalea TM. External fixation as a bridge to intramedullary nailing for patients with multiple injuries and with femur fractures: damage control orthopaedics. J Trauma. 2000;48:613-621; discussion 621-623.

Sears BW, Stover MD, Callaci J. Pathoanatomy and clinical correlates of the immunoinflammatory response following orthopaedic trauma. J Am Acad Orthop Surg. 2009;17(4):255-265.

Tornetta P 3rd, Kain MS, Creevy WR. Diagnosis of femoral neck fractures in patients with a femoral shaft fracture. Improvement with a standard protocol. J Bone Joint Surg. 2007;89(1):39-43.

Vallier HA, Cureton BA, Ekstein C, et al. Early definitive stabilization of unstable pelvis and acetabulum fractures reduces morbidity. J Orthop Trauma. 20v0;69(3):677-684.

FRACTURAS DE CLAVÍCULA

PATRICK C. SCHOTTEL

ANATOMÍA DE LA CLAVÍCULA

La clavícula es un hueso en forma de «S» que actúa como puntal entre la extremidad superior y el esqueleto axial. Es el primer hueso en osificarse, y la fisis proximal es el último centro de osificación que se cierra en el cuerpo. La clavícula tiene varias uniones musculares y ligamentosas importantes incluyendo el músculo esternocleidomastoideo en forma proximal, así como los músculos trapecio y deltoides anterior en forma distal. El ligamento coracoclavicular (CC) está formado por los ligamentos conoide (medial) y trapezoide (lateral), y su función es prevenir el desplazamiento superior de la clavícula distal.

HISTORIA CLÍNICA/PRESENTACIÓN

- Las fracturas de clavícula son lesiones ortopédicas comunes y representan 2.6-5% de todas las fracturas.
- De modo epidemiológico, las fracturas de clavícula se presentan con más del doble de frecuencia en hombres que en mujeres.
- El mecanismo más común de lesión es una caída directamente sobre el hombro ipsilateral que resulta en una carga de fuerza axial sobre la clavícula.
- De forma menos frecuente, las fracturas de clavícula ocurren como resultado de un golpe directo o una caída sobre la mano estirada.
  - Las fracturas de tercio medio representan 69-82% de todas las facturas de clavícula.
  - La clavícula distal es la siguiente localización más común de fracturas (~20%) seguida de la fractura relativamente rara de la clavícula proximal.

EXPLORACIÓN FÍSICA

- Los hallazgos característicos a la exploración física incluyen una deformidad evidente, edema, equimosis y dolor a la palpación en el sitio de la fractura.
- Es de suma importancia una evaluación neurovascular de la extremidad ipsilateral.
- Aunque es raro, se ha reportado daño a los vasos subclavios subyacentes o al plexo braquial.

- Además, se debe tener un alto índice de sospecha para otras lesiones concomitantes como dislocación de la articulación esternoclavicular (SC) o acromioclavicular (AC), fracturas escapulares, neumotórax o hemotórax y, fracturas costales.

ESTUDIOS DE IMAGEN

- Las radiografías son suficientes para diagnosticar la mayor parte de las fracturas claviculares.
- Por lo general lo único que se requiere para visualizar fracturas del tercio medio de la clavícula es una radiografía anteroposterior (AP) estándar combinada con una radiografía con inclinación cefálica de 30°.
- La radiografía de Zanca es una vista radiográfica adicional para evaluar mejor la articulación AC y se realiza inclinando el haz 15° en una dirección cefálica.
- La tomografía computada (TC) por lo general se reserva para casos específicos como las fracturas proximales de clavícula que pueden involucrar la articulación SC, las fracturas mal soldadas o fracturas con un grado significativo de conminución.

CLASIFICACIÓN

- Existen múltiples sistemas de clasificación; uno de los más utilizados y relativamente simples es el sistema de clasificación de Allman.
  - Las fracturas se dividen en tres tipos principales basados en la localización anatómica (1, tercio medio; 2, distales, y 3, proximales).
  - La subcategorización posterior se realiza dependiendo de características específicas de la fractura.
- *Sistema de clasificación de Allman*
  - 1: Fracturas del tercio medio.
  - 2.1: Fracturas distales de clavícula mínimamente desplazadas.
  - 2.2A: Fractura distal desplazada de clavícula con el ligamento CC unido al fragmento distal de la fractura.
  - 2.2B: Ligamento conoideo desgarrado con el resto del ligamento trapezoidal unido al fragmento distal de la fractura.
  - 2.3: Fractura intraarticular de la unión AC; el ligamento CC no está afectado.
  - 3.1: Fractura proximal de clavícula mínimamente desplazada.
  - 3.2: Fractura desplazada.
  - 3.3: Fractura intraarticular de la unión SC.
  - 3.4: Separación epifisaria.
  - 3.5: Fractura proximal conminuta de clavícula.

MANEJO NO QUIRÚRGICO

- La inmovilización de la extremidad superior ipsilateral es la piedra angular del tratamiento de las fracturas de clavícula.
  - La inmovilización por lo regular dura 4-6 semanas y puede realizarse mediante diversos métodos.
  - El vendaje en forma de 8 y el cabestrillo son dos de los dispositivos más utilizados.
  - Un estudio prospectivo aleatorizado, comparando ambos métodos, demostró que resultan en tasas similares de unión y alineamiento de la fractura; sin embargo, sólo 7% de los pacientes con cabestrillo, comparados con 26% de los pacientes con vendaje en 8 reportaron insatisfacción con su método de inmovilización.
  - Durante el periodo de inmovilización se debe hacer énfasis en actividades diarias de rango de movimiento para el codo, muñeca y dedos.

INDICACIONES DE CIRUGÍA

- Las indicaciones de fijación quirúrgica de las fracturas de tercio medio de la clavícula son hoy día un área de interés, así como de controversia en el campo de la ortopedia.
- Las fracturas abiertas o que se abrirán de forma inminente, así como fracturas relacionadas con lesión vascular o neurológica demandan intervención quirúrgica.
- Las indicaciones relativas para fijación quirúrgica incluyen:
  - Pacientes con traumatismo con múltiples fracturas.
  - Mala unión dolorosa de la fractura o falta de unión.
  - Fracturas >15-20 mm de acortamiento o aquellas que están completamente desplazadas.
- Estudios recientes han demostrado que las fracturas de tercio medio de la clavícula no tratadas quirúrgicamente en pacientes con acortamiento >20 cm tienen una mayor insatisfacción, disminución de la fuerza de abducción del hombro, así como una mayor tasa de no unión o mala unión en comparación con el cohorte tratado de forma quirúrgica.

TÉCNICA QUIRÚRGICA

- La estabilización quirúrgica de las fracturas de clavícula se logra principalmente con placas y, en menor medida, con dispositivos intramedulares (IM).
- El uso de placas resulta en mayor control rotacional y proporciona la capacidad de comprimir los fragmentos de la fractura; sin embargo, requiere mayor disrupción de los tejidos blandos en el sitio de la fractura.
  - Las placas más usadas son:
    - Placa de compresión dinámica de contacto limitado de 3.5 mm (LC-DCP).
    - Placa de compresión asegurada de 3.5 mm (LCP) o una placa precontorneada.
  - Estas placas pueden ser colocadas en una posición anterosuperior, anterior o anteroinferior.
    - El lado *anterosuperior* de la clavícula se considera el lado de tensión, proporcionando por lo tanto la posición para un arreglo biomecánicamente estable.
    - Sin embargo, la colocación *anteroinferior* de placas puede proporcionar un resultado más satisfactorio cosméticamente y taladrar desde esta posición pone en menor riesgo de daño iatrogénico a las estructuras neurovasculares subyacentes.
- Los pacientes se colocan ya sea en posición supina en una mesa radiolúcida o en una posición de silla de playa.
  - Se coloca un bulto sobre la escápula y se prepara la extremidad ipsilateral entera para retracción, de ser necesario.
  - También se debe preparar y colocar campos sobre la cresta iliaca ipsilateral para permitir la obtención de autoinjerto de hueso en casos de conminución o pérdida severa de hueso.
  - Se lleva a cabo una incisión cutánea transversa ligeramente inferior a la clavícula, y se incide la grasa subcutánea y la capa músculo facial subyacente hasta que se identifica la fractura.
  - Se deben identificar y proteger las ramas verticalmente orientadas del nervio supraclavicular durante el abordaje.
  - La fractura se reduce, y se coloca y fija la placa contorneada de manera adecuada con tres tornillos biocorticales en forma proximal y distal (si el espacio lo permite) a la fractura.
  - Se cierra la incisión y se inmoviliza el brazo con un cabestrillo.

REHABILITACIÓN POSOPERATORIA Y EXPECTATIVAS

- La extremidad se coloca, en forma posoperatoria, en un cabestrillo para mayor comodidad.
- En casos de fijación estable, a los pacientes se les permite comenzar de inmediato ejercicios pasivos de rango de movimiento del hombro ipsilateral.
- Las actividades funcionales se permiten típicamente después de 2 semanas o cuando el paciente las tolera.
- Los ejercicios activos por encima de la cabeza por lo común se inician a las 6 semanas.
- El regreso a las actividades deportivas típicamente se logra para los 3 meses del posoperatorio.

COMPLICACIONES

- Las complicaciones quirúrgicas comunes incluyen no unión, mala unión, infección e irritación causada por el material de osteosíntesis o migración del mismo.
- Se ha documentado que la infección después de la colocación de placas se presenta en 5% de los casos.
- En diferentes casos se ha encontrado que gran proporción de fracturas estabilizadas de forma quirúrgica requieren retiro del material de osteosíntesis debido a protrusión o irritación causada por el material de osteosíntesis.

BIBLIOGRAFÍA

Anderson K. Treatment of clavicular fractures: Figure-of-eight versus a simple sling. *Acta Orthop Scand*. 1987;58:71-74.

Banerjee R, Waterman B, Padalecki J et al. Management of distal clavicle fractures. *J Am Acad Orthop Surg*. 2011;19:392-401.

Canadian Orthopaedic Trauma Society. Nonoperative treatment compared with plate fixation of displaced midshaft clavicular fractures: A multicenter, randomized clinical trial. *J Bone Joint Surg Am*. 2007;89:1-10.

Hill JM. Closed treatment of displaced middle-third fractures of the clavicle gives poor results. *J Bone Joint Surg Br*. 1997;79:537-539.

Jeray KJ. Acute midshaft clavicular fracture. *J Am Acad Orthop Surg*. 2007;15:239-248.

Kashif Khan A. Fractures of the clavicle. *J Bone Joint Surg Am*. 2009;91:447-460.

McKee MD. Deficits following nonoperative treatment of displaced midshaft midclavicular fractures. *J Bone Joint Surg Am*. 2006;88:35-40.

McKee RC. Operative versus nonoperative care of displaced midshaft clavicular fractures: A meta-analysis of randomized clinical trials. *J Bone Joint Surg Am.* 2012;94:675-684.

Ring D. *Injuries to the shoulder girdle. Skeletal Trauma.* Philadelphia, PA: W.B. Saunders Company; 2008.

Robinson CM. Fractures of the clavicle in the adult: epidemiology and classification. *J Bone Joint Surg Br.* 1998;80:476-484.

Schmidt AH, Teague DC. Shoulder trauma in orthopaedic knowledge update: Trauma 4. Am Acad Orthop Surg. Rosemont, IL: American Academy of Orthopaedic Surgeons; 2009.

DISLOCACIONES GLENOHUMERALES Y FRACTURAS PROXIMALES DEL HÚMERO

GEOFFREY S. MARECEK

ANATOMÍA Y ANATOMOPATOLOGÍA

La articulación glenohumeral está formada por el húmero proximal, la glenoides, las uniones capsulares relacionadas y el manguito rotador. La estabilidad glenohumeral la proporciona el manguito rotador y las estructuras ligamentosas. Los tendones de los músculos supraespinoso, infraespinoso, redondo menor y subescapular proporcionan estabilidad dinámica. Los ligamentos glenohumerales superiores proporcionan restricción a la traslación inferior del húmero. El ligamento glenohumeral medio proporciona restricción a la traslación anterior cuando el brazo está en rango medio de abducción. Las bandas anterior y posterior del ligamento glenohumeral inferior proporcionan restricción a la traslación anterior y posterior, respectivamente, cuando el brazo está completamente en abducción. El labrum glenoideo proporciona restricción adicional a la traslación humeral.

La superficie articular proximal del húmero está retrovertida 30-40° en relación con el eje epicondilar del húmero con un ángulo cuello-diáfisis de casi 130°. La tuberosidad menor es la inserción del subescapular y la tuberosidad mayor es la inserción del supraespinoso, infraespinoso y redondo menor. Las tuberosidades están separadas por el surco intertubercular a través del cual corre la cabeza larga del bíceps.

El aporte sanguíneo del húmero proximal es a través de las arterias circunflejas humerales anterior y posterior.

EPIDEMIOLOGÍA

- La articulación glenohumeral es la que se disloca de manera más común en el cuerpo.
  - Las dislocaciones anteriores se vinculan con choques eléctricos o convulsiones, y con frecuencia se pasan por alto en la presentación inicial.
  - Las dislocaciones inferiores (*luxatio erectae*) son raras.
- Las fracturas del húmero proximal representan alrededor de 5% de todas las fracturas, y se presentan principalmente en mujeres de la tercera edad.
  - Una fractura proximal del húmero coloca a los pacientes en mayor riesgo de fracturas subsecuentes de cadera.

EXPLORACIÓN FÍSICA

- Las dislocaciones glenohumerales resultan en una apariencia «cuadrada» del hombro, ya que se pierde el contorno normal del deltoides sin el húmero proximal en su sitio.
  - El brazo por lo regular se mantiene en ligera abducción y rotación externa, y el paciente será incapaz de rotar el brazo de forma externa o elevarlo hacia adelante.
  - Con una dislocación posterior, el brazo estará más aducido y el paciente no podrá rotarlo de forma externa o elevarlo hacia adelante.
- Los pacientes con fracturas proximales del húmero pueden tener equimosis y edema alrededor del hombro y el movimiento del brazo será doloroso.
- Es importante una exploración neurovascular exhaustiva, con atención particular al nervio axilar, el cual se lesiona comúnmente en las dislocaciones anteriores.

ESTUDIOS DE IMAGEN

- Se deben obtener radiografías estándar del hombro, incluyendo vistas AP, AP verdadera (Grashey), en Y y axilar.

- La vista axilar es de suma importancia, dado que puede detectar dislocaciones posteriores que de otra forma pueden ser ignoradas en las otras vistas.
- Si el paciente tiene mucho dolor para una vista axilar, puede obtenerse una vista de Velpeau.
- Pueden ser útiles otras vistas especializadas como la de vista de Stryker para detectar lesiones de Hill-Sachs o la vista de West Point para las fracturas del borde glenoideo.
- Se deben obtener radiografías del húmero entero, en especial si se considera fijación inframedular.
- Por lo regular no son necesarios estudios de imagen adicionales como la TC, excepto si se sospecha división de la cabeza u otros patrones complejos de fractura.
- Se debe obtener RM en pacientes mayores de 50 años de edad si tienen déficits funcionales en el seguimiento, ya que durante las dislocaciones glenohumerales por lo común se presentan lesiones del manguito rotador.

CLASIFICACIÓN

- Las dislocaciones glenohumerales se describen por la dirección en la que está desplazado el húmero.
- Las fracturas proximales del húmero se clasifican de acuerdo con la clasificación de Neer.
  - Este sistema divide al húmero en cuatro partes: cabeza humeral, tuberosidad mayor, tuberosidad menor y diáfisis humeral.
  - Para ser considerado como una parte, cada fragmento debe estar desplazado >1 cm o angulado >45°.
  - El sistema AO/OTA se usa principalmente para investigación y bases de datos.

MANEJO INICIAL

- Es esencial la analgesia adecuada para la reducción.
  - Se ha demostrado que la inyección intraarticular de anestésico local y la sedación consciente son igualmente efectivas en términos de éxito para la reducción y el control del dolor.
- Se han descrito muchas maniobras para la reducción.
  - **Tracción-contratracción:**
    - Un ayudante ejerce contratracción a través de una sábana colocada alrededor del cuerpo del paciente y hacia la axila.
    - El médico ejerce tracción firme y gradual con el brazo en posición de semiabducción.
  - **FARES:**
    - El médico ejerce tracción gradual en posición de semiabducción.
    - Más tarde realiza pequeñas oscilaciones sobre el brazo en el plano anterior-posterior.
    - El brazo es gradualmente abducido, y debe ser rotado de forma externa alrededor de 90° para salvar el acromion, y la reducción se presenta alrededor de los 120° de abducción.
  - **Técnica de Stimson:**
    - Se coloca al paciente en posición prona con el brazo afectado colgando por fuera de la cama.
    - Se aplica tracción manual o con pesas sobre la muñeca.
    - La reducción se presenta en un periodo de 15-20 minutos.
  - **Técnica de Milch:**
    - El médico aplica una fuerza dirigida en forma lateral a la cabeza humeral, mientras que el brazo se abduce y se rota en forma externa.
    - Esto es a menudo útil como adyuvante al método de tracción.
  - **Técnica hipocrática:**
    - El médico aplica contratracción, colocando un pie contra la pared del tórax.
    - Se aplica tracción al brazo con rotación suave interna-externa.
  - **Técnica de Kocher:**
    - Se hace palanca con la cabeza humeral sobre el borde glenoideo.
    - Esta técnica está en desuso por el riesgo de fractura.
- La reducción de dislocaciones posteriores por lo general requiere sedación completa.
  - Se debe aplicar tracción en línea, mientras que se eleva la cabeza humeral hacia su sitio.
  - Puede requerirse tracción lateral sobre el brazo.
- Después de la reducción, al paciente se le debe colocar un cabestrillo.
  - Una cubierta puede proporcionarle comodidad al paciente, pero debe ser retirada después del seguimiento.

TRATAMIENTO NO QUIRÚRGICO

- La mayoría de las dislocaciones glenohumerales son tratadas de forma no quirúrgica.
  - Los pacientes por lo general son inmovilizados con un cabestrillo, pero la duración y posición de la inmovilización han sido controversiales.

- Múltiples estudios han demostrado que no existe reducción en la redislocación con inmovilización por más de una semana de duración.
- Estudios en cadáveres y estudios clínicos han mostrado que la inmovilización en 60° de rotación externa tensa el complejo capsulolabral y puede prevenir la redislocación.
- Sin embargo, estudios subsecuentes no han sido capaces de redemostrar este beneficio.
- Las fracturas humerales proximales no desplazadas y mínimamente desplazadas pueden ser manejadas de forma no quirúrgica.
  - Los pacientes pueden emplear un cabestrillo por comodidad y comenzar ejercicios en péndulo de inmediato, así como movimiento de los dedos, muñeca y codo.
  - A los pacientes se les debe aconsejar dormir al principio boca arriba en un sillón reclinable para mayor comodidad, y se les debe aclarar que la equimosis y el edema se irán corriendo por el brazo hacia los dedos.
  - Los pacientes pueden comenzar protocolos pasivos de rango de movimiento en las primeras 2 semanas tras la lesión, en tanto que el rango de movimiento activo por lo regular se difiere hasta las 6 semanas.
  - El fortalecimiento comienza a las 12 semanas.
- En pacientes ancianos con baja actividad, muchas fracturas de 3 o 4 partes pueden considerarse para manejo no quirúrgico.
  - A las fracturas impactadas en valgo les va bien con el tratamiento no quirúrgico.

INDICACIONES QUIRÚRGICAS

- El tratamiento quirúrgico de las dislocaciones glenohumerales por lo general se reserva para pacientes con fractura desplazada de la tuberosidad, inestabilidad recurrente o pacientes que se dislocan por primera vez con un riesgo inaceptable de redislocación.
- Las fracturas desplazadas proximales del húmero se consideran para intervención quirúrgica.
  - Aunque a los pacientes con bajas demandas funcionales les puede ir bien con el tratamiento no quirúrgico, la mayoría de los pacientes con fracturas desplazadas lograrán desenlaces favorables y predecibles con el tratamiento quirúrgico.
  - La reducción cerrada con fijación percutánea (RCFP), la RAFI, la fijación con clavos humerales proximales y la artroplastia total reversa de hombro tienen una función en el manejo de estas fracturas.
  - Las fracturas aisladas de la tuberosidad mayor son únicas, y se deben considerar para tratamiento quirúrgico cuando están desplazadas más de 5 mm o tienen desplazamiento superior significativo que podría resultar en compresión.
  - Un desplazamiento tan pequeño como 2 o 3 mm puede ameritar intervención en pacientes con demandas significativas de actividades que requieren movimiento sobre la cabeza.
- La hemiartroplastia y la artroplastia total reversa de hombro típicamente se reservan para aquéllos con fracturas de cuatro partes con reserva deficiente de hueso o dislocaciones.
  - La preocupación en relación con la escasa vascularidad de fracturas conminutas en 3 o 4 partes ya no se considera una contraindicación para la RAFI.
  - Aunque puede presentarse osteonecrosis si se intenta una RAFI, los desenlaces no son necesariamente deficientes, ya que la osteonecrosis es bien tolerada en algunos pacientes.

ABORDAJES QUIRÚRGICOS

- El abordaje deltopectoral es el caballo de batalla para el hombro, y puede extenderse hacia el abordaje anterolateral para el húmero.
  - Utiliza el intervalo entre el nervio axilar y los nervios pectorales medial y lateral.
  - La incisión se realiza de la coracoides hasta la inserción del bíceps en el surco deltopectoral.
  - Puede identificarse la vena cefálica por una tira de grasa encima de la misma, y yace en el surco deltopectoral.
    - Debe ser cuidadosamente movilizada y retraída en forma medial o lateral.
    - Es útil desplazarla en forma medial, pero con mayor frecuencia habrá menos sangrado al moverla en forma lateral.
  - Se lleva a cabo disección roma hacia los espacios subacromial y subdeltoideo.
  - Se divide la fascia clavipectoral a lo largo de la incisión.
  - Se puede retraer el tendón conjunto en forma medial, pero es clave la colocación cuidadosa de retractores, así como evitar la retracción excesiva.
  - Se debe tener cuidado cerca de la cara inferior del subescapular, ya que la circunfleja anterior cruza el húmero.
- De forma alternativa, el abordaje acromial anterolateral (división del deltoides) permite una colocación más directa de placas y puede ser en particular útil para las fracturas quirúrgicas del cuello.
  - La incisión se realiza sobre la cara anterolateral del acromion.

- Se divide el rafe entre las porciones anterior y media del deltoides en línea con las fibras del deltoides.
- El nervio axilar cruza perpendicular a la división entre 4 y 6 cm del acromion.
  - El nervio se identifica y se protege; más tarde se reduce y fija la fractura usando ventanas por encima y por debajo del pedículo neurovascular.

TÉCNICA QUIRÚRGICA

- Las fracturas aisladas de la tuberosidad mayor son candidatas a fijación y tensión con banda.
  - Esto se lleva a cabo con una sutura gruesa no absorbible y túneles transóseos.
  - De forma alternativa, se pueden emplear tornillos para hueso esponjoso y arandelas.
- La reducción cerrada con fijación percutánea con clavos es una alternativa a la RAFI, en especial en pacientes con una buena reserva de hueso y patrones de fractura simples.
  - La reducción de la diáfisis por debajo de la cabeza por lo común requiere tracción longitudinal con una fuerza dirigida en forma posterolateral.
  - Los segmentos de la diáfisis y la cabeza se mantienen en su sitio con clavos de Shantz de 2.8 mm colocados en forma retrógrada desde la parte lateral y anterior.
  - Los clavos laterales ponen en riesgo al nervio axilar, en tanto que los clavos anteriores ponen en riesgo la cabeza larga del bíceps.
- La fijación interna puede llevarse a cabo mediante el abordaje antes descrito, con el paciente en posición supina o de silla de playa.
  - Las tuberosidades deben marcarse con sutura no absorbible para ayudar en el control de la reducción, así como la fijación final.
  - Se obtiene reducción provisional y después se mantiene con alambres-K.
  - El uso de la fijación de bloqueo es el estándar para el fragmento de la cabeza.
  - La mayor parte de las placas humerales proximales se sitúan justo lateral a la corredera bicipital y no deben quedar muy superiores, por riesgo de compresión subacromial.
  - Debe evitarse la penetración intraarticular con tornillos proximales.
    - Las suturas en las tuberosidades pueden pasarse a través de la placa para aumentar la fijación.
    - Es importante colocar un tornillo «calcar» a lo largo del cuello de la unión cabeza/diáfisis para mantener la reducción.
- Los resultados después de la hemiartroplastia dependen de la reducción exitosa y cicatrización de los fragmentos de la tuberosidad.
  - El paciente se coloca en posición de silla de playa y se emplea un abordaje deltopectoral estándar.
  - Las tuberosidades deben marcarse con sutura no absorbible.
  - Pueden extraerse los fragmentos articulares.
  - Se debe medir de modo apropiado el vástago para fijación cementada o no cementada, dependiendo del sistema utilizado.
    - Es importante probar varias cabezas de fémur para ayudar a restablecer la altura y retroversión humeral.
    - La cara superior de la cabeza del húmero debe quedar 5.6 cm por encima del borde superior del pectoral mayor.
    - Después de fijar el vástago, deben reducirse las tuberosidades y sostenerse con un sistema de sutura no absorbible que pasa entre las tuberosidades, desde cada tuberosidad hacia la diáfisis, y a través de la prótesis.
- Recientemente ha aumentado la popularidad del uso de clavos humerales proximales para la RAFI y la artroplastia reversa de hombro para el manejo de las fracturas, pero las indicaciones y los resultados a largo plazo aún no están bien definidos.

MANEJO POSOPERATORIO

- Después de la RAFI, los pacientes comienzan movimientos pasivos de inmediato.
  - Por lo general, comienzan con ejercicios pendulares y progresan a un protocolo pasivo para las 2 semanas.
  - Los ejercicios activos-asistidos comienzan a las 6 semanas. Los ejercicios de fortalecimiento se retrasan hasta la unión ósea, usualmente a las 12 semanas.
- Después de la colocación de clavos percutáneos, los pacientes comenzarán con ejercicios pendulares similares.
  - Los ejercicios pasivos de rango de movimiento se inician alrededor de las 3-4 semanas, momento en el cual también se retiran los clavos.
  - Los ejercicios activos de rango de movimiento comienzan alrededor de las 6 semanas, y el fortalecimiento se retrasa hasta la unión.
  - Los pacientes con hemiartroplastia seguirán un protocolo similar, aunque los ejercicios pasivos de rango de movimiento pueden comenzar de inmediato.

BIBLIOGRAFÍA

Fjalestad T, Hole MØ, Hovden IA, et al. Surgical treatment with an angular stable plate complex displaced proximal humeral fractures in elderly patients: a randomized controlled trial. *J Orthop Trauma*. 2012;26:98-106.

Hertel R, Hempfing A, Stiehler M, et al. Predictors of humeral head ischemia after intracapsular fracture of the proximal humerus. *J Shoulder Elbow Surg*. 2004;13(4):427-433.

Jo MJ, Gardner MJ. Proximal humerus fractures. *Curr Rev Musculoskelet Med*. 2012;5(3):192-198.

Keener JD, Parsons BO, Flatow EL, et al. Outcomes after percutaneous reduction and fixation of proximal humerus fractures. *J Shoulder Elbow Surg*. 2007;16(3):330-338.

Nho SJ, Brophy RH, Barker JU, et al. Innovations in the management of displaced proximal humerus fractures. *J Am Acad Orthop Surg*. 2007;15:12-26.

Paterson WH, Throckmorton TW, Koester M, et al. Position and duration of immobilization after primary anterior shoulder dislocation: a systematic review and meta-analysis of the literature. *J Bone Joint Surg Am*. 2010;92:2924-2933.

Sayegh FE, Kenanidis EI, Papavasiliou KA, et al. Reduction of acute anterior shoulder dislocations: a prospective randomized controlled study comparing a new technique with the Hippocratic and Kocher methods. *J Bone Joint Surg Am*. 2009;91:2775-2782.

Solberg BD, Moon CN, Franco DP, et al. Surgical treatment of three and four-part proximal humeral fractures. *J Bone Joint Surg Am*. 2090;91:1689-1697.

Thanasas C, Kontakis G, Angoules A, et al. Treatment of proximal humerus fractures with locking plates: a systematic review. *J Shoulder Elbow Surg*. 2009;18:837-844.

FRACTURAS DE LA DIÁFISIS HUMERAL Y FRACTURAS DISTALES DEL HÚMERO

GEOFFREY S. MARECEK

ANATOMÍA Y ANATOMOPATOLOGÍA

La diáfisis humeral es tubular en su porción proximal y adquiere una forma triangular en su porción distal. El canal intramedular termina justo proximal a la fosa del olécranon y la fosa de la coronoides. Éstos son recesos para los procesos del olécranon y la coronoides que permiten un mayor arco de fijación. Los compartimentos anterior y posterior del brazo están divididos por los septos intermusculares medial y lateral. El húmero distal consta de los cóndilos medial y lateral, los epicóndilos medial y lateral, y la superficie articular formada por el capitellum y la tróclea. La masa flexora-pronadora se origina del epicóndilo medial, en tanto que el extensor común se origina del epicóndilo lateral.

El nervio radial pasa alrededor de la cara posterior del brazo de proximal-medial a distal-lateral. Yace en la parte posterior del húmero aproximadamente 20 cm por encima del epicóndilo medial a 14 cm por encima del epicóndilo lateral. Esto perfora el tabique lateral intermuscular en un promedio de 10 cm encima del epicóndilo. El nervio cubital atraviesa el codo inmediatamente posterior al epicóndilo medial en el túnel cubital.

El aporte sanguíneo del húmero se da por la arteria nutricia de la braquial profunda, la cual entra al hueso en forma posterior.

EPIDEMIOLOGÍA

- Las fracturas de la diáfisis humeral representan 1-5% de todas las fracturas, en tanto que las distales del húmero representan 0.5-7 por ciento.
- Ambas se presentan principalmente en varones jóvenes y mujeres de la tercera edad.

EXPLORACIÓN FÍSICA

- El manejo del paciente debe seguir las guías del ATLS.
- Realice una valoración secundaria en busca de otras lesiones.
- Es imperativo un examen neurovascular preciso, en especial para el nervio radial.
- El explorador también debe valorar la piel y los tejidos blandos en busca de fracturas abiertas u otras lesiones que puedan afectar el tratamiento.

ESTUDIOS DE IMAGEN

- El estándar son vistas ortogonales del húmero con placas dedicadas al húmero y hombro.
- Las vistas oblicuas pueden ser útiles para las fracturas distales del húmero.
- Las vistas en tracción del húmero distal por lo general son útiles para delinear el patrón de la fractura.
- La TC ayuda a la evaluación de fracturas articulares coronales.

CLASIFICACIÓN

- La clasificación de las fracturas de la diáfisis humeral es principalmente descriptiva.
- Para las fracturas distales del húmero es útil la clasificación AO/OTA.
  - En este sistema:
    - Las fracturas tipo A son extraarticulares.
    - Las fracturas tipo B son articulares parciales (p. ej., sólo el cóndilo lateral o medial, fracturas de plano coronal).
    - Las fracturas tipo C tienen separación completa de la superficie articular de la diáfisis.
  - Otros sistemas de clasificación, como el de Júpiter y el de Milch, son usados con menor frecuencia.

MANEJO INICIAL

- El manejo inicial debe enfocarse en la comodidad del paciente.
- Para la fractura de la diáfisis humeral, una férula de coaptación con molde en valgo proporcionará estabilidad y alineamiento correcto.
- Para la fractura distal del húmero, una férula posterior recubierta proporcionará comodidad y estabilidad.

TRATAMIENTO NO QUIRÚRGICO

- El tratamiento no quirúrgico es la piedra angular para el manejo de las fracturas de diáfisis humeral.
  - El húmero puede tolerar angulación significativa sin déficit cosmético o funcional aparente.
  - Los parámetros publicados para el tratamiento no quirúrgico incluyen <20° de angulación sagital, <30° de angulación varo-valgo, y hasta 2-3 cm de acortamiento.
  - La ferulización funcional (Sarmiento) es el método principal de tratamiento no quirúrgico.
    - La férula se coloca alrededor de una semana después de la lesión y depende de fuerzas hidrostáticas para compresión.
    - Requiere reajuste frecuente y una buena higiene.
    - La extremidad en látigo es una contraindicación para la ferulización funcional, y ciertos patrones de fractura, notablemente las fracturas espirales del tercio proximal y las fracturas transversas del tercio medio de la diáfisis, son propensas a no unión.
    - Las tasas de unión se acercan a 97% en algunas series.
- El tratamiento no quirúrgico de las fracturas distales del húmero es poco común.
  - Esto por lo general se reserva para pacientes médicamente delicados y que no serían capaces de tolerar la cirugía, o personas con uso funcional limitado de su brazo.
  - Algunas fracturas extraarticulares no desplazadas o con desplazamiento mínimo pueden ser tratadas de forma no quirúrgica, pero es difícil mantener la reducción y la inmovilización prolongada del codo conduce a rigidez.

INDICACIONES QUIRÚRGICAS

- Existen varias indicaciones relativas para el manejo quirúrgico de las fracturas de la diáfisis humeral.
  - Éstas incluyen fracturas abiertas, fracturas con lesión vascular relacionada, un componente articular vinculado que requiere fijación, fracaso del manejo no quirúrgico, y fracturas en pacientes politraumatizados para permitir sostener peso con el brazo.
  - El tratamiento quirúrgico de la parálisis secundaria del nervio radial después de la reducción de una fractura es controversial.
- Las fracturas distales del húmero por lo general son quirúrgicas, a menos que sean fracturas extraarticulares no desplazadas.
  - Las indicaciones absolutas incluyen fracturas abiertas y lesión vascular relacionada.

ABORDAJES QUIRÚRGICOS

- Los abordajes quirúrgicos para el húmero por lo común están limitados por la anatomía nerviosa y deben estar dictados por la localización de la fractura.

- El abordaje anterolateral para el húmero es útil para las fracturas del tercio medio y del tercio proximal.
  - También es útil para las fracturas humerales proximales vinculadas o contiguas, ya que el abordaje puede extenderse a un abordaje deltopectoral para el hombro.
  - La exposición distal está limitada por los nervios cutáneo antebraquial y radial, y por tanto la exposición no es útil para fracturas del tercio distal.
  - La incisión se realiza a lo largo del borde lateral del bíceps.
  - Después de la retracción medial del bíceps, se divide el músculo braquial entre los tercios lateral y medio.
  - No existe un verdadero plano internervioso, puesto que el braquial tiene una inervación dual de los nervios musculocutáneo y radial.
- La exposición posterior depende de la identificación del nervio radial, pero permite una excelente visualización de casi todo el hueso.
  - Es útil para las fracturas de los tercios medio y distal, así como para las fracturas con extensión articular en el codo.
  - Los abordajes posteriores pueden ser con división del tríceps o con reflexión del tríceps.
    - La división del tríceps emplea el rafe entre las cabezas larga y lateral del tríceps, y luego divide la cabeza medial.
      - No existe un plano internervioso, y se debe poner atención al nervio radial en el surco espiral.
      - Este abordaje permite la visualización de 55% distal del húmero, pero con la movilización del nervio radial puede visualizarse hasta 77 por ciento.
    - Se puede utilizar un abordaje con reflexión del tríceps para visualizar 94% distal del húmero sin dividir el músculo.
      - Se sigue el nervio cutáneo braquial posterior desde el *septum* intermuscular lateral hasta el surco espiral donde se une con el nervio radial, el cual se identifica y se aísla.
      - Más tarde se refleja el tríceps fuera del *septum* intermuscular y se retrae en forma medial.
      - El abordaje está limitado en forma proximal por el nervio axilar.
- Es posible la exposición medial, y a menudo se usa para la reducción abierta con fijación interna (RAFI) cuando los cirujanos vasculares lo han utilizado para reparar una lesión vascular.
  - También es posible una exposición lateral directa, pero se emplea en forma mucho menos común.
- Los abordajes posteriores también son el caballo de batalla para las fracturas distales del húmero.
  - Sin embargo, para la exposición del húmero distal es indispensable la identificación y protección del nervio cubital.
  - La incisión debe curvearse en forma lateral alrededor del punto del olécranon.
  - La división del tríceps permite la exposición de la superficie articular posterior hacia la diáfisis.
  - Es útil un abordaje paratricipital para las fracturas AO tipo A y tipo C1.
    - Éste involucra elevar el tríceps sobre el *septum* intermuscular medial y lateral, buscando los nervios radial y cubital que perforan el *septum* en forma proximal.
    - El tríceps puede elevarse sobre el húmero posterior y se puede incidir en la cápsula para permitir la visualización intraarticular.
  - En fracturas con un componente articular significativo, una osteotomía en el olécranon proporcionará una visualización excelente.
    - La osteotomía debe realizarse a través del punto desnudo en la articulación radiohumeral.
    - La técnica preferida es la osteotomía tipo Chevron con el ápex distal, y es útil pretaladrar para reparar la osteotomía.
    - La osteotomía debe llevarse a cabo con una sierra micro-oscilante y completada con un osteótomo.
  - Por último, existen varias exposiciones que no tocan el mecanismo extensor, como la de Bryan-Morrey o la TRAP.
    - Éstas son útiles cuando se está considerando una artroplastia total de codo (ATC), ya que el olécranon debe permanecer intacto.

TÉCNICA QUIRÚRGICA

- La RAFI permite la visualización directa de la fractura y el nervio radial, así como la reducción anatómica y la compresión interfragmentaria, cuando es apropiada.
  - Es posible el rango de movimiento y cargar peso de inmediato con una fractura bien fijada.
  - La exposición debe estar dictada por la localización de la fractura.
  - El paciente es colocado en posición supina o en posición de decúbito lateral, dependiendo del abordaje que se utilizará.

- La fijación típica se realiza con una placa de 4.5 mm y 8 corticales de fijación proximales y distales a la fractura, aunque se pueden usar menos si se tiene un buen índice distancia de trabajo-longitud de la placa.
- En ocasiones pueden requerirse placas dobles o implantes periarticulares largos.
- El uso de clavos intramedulares minimiza la disrupción de la biología de la fractura y tiene ventajas biomecánicas potenciales.
  - La técnica se prefiere para las fracturas patológicas.
  - El paciente se coloca en posición supina o con la cabeza elevada 30-40° y se pone un bulto bajo la escápula.
  - La incisión es similar al abordaje anterolateral con división del deltoides para el húmero proximal.
  - El punto de entrada puede ser a través del intervalo rotador o puede requerir dividir las fibras del supraespinoso, dependiendo del implante.
  - Se inserta una guía de alambre a través del sitio de la fractura.
  - Puede considerarse la reducción abierta para evitar el atrapamiento del nervio radial en la fractura.
  - Por lo general se evitan los escariadores y, si se utilizan, deben usarse escariadores manuales y empujarlos a través del sitio de fractura.
  - El implante debe hundirse por debajo de la superficie articular de forma proximal para evitar el atrapamiento.
  - Se colocan tornillos de enclavamiento utilizando la técnica del círculo perfecto con una exposición abierta para evitar el daño al nervio.
  - Se puede lesionar el nervio musculocutáneo con los tornillos de anterior a posterior, en tanto que se puede lesionar el nervio radial con los tornillos de lateral a medial.
- Metaanálisis que han comparado la RAFI con el uso de clavos IM han encontrado tasas similares de unión, lesión nerviosa, infección y necesidad de reintervención.
  - Hay mayor tasa de complicaciones relacionada con el uso de clavos IM.
- En las fracturas distales del húmero se realiza la RAFI con el paciente en decúbito lateral o en posición prona con el brazo sobre un cojín.
  - Después de la exposición, se reconstruye el bloque articular y se une a la metadiáfisis.
  - La fijación puede colocarse en una configuración paralela u ortogonal, típicamente con una placa medial y posterolateral.
  - El uso de placas en paralelo tiene algunas ventajas biomecánicas menores, pero los estudios clínicos no han demostrado una diferencia en los desenlaces.
  - La tecnología de enclavamiento está reservada para el hueso osteoporótico o para segmentos muy pequeños.
  - La transposición cubital es controversial y no se realiza en forma universal.
- La artroplastia total de codo es una opción para las fracturas humerales distales tipo C3 en pacientes ancianos.

MANEJO POSOPERATORIO

- Las fracturas de húmero se envuelven con un vendaje suave, y se les permite rango de movimiento y soporte de peso según se tolere, si se ha logrado una fijación adecuada.
- Las fracturas distales de húmero se inmovilizan con una férula posterior moldeada durante 7 a 10 días hasta que la incisión haya sanado, momento en el que se inician ejercicios de rango de movimiento activos y activos con asistencia.
- Cargar peso se retrasa hasta la consolidación del hueso.
- Después de una ATC queda una restricción de por vida a una carga máxima de 5-10 libras.
- La rehabilitación temprana está enfocada a proteger la integridad de la reparación del mecanismo extensor —no debe realizarse extensión activa o flexión pasiva forzada durante 6 semanas.

BIBLIOGRAFÍA

Carroll EA, Schweppe M, Langfitt M et al. Management of humeral shaft fractures. J Am Acad Orthop Surg. 2012;20:423-433.

Chen RC, Harris DJ, Leduc S, et al. Is ulnar nerve transposition beneficial during open reduction internal fixation of distal humerus fractures? J Orthop Trauma. 2010;24:391-394.

Galano GJ, Ahmad CS, Levine WN. Current treatment strategies for bicolumnar distal humerus fractures. J Am Acad Orthop Surg. 2010;18:20-30.

Gerwin M, Hotchkiss RN, Weiland AJ et al. Alternative exposures of the posterior aspect of the humeral diaphysis with reference to the radial nerve. J Bone Joint Surg Am. 1996;78(11):1690-1695.

Sanchez-Sotelo J, Torchia ME, O'driscoll SW et al. Principle-based fixation of distal humerus fractures. Tech Hand Up Extrem Surg. 2001;5(4):179-187.

Sarmiento A, Zagorski JB, Zych GA *et al.* Functional bracing for the treatment of fractures of the humeral diaphysis. *J Bone Joint Surg Am.* 2000;82(4):478-486.

Zlotolow DA, Catalano LW 3rd, Barron OA *et al.* Surgical exposures of the humerus. *J Am Acad Orthop Surg.* 2006;14:754-765.

FRACTURAS Y DISLOCACIONES DEL CODO

LAUREN CROCCO

ANATOMÍA DEL CODO Y ANATOMOPATOLOGÍA

La anatomía de la articulación del codo comprende tres articulaciones: cubitohumeral, radio-humeral y radiocubital proximal. La tróclea, al articularse con el cúbito proximal, proporciona la estabilidad ósea primaria de la articulación del codo. La cabeza del radio es el estabilizador óseo secundario de la articulación del codo contra las fuerzas aplicadas en valgo. El proceso coronoides es una restricción contra el desplazamiento anterior y en varo.

Las estructuras ligamentosas que rodean la articulación son vitales para mantener la estabilidad de la articulación del codo. En específico, el ligamento cubital colateral lateral (LCL), el cual se une a la cresta del supinador, es una importante restricción contra el varo y la inestabilidad posterolateral. El ligamento colateral medial (LCM), específicamente el haz anterior, que se une al tubérculo sublime del cúbito, es la principal restricción contra el valgo y la inestabilidad rotatoria posteromedial.

HISTORIA CLÍNICA

- Noventa por ciento de las dislocaciones se presentan con desplazamiento posterior o posterolateral del antebrazo en relación con el húmero distal después de una caída sobre la mano extendida.
- Lesiones más raras incluyen desplazamientos lateral y anterior del antebrazo.
- Cuando la dislocación se relaciona con una fractura se denomina compleja, la cual conlleva alto riesgo de redislocación, inestabilidad recurrente y pérdida de movimiento.

EXPLORACIÓN FÍSICA

- El paciente con una dislocación de codo se presentará con un codo inflamado y francamente deformado que el paciente mantiene en una posición de protección.
- Antes de intentar la reducción, es imperativo obtener múltiples vistas de rayos X del codo y llevar a cabo una exploración motora y sensorial detallada.
- Deben explorarse también la muñeca, la ARCD y el hombro, ya que el paciente tendrá una lesión ipsilateral 10-15% de las veces.
- Se debe repetir una exploración neuromuscular después de la reducción cerrada.

ESTUDIOS DE IMAGEN

- Rayos X:
  - Las placas AP, lateral y oblicua mostrarán la dirección de la dislocación, así como cualquier fractura relacionada.
  - Se requieren radiografías AP y lateral post reducción para asegurar la reducción concéntrica.
- TC: después de la reducción se puede obtener una TC para identificar de mejor manera fragmentos de fracturas vinculadas.

REDUCCIÓN

- A fin de reducir de forma segura el codo dislocado, se requiere una adecuada analgesia y relajación.
- La primera maniobra es aplicar tracción en línea para corregir el desplazamiento medial y lateral del codo.
- A continuación, mover el antebrazo hacia la supinación para pasar la coronoides bajo la tróclea en tanto que flexiona la articulación del codo aplicando presión firme sobre la punta del olécranon.

MANEJO NO QUIRÚRGICO

- Si no hay fracturas relacionadas, después de la reducción cerrada se mueve el codo a través de un rango de movimiento para determinar un arco estable de la articulación.
  - Se debe colocar el codo a 90° en flexión y pronación completa con una férula posterior durante un breve periodo de inmovilización.
  - Muchos recomiendan la ferulización durante ~7 días, en tanto que existe literatura que apoya los protocolos inmediatos de rango de movimiento.
  - Un periodo prolongado de inmovilización se correlaciona con dolor residual y pérdida del movimiento.
- Se requiere repetir los rayos X en la primera visita de seguimiento para asegurar que el codo continúa reducido concéntricamente.
  - Comienza el RDM con el arco estable predefinido y gradualmente aumente con ferulización por intervalos o un cabestrillo sólo por comodidad.
- Si el codo permanece desde el inicio inestable en extensión completa, se puede ir aumentando la extensión durante un periodo más largo, de 3 a 6 semanas. Se debe evitar el RDM pasivo.
- Si hay contractura en flexión >40°, se pueden iniciar férulas nocturnas en extensión.

TRÍADA TERRIBLE

- La tríada terrible se define como una dislocación compleja de codo con fracturas vinculadas de la cabeza del radio y la coronoides.
- Los pacientes con esta lesión son tratados rutinariamente con cirugía, debido a la inestabilidad inherente a este patrón de lesión.
- El manejo quirúrgico incluye RAFI de la coronoides, RAFI o recolocación de la cabeza del radio, y reparación del LCL con posible reparación del LCM.

DISLOCACIÓN CON FRACTURA POSTEROMEDIAL

- Esta lesión puede ser leve y pasa desapercibida.
- Consiste en fractura anteromedial de la coronoides y rotura del LCL.
- Los desenlaces deficientes se relacionan con pasar por alto esta lesión y con el manejo conservador de la misma.
- La TC ayudará a identificar la fractura medial en la coronoides y con la planeación quirúrgica.
- La fractura coronoidea se fija mediante un abordaje medial con pequeñas placas y tornillos, y la lesión del LCL se repara restableciendo la unión con el húmero mediante anclas o agujeros taladrados.

TÉCNICA QUIRÚRGICA (TRÍADA TERRIBLE)

- Se debe emplear el abordaje de Kocher (ancóneo y ECC) para la lesión con tríada terrible.
  - Muchas veces puede fijarse la coroides desde la cara lateral, pero si no se puede visualizar se requerirá un abordaje medial para tener acceso y visualización.
- Si el fragmento de la coronoides es pequeño y permanece unido a la cápsula anterior, puede fijarse en el cúbito con suturas y agujeros taladrados.
  - El uso de una guía para taladrar puede ayudar en la creación de estos túneles.
  - Si el fragmento es más grande, puede fijarse con pequeños tornillos canulados retrógrados.
- Si puede fijarse la cabeza del radio, esto debe hacerse con tornillos avellanados después de la reducción anatómica.
  - Si la fractura es muy conminuta para permitir una RAFI, se debe remplazar la cabeza del radio.
  - La cabeza del radio no debe extraerse en el contexto de una lesión con tríada terrible, ya que se requiere la cabeza del radio para la estabilidad en valgo.
  - Durante el remplazo de la cabeza del radio se debe utilizar la cabeza radial fracturada como patrón para la selección del tamaño de la cabeza del radio para asegurar que la articulación no quede demasiado llena.
- Usualmente se avulsiona el LCL de su unión proximal, y puede reinsertarse en el epicóndilo lateral, ya sea con suturas de anclaje o con suturas transóseas.
  - Si en este punto de la operación el codo está estable en una flexión de 30° a flexión completa, no es necesaria la reparación del LCM.
  - Si permanece inestable, también se debe reparar el LCM con suturas de anclaje o túneles transóseos.
- Antes de abandonar el quirófano, se debe evaluar el rango de movimiento del codo bajo imagenología fluoroscópica para asegurar la estabilidad y la reducción concéntrica de la articulación.

REHABILITACIÓN POSOPERATORIA

- Se debe ferulizar el codo en forma posoperatoria a 90° de flexión y pronación, si sólo se ha reparado el LCL.
  - Si se han reparado tanto el LCL como el LCM, el codo se puede ferulizar en rotación neutral.
- El periodo de inmovilización va de 2 a 5 días, y el paciente puede comenzar ejercicios supervisados de RDM incluyendo rotación completa a 90° de flexión y flexión/extensión dentro de un arco de movimiento seguro predeterminado, evitando la extensión terminal.
  - Se permite el incremento gradual en la extensión a medida que la cicatrización progresa.
  - La rigidez y la osificación heterotópica son complicaciones posoperatorias frecuentes.

BIBLIOGRAFÍA

Armstrong AD, Dunning CE, Faber KJ et al. Single-strand ligament reconstruction of the medial collateral ligament restores valgus elbow stability. J Shoulder Elbow Surg. 2002;11:65-71.

Cohen MS, Hastings H. Acute elbow dislocation: evaluation and management. J Am Acad Orthop Surg. 1998;6(1):15-23.

Dunning CE, Zarzour ZD, Patterson SD et al. Ligamentous stabilizers against posterolateral rotatory instability of the elbow. J Bone Joint Surg Am. 2001;83:1823-1828.

Giffin JR, King GJ, Patterson SD et al. Internal fixation of radial neck fractures: an in vitro biomechanical analysis. Clin Biomech (Bristol, Avon). 2004;19:358-361.

Lieberman, MD, ed. AAOS Comprehensive Orthopaedic Review. 1st ed. Rosemont, IL: American Academy of Orthopaedic Surgeons; 2009.

Lindenhovius AL, Felsch Q, Doornberg JN et al. Open reduction and internal fixation compared with excision for unstable displaced fractures of the radial head. J Hand Surg Am. 2007;32(5):630-636.

Mathew PK, Athwal GS, King GJ. Terrible triad injury of the elbow: current concepts. J Am Acad Orthop Surg. 2009;17(3):137-151.

Morrey BF, ed. The Elbow and Its Disorders. 2nd ed. Philadelphia, PA: W.B. Saunders; 1993:3

Morrey BF. Anatomy of the elbow joint. In: Morrey BF, ed. The Elbow and Its Disorders. 3rd ed. Philadelphia, PA: W.B. Saunders; 2000:13-42.

Regan WD, Morrey BF. Coronoid process and monteggia fractures. In: Morrey BF, ed. The Elbow and Its Disorders. 3rd ed. Philadelphia, PA: W.B. Saunders; 2000:396-408.

Ross G, McDevitt ER, Chronister R et al. Treatment of simple elbow dislocation using an immediate motion protocol. Am J Sports Med. 1999;27(3):308-311.

Spencer EE, King JC. A simple technique for coronoid fixation. Tech Shoulder Elbow Surg. 2003;4:1-3.

TRAUMATISMO AL ANTEBRAZO

DAVID S. WELLMAN

ANATOMÍA ÓSEA Y ANATOMOPATOLOGÍA

El antebrazo está compuesto por el radio y el cúbito, y funciona al igual que una articulación, con rotación entre los huesos formando el movimiento clave para la pronación y supinación de la muñeca. En la sección diafisaria de los huesos, la membrana interósea proporciona estabilidad a la articulación y le permite al radio rotar sobre el cúbito. El arco radial es esencial para esta relación, y puede estimarse mediante la técnica de Schemitsch y Richards para la planeación quirúrgica. Algunos autores han documentado la relación entre la deformidad angular y la pérdida de la rotación, enfatizando la necesidad de reducción anatómica del alineamiento y la rotación al momento de abordar las fracturas del antebrazo. La masa flexora/pronadora se origina en el cóndilo medial del húmero distal; los extensores se originan en forma lateral.

HISTORIA CLÍNICA

- La deformidad y el dolor son por lo regular evidentes en la exploración física, y los pacientes reportan traumatismo directo o haber caído sobre una extremidad estirada.
- El golpe directo es por lo general el mecanismo de una fractura cubital aislada, comúnmente llamada fractura en «tolete».
- En los pacientes ancianos, las caídas sobre los brazos estirados se vinculan con mucho más frecuencia con lesiones al radio distal.

EXPLORACIÓN FÍSICA

- Las lesiones de la diáfisis se relacionan por lo común con traumatismo de alta energía.
- Después de que se han seguido los protocolos del ATLS, debe evaluarse la extremidad en busca de evidencia de lesión abierta.
- Se debe confirmar el estatus neurovascular, y llevar a cabo una evaluación en busca de síndrome compartimental.
- Las lesiones de la diáfisis se vinculan por lo común con lesiones del codo y la muñeca, y es imperativa una exploración completa de estas articulaciones.
- En adultos deben evitarse los intentos múltiples de reducción en el contexto agudo, ya que la mayor parte de las fracturas diafisiarias desplazadas tienen indicación de cirugía.

ESTUDIOS DE IMAGEN

- Típicamente lo único que se requiere para un abordaje de las lesiones diafisiarias son radiografías simples.
- Son imperativas las vistas AP y lateral del antebrazo, codo y muñeca debido a la frecuencia de lesiones vinculadas de estas articulaciones.
- Se debe poner atención a la angulación, acortamiento y rotación de los fragmentos de la fractura.

CLASIFICACIÓN

- La clasificación AO/OTA es útil para propósitos de investigación, y la mayoría de los cirujanos emplean técnicas de descripción estándar para describir las lesiones y comunicarse con sus colegas.
- Las lesiones abiertas se clasifican utilizando el sistema de Gustilo Anderson, y las lesiones de los tejidos blandos pueden clasificarse utilizando el sistema de Tscherne.
- Las fracturas aisladas de radio deben despertar sospecha sobre una fractura de Galeazzi, la cual es una fractura de la diáfisis del radio con lesión relacionada de la articulación radio-cubital distal (ARCD).
- Las fracturas aisladas de cúbito deben ser examinadas en busca de dislocaciones con fractura de Monteggia, las cuales comprenden una fractura proximal del cúbito con dislocación de la cabeza del radio.
- Las fracturas de Monteggia se clasifican además utilizando el sistema de Bado, de la siguiente manera:
  - I: Dislocación anterior de la cabeza el radio.
  - II: Dislocación posterior de la cabeza del radio.
  - III: Dislocación lateral de la cabeza del radio.
  - IV: Fractura proximal del radio vinculada.

INDICACIONES DE CIRUGÍA

- Fractura de las diáfisis del radio y el cúbito.
  - El manejo conservador de esta lesión en adultos es mal tolerado, con altas tasas de pérdida de la reducción y mala unión.
  - La cirugía está casi universalmente indicada en las fracturas diafisiarias de ambos huesos; el tratamiento conservador se reserva para los pacientes médicamente comprometidos.
- Fractura sólo de la diáfisis del radio.
  - La RAFI está indicada casi universalmente en fracturas de Galeazzi en adultos.
  - Esto se debe históricamente a los desenlaces deficientes que se obtienen con el manejo no quirúrgico.
- Fracturas sólo de la diáfisis del cúbito.
  - La RAFI del cúbito con reducción de la cabeza del radio está indicada para las lesiones con patrón de Monteggia.
  - Típicamente, si la cabeza del radio no es reductible, debe reevaluarse la reducción del cúbito antes de cualquier procedimiento abierto para abordar la dislocación del radio.
  - En la fractura en tolete (sólo del cúbito sin daño del codo o la muñeca), puede usarse manejo conservador si hay una superposición >50% de los bordes de la fractura y <10° de angulación. La colocación de yeso y la ferulización funcional tienen buenos resultados en este contexto.

TÉCNICA QUIRÚRGICA

- **Equipo**
  - Tabla para brazo radiolúcida, torniquete, sets de placas y tornillos de 3.5 y 2.7 mm, pinzas para reducción, fluoroscopio.

- **Radio**
  - El abordaje clásico para tratar las lesiones de la diáfisis del radio es el abordaje de Henry.
    - Se diseca a través de la piel, manipulando el intervalo neurovascular entre el músculo braquiorradial (nervio radial) y el flexor radial del carpo en forma distal (nervio mediano) o el pronador redondo (nervio mediano) en forma proximal.
    - Se debe identificar el nervio radial superficial y protegerlo bajo el músculo braquio rradial.
    - Habrá que ligar las ramas de la arteria radial y se deberá retraer la arteria en forma cubital para exponer el hueso.
    - Para la disección proximal utilizando el abordaje de Henry, se deberá liberar el supinador de su inserción en el radio con el brazo en supinación completa para proteger el nervio interóseo posterior (NIP).
    - En el tercio medio del brazo se deberá liberar el pronador redondo para exponer el hueso, esto típicamente se lleva a cabo con el brazo en pronación.
    - En el tercio distal, el pronador cuadrado y el flexor largo del pulgar cubren al radio, y deberán ser retraídos.
  - Para la fractura proximal del radio, a menudo se selecciona el abordaje de Thompson para el control del NIP y para tener acceso a la cara proximal del radio.
    - La incisión es en una línea que va del epicóndilo lateral del húmero al tubérculo de Lister.
    - El plano está entre el extensor radial corto del carpo y el extensor común de los dedos.
    - A menudo es más fácil encontrar la división entre estos músculos en forma distal, e ir trazando en dirección proximal.
    - La disección profunda requiere la identificación del NIP.
      - Éste es más fácil de encontrar en el sitio donde sale entre las cabezas del supinador; entonces puede seguirse el nervio en forma proximal a través del músculo para proteger sus ramas.
    - Más tarde se coloca el brazo en supinación y se desinserta el supinador de su inserción radial para exponer el hueso.
- **Cúbito**
  - Para este abordaje se emplea el plano entre el extensor largo del cúbito y el flexor cubital del carpo.
  - A este nivel el hueso está subcutáneo.
  - Las fracturas se reducen con pinzas y alambres-K provisionales.
    - Una vez que se ha logrado la restauración anatómica, la estabilidad absoluta se mantiene mediante tornillos y placas de compresión. Por lo regular son suficientes los sets de tornillos y placas de 3.5 mm; los tornillos de enclavamiento tienen una función muy limitada en las fracturas diafisiarias, ya que la compresión interfragmentaria se logra típicamente con tornillos corticales y placas LCDC.
    - Se debe tener cuidado de restablecer el arco radial.
  - En la fractura de Galeazzi se debe evaluar la ARCD después de la fijación del radio.
    - Se ha aconsejado la colocación de clavos en la ARCD en supinación por 4-6 semanas *vs.* la fijación del complejo fibrocartilaginoso triangular (CFCT) cuando sigue habiendo incongruencia después de la fijación del radio.
  - En la lesión de Monteggia, el cúbito se debe reducir anatómicamente o reducir la cabeza del radio.
    - Cualquier dificultad para lograr la reducción de la cabeza del radio requiere una revisión de la reducción del cúbito.

REHABILITACIÓN POSOPERATORIA Y EXPECTATIVAS

- Después de la fijación de las lesiones antes descritas típicamente se prescribe rango de movimiento temprano gentil, excepto cuando ha sido necesario colocar clavos en la ARCD en la fractura de Galeazzi.
- Las modalidades activa/activa con asistencia y pasiva ligera en flexión, extensión, pronación y supinación se comienzan en las primeras 2 semanas después de la cirugía y se continúan hasta que los signos de cicatrización sean evidentes en los rayos X, momento en el cual se puede avanzar la actividad y la carga de peso.

BIBLIOGRAFÍA

Atesok KI, Jupiter JB, Weiss AC. Galeazzi fracture. *J Am Acad Orthop Surg.* 2011;19:623-633.

Hertel R, Rothenflu DA. Fractures of the shafts of the radius and ulna. In: Bucholz RW, Heckman JD, eds. Court-Brown CM. *Rockwood and Green's Fractures in Adults.* Philadelphia, PA: Lippincott Williams & Wilkins; 2006.

Moss JP, Bynum DK. Diaphyseal fractures of the radius and ulna in adults. *Hand Clin.* 2007;23:143-151.

Schemitsch EH, Richards RR. The effect of malunion on functional outcome after plate fixation of fractures of both bones of the forearm in adults. *J Bone Joint Surg Am.* 1992;74(7):1068-1078.

FRACTURAS DISTALES DEL RADIO

KEVIN O'HALLORAN

ANATOMÍA DEL RADIO DISTAL Y ANATOMOPATOLOGÍA

La metáfisis del radio comienza ~3 cm proximal a la articulación radiocarpal. El radio distal está conformado por tres superficies articulares independientes: la faceta escafoidea, la faceta semilunar y el receso sigmoideo. La faceta escafoidea y la faceta semilunar apoyan sus respectivos huesos carpianos formando la articulación radiocarpal. El receso sigmoideo se acopla con su contraparte en el cúbito distal para formar la articulación radiocubital distal (ARCD). Se ha descrito que el radio y cúbito distales consisten en tres columnas: la columna lateral radial (que contiene la faceta escafoidea y la apófisis estiloides del radio), la columna radial medial (que contiene la faceta semilunar y el receso sigmoideo) y la columna cubital conformada por el complejo fibrocartilaginoso triangular (CFCT), la apófisis estiloides del cúbito y el cúbito distal. Estructuras ligamentosas fuertes conectan el radio al cuerpo en forma volar y dorsal, y el CFCT y las estructuras relacionadas conectan al radio distal y el cúbito. La compresión fisiológica volar es responsable de la corteza anterior engrosada del radio distal y la tensión fisiológica dorsal explica la corteza dorsal más delgada. La inclinación normal distal del radio es de 23°. La inclinación palmar tiene en promedio 10 a 12°. La altura del radio (la distancia entre la punta de la estiloides del radio a una línea horizontal trazada de la superficie articular distal del cúbito) mide en promedio 11-12 mm. En promedio, el cúbito y el radio terminan a 1 mm de distancia entre ellos. Las fracturas pueden ser intraarticulares o extraarticulares, y pueden involucrar cualquiera de las columnas antes mencionadas.

HISTORIA CLÍNICA

- Las fracturas distales del radio representan 15% de todas las fracturas de extremidades.
- Hay una distribución bimodal de la edad, y los pacientes ancianos y los niños representan la mayor parte de las fracturas distales del radio.
- Las lesiones por alta energía, como las lesiones deportivas y los accidentes de vehículos motorizados, representan la mayor parte de las fracturas distales de radio en pacientes jóvenes.
- Los pacientes mayores a menudo sufren fracturas distales del radio por caídas de baja energía.
- Los pacientes experimentan edema, dolor y deformidad dependiendo de la configuración y desplazamiento de la fractura.

DIAGNÓSTICO DIFERENCIAL/LESIONES RELACIONADAS

- De las fracturas distales del radio, 68% se vinculan con lesiones de tejidos blandos como los desgarros del CFCT y los desgarros de los ligamentos del carpo.
  - Las disrupciones obvias de los ligamentos carpales interóseos, como el ligamento escafo-semilunar, requieren reparación o uso de clavos.
  - Ciertos tipos de fracturas de la apófisis estiloides del radio, y aquellas fracturas que separan las facetas escafoidea y semilunar, se relacionan con desgarros del ligamento escafosemilunar.
- Pueden ocurrir fracturas del cúbito que incluyen la apófisis estiloides cubital. Las fracturas de la base de la estiloides cubital pueden incrementar el riesgo de inestabilidad de la ARCD afectando la unión foveal del CFCT.
  - Algunos cirujanos aconsejan la reducción abierta con fijación interna (RAFI) de las fracturas de la base de la estiloides cubital si hay inestabilidad clínica de la ARCD, aunque esto es controversial.
- También pueden presentarse fracturas de los huesos del carpo.
  - Las fracturas no desplazadas de los huesos del carpo típicamente se tratan en forma adecuada con inmovilización, pero las fracturas del escafoides son la excepción, y pueden requerir fijación interna para permitir la movilización temprana de la muñeca.
- También puede ocurrir disfunción aguda del nervio mediano, que requiere liberación quirúrgica urgente del ligamento carpal transverso.
  - El síndrome compartimental del antebrazo o la mano por mecanismos de alta energía requiere descompresión urgente.

EXPLORACIÓN FÍSICA

- La presentación de las fracturas distales del radio varía con base en el tipo y el desplazamiento de la fractura.
- Típicamente existe deformidad leve a moderada con edema, equimosis, dolor a la palpación, y dolor al rango de movimiento.
- Se debe realizar observación cuidadosa en busca de lesiones abiertas.
  - Asegúrese de que el hombro, codo y mano ipsilaterales sean examinados a detalle.
  - Se debe examinar de forma exhaustiva la función y distribución sensorial del nervio mediano.
  - El nervio mediano puede estar contundido, sufrir deformidad por fragmentos de fractura, o puede experimentar presiones elevadas en el túnel del carpo; la disminución en la función del nervio requiere liberación del túnel del carpo durante la cirugía.

ESTUDIOS DE IMAGEN

- Se deben obtener las radiografías estándar PA, lateral y oblicua.
  - En la placa PA se debe evaluar la inclinación radial, la altura del radio y la varianza cubital.
  - Además, se debe evaluar cualquier depresión de la superficie articular o interrupción de las filas carpales.
  - En la placa lateral se debe evaluar la inclinación palmar, ángulo escafosemilunar, conminución de la metáfisis y desplazamiento de los fragmentos intraarticulares.
  - La placa oblicua puede mostrar mejor la apófisis estiloides del radio y la cara posteromedial de la faceta semilunar.
  - La vista lateral inclinada, tomada con un bulto bajo la mano para orientar el radio a 23°, puede evaluar la superficie del radio distal sin la sombra de la apófisis estiloides del radio.
- Las imágenes del radio distal no lesionado pueden ser útiles para determinar la anatomía normal del paciente.
- La TC puede emplearse para definir de forma precisa el desplazamiento intraarticular de una fractura y permitirle al cirujano apreciar la conminución y fragmentación a menudo encontradas en las fracturas distales del radio.

CLASIFICACIÓN

- Se han desarrollado varios sistemas de clasificación para las fracturas distales del radio.
- Detallar cada sistema de clasificación y cada epónimo va más allá del propósito de este libro; ninguno se utiliza de rutina en la práctica.

MANEJO NO QUIRÚRGICO

- El objetivo del tratamiento de las fracturas distales del radio es tener una muñeca que le permita al paciente un movimiento adecuado, limitar el dolor y facilitar las actividades de la vida diaria para cada paciente individual.
  - La decisión de buscar el manejo no quirúrgico de la fractura distal del radio puede ser una decisión compleja.
  - Varias fuentes han evaluado el tratamiento de las fracturas distales del radio, y aún no hay un consenso para el tratamiento ideal de estas fracturas.
  - Factores que afectan la decisión incluyen la edad y el estatus funcional, el tipo de fractura, el desplazamiento inicial, la calidad de la reducción y las lesiones vinculadas.
  - Las Guías de Práctica Clínica (GPC) de la AAOS dan una recomendación moderada para la fijación quirúrgica de fracturas con acortamiento radial post reducción >3 mm, inclinación dorsal >10°, o desplazamiento intraarticular >2 mm.
    - Esto sugiere que las fracturas con un desplazamiento menor a los parámetros antes mencionados puede ser manejado con inmovilización con yeso.
    - Sin embargo, la valoración de la estabilidad tiene una función importante en la elección del tratamiento.
    - Las fracturas inestables pueden desplazarse durante la inmovilización con yeso, forzando al cirujano y al paciente a revalorar el manejo no quirúrgico.
- Hay cuatro factores adicionales que presentan una función en la estabilidad: el grado de conminución metafisiaria, la calidad del hueso, la energía de la lesión y el grado de desplazamiento inicial.
  - Si se busca el manejo no quirúrgico, las GPC de la AAOS ofrecen una recomendación moderada para utilizar inmovilización rígida en lugar de férulas removibles, y se aconsejan radiografías semanales como una recomendación consensuada durante las primeras 3 semanas después de la reducción para evaluar el mantenimiento de la misma.

- Sin importar el tratamiento quirúrgico vs. no quirúrgico, las fracturas distales desplazadas del radio deben ser reducidas, inmovilizadas ya sea con una férula o yeso, elevadas y se les debe colocar hielo.
  - Se debe administrar anestesia adecuada para la reducción. En niños, esto a menudo involucra sedación consciente con un bloqueo de hematoma.
  - En adultos, típicamente se usan un bloqueo de hematoma y narcóticos intravenosos.
- Las maniobras de reducción varían dependiendo del desplazamiento de la fractura.
  - La maniobra inicial recrea la lesión inicial para desimpactar los fragmentos de la fractura seguida de una maniobra para corregir la deformidad.
  - Después se colocan férulas bien acojinadas.

INDICACIONES QUIRÚRGICAS

- Las GPC de la AAOS CPG ofrecen una recomendación moderada a favor de la fijación quirúrgica de fracturas con acortamiento radial post reducción >3 mm, inclinación dorsal >10°, o desplazamiento intraarticular o separación >2 mm.
- Sin embargo, las mismas GPC de la AAOS ofrecen una recomendación no concluyente respecto a la conveniencia de la intervención quirúrgica para pacientes >55 años de edad.
- El cirujano debe tomar en cuenta la edad del paciente y su estado funcional, y las expectativas del paciente sobre la función de su muñeca después de haber completado el tratamiento.
- Otros factores a considerar al momento de decidir el manejo quirúrgico incluyen los siguientes:
  - Trauma múltiple.
  - Lesión contralateral.
  - Lesiones de los huesos del carpo que requieren RAFI.
  - Fracturas intraarticulares desplazadas con separación articular >2 mm después de la reducción.
  - Síntomas agudos de túnel del carpo.
  - Lesiones abiertas.
  - Conminución volar o dorsal severa que pronostica un deficiente desenlace con la inmovilización con yeso.
  - Pérdida progresiva de la reducción durante el seguimiento con inmovilización con yeso.

TÉCNICAS QUIRÚRGICAS

- Existen varias opciones quirúrgicas para abordar las fracturas distales del radio, incluyendo la reducción quirúrgica con colocación de clavos percutáneos, reducción abierta y clavos percutáneos, fijación externa, RAFI con colocación de placas dorsales, volares y/o placas específicas para las columnas.
- Las placas de enclavamiento colares son hoy en día el método quirúrgico más común.
- Las ventajas de la RAFI son una restauración precisa de la anatomía ósea, fijación interna estable, un periodo de inmovilización disminuido, y un pronto restablecimiento de la función de la muñeca.
  - Se pueden colocar placas en la columna radial en fracturas aisladas de la apófisis estiloides del radio.
  - La colocación convencional de placas depende de la fijación de los tornillos en el hueso y la aposición de la placa sobre el hueso.
    - Este tipo de placas pueden ser empleadas en forma volar o dorsal.
    - Cuando hay conminución, los tornillos de enclavamiento soportan el hueso subcondral sin depender de la fijación al hueso.
    - La generación más reciente de estas placas volares de enclavamiento típicamente tiene dos hileras para tornillos en forma distal que proporcionan apoyo al hueso subcondral.
    - La restauración de la estabilidad volar es importante debido a los ligamentos radiocarpales unidos a la superficie volar y a las fuerzas de compresión que actúan sobre la corteza volar.
    - La integridad volar facilita la reducción adecuada de fragmentos metafisarios en contra del contrafuerte volar y ayuda a prevenir la inestabilidad radiocarpal volar.

TÉCNICA QUIRÚRGICA PARA LA COLOCACIÓN DE PLACAS VOLARES DE ENCLAVAMIENTO

- **Preoperatorio**
  - Posición supina sobre una mesa regular con una tabla radiolúcida para mano colocada del lado quirúrgico de la mesa.
  - Coloque al paciente al lado lateral de la mesa con el hombro, mano y codo centrados en la tabla para mano con el hombro en abducción a 90°.
  - Coloque un torniquete en forma proximal.

- Coloque un bulto y prepare y esterilice en forma estándar. Desangre utilizando la gravedad o con una venda elástica.
- **Incisión**
  - Se describirá el abordaje modificado de Henry (FRC).
  - Marque una incisión longitudinal sobre el FRC con una curva de 45° distal a nivel del pliegue de la muñeca, si es que es necesaria esta exposición.
- **Exposición**
  - Incida sobre la piel hacia la vaina del FRC.
  - Incida la vaina del FRC en forma longitudinal.
  - Desplace el FRC en forma cubital y la arteria radial en forma lateral.
  - La rama cutánea del nervio mediano corre sobre el lado cubital del FRC.
  - Evite este nervio permaneciendo sobre el lado radial del FRC.
  - Incida sobre el piso de la vaina del FRC en forma longitudinal.
  - Retraiga el músculo FLP en forma cubital, porciones de este músculo se originan en la cara volar del radio, y puede ser necesario retirar la membrana interósea para permitir suficiente exposición para la colocación de placas.
  - A menudo el pronador cuadrado sufre disrupción parcial por la fractura.
  - Los restos de este músculo deben retirarse del borde del radio, teniendo cuidado de dejar un manguito de tejido para una potencial reparación.
  - Dependiendo de la cronicidad de la fractura y la dificultad para lograr la reducción, también puede liberarse parcial o por completo la inserción del braquiorradial sobre la apófisis estiloides.
- **Reducción y colocación de placas**
  - Reduzca primero los fragmentos más grandes y con menos conminución; utilice alambres-K para mantener la reducción.
  - Obtenga imágenes para verificar la reducción.
  - Se puede emplear una configuración de tracción estéril si es necesario.
  - Coloque las dos hileras distales de tornillos y obtenga imágenes fluoroscópicas para asegurarse de que no penetren la corteza distal.
  - Obtenga una vista lateral inclinada para asegurar que los tornillos no están intraarticulares. Complete la colocación de tornillos en la diáfisis radial.
  - Obtenga imágenes.
- **Cierre y ferulización**
  - Cierre el pronador cuadrado si la calidad del tejido lo permite, más tarde cierre el tejido subcutáneo y la piel.
  - La mayoría de los cirujanos coloca una férula volar para dar soporte a la reparación.

REHABILITACIÓN POSOPERATORIA

- Siga con rayos X para asegurar el mantenimiento de la reducción.
- Continúe la elevación y el rango de movimiento de los dedos durante el periodo temprano de rehabilitación.
- Existe variabilidad entre los cirujanos respecto a qué tan prolongada debe ser la inmovilización posoperatoria.
- La muñeca se cambia durante las primeras 6 semanas hacia una férula de muñeca removible, y comienzan los ejercicios activos de RDM de muñeca.

BIBLIOGRAFÍA

Lichtman DM, Bindra RR, Boyer MI et al. Distal radius work group: The treatment of distal radius fractures. J Am Acad Orthop Surg. 2010;18:180-189.

Browner BD, ed. Skeletal Trauma, Basic Science, Management and Reconstruction. 4th ed. Philadelphia, PA: Saunders Elsevier; 2009.

Bucholz RW. Rockwood and Green's Fractures in Adults. 6th ed. Philadelphia, PA: Lippincott Williams & Wilkins; 2006.

Charnley J. The Closed Treatment of Common Fractures. 4th ed. Cambridge: Cambridge University Press; 2009.

Gardner MJ, Henley MB. Harborview, Illustrated Tips and Tricks in Fracture Surgery. Lippincott Williams & Wilkins; 2011.

Karlsson MK, Magnusson H, von Schewelov T et al. Prevention of falls in the elderly: a review, osteoporosis international. 2013;24:747-762.

Kelsey JL, Prill MM, Keegan TH. Reducing the risk for distal forearm fracture: preserve mass, slow down and don't fall! Osteoporos Int. 2005;16:681-690.

Nana AD, Joshi A, Lichtman DM. Plating of the distal radius. J Am Acad Orthop Surg. 2005;13:159-171.

Orbay JL, Touhami A. Current concepts in volar fixed-angle fixation of unstable distal radius fractures. Clin Orthop Relat Res. 2006;445:58-67.

Orthobullets. http://www.orthobullets.com/trauma/1027/distal-radius-fractures Rozental TD, Blazar PE. Functional outcome and complications after volar plating for dorsally displaced, unstable fractures of the distal radius. J Hand Surg Am. 2006;31(3):359-365.

Ruch DS, Papadonikolakis A. Volar versus dorsal plating in the management of intraarticular distal radius fractures. *J Hand Surg.* 2006;31(1):9-16.

Thompson SR, Zlotolow DA. *Handbook of Splinting and Casting.* Philadelphia, PA: Elsevier Mosby; 2012.

FRACTURAS DEL ANILLO PÉLVICO

JEFFREY S. EARHART

ANATOMÍA Y ANATOMOPATOLOGÍA

Hueso/ligamento

El pubis, el hueso iliaco y el isquion se fusionan para formar al hueso innominado. Éstos se unen en forma anterior a nivel de la sínfisis del pubis y en forma posterior a nivel de las articulaciones sacroiliacas (SI) bilaterales. Esto forma un anillo óseo, cuya estabilidad está reforzada por varias estructuras ligamentosas. La sínfisis es la articulación anterior de la rama púbica en la línea media, y está estabilizada por un disco fibrocartilaginoso, y los ligamentos superior y arqueado. Los ligamentos SI anteriores y posteriores estabilizan el anillo posterior. Los ligamentos SI anteriores son menos fuertes, en tanto que el complejo del ligamento SI posterior es uno de los más fuertes del cuerpo, y vital para la estabilidad del anillo. Los ligamentos sacroespinosos van de la parte anterior del sacro y el cóccix a la espina isquiática y proporcionan estabilidad rotacional en el plano axial. Los ligamentos sacrotuberosos van de la parte posterolateral del sacro a la tuberosidad isquiática, y confieren estabilidad rotacional en el plano sagital. Por último, los ligamentos iliolumbar y lumbosacro van del quinto proceso transversal hacia la cresta posterior y el ala del sacro, respectivamente, para ayudar a proporcionar estabilidad vertical.

Neuroanatomía

La neuroanatomía de la pelvis es compleja, y comprende los sistemas somático y autonómico. Los plexos lumbar y sacro comprenden el sistema somático, conteniendo las ramas ventrales de T12-L4 y L4-S4, respectivamente. El plexo lumbar se localiza por detrás y dentro del compartimiento del músculo psoas, formando varias ramas nerviosas importantes: los nervios iliohipogástrico, ilioinguinal, genitofemoral, femorocutáneo lateral, obturador y femoral. El plexo sacro sale del sacro anterior y viaja sobre la superficie anterior del piriforme y el ligamento sacroespinoso, formando ramas importantes que salen por la escotadura ciática mayor. En forma superior al músculo piriforme sale el nervio glúteo superior, en tanto que en forma inferior salen los nervios pudendo, obturador interno, femorocutáneo posterior, ciático, glúteo inferior y femoral cuadrado (nemotecnia POP'S IQ, por las siglas en inglés de los nervios). El nervio pudendo y el nervio obturador interno salen de la pelvis por la escotadura ciática mayor y reentran mediante la escotadura ciática menor. El nervio femoral corre entre los músculos iliaco y psoas, saliendo bajo el ligamento inguinal en el compartimiento muscular lateral a la fascia ileopectínea. La raíz nerviosa de L5 corre sobre el ala sacra ~1.5 cm medial a la articulación SI anterior, y puede estar en riesgo durante la reducción y fijación de la articulación SI anterior o durante la colocación de tornillos SI percutáneos.

El sistema autonómico está compuesto por nervios simpáticos y parasimpáticos. Los ganglios simpáticos se ubican a lo largo de la columna vertebral justo posteriores a la aorta y la vena cava, continuando hacia la pelvis en forma distal al promontorio del sacro y medial al foramen del sacro, y convergiendo hacia la línea media. Los nervios parasimpáticos pélvicos consisten en plexos presacros formados por fibras de las ramas anteriores de S2-S4.

Anatomía vascular

La anatomía vascular de la pelvis comprende ramas de la vasculatura iliaca, comenzando en la bifurcación de la aorta alrededor de L4-L5. Estas arterias iliacas comunes se bifurcan más tarde para formar las arterias iliaca interna (hipogástrica) e iliaca externa. La iliaca externa continúa bajo el ligamento inguinal, medial a la fascia iliopectínea, para convertirse en la arteria femoral. La arteria iliaca interna tiene varias ramas importantes, incluyendo las arterias obturadora, glúteas superior e inferior, y la pudenda interna. Las fracturas que involucran la escotadura ciática mayor tienen riesgo de lesionar la arteria glútea superior. La corona mortis es una anastomosis vascular entre los sistemas obturador e iliaco, y puede estar relacionada con sangrado significativo si se lesiona durante un traumatismo o cirugía.

Dismorfismo sacro

Existen variaciones en la morfología superior del sacro en hasta 30-40% de la población. Éstas deben identificarse durante el abordaje radiológico del anillo pélvico lesionado a fin de prevenir la colocación errónea de tornillos SI y lesionar las estructuras neurovasculares adyacentes.

Varias características morfológicas son identificables en las radiografías simples, en particular en las vistas de la salida pélvica y laterales del sacro. El segmento S1 no está desplazado de la pelvis, y puede observarse a nivel de la cresta iliaca superior. Existen procesos mamilares prominentes que representan procesos transversos residuales que se han fusionado a las alas del sacro orientadas en forma oblicua, cuya pendiente es mayor de lo normal tanto en los planos coronal como sagital. Los forámenes neurales superiores son grandes y de forma irregular, y puede observarse un disco residual entre los dos segmentos sacros superiores. La vista de entrada mostrará indentaciones corticales a nivel de los forámenes neurales, con una densidad cortical visible aún más anterior, lo cual representa el segundo segmento sacro. Las imágenes axiales de la TC pueden mostrar una apariencia de «lengua sobre escotadura» de la unión SI. Por último, la densidad cortical iliaca (DCI), por lo general en la misma línea que la corteza alar anterior en las imágenes laterales, y utilizada para guiar la colocación percutánea de tornillos SI, estará localizada en forma caudal y posterior al ala anterior.

EXPLORACIÓN FÍSICA

* La disrupción del anillo pélvico es resultado de mecanismos de alta energía, y puede estar vinculado a otras lesiones significativas y hemorragia.
* La evaluación del anillo pélvico lesionado debe seguir los protocolos del ATLS con reanimación y monitoreo adecuados.
* La exploración física del anillo pélvico durante la evaluación primaria debe llevarla a cabo un cirujano ortopedista con evaluación de la estabilidad tanto en los planos axial (rotacional) como sagital.
* La literatura muestra que la exploración física de la pelvis es más sensible y específica para la detección de lesiones inestables en el paciente consciente y cooperador (ECG > 12).

ESTUDIOS DE IMAGEN

* La radiografía pélvica AP es usada en el ATLS como herramienta de tamizaje para la búsqueda de lesiones pélvicas.
* Cuando se sospecha una lesión, está indicada la evaluación más a fondo con vistas de la entrada (estabilidad AP) y la salida pélvica (estabilidad vertical y fracturas del sacro), así como una TC de cortes finos (lesión sutil del anillo posterior).
* La descripción clásica de las vistas de entrada y salida de 45° ha sido cuestionada, y los ángulos de 25° para la vista de la entrada y de 60° para la de salida, parecen más precisas.

CLASIFICACIÓN

* **Tile/OTA:** basada en la estabilidad pélvica.
  * Las fracturas tipo A son lesiones estables, por lo regular fracturas de avulsión o de rama aislada.
  * Las fracturas tipo B son rotacionalmente inestables, pero verticalmente estables.
  * Las fracturas tipo C son inestables tanto rotacional como verticalmente.
* **Young-Burgess:** basada en el mecanismo de lesión.
  * Cada clase de mecanismo tiene una continuidad de la lesión con incremento en la inestabilidad.
  * Las fracturas por compresión lateral (CL, «implosión») son resultado de una fuerza de rotación interna dirigida en forma medial.
    * Las fracturas CL-1 son lesiones estables que consisten en fracturas transversas de rama en forma anterior y una fractura sacra ipsilateral en hebilla en forma posterior.
    * Las fracturas CL-2 son inestables, con una fractura en media luna de la cresta iliaca que puede involucrar parte de la articulación SI.
    * Las fracturas CL-3 son llamadas «azotadas por el viento» y consisten en una CL-1 o 2 de un lado con una lesión en libro abierto del lado contralateral.
  * Las fracturas por compresión anteroposterior (CAP, «en libro abierto») son resultado de una fuerza de rotación externa dirigida en forma posterior y se subclasifican según la extensión de la lesión en el anillo posterior.
    * Las lesiones CAP-1 son disrupciones estables de la sínfisis sin disrupción del piso pélvico o los ligamentos S1.
    * Las lesiones CAP-2 incluyen disrupción del piso pélvico y los ligamentos S1 anteriores, pero el complejo de ligamentos SI posterior permanece intacto.
    * Las lesiones CAP-3 incluyen además disrupción del complejo posterior de ligamentos SI, resultando en una inestabilidad global.

- Las lesiones por cizallamiento vertical (CV) involucran disrupción de la sínfisis anterior o fracturas de rama verticales y desplazamiento vertical posterior a través de la articulación S1, fractura sacra o fractura del ala ilíaca.
- Las lesiones mecánicas combinadas (MC) son resultado de una combinación de otros patrones de lesión.
- *Denis (fracturas sacras):* basada en la localización anatómica de la fractura. Esta clasificación es pronóstica para lesión neurológica.
  - Tipo 1: fracturas laterales a los neuroforámenes (6% de riesgo de lesión al ciático, L5).
  - Tipo 2: fracturas a través de los neuroforámenes, pero no el canal central (28% de riesgo de lesión a L5, S1, o S2).
  - Tipo 3: fracturas que involucran el canal central (60% de riesgo, en particular a la vejiga, intestino, función sexual).
- **Estabilidad:** un anillo pélvico estable es capaz de resistir las fuerzas fisiológicas normales sin desplazamiento, y es la primera indicación para tratamiento no quirúrgico.
  - Esto es posible con una disrupción única del anillo, la cual por lo general es anterior.
  - Éstas incluyen lesiones clasificadas como tipo A por la clasificación de Tile, y como CL-1 o CAP-1 por la de Young y Burgess.
  - La literatura ha mostrado que las radiografías estáticas pueden subestimar el grado de desplazamiento inicial, y por tanto la clasificación y estabilidad de la lesión.
  - Algunos aconsejan la exploración fluoroscópica bajo anestesia para evaluar en busca de inestabilidad oculta en pacientes con lesión incompleta al anillo posterior (Tile B; CAP-1, CAP-2, CL-1, CL-2, algunas CL-3).

TÉCNICAS QUIRÚRGICAS

- **Fijación externa**
  - Puede ser una modalidad temporal para propósitos de reanimación, permitiendo la estabilización a otros procedimientos, o control del dolor.
  - También puede ser utilizado para tratamiento definitivo cuando la fijación interna no puede llevarse a cabo.
  - Existen múltiples configuraciones de fijación que pueden ser empleadas.
    - **Marco para cresta ilíaca**
      - Esto involucra la colocación de múltiples clavos entre las láminas interna y externa del hueso ilíaco a nivel del pilar glúteo.
      - Estos clavos pueden colocarse de forma rápida sin fluoroscopia utilizando un alambre-K a lo largo de la lámina interna como guía de trayectoria.
      - La corteza externa sólo debe taladrarse, y los clavos deben tener la punta roma, ser colocados a mano y mantenerse a cerca de 4 cm de distancia entre ellos a lo largo de la cresta.
    - **Marco supra-acetabular**
      - Los clavos se colocan bajo control fluoroscópico en el pilar fuerte del hueso entre las espinas ilíacas anterior-inferior y posterior superior (EIPS).
      - Estos clavos tienen una fuerza mejorada y mantienen la reducción de la articulación S1 mejor que los clavos para cresta ilíaca.
      - Tienen una posición más inferior en el abdomen, lo cual permite un mejor acceso para el cirujano general e incrementan la flexión a nivel de la cintura en forma posoperatoria.
      - Las desventajas incluyen un tiempo de colocación más prolongado y la necesidad de fluoroscopia durante la colocación, lo cual vuelve a esta configuración menos útil en el contexto de una urgencia.
      - Estos clavos no controlan la rotación coronal de la pelvis.
    - **Pinza-C**
      - Este dispositivo proporciona estabilidad a las disrupciones del anillo posterior.
      - Los clavos se insertan en la intersección de una línea conectando la EIAS con la EIPS en el límite de sus tercios medio y posterior (casi a nivel del trocánter mayor posterior).
      - Este dispositivo está contraindicado en las fracturas de hueso ilíaco anteriores a la articulación S1, y se debe tener cuidado en presencia de una fractura conminuta del sacro para evitar la sobrecompresión.

Lesiones del anillo anterior
- **Sínfisis**
  - La fijación con placas es la principal modalidad de fijación interna para estabilizar el anillo pélvico anterior o mejorar la fijación del anillo posterior.
  - Por lo general se lleva a cabo a través de una incisión cutánea en la línea media o tipo Pfannenstiel, hacia el espacio de Retzius.
  - Los músculos rectos abdominales por lo regular se retraen en lugar de desinsertarlos, y la sínfisis se reduce con una pinza apropiada mientras se monitorea de forma concurrente el anillo posterior en busca de cualquier signo de desplazamiento.

- Datos retrospectivos muestran que las tasas de mala unión son mucho más bajas con el uso de una placa con agujeros múltiples en lugar de una placa de dos agujeros.
- Un estudio cadavérico muestra que no se observan ventajas en el uso de placas de enclavamiento en las disrupciones parciales rotacionalmente inestables.
- Una configuración con dos placas 90-90 es mecánicamente más fuerte, pero la literatura no ha mostrado que sea necesaria para las lesiones agudas.

- **Fracturas de rama**
  - Aunque existe controversia, las fracturas mínimamente desplazadas de rama por lo general son tratadas de forma no quirúrgica.
  - Las fracturas de rama muy desplazadas de seguro tienen una disrupción de la fascia ileopectínea, y algunos cirujanos aconsejan la fijación.
  - En las lesiones completas del anillo, las fracturas pueden ser fijadas para aumentar la fijación del anillo posterior.
  - La decisión para utilizar una placa vs. tornillos intramedulares (anterógrados o retrógrados) depende del patrón de la lesión, la preferencia del cirujano, y la localización de la fractura.
  - La fijación externa con base anterior también es útil para dar soporte a las fracturas de rama e incrementar la fijación posterior.

Lesiones del anillo posterior
Dislocaciones de la articulación S1
- Estas lesiones pueden ser tratadas mediante abordajes anterior, posterior o percutáneo, dependiendo del grado de desplazamiento y las lesiones concomitantes.
- Sin importar el abordaje elegido, el cirujano debe asegurarse de la capacidad de obtener imágenes fluoroscópicas intraoperatorias AP, de la entrada, salida o sacras laterales de alta calidad.
- Se le debe solicitar a los anestesiólogos evitar el óxido nítrico para limitar la producción de gas intestinal y mejorar la calidad de las imágenes intraoperatorias.
- La articulación S1 debe ser reducida de forma anatómica usando técnicas directas o indirectas antes de la fijación.

Reducción cerrada y fijación percutánea
- Esta técnica requiere reducción anatómica cerrada de la articulación S1, convirtiéndola en una opción más viable en los primeros días después de la lesión.
- La maniobra primaria de reducción es la tracción longitudinal, la cual puede aplicarse con el paciente en posición prona o supina.
- La fijación consiste en tornillos iliosacros en los segmentos S1 y/o S2 colocados en forma percutánea bajo control fluoroscópico.
- Los tornillos S1 por lo general se orientan de posterior-lateral hacia anterior-medial, para asegurar que queden perpendiculares a la articulación S1.
- La perforación anterior con los tornillos pone en riesgo la raíz nerviosa de L5, ya que pasa sobre el ala del sacro o los vasos iliacos sobre la superficie del hueso.
- La perforación posterior pone en riesgo la cola de caballo y la perforación inferior pone en riesgo la raíz nerviosa de S1 en su túnel óseo.
- En pacientes con dismorfismo sacro, las zonas seguras del segmento sacro superior son más pequeñas y más oblicuas, requiriendo una planeación preoperatoria cuidadosa y posiblemente evitar la fijación en este segmento.
- El segmento S2 en un sacro dismórfico es a menudo seguro para la colocación de tornillos, y el cirujano debe estar preparado para utilizar otros métodos de fijación.

Reducción abierta con fijación interna
- La indicación para la reducción abierta es la misma que la contraindicación para las reducciones cerradas: la incapacidad de obtener imágenes fluoroscópicas de alta calidad por cualquier motivo, o la incapacidad de establecer y mantener una reducción anatómica de la articulación S1 mediante medios cerrados.
- Los abordajes anteriores permiten la posición supina del paciente, una excelente visualización de la articulación, y evitar los tejidos blandos posteriores; sin embargo, la traslación pélvica posterior puede ser difícil de controlar, y las fracturas sacras no pueden fijarse mediante este abordaje.
- La fijación puede consistir en tornillos S1, placas anteriores que abarcan la articulación S1, o ambos; sin embargo, se debe proteger la raíz nerviosa de L5.
- El abordaje posterior se realiza con el paciente en posición prona, a través de elevación de un colgajo de espesor completo y elevación del glúteo mayor por encima de la cresta posterior y la fascia toracodorsal sin incidir sobre el propio músculo.
- Esto permite la colocación de pinzas de reducción de Weber en forma posterior para controlar la rotación sagital y el desplazamiento vertical, y pinzas pélvicas especializadas en la articulación S1 a través de la escotadura ciática mayor para proporcionar compresión.
- La fijación de la articulación S1 reducida usualmente es con tornillos iliosacros percutáneos, aunque, nuevamente, las adecuadas imágenes fluoroscópicas son un prerrequisito.
- En las fracturas sacras o en pacientes con osteoporosis, los tornillos S1 pueden ser complementados con una placa posterior de tensión en banda, que usualmente es una

placa de reconstrucción de 14 o 16 agujeros que va sobre la parte posterior del sacro conectando las EIPSs.

- **Fracturas en media luna**
  - El abordaje y la fijación de una fractura en media luna está dictada por la localización de la media luna en relación a la articulación S1, y con la gravedad del daño del sacro.
  - Usualmente, el segmento en media luna permanece articulado con el sacro mediante los ligamentos S1, permitiendo el restablecimiento de la estabilidad luego de la reducción anatómica y la fijación del hueso iliaco utilizando tornillos y placas a través de un abordaje anterior o posterior.
  - Si la media luna es posterior a la articulación S1 o hay daño significativo del sacro, está indicado un abordaje posterior.
  - También se han descrito técnicas de reducción cerrada con fijación percutánea de las fracturas en media luna.
- **Fracturas del sacro**
  - Las indicaciones quirúrgicas para las fracturas del sacro incluyen la contribución a la inestabilidad del anillo pélvico, disociación espinopélvica, deformidad cifótica significativa, síndrome de cola de caballo, radiculopatía, y prevención de una lesión neurológica inminente.
  - Esta última se refiere a fragmentos fracturados dentro del neuroforamen, que pueden requerir retiro quirúrgico para prevenir lesión a las raíces nerviosas durante las maniobras de reducción.
  - Para las fracturas sacras verticales, las principales herramientas para la reducción son la tracción longitudinal y los ajustes en la posición del paciente.
  - El sacro se aborda en forma posterior, con manejo cuidadoso de los tejidos blancos, y las fracturas verticales típicamente se fijan con tornillos sacros, los cuales difieren de los tornillos S1 en varias formas.
    - El punto inicial es más anterior, permitiendo el paso perpendicular hacia la fractura, en lugar de hacia la articulación S1.
    - Los tornillos sacros son tornillos de posición completamente enroscados para prevenir la sobrecompresión de la conminución de la fractura o los neuroforámenes afectados.
    - Algunas veces pueden colocarse como tornillos transiliacos-transacros, aunque se desconoce la utilidad de esta técnica.
    - Estos tornillos pueden reforzarse con una placa posterior de tensión en banda o fijación pélvica espinal (osteosíntesis triangular) en el contexto de conminución severa u osteopenia, particularmente si está involucrada la faceta L5-S1, para prevenir el desplazamiento tardío.

DESENLACES

- Se ha demostrado que el sistema de clasificación de Young-Burgess se correlaciona con daño a los órganos, requerimientos transfusionales y mortalidad, teniendo las lesiones CAP-3 los mayores requerimientos de reanimación de estos patrones de lesión.
  - Estudios históricos han encontrado que la muerte en pacientes con lesiones CL probablemente es más causada por trauma craneal que por hemorragia o lesión visceral, como sucede en las lesiones CAP. Estos datos ayudan a los médicos a anticipar lesiones vinculadas y requerimientos de reanimación en pacientes con fractura pélvica por trauma contuso.
- Datos retrospectivos han mostrado que la presencia de cualquier disrupción del anillo pélvico después de un trauma contuso es un factor de riesgo independiente para mortalidad, en tanto que otros han mostrado que cuando estos pacientes están hemodinámicamente inestables al momento de la presentación, predictores independientes de mortalidad incluyen edad >60 años, puntaje ISS, Puntaje Revisado de Trauma (RTS, por sus siglas en inglés), y necesidad de transfusiones de sangre.
- Varios estudios reportan resultados funcionales en pacientes sometidos a fijación quirúrgica de fracturas pélvicas, con reportes de disfunción sexual y excretora; sin embargo, una revisión sistemática de este tema reveló que la literatura es inadecuada para sacar conclusiones significativas.

BIBLIOGRAFÍA

Burgess AR, Eastridge BJ, Young JW et al. Pelvic ring disruptions: effective classification system and treatment protocols. *J Trauma*. 1990;30(7):848-856.

Dalal SA, Burgess AR, Siegel JH et al. Pelvic fracture in multiple trauma: classification by mechanism is key to pattern of organ injury, resuscitative requirements, and outcome. *J Trauma*. 1989;29(7):981-1000.

Denis F, Davis S, Comfort T. Sacral fractures: an important problem. Retrospective analysis of 236 cases. *Clin Orthop Relat Res*. 1988;227:67-81.

Doro CJ, Forward DP, Kim H et al. Does 2.5 cm of symphyseal widening differentiate antero-posterior compression I from anteroposterior compression II pelvic ring injuries? *J Orthop Trauma*. 2010;24(10):610-615.

Grimshaw CS, Bledsoe JG, Moed BR. Locked versus standard unlocked plating of the pubic symphysis: a cadaver biomechanical study. *J Orthop Trauma*. 2012;26(7):402-406.

Hak DJ, Smith WR, Suzuki T. Management of hemorrhage in life-threatening pelvic fracture. *J Am Acad Orthop Surg*. 2009;17(7):447-457.

Lefaivre KA, Slobogean GP, Valeriote J et al. Reporting and interpretation of the functional outcomes after surgical treatment of disruptions of the pelvic ring: a systematic review. *J Bone Joint Surg Br*. 2012;94(4):549-555.

Matta JM, Saucedo T. Internal fixation of pelvic ring fractures. *Clin Orthop Relat Res*. 1989;242:83-97.

Mehta S, Auerbach JD, Born CT et al. Sacral fractures. *J Am Acad Orthop Surg*. 2006;14(12):656-665.

Miller AN, Routt ML Jr. Variations in sacral morphology and implications for iliosacral screw fixation. *J Am Acad Orthop Surg*. 2012;20(1):8-16.

Pennal GF, Tile M, Waddell JP et al. Pelvic disruption: assessment and classification. *Clin Orthop Relat Res*. 1980;(151):12-21.

Ricci WM, Mamczak C, Tynan M et al. Pelvic inlet and outlet radiographs redefined. *J Bone Joint Surg*. 2010;92:1947-1953.

Sagi HC, Coniglione FM, Stanford JH et al. Examination under anesthetic for occult pelvic ring instability. *J Orthop Trauma*. 2011;25(9):529-536.

Sagi HC, Papp S. Comparative radiographic and clinical outcome of two-hole and multi-hole symphyseal plating. *J Orthop Trauma*. 2008;22(6):373-378.

Schulman JE, O'Toole RV, Castillo RC et al. Pelvic ring fractures are an independent risk factor for death after blunt trauma. *J Trauma*. 2010;68(4):930-934.

Smith W, Williams A, Agudelo J et al. Early predictors of mortality in hemodynamically unstable pelvis fractures. *J Orthop Trauma*. 2007;21(1):31-37.

Starr AJ, Walter JC, Harris RW et al. Percutaneous screw fixation of fractures of the iliac wing and fracture-dislocations of the sacro-iliac joint (OTA types 61-B2.2 and 61-B2.3, or Young-Burgess «lateral compression type II» pelvic fractures). *J Orthop Trauma*. 2002;16(2):116-123.

Suzuki T, Smith WR, Moore EE et al. Pelvic packing or angiography: competitive or complementary? *Injury*. 2009;40:343-353.

Wright JL, Nathens AB, Rivara FP et al. Specific fracture configurations predict sexual and excretory dysfunction in men and women 1 year after pelvic fracture. *J Urol*. 2006;176(4 Pt 1):1540-1545.

Young J, Burgess AR, Brumback RJ et al. Pelvic fractures: value of plain radiography in early assessment and management. *Radiology*. 1986;160:445-451.

FRACTURAS ACETABULARES Y DISLOCACIONES DE CADERA

LAUREN LAMONT

FRACTURA ACETABULAR

Anatomía acetabular

El acetábulo, localizado entre el pubis, el hueso ilíaco y el isquion, está compuesto por dos columnas. Letournel describió la teoría de las dos columnas, con las columnas como una Y invertida. La columna anterior incluye las siguientes: la sínfisis del pubis, la rama del pubis, la pared anterior, la mitad anterior de la estructura articular (domo, fosa, placa cuadrilateral) hasta la parte anterior del hueso ilíaco. La columna posterior incluye las siguientes: tuberosidad isquiática, las escotaduras mayor y menor, y la mitad posterior del segmento articular (domo, pared, fosa, placa cuadrilateral). El domo del acetábulo en la unión de las dos columnas es la región del acetábulo que soporta peso. La parte más importante de la anatomía vascular es la corona mortis, y ésta debe ser identificada al fijar las fracturas acetabulares; es la anastomosis retropúbica entre los vasos ilíacos externos (epigástricos) e ilíacos internos (obturadores). El haz glúteo neurovascular que sale por la escotadura ciática también puede estar en riesgo.

Mecanismo de lesión

Por lo general estas fracturas se presentan debido a traumatismo de alta energía, caídas, accidentes de motocicleta o vehículos de motor. En la población de ancianos, pueden ser resultado de una caída de baja energía, pero la fractura de cadera es más común.

Evaluación clínica

- Éstas son lesiones de alta energía que a menudo se presentan al departamento de urgencias, de modo que está indicado un abordaje completo para traumatismo.
- La evaluación de la vía aérea, respiración y circulación, de acuerdo con los protocolos del ATLS, es primero, después la evaluación ortopédica.
- Se deben evaluar lesiones craneales, genitourinarias, toracoabdominales y en la cadera, ya que más de la mitad de los pacientes tendrá lesión en algún otro sistema orgánico.
- Es importante inspeccionar los tejidos blandos de lesiones de Morel-Lavallée, una lesión sobre el trocánter mayor que puede estar relacionada con una fractura acetabular.
- El nervio ciático corre posterior al acetábulo, y debe evaluarse la función motora y sensorial.

Estudios de imagen

- **Rayos X**
  - Se deben obtener cinco vistas pélvicas estándar: AP, de entrada, de salida, oblicua del obturador e ilíaca oblicua. Las vistas oblicuas ilíaca y obturadora (o de Judet) son específicas para fracturas acetabulares.
  - Las vistas de Judet se toman a un ángulo oblicuo de 45° respecto del acetábulo en cualquier dirección.
  - Las mediciones del arco del techo se hacen en la placa para determinar la estabilidad del domo acetabular, y se miden en las vistas AP y de Judet. Se dibuja una línea vertical desde el centro del acetábulo y otra línea del centro hacia donde la fractura intersecta al acetábulo, y se mide el ángulo resultante.
  - El examen fluoroscópico en el quirófano se usa para evaluar la estabilidad de la cadera.
- **TC**
  - Se utiliza para delinear el involucro de las columnas y las paredes. La TC es crítica para evaluar en busca de impactación marginal de la superficie articular.

Clasificación

- La clasificación de Letournel es la más utilizada.
- La clasificación se divide en tipos de fractura simples (elementales) y combinadas (relacionadas).
  - Las fracturas elementales son de la pared posterior, la columna posterior, la pared anterior, la columna anterior y en patrones transversos.
  - Los patrones vinculados incluyen ambas columnas, pared posterior y columna, tipo T, columna anterior con hemitransversa posterior y transversa con pared posterior.

Manejo no quirúrgico

- Las indicaciones para el manejo no quirúrgico incluyen fracturas estables con una articulación de la cadera congruente, <2 mm de desplazamiento, un domo superior íntegro con medidas del arco del techo >45° (no aplica a fracturas de la pared posterior) o pacientes médicamente inestables que no pueden tolerar el procedimiento.
- Las fracturas acetabulares se manejan de forma no quirúrgica con carga de peso protegida durante 6-8 semanas y radiografías seriales para evaluar desplazamiento y la unión de la fractura.

Indicaciones quirúrgicas

- Las indicaciones para la fijación quirúrgica de las fracturas acetabulares incluyen >2 mm de desplazamiento articular, reducción no concéntrica de la cadera, fragmentos intraarticulares, impactación marginal y fractura inestable, como por ejemplo una fractura grande de la pared posterior.

Técnica quirúrgica

- **Consideraciones preoperatorias**
  - Se deben considerar las lesiones concomitantes que puedan afectar la posición y la estabilidad general del paciente y su capacidad para someterse a un procedimiento prolongado.
  - La edad del paciente y la presencia de osteoartritis de cadera también tienen una función al determinar el procedimiento ideal.
  - Por lo general se debe establecer la fijación dentro de los primeros 14 días, de modo que los fragmentos de la fractura sean móviles.
  - Los pacientes deben ser llevados de urgencia al quirófano en caso de que desarrollen parálisis del nervio ciático después de la reducción, tengan una fractura abierta o una dislocación irreductible de la cadera. Los fragmentos de fractura intraarticulares grandes también pueden ameritar una visita urgente al quirófano para ser retirados.
- **Abordajes quirúrgicos**
  - El abordaje quirúrgico se basa en el patrón de fractura y en la capacidad de obtener una reducción a través de la exposición presentada.

- Éstos incluyen el abordaje ilioinguinal, de Kocher-Langenbeck, iliofemoral extendido y de Stoppa modificado.
  - El abordaje ilioinguinal ofrece exposición a través de tres ventanas (lateral, media y medial).
    - Este abordaje está indicado en fracturas de la columna anterior o pared anterior, fracturas anteriores con fractura hemitransversa posterior vinculada, y algunas tipo T, transversas y de ambas columnas.
  - El abordaje de Kocher-Langenbeck es una exposición posterior, la cual ofrece acceso a fracturas de la pared y columna posteriores, transversas y de pared posterior, y algunas tipo T.
  - El abordaje que más puede extenderse es el iliofemoral extendido, el cual conlleva el riesgo de osificación heterotópica.
    - Este abordaje ofrece exposición de ambas columnas y está indicado en patrones de fractura relacionados en los que se debe tener acceso a ambas columnas para su reducción.
  - El abordaje de Stoppa modificado proporciona exposición de la lámina cuadrilateral.

Complicaciones

- Las complicaciones de las fracturas acetabulares con manejo quirúrgico o no quirúrgico incluyen enfermedad articular degenerativa postraumática, lesión neurovascular, así como formación de coágulos.
- Los pacientes posquirúrgicos también pueden desarrollar infección, sangrado y osificación heterotópica.

Rehabilitación posoperatoria y expectativas

- La rehabilitación posoperatoria está basada en la lesión del paciente, su condición médica y el método de fijación. Se mantiene la carga de peso hasta el toque con los dedos del pie durante las primeras 10-12 semanas, mientras que se trabaja con ejercicios de movimiento pasivo y actividades isométricas de fortalecimiento. Después de esto, se inicia la carga de peso progresiva para avanzar a la deambulación independiente y fortalecimiento para los 3 meses.

DISLOCACIONES DE CADERA

Anatomía de la cadera

La articulación de la cadera está compuesta por una articulación de bola y *socket* entre la cabeza del fémur y el acetábulo. Es importante el compromiso de la vascularidad al momento de pensar en una dislocación de cadera. La vascularidad de la cabeza femoral está dada principalmente por la arteria femoral circunfleja media; también contribuyen la arteria femoral circunfleja lateral como la arteria obturadora. El principal aporte de la arteria femoral circunfleja media entra a la cápsula a través de arterias retinaculares que se originan del anillo extracapsular en la base del cuello del fémur. El nervio ciático también pasa en proximidad cercana a la articulación de la cadera.

Mecanismo de lesión

La articulación de la cadera tiene estabilidad tanto ligamentosa como ósea intrínseca. Debido a esta estabilidad, se requiere un traumatismo de alta energía para dislocar la cabeza del fémur del acetábulo. El mecanismo más común de lesión es un accidente de vehículo de motor en el que la rodilla impacta sobre el tablero con la cadera en flexión y abducción, lo que resulta en una dislocación posterior. Las dislocaciones de cadera también pueden ser producto de una caída significativa o un accidente de trabajo. Las dislocaciones anteriores se presentan en forma secundaria a traumatismo sobre una cadera en abducción y rotación externa, pero son menos comunes que las dislocaciones posteriores.

Evaluación

- La primera prioridad cuando el paciente se presenta en la sala de urgencias es un abordaje completo para traumatismo.
- El paciente con dislocación de cadera debe ser explorado en busca de lesiones concomitantes, en especial en la rodilla, en una lesión por choque contra el tablero de un auto.
- Un paciente alerta tendrá incomodidad significativa con una dislocación de cadera; esto puede distraerlo de otras lesiones, de modo que se debe llevar a cabo una revisión completa antes de la reducción.
- Los pacientes con una dislocación posterior presentarán la pierna en flexión, aducción y rotación interna.
- En las dislocaciones anteriores de cadera, la pierna estará en rotación externa y cierto grado de flexión y abducción.
- Éstas deben ser reducidas de urgencia dado que una cadera dislocada resulta en un cartílago articular dañado y potencial compromiso vascular.
- Se debe evaluar la función del nervio ciático, en especial de las ramas peroneales, así como el *status* vascular de la extremidad.

Estudios de imagen

- **Rayos X**
  - Se debe obtener una radiografía AP de pelvis de inmediato ante la sospecha de una dislocación de cadera para buscar una articulación de la cadera incongruente.
  - La cabeza femoral se verá más grande que la cadera contralateral en una dislocación anterior, en tanto que en una dislocación posterior se verá más pequeña.
  - Se debe visualizar bien el cuello femoral a fin de evaluar en busca de fracturas antes de realizar una maniobra de reducción.
  - Una vista lateral también permitirá distinguir entre una dislocación anterior o posterior.
- **TC**
  - La TC es útil para evaluar en busca de fracturas concomitantes o fragmentos intraarticulares, pero debido a la urgencia, por lo común se realiza después de la reducción.
  - La TC después de la reducción es muy útil para asegurarse de que no hay fragmentos intraarticulares presentes.

Manejo no quirúrgico

- Una dislocación de cadera debe ser reducida de urgencia a fin de preservar la vascularidad de la cabeza femoral.
- La reducción cerrada puede llevarse a cabo bajo anestesia general en un quirófano para optimizar la relajación.
  - Si esto no puede realizarse con rapidez, se debe hacer una reducción bajo sedación en el departamento de urgencias; sin embargo, la meta es una relajación tan completa como sea posible para una reducción suave a fin de minimizar el daño al cartílago.
- Una ventaja de las reducciones en el departamento de urgencias es que se pueden obtener estudios de imagen, como una TC, para evaluar en busca de un fragmento incarcerado si la cadera es irreductible antes de pasar al quirófano.
- Las reducciones posteriores pueden realizarse mediante la maniobra de Allis.
- Al estabilizar la pelvis, se aplica tracción anterior mientras un ayudante aplica contratracción en abducción y rotación interna y externa suave hasta que finalmente la extremidad sea aducida mientras se mantiene la tracción.
- La mayor parte de las veces hay un «clunk» al completar la reducción, que no sólo se escucha, sino que puede sentirse.
- También se han descrito otras técnicas como la de Stimson y Bigelow.
- Una vez que se ha logrado la reducción, el paciente puede colocarse en un inmovilizador de rodilla para prevenir la flexión de la cadera y una potencial redislocación.
- La TC ayudará en la valoración de una fractura vinculada de pared posterior.
- Si la fractura es <20% de la pared, el paciente puede ser manejado de forma no quirúrgica; sin embargo, se debe utilizar la fluoroscopia dinámica para evaluar y confirmar la estabilidad.

Indicaciones quirúrgicas

- Si la reducción quirúrgica no es exitosa, es inestable o se relaciona con un fragmento incarcerado, está indicada la reducción abierta de urgencia.
- Se debe aplicar tracción longitudinal al fémur en el contexto de fragmentos incarcerados si se espera cualquier retraso para pasar al paciente a quirófano.

Técnica quirúrgica

- El abordaje clásicamente se realiza en la dirección de la dislocación; sin embargo, esto es controversial.
- La fractura concomitante de la cabeza y el cuello femoral puede favorecer un abordaje anterior en una dislocación posterior.
- Para el abordaje posterior se emplea el de Kocher-Langenbeck.
- Para el abordaje anterior se puede usar el de Smith-Petersen; sin embargo, se debe considerar una fractura concomitante.
- Las metas de la cirugía incluyen evaluación del cartílago articular de la cadera y el acetábulo, retiro de cuerpos sueltos, lograr la reducción concéntrica, y reducir y colocar placas sobre cualquier fractura.

Complicaciones

- Después de una dislocación de cadera, la tasa de osteonecrosis de la cabeza del fémur en la literatura va de 5-40%; este número se incrementa entre más tiempo esté dislocada la cadera.
- Si existe daño significativo al cartílago articular, puede desarrollarse artritis postraumática.
- La tracción sobre el nervio ciático puede causar lesión, y se resuelve en cerca de la mitad de estos casos.
- La inestabilidad recurrente es rara, pero se ha reportado.

Rehabilitación posoperatoria y expectativas

- Tanto el soporte de peso como el rango de movimiento después de una dislocación de cadera son controversiales.

- Inicialmente, si se ha logrado una reducción estable, el paciente poco a poco progresa con el soporte de peso.
- En una reducción inestable, si la articulación está en tracción concéntrica, ésta puede mantenerse durante 4-6 semanas.

BIBLIOGRAFÍA

Briffa N, Pearce R, Hill AM et al. Outcomes of acetabular fracture fixation with ten years' follow-up. J Bone Joint Surg Br. 2011;93(2):229-236.

Brooks RA, Ribbans WJ. Diagnosis and imaging studies of traumatic hip dislocations in the adult. Clin Orthop Relat Res. 2000;(377):15-23.

Bruce DB, Alan ML, Jesse BJ et al. Skeletal Trauma. Philadelphia, PA: Elsevier Health Sciences; 2008.

Carroll EA, Huber FG, Goldman AT et al. Treatment of acetabular fractures in an older population. J Orthop Trauma. 2010;24(10):637-644.

Clegg TE, Roberts CS, Greene JW et al. Hip dislocations-epidemiology, treatment, and outcomes. Injury. 2010;41(4):329-334.

Foulk DM, Mullis BH. Hip dislocation: evaluation and management. J Am Acad Orthop Surg. 2010;18(4):199-209.

Kaempffe FA, Bone LB, Border JR. Open reduction and internal fixation of acetabular fractures: heterotopic ossification and other complications of treatment. J Orthop Trauma. 1991;5(4):439-445.

Rodríguez-Merchán EC. Osteonecrosis of the femoral head after traumatic hip dislocation in the adult. Clin Orthop Relat Res. 2000;(377):68-77.

Tilzey J, Olson SA, Templeman D. Acetabular fracture. J Orthop Trauma. 2000;14(8):589-592.

Yue JJ, Wilber JH, Lipuma JP et al. Posterior hip dislocations: a cadaveric angiographic study. J Orthop Trauma. 1996;10(7):447-454.

FRACTURAS PROXIMALES DEL FÉMUR

J. STUART MELVIN

EPIDEMIOLOGÍA

Las fracturas proximales del fémur se presentan de forma infrecuente en pacientes jóvenes, pero son bastante comunes en adultos mayores y cada año se presentan >300 000 casos en Estados Unidos de América.

Típicamente, éstas son fracturas de baja energía en un hueso osteoporótico, con frecuencia a raíz de una caída desde la propia altura del paciente.

ANATOMÍA Y ANATOMOPATOLOGÍA

Es importante diferenciar entre las regiones del fémur proximal en las que se presentan estas fracturas, ya que esto predice la capacidad de cicatrización y el tratamiento recomendado.

Fracturas del cuello del fémur

Estas fracturas son intracapsulares y la cicatrización está retardada por el líquido sinovial. Adicionalmente, el desplazamiento de la fractura a menudo daña las ramas cervicales ascendentes de la arteria femoral circunfleja medial, comprometiendo el aporte sanguíneo al fragmento proximal. Estos factores se combinan para tener un impacto negativo sobre la capacidad de cicatrización de las fracturas del cuello femoral.

Fracturas intertrocantéricas

Estas fracturas son extracapsulares y se presentan en el hueso metafisiario bien vascularizado, y por tanto tienen un gran potencial de cicatrización.

Fracturas subtrocantéricas

Éstas se presentan en la región de más esfuerzo en el cuerpo. También ocurren en una zona de transición metafisiaria-diafisiaria con una menor vascularidad comparada con la región intertrocantérica. Adicionalmente, fuerzas musculares sobre el fragmento proximal conducen a la posición flexionada, abducida y rotada externamente de la fractura. Estos factores se combinan para colocar una carga tremenda sobre los dispositivos de fijación interna, comprometen la capacidad de cicatrización, y dificultan la reducción de la fractura.

CLASIFICACIÓN

- Fracturas del cuello femoral.
  - La clasificación de Garden es la más utilizada.
    - Tipo I: impactada en valgo.
    - Tipo II: completa, no desplazada.
    - Tipo III: parcialmente desplazada.
    - Tipo IV: completamente desplazada.
- Fracturas intertrocantéricas.
  - La clasificación de Evans divide las fracturas IT en fracturas estables e inestables dependiendo de si la corteza posteromedial está intacta.
- Fracturas subtrocantéricas.
  - Estas fracturas rara vez se clasifican para comunicación informal.
  - La clasificación de AO/OTA es más usada en investigación.

HISTORIA CLÍNICA

- Estas fracturas con frecuencia son resultado de una disminución de energía en pacientes ancianos o traumatismo de alto impacto en adultos jóvenes.
- En el anciano es importante la evaluación por síncope, y es valiosa la valoración en busca de lesiones relacionadas en todos los pacientes.

EXPLORACIÓN FÍSICA

- Los pacientes son incapaces de sostener peso y típicamente presentan una extremidad acortada y rotada en forma externa.

ESTUDIOS DE IMAGEN

- Típicamente son adecuadas las placas AP de pelvis y cadera o las placas AP y lateral de fémur.
- La tracción y rotación interna pueden ayudar a determinar el nivel de la fractura.
- La RM o el escaneo óseo son útiles en casos donde se sospecha una fractura oculta.

MANEJO NO QUIRÚRGICO

- El manejo no quirúrgico rara vez está indicado.

MANEJO QUIRÚRGICO

- **Fracturas del cuello femoral**
  - En ancianos, el tratamiento está dictado por el desplazamiento de la fractura y el nivel de actividad del paciente.
  - Las fracturas impactadas en valgo o desplazadas de modo ligero típicamente se tratan con fijación percutánea con tornillos.
  - Sin embargo, la no unión y la necrosis avascular pueden complicar cerca de 30% de estas fracturas.
  - Las fracturas desplazadas en pacientes ancianos con baja demanda física se tratan como hemiartroplastia, mientras que en los pacientes con altas demandas físicas o en pacientes con artritis preexistente se tratan mejor con artroplastia total de cadera.
    - Es importante recordar que la tasa de dislocación es más alta para la artroplastia total de cadera que se realiza por fractura del cuello femoral, en comparación a la que se lleva a cabo por artritis.
    - Las fracturas del cuello femoral en pacientes jóvenes son una urgencia ortopédica.
    - En pacientes jóvenes, la reducción anatómica abierta temprana con fijación interna ha demostrado en algunos estudios disminuir la tasa de necrosis avascular; el momento preciso de la intervención sigue siendo controversial.
- **Fracturas intertrocantéricas**
  - Tanto el tornillo deslizante de cadera con placa lateral como el clavo cefalomedular han sido exitosos para tratar las fracturas intertrocantéricas estándar.
  - Sin embargo, cuando se consideran los costos del material de implante y la posible conversión a una artroplastia de cadera, el tornillo deslizante de cadera es menos costoso y tiene menores tasas de complicaciones durante la conversión a artroplastia total de cadera.
  - El tornillo deslizante de cadera con placa lateral están contraindicados en las fracturas oblicuas reversas.
- **Fracturas subtrocantéricas**
  - Los clavos cefalomedulares, los tornillos condilares dinámicos y las placas en hoja de 95° son opciones aceptables de tratamiento.

- Es importante la reducción anatómica y el alineamiento, y puede ser necesaria la reducción abierta al utilizar fijación de la fractura con clavos.

TÉCNICA QUIRÚRGICA PARA LA COLOCACIÓN DE CLAVO CEFALOMEDULAR

- **Área prequirúrgica**
  - Comente las opciones de anestesia con el equipo de anestesia.
  - Marque el sitio quirúrgico e inicie con antibióticos.
- **Equipo**
  - Mesa para fracturas, máquina de fluoroscopia de 12 pulgadas, set de clavo cefalomedular.
- **Posicionamiento**
  - Posición supina sobre la mesa para fracturas.
  - Poste perineal bien acojinado.
  - Se asegura el brazo ipsilateral sobre el pecho con una almohada y cinta.
  - Se inclina el torso lejos de la cadera a operar para permitir un acceso más directo al trocánter.
  - Coloque la pierna contralateral en posición de tijera y acerque la máquina de fluoroscopia desde el lado opuesto de la mesa.
  - Evite la posición de litotomía debido al riesgo de síndrome compartimental y la dificultad para obtener imágenes.
- **Procedimiento**
  - Asegúrese de obtener vistas fluoroscópicas AP y lateral adecuadas antes de preparar y colocar campos sobre la zona quirúrgica.
    - Realice una incisión longitudinal de 3 cm a una mano de distancia en forma superior y justo posterior al trocánter mayor.
    - Obtenga el punto de entrada bajo fluoroscopia AP y lateral de acuerdo con la guía de la técnica.
    - Clave o use un taladro para avanzar la guía hasta llegar debajo del trocánter menor.
    - Confirme con fluoroscopia.
  - Proteja la inserción del abductor y abra el fémur proximal con el escariador.
    - Pase la guía a través de la fractura.
    - Confirme con fluoroscopia que la guía está en el canal y mida para establecer la longitud apropiada del clavo.
  - Es útil una vista lateral de la rodilla para juzgar la longitud adecuada del clavo.
    - Escaríe 1.5 mm más que el diámetro deseado del clavo, si es necesario.
    - Asegure el clavo en su posición.
    - Saque ventaja de la curva del clavo durante la inserción y tenga cuidado de evitar la perforación cortical anterior en forma distal.
  - Inserte el tornillo o la hoja de acuerdo con la guía de la técnica.
    - La punta del tornillo u hoja debe estar a 1 cm del hueso subcondral y en el centro o justo inferior al centro de la cabeza femoral en la vista AP, y en el centro de la cabeza femoral en la vista lateral.
    - Coloque un perno de enclavamiento en forma distal, si está indicado.

REHABILITACIÓN POSOPERATORIA Y EXPECTATIVAS

- A la mayoría de los pacientes ancianos se les puede permitir sostener peso según lo toleren.
- Dependiendo de la integridad cortical de la reducción de la fractura, a los pacientes jóvenes se les puede proteger la carga de peso si es necesario.
- Haga énfasis al paciente y sus familiares en que el proceso de recuperación es lento para los pacientes ancianos y no finaliza con la unión de la fractura.

BIBLIOGRAFÍA

Baker RP, Squires B, Gargan MF et al. Total hip arthroplasty and hemiarthroplasty in mobile, independent patients with a displaced intracapsular fracture of the femoral neck. A randomized, controlled trial. *J Bone Joint Surg Am.* 2006;88(12):2583-2589.

Baumgaertner MR, Solberg BD. Awareness of tip-apex distance reduces failure of fixation of trochanteric fractures of the hip. *J Bone Joint Surg Br.* 1997;79(6):969-971.

Gautier E, Ganz K, Krügel N et al. Anatomy of the medial femoral circumflex artery and its surgical implications. *J Bone Joint Surg Br.* 2000;82:679-683.

Kaplan K, Miyamoto R, Levine BR et al. Surgical management of hip fractures: an evidence-based review of the literature II: intertrochanteric fractures. *J Am Acad Orthop Surg.* 2008;16:665-673.

Lindskog DM, Baumgaertner MR. Unstable introtrochanteric hip fractures in the elderly. *J Am Acad Orthop Surg.* 2004;12:179-190.

Lundy DW. Subtrochanteric femoral fractures. *J Am Acad Orthop Surg.* 2007;15:663-671.

MacCaulay W, Pagnotto MR, Iorio R et al. Displaced femoral neck fractures in the elderly: hemiarthroplasty versus total hip arthroplasty. *J Am Acad Orthop Surg*. 2006;14:287-293.

Miyamoto RG, Kaplan KM, Levine BR et al. Surgical management of hip fractures: an evidence-based review of the literature 1: femoral neck fractures. *J Am Acad Orthop Surg*. 2008;16:596-607.

Probe R, Ward R. Internal fixation of femoral neck fractures. *J Am Acad Orthop Surg*. 2006;14:565-571.

Szita J, Cserhati P, Bosch U et al. Intracapsular femoral neck fractures: the importance of early reduction and stable osteosynthesis. *Injury*. 2002;33(suppl 3):C41-C46.

DIÁFISIS FEMORAL Y FÉMUR DISTAL

BRIAN M. WEATHERFORD

DIÁFISIS FEMORAL

Epidemiología

Estas lesiones pueden presentarse en pacientes de todas las edades; sin embargo, tienden a mostrar una distribución bimodal. Los pacientes jóvenes típicamente tienen fracturas de la diáfisis femoral en forma secundaria a traumatismo de alta energía, en tanto que los pacientes ancianos pueden sufrir estas lesiones debido a mecanismos de baja energía como una caída desde su propia altura.

Exploración

- La evaluación inicial de cualquier paciente con una fractura de la diáfisis femoral de alta energía debe seguir las guías del *Advanced Trauma Life Support* (ATLS).
- Se debe realizar y documentar un examen neurovascular exhaustivo.
- A los pacientes con pulsos pedios disminuidos o ausentes se les debe realinear cualquier deformidad franca de la extremidad.
- Si el índice tobillo-braquial para la extremidad afectada es <0.9 después de la reducción, está indicada la valoración por un cirujano vascular.
- Se debe llevar a cabo una revisión secundaria sistemática, ya que es muy probable que los pacientes tengan lesiones musculoesqueléticas relacionadas.
- Se debe poner atención cuidadosa a las lesiones de tejidos blandos cercanas a la rodilla.
- Cualquier fractura abierta debe tratarse con profilaxis contra tétanos, antibióticos apropiados, retiro de material y detritus, lavado con solución salina y colocación de un vendaje estéril.

Estudios de imagen

- Se deben obtener vistas ortogonales del fémur en todas las fracturas de la diáfisis femoral.
  - Además, las vistas oblicuas pueden ayudar a identificar el plano de mayor deformidad y ayudar a planear la cirugía.
- También son obligatorias las vistas dirigidas a la cadera en todas las fracturas de la diáfisis femoral para descartar una lesión no contigua, prótesis o implantes preexistentes, o deformidad.
- Se debe poner especial atención al cuello femoral, ya que las fracturas ipsilaterales del cuello femoral se observan hasta en 10% de las fracturas de la diáfisis femoral.
- En algunos centros, el manejo de las fracturas de la diáfisis femoral de alta energía incluye una TC de cortes finos (2 mm) del cuello femoral para descartar fracturas ipsilaterales del cuello-diáfisis.
  - A la mayoría de los pacientes que sufren traumatismo contuso con una fractura de la diáfisis femoral se les realizará TC de tórax, abdomen y pelvis al momento de la presentación.
  - Solicite al radiólogo o al técnico en radiología que la TC incluya el cuello del fémur, ya que puede ayudar a descartar una fractura en esa región.

Clasificación

- Por lo común, las fracturas de la diáfisis femoral se clasifican en forma descriptiva con base en la localización de la fractura en el tercio proximal, medio o distal de la diáfisis femoral.
- Adicionalmente, el patrón de la fractura, su angulación, traslación, desplazamiento y cualquier pérdida vinculada de hueso son útiles al describir estas lesiones.
- Las fracturas también pueden ser descritas usando la clasificación de Winquist o de AO-OTA.
  - La clasificación Winquist se puntúa de 0 a 4 con base en la cantidad de contacto cortical de la diáfisis femoral.
  - La clasificación de AO-OTA se basa en el hueso involucrado (fémur = 3) y la localización (diáfisis = 2) y se subclasifica más tarde con base en la morfología de la fractura.

- Las fracturas tipo A se consideran simples e incluyen patrones espirales, oblicuos y transversos.
- Las fracturas tipo B con fracturas en cuña incluyen patrones en cuña espiral, cuña doblada y cuña segmentaria.
- Las fracturas tipo C se consideran patrones complejos que no tienen contacto cortical predicho entre las fracturas proximales y distales.

Manejo quirúrgico

- El estándar de oro para el manejo de las fracturas de la diáfisis femoral es el uso de clavos intramedulares anterógrados.
- En pacientes en los que se puede retrasar la cirugía, se debe considerar la colocación de un clavo de tracción femoral distal o tibial proximal para comodidad de éste y para mantener la longitud de la extremidad.
- Al paciente se le puede colocar en posición supina o en decúbito lateral con base en el estado general del paciente y las preferencias del cirujano.
- Adicionalmente, se puede posicionar al paciente sobre una mesa para fracturas o con la pierna sobre una mesa radiolúcida.
    - Al utilizar una mesa para fracturas, la pierna no lesionada se puede colocar en posición de hemilitotomía, en abducción o en posición de tijera con tracción sobre ambas piernas para permitir fluoroscopia intraoperatoria.
        - La posición de hemilitotomía ha sido vinculada con síndrome compartimental.
    - Para los pacientes sobre una mesa radiolúcida, adyuvantes intraoperatorios como alambre de 2 mm y un arco de tensión o un distractor femoral bien colocado pueden ayudar a mantener la longitud y la reducción.
- El portal de entrada para los clavos intramedulares anterógrados varía con base en el fabricante, y la anatomía femoral proximal del paciente.
    - En general, el punto de entrada para los clavos trocantéricos es justo lateral al eje anatómico del canal femoral en la vista AP, y en línea con el canal en la vista lateral.
    - Típicamente esto yace en la cara medial del trocánter mayor en la vista AP; sin embargo, la morfología trocantérica puede ser variable, y debe evaluarse el alineamiento de la guía en relación con el canal femoral.
    - Los clavos de entrada piriforme inician en la fosa piriforme, un marcador radiográfico confiable que yace en línea con el canal femoral en la proyección AP.
- Se debe poner atención a la reducción mientras se coloca el implante, en especial en las fracturas por debajo del istmo, en las que el clavo no afectará la reducción.
    - En los patrones de fractura transversa o conminuta, se debe poner atención a la evaluación de la rotación y la longitud.
    - Existen técnicas fluoroscópicas para evaluar la rotación y se abordan en el artículo escrito por Krettek y colaboradores.
    - La pierna no lesionada también puede prepararse para una comparación directa de ser necesario.
    - Después del interenclavamiento proximal y distal, se debe llevar a cabo una evaluación final del cuello femoral, el alineamiento de la extremidad, la rotación y el *status* de los ligamentos de la rodilla.
- También puede utilizarse la colocación de clavos retrógrados para las fracturas de la diáfisis del fémur.
    - Indicaciones relativas para el uso de clavos retrógrados incluyen pacientes con lesiones múltiples, fracturas bilaterales de la diáfisis del fémur, fracturas ipsilaterales femorales y de la diáfisis de la tibia, fracturas femorales de la diáfisis distal y una fractura ipsilateral del acetábulo, lesión del anillo pélvico o fractura del cuello femoral.
    - El punto de entrada del clavo anterógrado es en el ápex de la línea de Blumensaat en una vista lateral de la rodilla y en el punto medio en la escotadura intercondílar en la vista AP.
    - El interenclavamiento se lleva a cabo a mano libre usando la técnica del círculo perfecto y, de ser posible, se debe realizar el interenclavamiento proximal al trocánter menor para minimizar el riesgo a las ramas del nervio femoral y de la arteria femoral profunda.
- En ciertas circunstancias puede emplearse la colocación de placas en la diáfisis femoral.
    - Indicaciones relativas incluyen un canal intramedular estrecho, fracturas ipsilaterales del cuello y la diáfisis femoral, deformidad preexistente, fractura periprostésica.
- La fijación externa de la diáfisis femoral se utiliza más en un contexto de control de daño para estabilizar lesiones en pacientes cuya fisiología no tolerará la colocación inmediata de un clavo intramedular.
    - Adicionalmente, los pacientes con lesión neurológica o vascular que requieren reparación, los casos de contaminación masiva de la herida o lesiones de tejidos blandos en evolución pueden beneficiarse de la fijación externa y la desbridación repetida antes de la conversión a un clavo intramedular.
    - En ausencia de infección en el tracto del clavo, la fijación externa puede convertirse a un clavo intramedular en las primeras 2 semanas.

Resultados

- La colocación de clavos intramedulares para las fracturas de la diáfisis femoral es un procedimiento confiable con tasas de unión en series grandes que van de 97-100%, y tasas de infección de 1-3 por ciento.
- Series que comparan los clavos anterógrados y retrógrados modernos han observado tasas de unión similares. Hasta 10% de los pacientes refieren incomodidad de la cadera con la colocación de clavos anterógrados y hasta 36% de aquellos que presentan dolor de rodilla con los clavos retrógrados.
- La mala unión se ve más en pacientes con fracturas proximales o distales en las que la interferencia con el ajuste del clavo no conduce a reducción.
- Se ha reportado la malrotación de las fracturas de la diáfisis femoral tratadas con clavos intramedulares en hasta 27% de las fracturas, aunque el grado de malrotación clínicamente significativa sigue siendo controversial.
- De manera adicional, se ha observado osificación heterotópica en el sitio de entrada de los clavos anterógrados. Esto es sintomático sólo en 5-10% de los pacientes.

FÉMUR DISTAL

Epidemiología

- Las fracturas distales del fémur representan <1% de todas las fracturas y 3-6% de las fracturas del fémur.
- Estas lesiones se presentan en una distribución bimodal en pacientes jóvenes que sufren fracturas distales del fémur por mecanismos de alta energía, como por ejemplo colisiones de vehículos de motor.
- Los ancianos pueden sufrir una fractura distal del fémur por mecanismos de baja energía como una caída desde su propia altura.

Exploración

- La evaluación inicial de cualquier paciente con una fractura distal del fémur por alta energía debe seguir las guías del ATLS.
- Se debe llevar a cabo y documentar una exploración neurovascular completa de la extremidad afectada.
- Los pacientes conscientes con fracturas aisladas del fémur distal pueden presentar dolor evidente, edema, deformidad e incapacidad para sostener peso del lado afectado.
- Los tejidos blandos circundantes deben ser cuidadosamente evaluados, en especial la piel anterior proximal a la rótula.
- Las fracturas abiertas distales del fémur representan 5-10% de todas las lesiones.
- Con el acortamiento en el sitio de la fractura, un pico del fragmento diafisiario proximal puede perforar el mecanismo extensor y salir de los tejidos blandos en forma anterior.

Estudios de imagen

- Son necesarias las radiografías simples AP, lateral y oblicua centradas en el fémur distal, así como placas del fémur en su longitud total para evaluar de inicio la lesión. En los patrones de fracturas conminutas o con acortamiento, las placas con tracción pueden ayudar a la planeación prequirúrgica.
- Las fracturas con extensión intraarticular se evalúan mejor con una TC de cortes finos (2 mm) con reconstrucciones coronal y sagital.
- Las fracturas distales del fémur tienen una fractura relacionada en el plano coronal (Hoffa) 38% de las veces, la cual puede ser difícil de identificar en las radiografías simples.

Clasificación

- Las fracturas distales del fémur se pueden clasificar en forma descriptiva con base en su localización anatómica, con énfasis en el involucro articular, patrones de fractura unicondilares o bicondilares y si la fractura se extiende en forma proximal hacia la diáfisis.
- Adicionalmente, el patrón de la fractura, su angulación, traslación, desplazamiento y cualquier pérdida vinculada de hueso son útiles al describir estas lesiones.
- Por lo regular se utiliza la clasificación de AO-OTA al discutir las fracturas distales del fémur.
  - Las fracturas extraarticulares se clasifican como tipo A, con una subclasificación posterior basada en la conminución y en la estabilidad inherente de la fractura.
  - Las fracturas articulares parciales se clasifican como tipo B. Las lesiones B1 involucran el cóndilo lateral, las fracturas B2 involucran el cóndilo medial y las B3 son fracturas del plano coronal (Hoffa).
  - Las fracturas intraarticulares con separación completa del bloque articular de la diáfisis se clasifican como tipo C.
  - Los patrones simples de fracturas articulares y metafisarias son lesiones C1, los patrones articulares simples con fracturas metafisarias complejas se clasifican como C2 y las fracturas complejas intraarticulares y metafisarias son lesiones C3.

Indicaciones quirúrgicas

- La intervención quirúrgica está indicada para las fracturas distales del fémur para restablecer el alineamiento de la extremidad y la congruencia de la articulación, así como para facilitar el rango de movimiento temprano para prevenir la rigidez y la contractura de la articulación.

Manejo no quirúrgico

- El manejo no quirúrgico con férulas, yeso o tracción está típicamente reservado para pacientes que no deambulan o que no pueden tolerar una intervención quirúrgica.
  - Los patrones de fractura estables y no desplazados pueden ser manejados con inmovilización y carga de peso protegida, con seguimiento frecuente hasta la unión.
- El manejo inicial de la fractura distal del fémur consiste en un inmovilizador de rodilla bien acojinado o una férula posterior larga en los patrones aislados de baja energía.
  - Para aquellos con lesiones múltiples, lesiones severas a los tejidos blandos o acortamiento significativo, puede estar indicada la fijación externa que abarque toda la rodilla.

Manejo quirúrgico

- El manejo quirúrgico definitivo por lo general emplea una placa angular fijada con base lateral, o un clavo intramedular retrógrado con múltiples tornillos de interclavamiento en el segmento distal.
  - El abordaje quirúrgico y el material de osteosíntesis están dictados por el patrón de la fractura, la fisiología general del paciente y la experiencia del cirujano.
- Puede lograrse la colocación de placas en los patrones de fractura simples intraarticulares o extraarticulares a través de un abordaje lateral en el fémur distal.
  - Los patrones de fractura intraarticulares más complejos pueden requerir una artrotomía pararrotuliana lateral o medial para reducir y estabilizar el bloque articular.
  - Se deben abarcar las áreas de conminución metafisaria con placas de longitud adecuada para permitir el movimiento relativo y la cicatrización indirecta del hueso en estas áreas.
- Se pueden usar clavos intramedulares retrógrados para los patrones extraarticulares con una reserva ósea adecuada, fracturas con involucro articular simple una vez que el componente articular ha sido fijamente estabilizado y para las fracturas periprostésicas femorales distales en las que el componente femoral tiene un tamaño adecuado para permitir el paso de un clavo.
  - El punto de entrada se ubica en el ápex de la línea de Blumensaat en el plano sagital y en la escotadura intercondilar en el plano coronal.
  - Las fracturas deben reducirse bien antes del escariado y la colocación de clavos, ya que el clavo no afectará la reducción en la metáfisis del fémur.

Desenlaces

- El manejo quirúrgico de las fracturas distales del fémur resulta en una mejor función de la rodilla, alineamiento de la extremidad, unión ósea y resultados funcionales cuando se compara con el manejo no quirúrgico.
- Las fracturas distales del fémur tratadas de manera quirúrgica tienen una tasa de no unión de 6%, una tasa de rechazo en la fijación de 3.3% y una tasa de infección profunda de 2.7 por ciento.
- Se requieren procedimientos quirúrgicos secundarios en hasta 16.8% de las fracturas distales del fémur. Se ha puesto atención en la incidencia de no unión en las fracturas distales del fémur manejadas con placas de enclavamiento.
- Los diseños actuales de placas de enclavamiento pueden ser demasiado rígidos para permitir un movimiento adecuado en la región metadiafisaria para que se forme un callo, y un estudio reciente mostró tasas de no unión de hasta 20% en las fracturas distales del fémur manejadas con placas de enclavamiento.

BIBLIOGRAFÍA

Bolhofner BR, Carmen B, Clifford P. The results of open reduction and internal fixation of distal femur fractures using a biologic (indirect) reduction technique. *J Orthop Trauma.* 1996;10(6):372-377.

Gwathmey FW Jr, Jones-Quaidoo SM, Kahler D et al. Distal femoral fractures: current concepts. *J Am Acad Orthop Surg.* 2010;18(10):597-607.

Henderson CE, Lujan TJ, Kuhl LL et al. 2010 mid-America Orthopaedic Association Physician in Training Award: healing complications are common after locked plating for distal femur fractures. *Clin Orthop Relat Res.* 2011;469(6):1757-1765.

Kregor PJ, Stannard JA, Zlowodzki M et al. Treatment of distal femur fractures using the less invasive stabilization system: surgical experience and early clinical results in 103 fractures. *J Orthop Trauma.* 2004;18(8):509-520.

Krettek C, Miclau T, Grün O et al. Intraoperative control of axes, rotation and length in femoral and tibial fractures. Technical note. *Injury.* 1998;29 Suppl 3:C29-C39.

Lindsey JD, Krieg JC. Femoral malrotation following intramedullary nail fixation. *J Am Acad Orthop Surg.* 2011;19(1):17-26.

Nork SE, Segina DN, Aflatoon K et al. The association between supracondylarintercondylar distal femoral fractures and coronal plane fractures. *J Bone Joint Surg Am.* 2005;87(3): 564-569.

Ricci WM, Gallagher B, Haidukewych GJ. Intramedullary nailing of femoral shaft fractures: current concepts. *J Am Acad Orthop Surg.* 2009;17(5):296-305.

Streubel PN, Wong AH, Ricci WM et al. Is there a standard trochanteric entry site for nailing of subtrochanteric femur fractures? *J Orthop Trauma.* 2011;25(4):202-207.

Tornetta P 3rd, Kain MS, Creevy WR. Diagnosis of femoral neck fractures in patients with a femoral shaft fracture. Improvement with a standard protocol. *J Bone Joint Surg Am.* 2007; 89(1):39-43.

Winquist RA, Hansen ST Jr, Clawson DK. Closed intramedullary nailing of femoral fractures. A report of five hundred and twenty cases. *J Bone Joint Surg Am.* 1984;66(4):529-539.

Zlowodzki M, Bhandari M, Marek DJ et al. Operative treatment of acute distal femur fractures: systematic review of 2 comparative studies and 45 case series (1989 to 2005). *J Orthop Trauma.* 2006;20(5):366-371.

MESETA TIBIAL

BRIAN M. WEATHERFORD

EPIDEMIOLOGÍA

Estas lesiones pueden presentarse a todas las edades; sin embargo, tienden a mostrar una distribución bimodal. Los pacientes jóvenes típicamente tendrán fracturas de la meseta tibial secundarias a traumatismo de alta energía, en tanto que los ancianos pueden sufrir estas lesiones por mecanismos de baja energía, como por ejemplo una caída de su propia altura.

EXPLORACIÓN

- La evaluación inicial de cualquier paciente con una fractura de la meseta tibial por alta energía debe seguir las guías del *Advanced Trauma Life Support* (ATLS).
- Se debe realizar y documentar un examen neurovascular exhaustivo.
- A los pacientes con pulsos pedios disminuidos o ausentes se les debe realinear cualquier deformidad franca de la extremidad.
- Si el índice tobillo-braquial para la extremidad afectada es <0.9 después de la reducción, está indicada la valoración por un cirujano vascular.
- Se deben evaluar de forma cuidadosa los compartimentos.
- Se debe llevar a cabo una revisión secundaria sistemática, ya que es muy probable que los pacientes tengan lesiones musculoesqueléticas vinculadas.
- En los pacientes con lesiones unicondilares de baja energía, se debe evaluar la estabilidad del plano coronal de la rodilla, con la rodilla en extensión completa para evaluar en busca de inestabilidad secundaria a un desplazamiento de la meseta.

ESTUDIOS DE IMAGEN

- Se requieren radiografías simples de alta calidad AP, lateral y oblicua centradas en la meseta tibial, así como placas de la tibia completa para evaluar inicialmente la lesión.
- Inclinando el haz ~10° de forma céfalo-caudal en la vista AP se obtiene una vista de la «meseta» para evaluar de mejor forma cualquier incongruencia articular.
- En patrones de fractura con acortamiento o conminución, las radiografías con tracción pueden ayudar en la planeación preoperatoria.
- Las fracturas con extensión intraarticular se evalúan mejor con una TC de cortes finos (2 mm) con reconstrucciones coronal y sagital.
- Es importante obtener estas imágenes después de cualquier fijación externa planeada, si es necesaria.
- Las radiografías simples y la TC deben ser examinadas en busca de la presencia de algún fragmento posteromedial en el plano coronal en las fracturas con patrón bicondilar.
  - Se ha observado que este fragmento está presente hasta en 74% de las fracturas bicondilares de la meseta tibial y afectará la planeación quirúrgica.
- Las fracturas de la meseta tibial tienen tasas elevadas de lesiones relacionadas en los tejidos blandos, incluyendo desgarro de los meniscos y lesiones de los ligamentos cruzados.
- Sigue siendo controversial obtener o no una RM al momento de la presentación, pero este estudio puede ayudar con la planeación quirúrgica.

CLASIFICACIÓN

- Las fracturas de la meseta tibial pueden ser clasificadas en forma descriptiva con base en su localización anatómica, haciendo énfasis en el involucro articular, los patrones unicondilares o bicondilares de la fractura, y si la fractura se extiende en forma distal hacia la diáfisis.
- La clasificación más utilizada para las fracturas de la meseta tibial es la de Schatzker.
  - Esta clasificación se divide en seis tipos distintos.
    - El tipo I es una división pura de la meseta lateral.
    - El tipo II es una división con depresión de la meseta lateral.
    - El tipo III es una depresión pura de la meseta lateral.
    - El tipo IV es una fractura de cualquier tipo de la meseta medial.
    - El tipo V es una fractura bicondilar en la que la eminencia tibial permanece unida a la diáfisis.
    - El tipo VI es una fractura bicondilar de la meseta en la que ninguna porción de la superficie articular permanece unida a la diáfisis.
- También se puede usar la clasificación de AO-OTA al discutir las fracturas de la meseta tibial.
  - Las fracturas extraarticulares se clasificaban como tipo A, con una subclasificación posterior con base en la conminución y la estabilidad inherente de la fractura.
  - Las fracturas articulares parciales se clasifican como tipo B.
    - Las lesiones B1 son fracturas divididas puras.
    - Las lesiones B2 son fracturas por depresión puras.
    - Las lesiones B3 son fracturas por depresión con división.
  - Las fracturas intraarticulares con desprendimiento completo del bloque articular de la diáfisis se clasifican como tipo C.
    - Los patrones simples de fracturas articular y metafisiaria son lesiones C1.
    - Los patrones articulares simples con fracturas metafisiarias complejas se clasifican como C2.
    - Las fracturas complejas intraarticulares y metafisiarias son lesiones C3.

MANEJO

- Los patrones de fractura de baja energía pueden ser manejados inicialmente con un inmovilizador de rodilla y evitar sostener peso.
- Las indicaciones quirúrgicas evolucionan de modo constante, pero típicamente consisten en inestabilidad en el plano coronal >10°, ensanchamiento condilar y mal alineamiento del eje mecánico de la extremidad.
  - La cantidad de depresión articular permitida para el manejo conservador es controversial, y está en un rango de 2 mm a 1 cm.
    - La depresión articular de la meseta medial es menos tolerada.
  - Al final, la fractura debe interpretarse considerando al paciente, las lesiones relacionadas y la capacidad del cirujano.
  - Las fracturas por alta energía pueden beneficiarse de fijación externa temporal de toda la rodilla, para restablecer el alineamiento de la extremidad, hasta que la cubierta de tejido blando sea adecuada para una reducción abierta.
  - Las fracturas Schatzker tipo IV ameritan una mención especial, ya que éstas por lo regular se vinculan con lesiones múltiples a los ligamentos, y pueden estar relacionadas con lesiones vasculares.
    - La presencia de una fractura de la meseta medial debe alertar al evaluador sobre una naturaleza de alta energía de la fractura.
- El manejo quirúrgico de las fracturas de la meseta tibial típicamente consiste en reducción abierta con fijación con placas.
  - Las placas típicamente se colocan en forma de contrafuerte.
  - Para la fijación de la meseta lateral se emplea un abordaje lateral que se extiende desde el epicóndilo lateral del fémur hasta el tubérculo de Gerdy, y más tarde en forma distal sobre el compartimento anterior.
  - Se eleva la musculatura del compartimento lateral por encima de la meseta de anterior a posterior.
  - Se puede realizar una artrotomía submeniscal para evaluar la reducción articular y valorar la presencia de lesiones a los meniscos.
  - La depresión articular puede abordarse con un abordaje abierto sobre la fractura de la meseta lateral o mediante técnicas percutáneas.
    - Los tornillos se colocan por debajo de la superficie articular, en un patrón en balsa, para mantener la reducción articular.
  - Las indicaciones para el uso de tecnología de placas de enclavamiento no están claras; sin embargo, se pueden utilizar tornillos de enclavamiento en los patrones de fractura con conminución cortical medial significativa para resistir el colapso en varo.

- Los patrones bicondilares, en especial aquellos con un fragmento en el plano coronal, se benefician de una placa medial separada colocada a través de una incisión postero-medial separada, ya que la meseta media puede no ser capturada de manera adecuada con una placa lateral.

DESENLACES

- Se puede obtener una función satisfactoria de la rodilla aun con lesiones severas.
- La meseta tibial parece ser más resistente al desplazamiento articular que la mayor parte de las fracturas articulares.
- El fracaso para restablecer el eje mecánico de la extremidad puede conducir a peores desenlaces y a artritis.
- En décadas pasadas, las tasas de infección para el manejo quirúrgico de las fracturas de la meseta eran tan altas como 80%. La infección y las complicaciones de tejidos blandos han disminuido bastante con el advenimiento del manejo en etapas y una mayor conciencia sobre la cobertura de tejidos blandos.

BIBLIOGRAFÍA

Barei DP, Nork SE, Mills WJ et al. Functional outcomes of severe bicondylar tibial plateau fractures treated with dual incisions and medial and lateral plates. J Bone Joint Surg Am. 2006;88(8):1713-1721.

Barei DP, O'Mara TJ, Taitsman LA et al. Frequency and fracture morphology of the posteromedial fragment in bicondylar tibial plateau fracture patterns. J Orthop Trauma. 2008;22(3):176-182.

Berkson EM, Virkus WW. High-energy tibial plateau fractures. J Am Acad Orthop Surg. 2006;14(1):20-31.

Egol KA, Tejwani NC, Capla EL et al. Staged management of high-energy proximal tibia fractures (OTA types 41): the results of a prospective, standardized protocol. J Orthop Trauma. 2005;19(7):448-455.

Gardner MJ, Y acoubian S, Geller D et al. The incidence of soft tissue injury in operative tibial plateau fractures: a magnetic resonance imaging analysis of 103 patients. J Orthop Trauma. 2005;19(2):79-84.

FRACTURAS DE LA DIÁFISIS DE LA TIBIA

J. STUART MELVIN

EPIDEMIOLOGÍA

Las fracturas de la diáfisis tibial son las fracturas más comunes de huesos largos y 24% son fracturas abiertas. El mecanismo de lesión más frecuente son los accidentes automovilísticos.

ANATOMÍA Y ANATOMOPATOLOGÍA

- La superficie anteromedial de la tibia es inmediatamente subcutánea, lo que predispone a este hueso a una fractura abierta, en especial las fracturas abiertas de Gustilo tipo 3.
- Adicionalmente, con un menor aporte sanguíneo y un hueso cortical grueso, los tiempos de cicatrización son con frecuencia más lentos comparados con los de otros huesos.
- El reciente estudio SPRINT previene en contra de procedimientos para una unión retardada antes de los 6 meses después de la lesión, ya que se pueden evitar muchos procedimientos al observar estas fracturas durante 6 meses.

CLASIFICACIÓN

- El patrón de la fractura típicamente se clasifica en forma descriptiva (transversa, oblicua, en espiral, conminuta, etcétera).
- La clasificación de OTA se utiliza por lo común para investigación.
- Las fracturas abiertas se clasifican de acuerdo con el sistema de Gustilo y Anderson.

HISTORIA CLÍNICA

- Se debe obtener una historia detallada de la lesión, enfocándose en el mecanismo, así como evaluar el estado de vacunación contra el tétanos.

- Es importante el tiempo de administración de antibióticos en las fracturas abiertas, ya que se ha demostrado que la administración de antibióticos en las primeras 3 horas después de la lesión disminuye las tasas de infección.

EXPLORACIÓN FÍSICA

- La evaluación inicial debe seguir los protocolos del *Advanced Trauma and Life Support System*.
- Se deben buscar otras lesiones, ya que más de la mitad de los pacientes con fracturas abiertas de la diáfisis tibial tienen lesiones adicionales.
- Siempre recuerde tener en cuenta el síndrome compartimental, aun para las fracturas abiertas, y evalúe el estado neurovascular.

ESTUDIOS DE IMAGEN

- En la mayor parte de los casos son adecuadas las radiografías AP y lateral.
- La RM o el escaneo óseo pueden ser útiles ante la sospecha de una fractura por estrés.

MANEJO NO QUIRÚRGICO

- El tratamiento no quirúrgico por lo general ha conducido a resultados inferiores comparado con el tratamiento quirúrgico.
- Considere una férula de yeso larga para la pierna o un arnés funcional para las fracturas de baja energía con desplazamiento mínimo.

MANEJO QUIRÚRGICO

- Se ha demostrado que el manejo quirúrgico conduce a menores tasas de no unión o mala unión, una cicatrización más rápida y menos procedimientos secundarios en comparación con el manejo no quirúrgico.
- El tratamiento quirúrgico preferido para las fracturas de la diáfisis de la tibia es la colocación de un clavo intramedular.
- La colocación de placas puede estar indicada para ciertas fracturas proximales o distales o para fracturas periprostésicas, en tanto que la fijación externa típicamente se reserva para situaciones de control de daño.
- El estudio SPRINT demostró un posible beneficio en la colocación de clavos escariados para las fracturas cerradas.
- Tenga cuidado con las fracturas extraarticulares del tercio proximal de la diáfisis. La mala alineación del ápex en forma anterior y en valgo es una complicación común, y pueden estar indicadas técnicas especiales para prevenir esta complicación.

TÉCNICA QUIRÚRGICA PARA LA COLOCACIÓN DE UN CLAVO INTRAMEDULAR

- **Área prequirúrgica**
  - Se debe inspeccionar la piel de manera cuidadosa en busca de heridas abiertas y evaluar al paciente para descartar síndrome compartimental mediante exploración física y presiones de los compartimentos.
  - Evite los bloqueos nerviosos, de modo que puedan evaluarse los compartimentos, y comience con antibióticos preoperatorios.
- **Equipo**
  - Mesa radiolúcida, fluoroscopio, set de clavos tibiales, pinzas para reducción.
- **Posicionamiento**
  - En posición supina sobre la mesa radiolúcida.
  - Un bulto bajo la cadera ipsilateral puede ayudar con la rotación de la pierna.
- **Procedimiento**
  - Comience obteniendo el punto de entrada del clavo (justo medial a la espina tibial lateral o en línea con el canal en la vista AP y en el borde anterior de la meseta en la vista lateral).
    - Divida el tendón patelar en forma longitudinal en línea con sus fibras o aborde con una incisión parapatelar medial o lateral.
    - Conserve el paratenón y proteja el tendón patelar durante el fresado.
    - Después de escariar el punto de entrada, reduzca la fractura y pase una guía con punta roma a través del sitio de fractura.
    - Los bultos bien colocados o pinzas colocadas en forma percutánea pueden ayudar con la reducción.
    - Avance la guía hasta que esté en el centro del plafond tibial en las vistas AP y lateral.
    - Mida para obtener la longitud adecuada del clavo.
  - Confirme la medición con una vista lateral de la rodilla.

- Escarie 1.5-2 mm más del tamaño anticipado del clavo.
- Pase el clavo.
- Coloque tornillos interenclavados desde la cara medial de la pierna.
- Coloque la extremidad en una férula corta para pierna bien acojinada, con el tobillo en dorsiflexión neutral.

REHABILITACIÓN POSOPERATORIA Y EXPECTATIVAS

- El paciente permanecerá sin sostener peso hasta que haya evidencia de que la fractura ha sanado (alrededor de 6-12 semanas).
- La férula posoperatoria puede retirarse para las 2-4 semanas y se pueden comenzar en ese momento ejercicios de rango de movimiento con el tobillo.

BIBLIOGRAFÍA

Court-Brown CM, McBirnie J. The epidemiology of tibial fractures. J Bone Joint Surg Br. 1995;77:417-421.

Gustilo RB, Anderson JT. Prevention of infection in the treatment of one thousand and twenty-five open fractures of long bones: retrospective and prospective analyses. J Bone Joint Surg Am. 1976;58:453-458.

Gustilo RB, Mendoza RM, Williams DN. Problems in the management of type III (severe) open fractures: a new classification of type III open fractures. J Trauma. 1984;24:742-746.

Hiesterman TG, Shafiq BX, Cole PA. Intramedullary nailing of extra-articular proximal tibia fractures. J Am Acad Orthop Surg. 2011;19(11):690-700.

Melvin JS, Dombroski DG, Torbert JT et al. Open tibial shaft fractures: I. Evaluation and initial wound management. J Am Acad Orthop Surg. 2010;18(1):10-19.

Melvin JS, Dombroski DG, Torbert JT et al. Open tibial shaft fractures: II. Definitive management and limb salvage. J Am Acad Orthop Surg. 2010;18(2):108-117.

Patzakis MJ, Wilkins J, Moore TM. Use of antibiotics in open tibial fractures. Clin Orthop Relat Res. 1983;178:31-35.

Study to Prospectively Evaluate Reamed Intramedullary Nails in Patients with Tibial Fractures Investigators; Bhandari M, Guyatt G, Tornetta P 3rd, et al. Randomized trial of reamed and unreamed intramedullary nailing of tibial shaft fractures. J Bone Joint Surg Am. 2008;90(12):2567-2578.

FRACTURAS DEL TOBILLO Y DEL PILÓN TIBIAL

CHRISTOPHER S. SMITH • LT. CHRISTOPHER D. SKEEHAN

ANATOMÍA

El tobillo es una articulación en silla de montar, con articulaciones en la tibia, astrágalo y peroné. El astrágalo está casi completamente cubierto por cartílago, y se articula con el maléolo medial y el maléolo posterior de la tibia junto con el maléolo lateral del peroné. El astrágalo es trapezoidal, y es más ancho en su parte anterior que en la posterior. Para acomodar al astrágalo en dorsiflexión, el peroné rota externamente y se traslada en forma lateral.

El complejo osteoligamentoso del maléolo medial (COLMM) es el principal estabilizador del tobillo, y está compuesto por el maléolo medial y el ligamento deltoideo. El colículo anterior (CA) es el origen del deltoideo superficial, el cual es más anterior, más angosto y distal que el deltoideo profundo, y resiste la rotación anterolateral del astrágalo en flexión plantar. Las tres cabezas del deltoideo superficial son la navículo tibial (CA al navicular dorsomedial), la calcaneotibial (CA al sustentáculo del talón), y la astragalotibial (CA al tubérculo talar medial). El deltoideo profundo es más posterior, corto y ancho. Se origina del surco intercolicular (SIC) y el colículo posterior (CP). Las dos bandas del deltoideo profundo, el ligamento astragalotibial anterior (SIC al astrágalo medial) y el ligamento astragalotibial posterior (CP al astrágalo medial) resisten la rotación anterolateral del astrágalo en dorsiflexión.

La tibia distal incluye el plafond tibial, la incisura peronea y el maléolo posterior. Para acomodar al astrágalo, el plafond tibial es cóncavo y más ancho en su parte anterior que en la posterior. La región metafisiaria a 3 cm del plafond tibial posee la mayor fuerza compresiva de la tibia distal. La incisura peronea, un surco cóncavo con el que se articula el peroné, está restringido en la parte anterior por el tubérculo de Chaput y en la parte posterior por el tubérculo de Volkmann. Existe variación en la profundidad como en la anchura de la incisura peronea entre los individuos. El maléolo posterior representa la porción posterior de la tibia distal y resiste la traslación del astrágalo.

El peroné es la columna lateral de la articulación del tobillo, y es el origen del complejo ligamentoso lateral (CLL) y de las inserciones de los ligamentos sindesmóticos. El CLL tiene tres ligamentos. El ligamento astragaloperoneo anterior (LAPA) previene la subluxación anterior del tobillo y es el más débil de los tres. El ligamento calcaneoperoneo (LCP) previene la inversión del tobillo en dorsiflexión y tiene una fuerza intermedia. El ligamento astragaloperoneo posterior (LAPP) previene la subluxación rotatoria posterior del astrágalo y es el más fuerte de los tres ligamentos.

La sindesmosis es la articulación entre la incisura peronea y el peroné distal. Estabiliza al astrágalo contra la rotación externa, y en contra de la traslación lateral y axial. El ligamento tibioperoneo anterior-posterior (LTPAP) se origina del tubérculo de Chaput y se inserta en el tubérculo de Wagstaffe en el peroné. El ligamento tibioperoneo inferior-posterior (LTPPI) se origina del tubérculo de Volkmann y se inserta en el peroné distal posterolateral. Contribuye con ~ 40% de la estabilidad sindesmótica. El ligamento tibioperoneo inferior transverso es una estructura cartilaginosa que actúa como labrum del tobillo; y el ligamento tibioperoneo interróseo (LIO) es un engrosamiento distal de la membrana interósea.

ANATOMOPATOLOGÍA

Fracturas del tobillo

- Las fracturas de tobillo son típicamente causadas por lesiones rotacionales de bajo impacto sobre un pie bien plantado, invertido o evertido.
  - Clásicamente se describen por el sistema Lauge-Hansen con dos componentes:
    - 1. La posición en la que está el pie al momento de la lesión.
    - 2. La fuerza ejercida sobre el pie en relación con el tobillo al momento de la lesión.
  - Más tarde se subdividen en cuatro patrones de lesión: Rotación Externa y Supinación (RES), Aducción y Supinación (AS), Pronación y Rotación Externa (PRE) y Pronación-Abducción (PA).
    - RES (40-75%): el pie en supinación es rotado externamente y el tobillo progresa a través de las siguientes lesiones:
      1. Rotura del LTPAI.
      2. Fractura corta, estable, oblicua de la tibia distal que va de anterior-posterior a posterior-superior a nivel de la sindesmosis con rotura del LTPAI en su parte media, avulsión del tubérculo de Chaput o avulsión del tubérculo de Wagstaffe.
      3. Rotura del LTPPI o una fractura del maléolo posterior.
      4. Fractura inestable del peroné distal y del maléolo medial y/o rotura del ligamento deltoideo.
    - AS (20%): el pie en supinación es aducido de forma forzada y progresa a través de las siguientes lesiones:
      1. Fractura transversa baja del peroné por debajo de la sindesmosis o desgarro del LTPA.
      2. Desplazamiento medial del astrágalo → fractura vertical del maléolo medial a través de la axila medial con lesión de impactación al plafond tibial medial.
    - PA (5-20%): el pie en pronación es abducido de forma forzada y el tobillo progresa a través de las siguientes lesiones:
      1. Fractura del maléolo medial y/o rotura del ligamento deltoideo.
      2. Fractura por avulsión de Chaput o una rotura del LTPAI.
      3. Fractura peronea alta transversa o conminuta en forma lateral/en mariposa (5-7 cm proximal a la articulación) + una impactación tibial antero-lateral.
    - PRE (20%): el pie en pronación es rotado en forma externa de manera forzada (el mecanismo más común de lesión de la sindesmosis) y el tobillo progresa a través de las siguientes lesiones:
      1. Fractura del maléolo medial y/o una rotura del ligamento deltoideo.
      2. Rotura del LTPAI o una avulsión del tubérculo de Chaput.
      3. Fractura espiral alta del peroné (5-7 cm) que va de anterior-superior a posterior-inferior o una fractura de Maisonneuve.
      4. Fractura del maléolo posterior o una rotura del LTPPI.
  - Hay tres subtipos de fragmentos del maléolo posterior:
    - Oblicuo posterolateral.
    - Extensión medial.
    - Concha pequeña.
  - La clasificación de Danis-Weber de las fracturas del peroné no puede predecir la estabilidad de la sindesmosis.
    - Weber A: fractura del peroné por debajo del nivel de la sindesmosis.

- Weber B: fractura del peroné a nivel de la sindesmosis.
- Weber C: fractura del peroné por encima del nivel de la sindesmosis.

Fracturas del pilón tibial

- Las fracturas del pilón pueden ser resultado de lesiones rotacionales de baja energía con patrones espirales de fractura, conminución mínima y lesión a los tejidos blandos.
  - También pueden ser resultado de lesiones por carga axial de alta energía, con conminución significativa que transmite la fuerza de la fractura hacia los tejidos blandos.
    - Esto resulta en lesiones significativas a los tejidos blandos.
  - El patrón de la fractura es parcialmente dependiente de la posición del pie durante la aplicación de la carga, con la dorsiflexión, la posición neutral y la flexión plantar, generando conminución anterior, conminución central o conminución posterior, respectivamente.
- Las fracturas se clasifican de acuerdo con el sistema de Ruedi y Allgower y el sistema de clasificación de AO/OTA.
  - Ruedi y Allgower:
    - Las fracturas tipo I son no desplazadas y sin conminución.
    - Las fracturas tipo II muestran desplazamiento articular con conminución de la fractura.
    - Las fracturas tipo III tienen desplazamiento articular como conminución de la fractura.
  - AO/OTA:
    - 43-A: Extraarticular.
    - 43-B: Articular parcial.
    - 43-C: Articular total.
- Las fracturas del plafond tibial típicamente son variaciones de tres fragmentos principales de fractura:
  - Fragmento maleolar medial.
  - Fragmento posterolateral (fragmento de Volkmann).
  - Fragmento anterolateral (fragmento de Chaput).
- Líneas de fractura secundarias pueden crear mayor conminución.
  - Por lo regular los ligamentos no se rompen en estas lesiones; por tanto, cada uno de estos fragmentos conservará conexiones con sus respectivos ligamentos.
  - Con patrones de fractura de energía más alta, también habrá un área de impactación central.
  - Noventa por ciento de las fracturas del plafond tibial se relacionan con fracturas del peroné.

HISTORIA CLÍNICA

- Las lesiones vinculadas con las fracturas de tobillo incluyen roturas del tendón de Aquiles, fracturas del proceso lateral del astrágalo y fracturas del proceso anterior del calcáneo.
- Las lesiones relacionadas con las fracturas del pilón incluyen heridas abiertas (20-40%), síndrome compartimental, lesión vascular y fractura concurrente de la extremidad inferior.
- De 5-10% de las fracturas del pilón son bilaterales, 30% tienen una lesión en la extremidad inferior ipsilateral y 15% tienen lesiones de columna, pelvis o extremidad superior.

EXPLORACIÓN FÍSICA

Fracturas del tobillo

- La inspección del tobillo debe consistir en la evaluación de los tejidos blandos en busca de elevación de la piel en tienda de campaña o piel en riesgo, heridas abiertas (las heridas sobre el maléolo medial son sugerentes de una fractura con dislocación del tobillo lateral), edema, equimosis o dolor a la palpación sobre el maléolo medial.
- Los últimos tres hallazgos son 57% sensibles y 59% específicos para roturas del ligamento deltoideo.
- La palpación de los tejidos blandos debe incluir los pulsos (arteria pedia dorsal y tibial posterior), evaluación de la sensibilidad como la función motora, palpación de la tibia proximal para descartar la presencia de fracturas de Maisonneuve y evaluación de la sindesmosis, llevando a cabo la «prueba de compresión».

Fracturas del pilón

- La exploración física para las fracturas del pilón es similar a la de las fracturas del tobillo, pero poniendo mayor atención en la cubierta de tejidos blandos.
- Se debe enfocar en el edema y la formación de ampollas, así como examinar en busca de compromiso vascular y síndrome compartimental.
- Los fragmentos desplazados de fractura y el hueso expuesto en las fracturas abiertas deben reducirse de manera manual para liberar la presión isquémica de la piel.
- Las fracturas del pilón tienen mayor incidencia de heridas abiertas, donde hasta 6% se presentan en lesiones de bajo impacto y 50% en lesiones de alto impacto.

- Las fracturas abiertas se clasifican de acuerdo con el sistema de Gustilo y Anderson, en tanto que las lesiones de tejidos blandos se clasifican según el sistema de Tscherne y Goetzen.

ESTUDIOS DE IMAGEN

Fracturas del tobillo
- **Radiografías simples**
  - Tobillo AP/Lat/Muesca.
  - Evalúe la longitud del peroné en la vista AP, en la vista de la muesca con el ángulo astragalocrural (el normal es $83° + 4°$), o la línea de Shenton del tobillo.
  - Evalúe la integridad de la sindesmosis en la vista AP con el ensanchamiento del espacio claro tibioperoneo (ECTP) >5 mm o sobreposición tibioperonea (STP) <10 mm, en la vista de la muesca con STP <1 mm (todos medidos a 1 cm por encima de la línea de la articulación), o en las vistas laterales con subluxación del astrágalo.
  - Evalúe una posible lesión del ligamento deltoideo con ensanchamiento del espacio claro medial >4-5 mm o con desplazamiento del astrágalo >1-2 mm en una prueba de esfuerzo en la sala de urgencia o en una prueba de esfuerzo con gravedad.
  - Evalúe la presencia de una fractura del maléolo posterior con una placa lateral con rotación externa para capturar el fragmento en línea con su plano de fractura.
- **Tomografía computada**
  - Para definir los fragmentos del maléolo posterior, involucro del plafond tibial y fracturas vinculadas del astrágalo.

Fracturas del pilón
- **Radiografías simples**
  - Tobillo AP/Lat/Muesca con evaluación radiográfica completa de la extremidad lesionada.
  - Las radiografías simples de la parte posterior del pie y la diáfisis tibial son importantes para definir cualquier fractura concurrente del calcáneo y extensión de la fractura a la diáfisis tibial.
- **Tomografía computada**
  - Se lleva a cabo después de la fijación externa inicial con ligamentotaxis para definir mejor el patrón de fractura para planeación quirúrgica.

MANEJO NO QUIRÚRGICO

Fracturas del tobillo
- Las fracturas aisladas, no desplazadas del maléolo lateral con un COLMM íntegro pueden ser tratadas de forma no quirúrgica.
- El tratamiento consiste en 6 semanas con una bota CAM, con carga de peso según se tolere, con terapia física concurrente con ejercicios de RDM.
- **Reducción cerrada inicial**
  - 1. Bloqueo de hematoma/intraarticular.
  - 2. Maniobra de Quigley.
    - Con el paciente en posición supina, cuelgue el pie por el primer dedo y ate en forma medial sobre el cuerpo.
    - Permita que la extremidad inferior caiga en abducción, esto forza al pie a caer en rotación interna relativa, supinación y aducción, reduciendo el talo en la muesca.
  - 3. Colocación en una férula posterior en U moldeada en tres puntos.

Fracturas del pilón
- El manejo no quirúrgico está indicado para las fracturas desplazadas en pacientes que no son candidatos para cirugía o que no deambulan.
- El tratamiento de las fracturas no desplazadas consiste en reducción cerrada con colocación de yeso con carga de peso progresiva >10-12 semanas, según lo determine la cicatrización de la fractura.
- El tratamiento de las fracturas desplazadas consiste en tracción calcánea con clavos seguida de colocación de yeso.

FACTORES CONFUSORES EN EL MANEJO QUIRÚRGICO

- **Edema de tejidos blandos**
  - Operar en tejidos blandos inflamados y/o ampollas hemorrágicas por la fractura incrementa más las complicaciones de la herida.
  - Diabetes: los pacientes con diabetes tienen una tasa más alta de complicaciones de la herida comparados con la población general.
    - Requieren un manejo atraumático de los tejidos blandos, una fijación interna más extensa e inmovilización prolongada sin cargar peso (el doble de lo que se requiere en la población general).

- **Hueso osteoporótico**
  - Las placas de enclavamiento y la fijación peronea intramedular son ventajosas en el tratamiento del hueso osteoporótico.

MANEJO QUIRÚRGICO

Fracturas del tobillo
- **Indicaciones**
  - Fractura inestable del tobillo, diástasis sindesmótica, fracaso en el manejo no quirúrgico, incongruencia de la superficie articular o impactación del plafond.
  - Las indicaciones para fijar las fracturas del maléolo posterior son >25% de involucro de la superficie articular, >2 mm de desplazamiento, subluxación posterior del astrágalo o si la fractura impide otras reducciones.
  - La fijación de las fracturas del maléolo medial y lateral devuelve 73% de la estabilidad al tobillo y la fijación sindesmótica devuelve 100% de la estabilidad.
    - Las fracturas pequeñas del maléolo medial (<1.7 cm de ancho) tendrán una rotura concurrente del deltoideo profundo y requerirán fijación sindesmótica o reparación del deltoideo para mejorar la estabilidad.
    - Aquéllos con fragmentos del maléolo medial >1.7 cm, pero <2.8 cm de anchura, deben someterse a esfuerzo después de la fijación del maléolo medial y lateral para evaluar el ligamento deltoideo.
    - Aquéllos con fragmentos >2.8 cm de anchura aún requieren ser sometidos a esfuerzo después de la fijación, pero de seguro tendrán un ligamento deltoideo íntegro.
  - Los peronés cortos y mal reducidos pueden conducir a ensanchamiento persistente del espacio claro medial.

Fracturas del pilón
- **Indicaciones**
  - Cualquier incongruencia articular, subluxación del astrágalo o deformación angular.
- **Fijación externa**
  - Como medida temporal, los fijadores externos que abarcan la articulación astragalotibial restauran de forma burda la longitud, rotación y alineamiento mediante ligamentotaxis, la cual recoloca el astrágalo y permite que los tejidos blandos descansen hasta la RAFI definitiva.
  - Los beneficios de la fijación externa incluyen evitar la zona de lesión, no complicar futuros sitios de incisión con clavos preexistentes y facilidad de aplicación.
  - La realización de RAFI del peroné al momento de la fijación externa ha caído en desuso. Esto se debe a que la planeación quirúrgica se basa en la TC tomada después de la colocación de la fijación y las incisiones peroneas mal colocadas pueden interferir con cirugías definitivas posteriores.
- **RAFI**
  - Los principios de Ruedi y Allgöwer son los siguientes:
    1. Un esquema con estabilidad absoluta.
    2. Lograr la compresión interfragmentaria de los fragmentos articulares <2 mm de desplazamiento.
    3. Restablecimiento del alineamiento en los tres planos.
    4. Movimiento temprano de la articulación.
    5. La piel está lista para la cirugía definitiva cuando la disminución de la inflamación permite que la piel se arrugue y las ampollas se han reepitelizado.

TÉCNICA QUIRÚRGICA

- **Antes de la cirugía**
  - Confirme los antecedentes, alergias y examine los tejidos blandos.
  - Esté al tanto del plan de anestesia, antibióticos.
  - Obtenga el consentimiento informado y marque el sitio quirúrgico.
- **Posicionamiento**
  - En posición supina con un bulto en la cadera contralateral para exposición del maléolo medial, se puede retirar para tener acceso al maléolo medial.
  - El maléolo posterior puede ser abordado con el paciente en posición supina o prona.
  - Para las fracturas del pilón, la posición depende del patrón de la fractura, la condición de los tejidos blandos y la elección del abordaje.
    - Por lo común se coloca al paciente en posición supina y se usa un bulto en la cadera ipsilateral para neutralizar la rotación de la pierna.
  - Los abordajes posteromediales requieren rotación externa de la pierna, la cual se logra empleando un bulto en la cadera contralateral y los abordajes posterolaterales pueden requerir una posición prona.

ABORDAJES QUIRÚRGICOS

- La colocación de las incisiones en la piel para las fracturas del pilón está determinada por el patrón de la fractura más que por la regla de los 7 cm.
- Se deben hacer esfuerzos por pasar entre los angiosomas anterior, posterior y peroneo de la tibia distal, y por permitir el descanso apropiado de los tejidos blandos antes de la fijación quirúrgica.
- Se puede acceder al plafond tibial con varios abordajes para tomar ventaja de estas divisiones, y todos los abordajes deben ser bien planeados antes de la cirugía.

Tibia distal
- **Abordaje anteromedial para la tibia distal**
  - Ventaja
    - Exposición extensible para las fracturas mediales y centrales del plafond, la metáfisis distal de la tibia y el maléolo medial.
  - Desventajas
    - Se requiere un colgajo cutáneo grande para cubrir la herida.
    - No es un plano interrvioso verdadero, las estructuras en riesgo incluyen el haz neurovascular peroneo profundo.
- **Abordaje anterolateral a la tibia distal**
  - Ventaja
    - Colgajo bien vascularizado de tejido blando que permite acceso al fragmento de Chaput, el cual puede ser rotado en forma externa sobre el LTPAI para exponer el plafond central y posterior.
  - Desventajas
    - Visualización deficiente de la conminución medial.
    - El plano interrnervioso se encuentra entre el nervio peroné superficial (NPS, músculos peroneos) y el nervio peroné profundo (NPP, músculos extensores).
    - Las estructuras en riesgo incluyen el NPS en forma subcutánea, así como el NPP y la arteria tibial anterior en la articulación anterior del tobillo.
- **Abordaje posteromedial a la tibia distal**
  - Ventajas
    - Permite el acceso a conminución posterior o a fragmentos posteromediales.
    - No hay planos interrneviosos verdaderos, pero tiene múltiples ventanas.
      - Una ventana se observa entre el haz neurovascular tibial y el flexor largo de los dedos.
      - Otra ventana se encuentra entre el FLD y el tibial posterior.
      - La tercera ventana es anterior al tibial posterior.
    - Las estructuras en riesgo durante la retracción incluyen la arteria tibial posterior y el nervio tibial.
- **Abordaje posterolateral a la tibia distal**
  - Ventaja
    - Puede utilizarse para acceder al plafond posterior y al peroné posterior para la colocación de placas peroneas, permite acceso al fragmento de Volkmann, y puede emplearse como complemento al abordaje anteromedial/anterolateral para la exposición del plafond entero.
  - Desventajas
    - Limitado por el abordaje lateral al peroné y se requiere quitar el flexor largo del pulgar para exponer el maléolo posterior.
    - El plano interrnervioso se encuentra entre el NPS (músculos peroneos) y el nervio tibial (FLP).
    - Las estructuras en riesgo incluyen la vena safena corta subcutánea y el nervio sural anterior a la incisión.
- **Abordaje lateral para la colocación de placas peroneas**
  - Ventajas
    - El cuarto subcutáneo distal del peroné permite una incisión de manera directa sobre el hueso para una RAFI.
    - La incisión puede desplazarse hacia la parte posterior para permitir la colocación de placas posteriores en el peroné y para usarse como abordaje posterolateral para una RAFI de la tibia distal.
  - Desventajas
    - Puede ser necesario el retiro de músculos.
    - No hay plano interrnervioso.
    - El NPS está en riesgo y pasa del compartimento lateral al anterior a 5-10 cm proximal a la punta del peroné.
- **Abordajes al maléolo medial**
  - Ventaja
    - Exposición de la axila medial, conminución medial, impactación medial y a defectos osteocondrales del astrágalo.

- Desventajas
  - No hay plano internervioso.
  - Las estructuras en riesgo incluyen el nervio safeno y la vena safena larga subcutánea, y anterior al maléolo medial y el haz neurovascular tibial profundo y posterior al maléolo medial.

Reducción abierta y fijación interna

- **Fracturas del maléolo lateral**
  - Pueden fijarse con colocación de placas laterales o posterolaterales o fijación IM.
  - Se requiere la reducción anatómica a nivel de la muesca/sindesmosis, mientras que la reducción no anatómica por encima de la diáfisis media del peroné puede depender de la fijación sindesmótica distal para estabilizar la muesca.
  - Después de la reducción, verifique la longitud y rotación fluoroscópicamente.
  - La fijación puede llevarse a cabo con un tornillo de anterior a posterior y una placa lateral para neutralización; una técnica con sólo un tornillo si la longitud de la fractura en forma oblicua es >3 veces la anchura del peroné, o con una placa posterior antideslizante.
  - Para las fracturas conminutas del peroné, utilice placas en puente sin denudamiento del periostio.
  - Después de la fijación con tornillos, evalúe para descartar penetración intraarticular del tornillo en una vista de la muesca.
- **Fijación del maléolo medial**
  - La fijación está determinada por el patrón de la fractura.
  - Las fracturas transversas del maléolo medial pueden ser fijadas con dos tornillos, por lo general de 3.5 o 4.0 mm de diámetro.
  - Por otro lado, las fracturas verticales observadas en las lesiones tipo SA requieren una placa antideslizante debido al gran componente de carga.
  - Los fragmentos pequeños o conminutos requieren placas en contrafuerte o configuraciones de tensión en banda.
- **Fijación del maléolo posterior**
  - Después de la reducción y fijación del peroné se puede reducir el fragmento del maléolo posterior de forma directa o indirecta.
  - La reducción directa involucra un abordaje posterolateral para el tobillo y fijación antideslizamiento o interfragmentaria posterior a anterior.
  - La reducción indirecta se lleva a cabo con colocación percutánea de una pinza de reducción y fijación interfragmentaria anterior a posterior.
- **Fijación de la sindesmosis**
  - Después de la reducción y fijación maleolar lateral, se hace una prueba de esfuerzo o prueba de Cotton.
  - Si es positiva, se realiza fijación sindesmótica.
  - La sindesmosis se reduce con el astrágalo en dorsiflexión. Se deben emplear las pinzas de reducción grandes con cuidado, ya que pueden forzar una mala reducción si no se aplican en el plano correcto.
  - Se colocan tornillos con rosca completa a 1.5-2.0 cm proximales y paralelos a la articulación en una trayectoria anteromedial de 20-30° desde el peroné hacia la tibia.
  - Las opciones de fijación interna incluyen tornillos de 3.5 mm *vs.* 4.5 mm, penetración tricortical *vs.* cuadcortical con los tornillos y fijación con un solo tornillo *vs.* doble tornillo.
  - La fijación bioabsorbible o en cuerda floja es controversial.
- **Colocación de un fijador externo para las fracturas del pilón**
  - La colocación de clavos debe hacerse por fuera del área quirúrgica de la segunda etapa.
    - Se colocan dos clavos de Schanz de 5 mm en la tibia proximal en una dirección anteromedial a posterolateral.
    - Se coloca un clavo calcáneo de Schanz de 5 mm de medial a lateral, posterior a la tuberosidad del calcáneo.
    - Se usa fluoroscopia para guiar un clavo de Schanz de 4 mm de medial a lateral a través de las cuneiformes medial, intermedia y lateral, de ser necesario.
  - Las maniobras de reducción incluyen tracción, angulación en varo/valgo y traslación anterior/posterior.
    - Se coloca una barra de la tibia proximal al calcáneo y luego se sobredistrae ligeramente el sitio de la fractura.
    - Se coloca una barra de la tibia proximal a la cineiforme para prevenir la dorsiflexión/ flexión plantar del tobillo y se coloca una barra del calcáneo a la parte media del pie para controlar la aducción de esta región.
- **RAFI peroné**
  - Para las fracturas conminutas, utilice configuraciones en puente rígidas, por ejemplo placas de compresión dinámica o placas periarticulares contorneadas para el peroné distal.

- Para las fracturas oblicuas, son suficientes los tornillos y las configuraciones para neutralización o los arreglos antideslizamiento con placas tubulares.
- **RAFI de la tibia distal**
  - La reducción puede ayudarse remplazando el clavo cuneiforme con un clavo de Schanz para el cuello del astrágalo, sobredistrayendo la articulación y permitiendo que el astrágalo caiga en flexión plantar.
  - La secuencia de reducción articular se inicia con una reducción abierta del peroné y fijación interna, si se pueden restaurar la longitud anatómica y la rotación.
  - Más tarde se lleva a cabo la reducción del fragmento de Volkmann para asegurar la reducción precisa de la sindesmosis, seguida de reducción del fragmento maleolar medial al fragmento de Volkmann, y la reducción de la conminución/impactación.
  - Por último, se reduce el fragmento de Chaput.
    - Se puede utilizar fijación provisional con alambre-K y pinzas, seguida de tornillos interfragmentarios y placas tibiales precontorneadas periarticulares para la fijación metadiafisiaria.
    - Se coloca un drenaje para reducir la presión sobre la incisión y se emplea una técnica de sutura de baja tensión (sutura de Allgöwer-Donati).

REHABILITACIÓN POSOPERATORIA

Fracturas del tobillo
- Los pacientes se mantienen sin soportar peso durante 6-8 semanas hasta que se observe cicatrización de la fractura en las radiografías simples.
- Los pacientes que requieren fijación sindesmótica por lesiones ligamentosas vinculadas se inmovilizan durante más tiempo.
- Los pacientes no deben conducir un automóvil durante 9 semanas después de una fractura del tobillo derecho.

Fracturas del pilón
- Los pacientes se mantienen sin soportar peso durante 10-12 semanas.
- Después de 10-14 semanas de inmovilización, se le coloca al paciente una bota para fractura y se inician ejercicios pasivos y activos-asistidos de rango de movimiento.
- El soporte progresivo de peso se inicia a las 10-12 semanas.

COMPLICACIONES Y RESULTADOS

- **Complicaciones de la herida**
  - Las fracturas del pilón tibial, más que las fracturas de tobillo, sufren complicaciones superficiales y profundas en la herida debido a la extensión de la lesión inicial en los tejidos blandos.
- **Artritis**
  - La artritis postraumática se debe a lesión cartilaginosa durante una lesión rotacional aguda (microtraumatismo, daño condral, daño osteocondral) o a incongruencia persistente después del tratamiento.
  - Treinta por ciento de los pacientes con fractura del pilón tienen artrosis postraumática progresiva, rigidez en el tobillo y edema crónico.
- **Material de osteosíntesis sintomático**
  - La naturaleza subcutánea de los maléolos medial y lateral hace que los pacientes a menudo se quejen de dolor debido al material de osteosíntesis.
  - Hoy día es controversial el retiro de los tornillos sindesmóticos.
- No unión o mala unión.
- Tendonitis peronea.
  - Las placas peroneas antideslizantes posteriores incrementan el riesgo.

BIBLIOGRAFÍA

Egol KA, Amirtharajah M, Tejwani NC et al. Ankle stress test for predicting the need for surgical fixation of isolated fibular fractures. *J Bone Joint Surg Am.* 2004;86-A: 2393-2398.

Flynn JM. Orthopaedic Knowledge Update 10. Rosemont, IL: American Academy of Orthopaedic Surgeons; 2011.

Gardner MJ, Demetrakopoulos D, Briggs SM et al. The ability of the lauge-hansen classification to predict ligament injury and mechanism in ankle fractures: an MRI study. *J Orthop Trauma.* 2006;20:267-272.

Giordano CP, Kovel KJ. Treatment of fracture blisters: a prospective study of 53 cases. *J Orthop Trauma.* 1995;9(2):171-176.

Haraguchi N, Haruyama H, Toga H et al. Pathoanatomy of posterior malleolar fractures of the ankle. *J Bone Joint Surg Am.* 2006;88:1085-1092.

Hoppenfeld S, deBoer P, Buckley R. *Surgical Exposures in Orthopaedics: The Anatomical Approach.* 4th ed. Philadelphia, PA: Lippincott Williams & Wilkins; 2009.

Howard JL, Agel J, Barei DP et al. A Prospective study evaluating incision placement and wound healing for tibial plafond fractures. *J Orthop Trauma*. 2008;22:299-306.

Jenkinson RJ, Sanders DW, Macleod MD et al. Intraoperative diagnosis of sindesmosis injuries in external rotation ankle fractures. *J Orthop Trauma*. 2005;19:604-609.

Koval KJ, Egol KA, Cheung Y et al. Does a positive ankle stress test include the need for operative treatment for lateral malleolus fractures? *J Orthop Trauma*. 2007;21:449-455.

Lauge-Hansen N. Fractures of the ankle II combined experimental surgical and experimental roentgenologic investigations. *Arch Surg*. 1950;60:957-985.

McConnell T, Creevy W, Tornetta P 3rd et al. Stress examination of supination external rotation-type fibular fractures. *J Bone Joint Surg Am*. 2004;86-A:2171-2178.

Michelson JD, Magid D, Ney DR et al. Examination of the pathologic anatomy of ankle fractures. *J Trauma*. 1992;32(1):65-70.

Michelson JD, Varner KE, Checcone M. Diagnosing deltoid injury in ankle fractures: the gravity stress view. *Clin Orthop Relat Res*. 2001;(387):178-182.

Michelson JD, Waldman B. An axially loaded model of the ankle after pronation external rotation injury. *Clin Orthop Relat Res*. 1996;(328):285-293.

Nielson JH, Gardner MJ, Peterson MG et al. Radiographic measurements do not predict syndesmotic injury in ankle fractures. *Clin Orthop Relat Res*. 2005:216-221.

Ramsey PL, Hamilton W. Changes in tibiotalar area of contact caused by lateral talar shift. *J Bone Joint Surg Am*. 1976;58A:356-357.

Reudi TP, Allgower M. The operative treatment of intra-articular fractures of the end of the tibia. *Clin Orthop Relat Res*. 1979;(138):105-110.

Rockwood CA, Bucholz RV, Court-Brown CM, et al. *Rockwood and Green's Fracture in Adults*. Philadelphia, PA: Lippincott Williams & Wilkins; 2010.

Sagi HC, Papp S, Dipasquale T. The effect of suture pattern and tension on cutaneous blood flow as assessed by laser Doppler flowmetry in a pig model. *J Orthop Trauma*. 2008;22:171-175.

Sirkin M, Sanders R, DiPasquale T et al. A staged protocol for soft tissue management in the treatment of complex pilon fractures. *J Orthop Trauma*. 1999;13(2):78-84.

Wiesel SW. *Operative Techniques in Orthopaedic Surgery*. Philadelphia, PA: Lippincott Williams & Wilkins; 2011

HASAN SYED • JAY BOUGHANEM

INTRODUCCIÓN

El atrapamiento femoral acetabular (AFA) y las patologías labrales relacionadas son fuente de dolor de cadera y una causa de cambios degenerativos progresivos en ésta. Las lesiones tipo CAM (leva) o por pinzamiento encontradas en la AFA funcionan como sustratos óseos para el desarrollo de desgarros labrales y pueden conducir a osteoartritis. Las lesiones tipo CAM son prominencias óseas de la parte anterior-superior de la cabeza femoral. El daño labral por el pinzamiento tipo CAM se presenta en la parte anterosuperior del acetábulo, causando separación en la unión cartílago-labrum (desgarro labral tipo 1). Las lesiones por pinzamiento representan sobrecobertura del anillo acetabular en las que el estrés repetitivo por contacto en contra de un cuello femoral normal resulta en lesión labral. En el atrapamiento en pinza, el daño labral ocurre de manera periférica a medida que el labrum es aplastado entre la vaina acetabular y el cuello femoral (desgarro labral tipo 2).

Estudios han mostrado que el labrum tiene una función clave en la preservación de la función articular normal sellando la articulación de la cadera para mantener la lubricación y la presión hidrostática. Además permite la distribución protectora de las fuerzas de contacto sobre el cartílago articular. La extracción o desbridamiento del labrum puede, por tanto, alterar negativamente su función fisiológica e iniciar cambios patológicos dentro de la cadera. En pacientes con AFA que son tratados quirúrgicamente, aquéllos con refijación labral, se recuperan con rapidez y tienen mejores resultados clínicos y radiográficos comparados con aquéllos con desbridamiento labral.

HISTORIA CLÍNICA Y PRESENTACIÓN

- Los pacientes por lo común se presentan con dolor en la ingle, algunas veces acompañado de un sonido de «clic» o «pop».
- El antecedente de traumatismo a la cadera está presente sólo en un pequeño subgrupo de pacientes.
- Típicamente existe un inicio gradual de los síntomas, en particular en individuos que realizan actividades que implican ponerse en cuclillas o flexionar la cadera de modo repetido.
- El signo en forma de «C» se refiere a cuando los pacientes hacen una «c» con sus manos y se lleven la mano a la ingle y a la región del trocánter mayor cuando apuntan al área que les provoca los síntomas.
  - Es útil para identificar pacientes con una patología labral o relacionada con AFA.

DIAGNÓSTICO DIFERENCIAL

El diagnóstico diferencial incluye artritis de cadera, osteonecrosis, condrólisis, fractura por estrés del cuello femoral, banda iliotibial (IT) apretada y bursitis trocantérica, desgarro al glúteo medio, iliopsoas y tendinitis de la banda IT, tendinitis del aductor, hernia, dolor referido por espondilosis lumbar y rediculopatía, dolor referido por condiciones urológicas y ginecológicas, incluyendo quistes ováricos, etcétera.

EXPLORACIÓN FÍSICA

El paciente debe estar cómodo durante la exploración con ropa suelta en la extremidad inferior. La exploración de cualquier articulación que soporta peso debe comenzar con la evaluación de la marcha y sin este componente la exploración está incompleta. También la exploración de cualquier articulación está incompleta sin evaluación del rango de movimiento. Si el rango activo de movimiento está limitado, se evalúa el rango pasivo de movimiento. La exploración de cualquier articulación en ortopedia debe incluir un examen de las zonas por encima y por debajo de la articulación, tanto clínica como radiográficamente. Por tanto, los siguientes componentes deben ser incluidos como parte de una evaluación general de la cadera que comprende inspección, palpación, rango de movimiento y fuerza/estabilidad.

Exploración de la marcha
Inspeccione en busca de marcha antálgica, la cadencia y tambaleo aductor.
- Marcha deficiente de abducción.
  - La fuerza del abductor se evalúa en ambos lados y se comparan.

Exploración de la columna lumbar
- Rango de movimiento: dolor en la extensión de la columna lumbar, inclinación lateral, combinación de ambas (indicativas de compresión a la raíz nerviosa) vs. dolor con la

flexión lumbar supina y la elevación de la pierna recta (indicativas de enfermedad y herniación de disco lumbar).

- Neurológico
  - La exploración motora gruesa puede incluir dorsiflexión (L4), evaluación del extensor largo del pulgar con dorsiflexión del pulgar (L5) y flexión plantar del tobillo (S1).
  - Los nervios sensitivos y motores se originan de los niveles de L2-S1.
  - Reflejo tendinoso profundo patelar (nervios espinales L2-L4 y nervio femoral) y del tendón de Aquiles (nervios sacros de L5-S1).
  - Los signos de tracto largo incluyen clonus, signo de Babinski para descartar mielopatía.

Exploración de la cadera

- Examine la banda IT y el tendón del iliopsoas en busca de dolor/snaps, incluyendo el rango de movimiento de la cadera y el dolor ante la flexión de la cadera (iliopsoas) y la abducción (banda IT) contra resistencia, y la presencia de snaps con las maniobras de rango de movimiento.
- El dolor a la palpación sobre el trocánter mayor es indicativo de bursitis. Nótese que por lo general está vinculado con bandas IT apretadas y puede estar relacionado con alteración del ligamento patelofemoral, dolor en la parte anterior de la rodilla y dolor sobre el epicóndilo femoral lateral. Si se sospechan bandas IT apretadas, realice la prueba de Ober bilateral.
- Prueba de FABER (por sus siglas en inglés): flexión, abducción, rotación externa.
  - El explorador lleva a la pierna a 90° de flexión.
  - Rote de forma externa y abduzca la pierna, de modo que el tobillo ipsilateral descanse sobre la rodilla de la pierna contralateral.
- Prueba de pellizcamiento (prueba dinámica de pellizcamiento rotatorio interno).
  - Se lleva la cadera examinada a 90° de flexión o más, y se lleva a aducción y rotación interna.
  - El resultado de la prueba es positivo con la reproducción del dolor.
- Prueba dinámica de pellizcamiento rotatorio externo.
  - Se lleva la cadera a +90° de flexión y se lleva a abducción y rotación externa.
  - El resultado de la prueba es positivo con la reproducción del dolor.
- Inyección diagnóstica de la cadera: éste es un estudio de mucho valor para determinar ambos diagnósticos, y el pronóstico con el manejo quirúrgico del pellizcamiento de la cadera y los desgarros labrales. Kenalog y anestésico local (que por lo general utilizan 40-60 mg de Kenalog más 5 cc de 0.5 o 0.25% maracine) se inyectan en el momento de la artrografía. Se le pide al paciente que lleve un diario del dolor durante 6-8 semanas después de la inyección, y se revisa el diario junto con el paciente en la clínica. También se repite la exploración física de la cadera antes y después de la inyección, y se documentan los hallazgos del examen, en especial el examen de atrapamiento, antes y después de la inyección.

ESTUDIOS DE IMAGEN

Radiografías simples

Primero, asegúrese de que la radiografía de pelvis sea adecuada y de que ambas espinas iliacas tengan la misma prominencia; además observe la relación del cóccix con la sínfisis del pubis y la apariencia simétrica de ambos agujeros obturadores. Examine en busca de calcificación del labrum, quistes acetabulares o del cuello del fémur, estrechamiento de la línea articular (enfermedad articular degenerativa temprana).

- La deformidad en pendiente para esquiar (el cuello femoral protruye a nivel de la unión de la cabeza y el cuello en lugar de tener un aspecto festoneado convexo en vez de cóncavo del cuello femoral); también se le conoce como deformidad tipo CAM.
- Signo del cruzamiento (indica deformidad en pinza).
  - Se observa en la radiografía AP de pelvis, cuando la línea de la cara anterior del borde cruza la línea de la cara posterior del borde antes de llegar a la cara lateral del sourcil.
  - Indica que el acetábulo está retrovertido y existe potencial para pellizcamiento.
  - El hallazgo radiográfico más común es el atrapamiento en pinza y en combinado.
- Ángulos centro lateral-borde en busca de deformidad en pinza.
  - Determina el grado de cobertura acetabular y de la cabeza del fémur.
  - El ángulo centro lateral-borde se mide entre dos líneas que se originan en el centro de la cabeza femoral. La primera línea es paralela al eje longitudinal de la pelvis (línea vertical) y la segunda pasa a través del borde del acetábulo.
  - Los valores normales en el adulto van de 22-42°.

Artrografía por RM

Las artrografías por RM de la cadera ayudarán en la evaluación de patología intraarticular de la cadera, en particular para encontrar desgarros labrales acetabulares. La RM también ayuda a identificar retroversión acetabular y lesiones en el cartílago articular.

- La artrografía por RM se examina en busca de evidencia de osteonecrosis, fracturas del cuello femoral por esfuerzo, fracturas del cuello femoral, defectos en el cartílago, y condromalacia en general, tendinitis del iliopsoas y la banda IT, bursitis trocantérica, osteoporosis transitoria de la cadera, cuerpos sueltos y desgarros labrales. Se examinan los cortes coronales, axiales y sagitales.

- Junto con la inyección diagnóstica de la cadera y el diario de dolor, los hallazgos en la artrografía por RM son los principales indicadores empleados para el diagnóstico y pronóstico con la intervención quirúrgica del atrapamiento de la cadera y los desgarros labrales.

MANEJO NO QUIRÚRGICO

- AINE.
- Modificación de actividades.
- Reposo.
- Terapia física para estirar en un arco no doloroso, en particular los cuádriceps y los isquiotibiales.
- Inyección local de Kenalog bajo fluoroscopia.

ARTROSCOPIA DE CADERA: INDICACIONES QUIRÚRGICAS

- Hallazgos clínicos, radiográficos y en la exploración física consistentes con AFA y/o desgarro labral que presentan fallo en las medidas conservadoras.
- Cuerpos sueltos intraarticulares.
- Desbridación por sinovitis.
- Artritis séptica de la articulación de la cadera.

ARTROSCOPIA DE CADERA: CONTRAINDICACIONES QUIRÚRGICAS

- Edad avanzada (relativa).
- Artritis avanzada.
- Comorbilidades médicas que impiden el uso de anestesia.
- Displasia de cadera del desarrollo (relativa).

ARTROSCOPIA DE CADERA: TÉCNICA QUIRÚRGICA

- Después de la inducción de anestesia general con parálisis, se coloca al paciente en posición supina sobre una mesa de tracción contra un poste perineal bien acojinado. Se inicia la tracción sobre la cadera, minimizando el tiempo de tracción lo más posible.
- Después de la preparación estéril y la colocación de campos, se establece un puerto anterolateral utilizando guía fluoroscópica directa.
- Los puertos restantes se establecen bajo visualización artroscópica directa.

Puertos

- Puerto anterolateral.
  - Utilizando una aguja para columna de 17 Gauges o mayor, inicie a nivel del trocánter mayor y apunte justo por debajo del labrum hacia el sourcil, utilizando fluoroscopia.
  - Inyecte solución salina para liberar el vacío intraarticular.
  - Después se puede pasar una guía a través de la aguja hacia la articulación.
  - Se emplea una hoja de bisturí del núm. 11 para hacer una incisión en la piel, y se utiliza un dilatador de punta roma a través de los tejidos blandos hasta la articulación usando fluoroscopia, y se inserta una cánula.
  - La artroscopia diagnóstica inicia con un artroscopio de 70°.
- Puerto anterior.
  - El puerto anterior es en la intersección de la espina iliaca anterior superior (línea vertical) y una línea horizontal desde el puerto AL, lo que debe colocarlo lateral al nervio femoral.
- Puerto posterior.
  - Se coloca en la cara posterior del trocánter mayor, apuntando hacia el acetábulo.
- Se añaden otros puertos teniendo en mente la anatomía neurovascular (en especial el nervio femorocutáneo superficial), utilizando una técnica de afuera hacia adentro y visualización directa para obtener una osteoplastia óptima, colocación de anclajes y permitir el paso de la sutura.
- Primero, se realiza una capsulotomía limitada con una cuchilla en banana y/o un cauterio. Se lleva a cabo la osteoplastia acetabular y se introducen anclajes labrales de la elección del cirujano. Si los desgarros labrales son reparables, se usan penetradores o agujas para columna para pasar la sutura hacia o alrededor del labrum, y se anudan artroscópicamente. Se lleva a cabo una microfractura en las lesiones de cartílago de espesor total, y se posiciona la cadera en flexión relativa para la osteoplastia de CAM, según esté indicada. Esto puede llevarse a cabo bajo guía fluoroscópica.

El paciente puede soportar peso en forma total o parcial con muletas a sugerencia del cirujano y dependiendo del nivel de la osteoplastia femoral. Es opcional una férula en abducción después de la reparación labral. La terapia física es opcional, e incluye fortalecimiento isométrico gentil y entrenamiento para la marcha.

COMPLICACIONES

- Puede presentarse lesión del nervio femorocutáneo lateral con la colocación del puerto anterior.
- Neurapraxia de los nervios pudendos o ciáticos por tracción excesiva y prolongada (>2 horas).
- El nervio ciático puede lesionarse con una colocación del puerto posterolateral.
- Lesión condral iatrogénica.

BIBLIOGRAFÍA

Bedi A, Kelly BT. Femoroacetabular impingement. *J Bone Joint Surg Am.* 2013;95(1):82-92.
Harris JD, McCormick FM, Abrams GD et al. Complications and reoperations during and after hip arthroscopy: a systematic review of 92 studies and more than 6,000 patients. *Arthroscopy.* 2013;29(3):589-595.
Sankar WN, Matheney TH, Zaltz I. Femoroacetabular impingement: current concepts and controversies. *Orthop Clin North Am.* 2013;44(4):575-589.
Skendzel JG, Philippon MJ. Management of labral tears of the hip in young patients. *Orthop Clin North Am.* 2013;44(4):477-487.
Tijssen M, van Cingel R, Willemsen L et al. Diagnostics of femoroacetabular impingement and labral pathology of the hip: a systematic review of the accuracy an volidity fo physical tests. *Arthroscopy.* 2012;28(6):860-871.

DESGARROS DE MENISCO Y ARTROSCOPIA DIAGNÓSTICA DE LA RODILLA

HASAN SYED • JAY BOUGHANEM

INTRODUCCIÓN

Las lesiones de meniscos son una de las complicaciones más comunes en la práctica ortopédica. Se estima que la incidencia anual es de 60/100 000 personas, y los desgarros son cuatro veces más comunes en hombres. Cerca de 1/3 de las lesiones a los meniscos se presentan con desgarros del ligamento cruzado anterior (LCA). Los meniscos de la rodilla tienen una función importante en la absorción de las fuerzas de choque, la transmisión de la carga, la estabilidad de la articulación y la nutrición del cartílago articular. Los desgarros en los meniscos pueden ser sintomáticos para los pacientes y conducir a cambios degenerativos en el cartílago. Dependiendo de la naturaleza del desgarro en el menisco, puede requerirse intervención quirúrgica. Los desgarros ocurren en forma secundaria a hiperflexión o lesiones por torcedura, o pueden ser de naturaleza degenerativa. Se piensa que los desgarros comunes son más frecuentes que los de menisco lateral debido a una menor movilidad y a una excursión disminuida durante el rango de movimiento de la rodilla. Los desgarros del menisco lateral son con las lesiones agudas del LCA. Sin embargo, los de menisco medial son más comunes con la deficiencia crónica del LCA.

Los desgarros en los meniscos pueden clasificarse con base en la localización y el patrón de desgarro. Los 3 mm periféricos del menisco contienen un aporte sanguíneo activo y se denominan zona roja-roja. Éstos tienen el mejor pronóstico para la cicatrización del menisco después de la reparación. La parte interna del menisco, >5 mm lejos de la cápsula periférica, es esencialmente avascular y se denomina la zona blanca-blanca. Los desgarros en esta región tienen poca oportunidad de cicatrizar después de la reparación del menisco. La zona intermedia se denomina zona roja-blanca, y está a 3-5 mm de la unión del menisco con la cápsula. Los desgarros pueden ser verticales, horizontales, radiales, oblicuos y con patrones complejos/degenerativos. Por lo general, sólo los desgarros orientados en forma vertical son candidatos a reparación. También éstos pueden definirse como estables e inestables. Los desgarros que son estables cuando se los sondea no requieren tratamiento y pueden manejarse con observación. Por otro lado, los inestables pueden provocar síntomas mecánicos y requieren tratamiento quirúrgico.

Se puede evaluar la estabilidad del desgarro al momento de la cirugía abriendo o distrayendo el compartimento afectado (ligera flexión y valgo para el menisco medial y «figura 4» para el lateral), y succionando y sondeando la articulación para evaluar el nivel de estabilidad. Un desgarro que está desplazado hacia la corredera o escotadura es por definición inestable.

HISTORIA CLÍNICA Y PRESENTACIÓN

- Los pacientes con desgarros agudos presentarán antecedente de torcedura o eventos de hiperflexión.
- En pacientes mayores, el inicio de los síntomas puede ser insidioso, en particular en aquellos que presentan desgarros degenerativos.
- Los pacientes se quejan de dolor en la línea de la articulación, trabamiento de la articulación, inflamación y pérdida de movimiento, en especial al girar, agacharse o con actividades de pivoteo.
- Cabe destacar que los desgarros de menisco, y no sólo la insuficiencia ligamentosa, deben estar en el diagnóstico diferencial de pacientes que presentan quejas principales de inestabilidad.
  - Esto se debe a que un menisco desgarrado inestable que se desliza dentro y fuera de su posición causa un movimiento desigual que, para el paciente, se siente como inestabilidad de la articulación.

EXPLORACIÓN FÍSICA

- Un examen completo debe incluir evaluación de la marcha, exploración de la cadera y rodilla, así como exploración vascular, neurológica y linfática de ambas extremidades inferiores.
- El examen de la rodilla debe incluir evaluación de la marcha, así como rango de movimiento activo y pasivo de la rodilla, y palpación de las líneas articulares medial y lateral. Los desgarros de menisco causan dolor a la palpación a lo largo de la línea de la articulación. Inspeccione y palpe en busca de efusión, la cual se relaciona con un desgarro de menisco, así como otras patologías intraarticulares.
  - Diferencia entre lesión del LCM, en la cual el dolor se describe como una banda vertical medial vs. artritis y dolor en el menisco, que se presenta en una proyección medial horizontal (de atrás hacia adelante). Más aún, el dolor del menisco y el dolor por artritis no empeoran al ejercer estrés en valgo a 30° de flexión, pero el dolor del LCM sí. Examine la rodilla a 0, 30 y 60° de flexión ejerciendo fuerza en varo como en valgo.
  - Es importante evaluar el rango de movimiento, ya que un desgarro de menisco desplazado puede causar un bloqueo mecánico a la extensión completa.
- Evalúe en busca de patología ligamentosa concomitante.
- **Prueba de McMurray**
  - Se sostiene la rodilla con una mano y se flexiona por completo, mientras se sostiene el pie con la otra mano.
  - Aplique fuerza en valgo en tanto la otra mano rota la pierna en forma externa, mientras se extiende la rodilla.
  - Si hay dolor o se percibe un clic, es una prueba de McMurray positiva para un desgarro en el cuerno posterior del menisco medial.
- **Prueba de Apley**
  - El paciente se coloca en posición prona y flexiona la rodilla a 90°.
  - Se comprime la tibia hacia la articulación de la rodilla al tiempo que se rota de forma externa.
  - Si esta maniobra produce dolor, es una prueba de Apley positiva.
- **Prueba de Thessaly**
  Evalúa en forma dinámica la carga sobre la rodilla y tienen la sensibilidad y especificidad más altas para buscar desgarros en los meniscos.
  - El paciente se pone de pie con la pierna afectada en 5-20° de flexión, mientras se eleva la otra pierna.
  - El paciente rota la rodilla afectada y el cuerpo en forma interna y externa tres veces manteniendo la flexión.
  - El dolor se presentará en la localización del desgarro de menisco sospechado.

ESTUDIOS DE IMAGEN

Rayos X
- Se requieren rayos X mientras se sostiene peso. La radiografía simple de la rodilla evaluará la presencia de lesión ósea o de osteoartritis y condrocalcinosis. El estrechamiento de la línea articular y la artritis de la articulación son contraindicaciones relativas para realizar una artroscopia de rodilla.

RM
- La RM es el estudio más sensible y específico para evaluar las estructuras internas de tejidos blandos, incluyendo cartílago, ligamentos, hematomas en hueso y meniscos.

MANEJO NO QUIRÚRGICO

- AINE.
- Modificación de la actividad física.
- Reposo.

- En pacientes con estrechamiento del espacio articular y cambios osteoartríticos se puede considerar el uso juicioso de inyecciones intraarticulares de corticosteroides.

INDICACIONES QUIRÚRGICAS

Indicaciones para reparación

- Desgarros traumáticos.
- Desgarros localizados dentro de la zona vascular del menisco (roja-roja o roja-blanca).
- Desgarros >1 cm de longitud.
- Desgarros en los que hay daño mínimo al cuerpo del menisco.
- Fallo con el manejo conservador.
- Desgarros con una línea articular conservada y pérdida mínima de cartílago.

Indicaciones para meniscectomía parcial

- Desgarros en colgajo.
- Desgarros degenerativos.
- Desgarros horizontales con división.
- Desgarros en la zona avascular blanca-blanca.

TÉCNICA QUIRÚRGICA

- Se coloca al paciente en posición supina sobre la mesa de operación.
- Con base en las preferencias del cirujano, se usa un arnés para muslo con la rodilla en flexión y los pies de la cama hacia abajo o un poste lateral para muslo con la rodilla en extensión.

Artroscopia diagnóstica

La artroscopia diagnóstica se realiza para evaluar el estado del menisco.
- Se hace un puerto anterior-inferior tanto lateral al tendón patelar como medial al tendón. El portal lateral se utiliza de rutina para realizar la artroscopia diagnóstica.
- Se puede emplear un puerto superolateral opcional para una mejor visualización por flujo de salida.

  Los compartimentos de la rodilla que deben ser inspeccionados con la ayuda de una sonda roma incluyen los siguientes:
- Bolsillo supra-patelar.
- Correderas medial y lateral.
- Rótula y tróclea poniendo atención a cualquier inclinación de la rótula, ablandamiento y pérdida de cartílago, osteofitos y la geometría general de la tróclea.
- Escotadura intercondilar.
- Cóndilo femoral medial, meseta tibial media y menisco medial (cuerno anterior, medio y posterior).
- Utilizando una posición en «figura 4» (la rodilla en varo y un grado variable de flexión), se examina el compartimento lateral, observando el cóndilo femoral lateral, la meseta tibia lateral y el menisco (cuernos anterior, medio y posterior).

Reparación del menisco

Si se encuentra un menisco reparable, se puede proceder con la reparación usando una de tres técnicas:
- De adentro hacia afuera.
- De afuera hacia adentro.
- Técnica completamente por dentro.

Técnica de adentro hacia afuera
- Las suturas verticales de colchonero colocadas mediante una técnica de adentro hacia afuera son el estándar de oro para la reparación del menisco.
- Sin importar la técnica usada para la reparación del menisco, se debe raspar el área entre el desgarro para facilitar la respuesta de cicatrización.

  Las suturas en el menisco deben ser apretadas con la rodilla en extensión completa, ya que al atar las suturas en flexión existe riesgo de una pérdida potencial de la extensión.
- Se utilizan cánulas en especial diseñadas para pasar suturas trenzadas por ambos lados del desgarro.
- Las suturas son de manera subsecuente anudadas, después de haber sido sacadas por una incisión abierta para evitar lesionar el nervio/vena safena y el nervio peroneo.
- Para el menisco medial se realiza una incisión longitudinal de 3 cm en la esquina posteromedial de la rodilla, un tercio por encima de la línea articular y dos tercios inferior a la línea articular. La incisión queda justo posterior al LCM.
- Con la rodilla a 90° de flexión, el nervio safeno caerá en forma posterior.
- Se retrae el tendón de la pata de ganso en forma posterior, para capturar de adentro hacia afuera las agujas de sutura en forma anterior a la cabeza medial del gastrocnemio y posteromedial a la cápsula articular.
- Para el menisco lateral, se realiza una incisión longitudinal pequeña en la parte posterolateral de la rodilla, posterior al LCL. La incisión debe centrarse en la línea articular.

- Se diseca entre el bíceps femoral y la banda IT, y se inserta profundamente un retractor hacia la cabeza lateral del gastrocnemio, protegiendo el nervio peroneo.
- Más tarde se sacan las suturas a través de incisiones superficiales a la cápsula y se anudan.

Técnica de afuera hacia adentro

- Preferentemente se emplea la técnica de afuera hacia adentro para los desgarros del cuerno anterior.
- Se pasan agujas para columna desde afuera de la rodilla a través del desgarro en el menisco y las suturas se trasladan de varias formas.
- Se extraen y se atan las suturas como se indicó antes en la técnica de adentro hacia afuera.

Reparación completamente por dentro

- El dispositivo completamente por dentro depende de la colocación de dispositivos de anclaje (nudos, anclas, etc.) por fuera de la cápsula articular.
- Estos dispositivos están diseñados para permitir tensar la sutura después de su colocación y se emplean de preferencia para desgarros del cuerno posterior.
- En general, la técnica de afuera hacia adentro se utiliza para desgarros en el cuerno anterior; la técnica de adentro hacia afuera se usa para desgarros en el cuerpo; y la técnica completamente por dentro se emplea para desgarros en el cuerno posterior.

Sin importar el tipo de técnica llevada a cabo para reparar el menisco, se debe raspar el área entre el desgarro para facilitar la respuesta de cicatrización. Las suturas en el menisco deben ser apretadas con la rodilla en extensión completa, ya que al atar las suturas en flexión hay riesgo de una pérdida potencial de la extensión.

Meniscectomía

Los objetivos de una meniscectomía parcial son recortar cualquier porción inestable del menisco dejando la mayor cantidad intacta posible. Los instrumentos utilizados para el procedimiento incluyen cortadores, raspadores y pinzas.

REHABILITACIÓN POSOPERATORIA Y EXPECTATIVAS

La carga de peso es a opinión del cirujano. El paciente puede sostener peso según lo tolere con la rodilla en extensión hasta la cicatrización biológica esperada del menisco (8-10 semanas) con ejercicios pasivos y activos asistidos de rango de movimiento y fortalecimiento isométrico ligero comenzando de inmediato después de la cirugía.

COMPLICACIONES

- Durante la reparación del menisco medial, la rama infrarrotuliana del safeno está en riesgo de atrapamiento.
- Para la reparación del menisco lateral, el riesgo de lesión nerviosa es al nervio peroneo.
- Artrofibrosis.
- Absceso en la sutura.

BIBLIOGRAFÍA

Arnoczky SP, Warren RF. Microvasculature of the human meniscus. *Am J Sports Med.* 1982;10(2):90-95.

Bach BR Jr, Dennis M, Balin J et al. Arthroscopic meniscal repair: analysis of treatment failures. *J Knee Surg.* 2005;18(4):278-284.

Baratz ME , Fu FH, Mengato R. Meniscal tears: the effect of meniscectomy and of repair on intra-articular contact areas and stress in the human knee. A preliminary report. *Am J Sports Med.* 1986;14(4):270-275.

Bhattacharyya T, Gale D, Dewire P et al. The clinical importance of meniscal tears demonstrated by magnetic resonance imaging in osteoarthritis of the knee. *J Bone Joint Surg Am.* 2003;85(1):4-9.

Karachalios T, Hantes M, Zibis AH, et al. Diagnostic accuracy of a new clinical test (the Thessaly test) for early detection of meniscal tears. *J Bone Joint Surg Am.* 2005;87(5): 955-962.

Miller MD , Hart JA. All-inside meniscal repair. *Instr Course Lect.* 2005;54:337-340.

Stärke C, Kopf S, Petersen W et al. Meniscal repair. *Arthroscopy.* 2009;25(9):1033-1044.

LESIONES DEL LIGAMENTO CRUZADO ANTERIOR

JAY BOUGHANEM • RITESH R. SHAH

INTRODUCCIÓN - ANATOMÍA Y ANATOMOPATOLOGÍA DEL LCA

El LCA se origina en la cara posteromedial del cóndilo femoral lateral y se inserta en la eminencia intercondilar de la tibia cursando en forma posterolateral a anteromedial. Tiene dos haces: un haz anteromedial que se tensa en flexión y uno posterolateral que se tensa en extensión. Tiene una longitud promedio de 40 mm y una anchura de 10 mm. Recibe inervación del nervio tibial, y aporte sanguíneo de la arteria genicular medial. En adultos, por lo general se rompe en la parte media o se avulsiona de su unión femoral.

HISTORIA CLÍNICA Y PRESENTACIÓN

La lesión es más común en atletas femeninas. El paciente por lo común presenta hemartrosis aguda y limitación dolorosa al rango de movimiento después de una lesión sin contacto por pivoteo sobre un pie bien plantado. Setenta por ciento de los enfermos escuchan o sienten un «pop». Dieciocho por ciento de éstos desarrollan hemartrosis en las primeras 12 horas después de la lesión.

DIAGNÓSTICO DIFERENCIAL

- Dislocación rotuliana. Evalúe aprehensión rotuliana y dolor sobre el ligamento rótulo femoral medial (LRFM).
- Rotura por mecanismo extensor (cuádriceps o tendón patelar). Evalúe la extensión activa y la presencia de brechas palpables.
- Desgarro de menisco. Evalúe la línea articular en busca de dolor o atoramiento, además de hemartrosis que se desarrolla más lentamente.
- Rotura del LCM, laxitud en valgo a flexión de 30°.
- Dolor a la palpación del cóndilo femoral medial.

   Aunque en general son más comunes los desgarros del menisco medial, los desgarros agudos del menisco lateral son más comunes con la rotura aguda del LCA. De 50-60% de los desgarros agudos del LCA tienen lesión relacionada del menisco.

EXPLORACIÓN FÍSICA

- En forma aguda, los pacientes tendrán efusión con limitación del rango de movimiento.
- Prueba positiva de Lachman **(la más sensible)** 20° de flexión de la rodilla mientras se asegura el fémur y se traslada la tibia en forma anterior, al tiempo que se busca un punto final (sensibilidad 85%, especificidad 95%).
- Prueba de cajón anterior positiva: igual que la prueba de Lachman, pero a 90° de flexión de la rodilla (sensibilidad 40% especificidad 85%).
- Desplazamiento en pivote positivo **(el más específico)**. Se lleva la rodilla de extensión completa a flexión mientras se aplica presión en valgo sobre la rodilla y carga axial, buscando reducción tibial a nivel de la línea articular lateral (por lo regular se realiza mejor bajo anestesia; sensibilidad 25%, especificidad 98%).
- Una lesión del LCP es un motivo común de reconstrucción fallida del LCA. La prueba en dial mostrará rotación externa excesiva a 30°, pero no a 90° de flexión de la rodilla.

ESTUDIOS DE IMAGEN

- **Rayos X**
  - Signo de Segund: avulsión del margen óseo de la cápsula lateral del cóndilo lateral, avulsión de la eminencia tibial (más común en pacientes pediátricos).
- **RM**
  - El arrancamiento completo del LCA de inserción femoral o de la parte media se observa mejor en la imagen sagital en T2.
  - Signo de la pared vacía en la imagen coronal.
  - Contusión ósea en el cóndilo lateral y tibia posterolateral.
  - Siempre evalúe el menisco, rótula, tróclea, LCM, LCL y el mecanismo extensor.

PREVENCIÓN

El entrenamiento neuromuscular, incluyendo ejercicios pilométricos y entrenamiento de balance reducen la lesión de LCA en atletas femeninas.

MANEJO NO QUIRÚRGICO

- Ferulización del LCA de la rodilla (reduce los eventos de inestabilidad, pero no la artritis ni los desgarros de menisco) y soporte de peso a tolerancia.
- AINE.
- Elevación.
- Rehabilitación: rango de movimiento, fortalecimiento de isquiotibiales, entrenamiento propioceptivo.

INDICACIONES QUIRÚRGICAS

- Pacientes jóvenes con nivel alto de actividad atlética u ocupacional.
- Inestabilidad con actividades de la vida diaria.

- Lesión multiligamentosa.
- Fallo con el manejo conservador.
- Prueba de pivote positiva.
- Antes de una reconstrucción planeada del LCA, el paciente debe lograr RDM completo con resolución del edema y la inflamación aguda.

CONTRAINDICACIONES

- Insuficiencia del mecanismo extensor.
- RDM limitado.
- Osteoartritis avanzada.
- Infección aguda.
- Falta de apego al protocolo de rehabilitación.

SELECCIÓN DEL INJERTO

- Autoinjerto de hueso-tendón patelar-hueso (HTRH), autoinjerto cuádruple de isquiotibial, aloinjerto de HTRH, aloinjerto cuádruple de isquiotibial, aloinjerto calcáneo-Aquiles.
- Consideraciones.
  - Morbilidad en el sitio de la toma del injerto.
  - Fuerza del tendón y cicatrización del tendón-hueso.
  - Edad y nivel de actividad del paciente.
  - Transmisión de enfermedad.
  - Experiencia del cirujano.
- Lo más importante: buena técnica quirúrgica y colocación del túnel.

TÉCNICA QUIRÚRGICA

Área prequirúrgica: obtenga un antecedente clínico y repita la exploración física antes de la cirugía. Esté al tanto del plan de anestesia, antibióticos. Obtenga el consentimiento informado y marque el sitio quirúrgico.

Posicionamiento: posición supina, torniquete ±. Las opciones incluyen un soporte circunferencial de pierna vs. un poste lateral.

Exploración bajo anestesia: confirme las pruebas de desplazamiento en pivote, de cajón anterior y de Lachman antes de esterilizar y colocar campos.

Artroscopia diagnóstica: artroscopia de rodilla de rutina confirmando la rotura del LCA, particular atención para descartar desgarros de meniscos (véase el capítulo sobre meniscectomía para más detalles).

Escotaduroplastia: realice una escotaduroplastia exhaustiva, visualizando la cápsula posterior para poder anclar una sonda en la pared posterior del cóndilo lateral.

- Realice un desbridamiento exhaustivo del LCA: observe la relación de la inserción tibial del LCA (huella), la interfase LCP/LCA, y la cara posterior del cuerno anterior del menisco lateral.

Toma del injerto

Para el isquiotibial
- Palpe el semitendinoso y el *gracilis* en forma medial.
- Haga una incisión sobre la piel ligeramente posterior a la mitad de camino entre el borde anterior y el borde medial de la tibia.
- Corte el sartorio en forma longitudinal, palpando a cada nivel.
- Corte y marque el *gracilis* y el semitendinoso y use un instrumento para tomar injerto abierto o cerrado.
- La liberación de bandas bajo visualización y palpación para seguir el camino de cada tendón es clave para evitar el corte prematuro de injertos.

Para hueso-tendón-hueso
- Haga una incisión anterior sobre el tendón patelar.
- La incisión en la piel puede ser más corta que la longitud real del tendón, y se utiliza con ventana de flexión y extensión para ver los cortes proximal y distal en el hueso.
- Corte el paratenón.
- Identifique el tercio medio del tendón y corte con bisturí.
- Marque y corte con una sierra para hueso tapones de 1 cm de ancho y 1-2 cm de largo a cada extremo.
- Emplee una sierra y osteotomo para liberar los tapones de hueso.
- Haga cortes en V para ayudar a separar el injerto del hueso donador.

Preparación del injerto: en una mesa aparte (asumiendo que se ha tomado un aloinjerto HTRH). Tapón de hueso femoral por lo regular de 9-11 mm de circunferencia y 9-10 mm de longitud. Tapón de hueso tibial de 8-10 mm de circunferencia y 8-10 mm de longitud. Asegúrese de que la longitud tendinosa es apropiada para la estatura del paciente. Inserte suturas dobles en cada extremo a través de orificios taladrados.

Colocación del túnel tibial: coloque la porción intraarticular de la guía tibial del LCA teniendo en mente marcas anatómicas: centre el túnel en la huella nativa del LCA, en la cara posterior del cuerno anterior del menisco lateral con el centro del túnel a 8 mm anterior al LCP (la marca anatómica más consistente). Más tarde, coloque la guía del taladro por lo general a un ángulo de 55° y comience a fresar en la cara media de la cresta tibial medial y el tubérculo tibial.

Colocación del túnel femoral: con la rodilla extendida, utilizando el puerto anteromedial, el canal tibial o un puerto accesorio entre ambos, inserte la guía en el orificio, de modo que su labio posterior abrace la corteza posterior y esté entre los meridianos de las 10:00 y las 11:00 para el lado derecho (y de la 1:00 y las 2:00 para el lado izquierdo). Esto típicamente dará 2 mm de pared posterior intacta. Inserte la guía y luego taladre hasta una profundidad y anchura apropiada para acomodar el tapón de hueso. Este paso cambiará con base en la elección de fijación femoral. Confirme la integridad de la pared posterior con una sonda después de taladrar.

Una fresadora retrógrada con una guía de afuera hacia adentro puede fabricar un túnel femoral anatómico sin un portal accesorio o la necesidad de flexión requerida para la colocación de un puerto transtibial.

Pasando el injerto: se pueden emplear dilatadores a discreción del cirujano. El clavo utilizado como guía para taladrar el túnel femoral tiene un agujero en su extremo distal por el que se pueden jalar las suturas aseguradas al injerto. Un tapón de hueso femoral 1 mm más pequeño que el tapón tibial facilitará este paso.

Asegurando el injerto: existen varios métodos, y son altamente dependientes del cirujano. La fijación cortical con endo botón o un dispositivo similar es la más fuerte.

Los tornillos de interferencia son comunes. Hacer una muesca en el túnel y la conversión a tornillos ayuda a obtener una mejor fijación y evitar la rotación del tapón. El injerto por lo regular se tensa en una mesa aparte. Después de asegurar el tapón femoral, tense el injerto con varios ciclos de flexión/extensión antes de asegurar el tapón tibial.

Pasos finales: obtenga imágenes artroscópicas con el injerto en su sitio y descarte atrapamiento del injerto. Lave la articulación, cierre la incisión y los puertos. Una prueba de pivote negativa después de la reconstrucción es el predictor más específico para regreso al deporte para los atletas. Coloque un inmovilizador de rodilla y se puede permitir el soporte completo de peso en extensión. La quimioprofilaxis es elección del cirujano, pero se ha reportado EP letal después de la reconstrucción del LCA.

REHABILITACIÓN POSOPERATORIA Y EXPECTATIVAS

Soporte de peso según se tolere inmediatamente después de la cirugía en extensión completa.

Férula de rehabilitación vs. ferulización funcional vs. sin férula: menor inflamación, drenaje de la herida y dolor inicial con la férula. No se presenta diferencia a los 2 años.

Máquina de movimiento pasivo continuo: no hay diferencia.

Enfoque en el fortalecimiento de los isquiotibiales. No se realizan ejercicios de cuádriceps de cadena abierta en la rehabilitación temprana, ya que colocará estrés sobre el injerto. El esfuerzo máximo sobre el injerto es en los 30° terminales de extensión bajo resistencia con cadena abierta. Sin embargo, se aconsejan las elevaciones de pierna recta.

Programa no acelerado (programa acelerado): retire la férula a las 2 semanas, ejercicios cinéticos de cadena abierta con contracción del cuádriceps a las 12 semanas (4 semanas), regreso a la actividad prelesión a las 32 semanas (24 semanas).

Lo más importante: explique al paciente que la rehabilitación es tardada y difícil. Haga énfasis en la importancia de cumplir con las restricciones para obtener el mejor resultado posible.

BIBLIOGRAFÍA

Beynnon B, Johnson RJ, Abate JA et al. Treatment of anterior cruciate ligament injuries, part 1 and 2. Am J Sports Med. 2005;33:1751-1767.

Frank CB, Jackson DW. The science of reconstruction of the anterior cruciate ligament. J Bone Joint Surg Am. 1997;79(10):1556-1576.

Harner et al. Evaluation and treatment of recurrent instability after anterior cruciate ligament reconstruction. J Bone Joint Surg Am. 2000;82:1652.

Kibler BW. OKU 4 sports medicine. J Am Acad Orthop Surg. 2009.

Lane CG, Warren R, Pearle AD. The pivot shift. J Am Acad Orthop Surg. 2008;16:679-688.

Larson RL, Tailon M. Anterior cruciate ligament insufficiency: principles of treatment. J Am Acad Orthop Surg. 1994;2(1):26-35.

Lieberman J et al. Comprehensive orthopaedic review. J Am Acad Orthop Surg. 2009.

Prodromos CC, Fu FH, Howell SM et al. Controversies in soft-tissue anterior cruciate ligament reconstruction: grafts, bundles, tunnels, fixation, and harvest. J Am Acad Orthop Surg. 2008;16:376-384.

Shelbourne KD, Jari S, Gray T. Outcome of untreated traumatic articular cartilage defects of the knee: a natural history study. J Bone Joint Surg Am. 2003;85:8-16.

Spindler KP, Wright RW. Anterior cruciate ligament tear. N Engl J Med. 2008;359:2135-2142.

LESIONES DEL LIGAMENTO CRUZADO POSTERIOR

HASAN SYED · JAY BOUGHANEM

INTRODUCCIÓN

El ligamento cruzado posterior es el principal estabilizador posterior de la rodilla. Aunque no se lesiona tan fácil como el ligamento cruzado anterior, las lesiones del LCP ocurren en 3-30% de todas las lesiones agudas de la rodilla. La incidencia es más alta en aquéllos involucrados en accidentes de vehículos de motor o traumatismo a alta velocidad. Es 1.5 veces más grande en su área transversal comparado con el LCA. El LCP se origina en el borde lateral del cóndilo femoral medial y se inserta en la tibia posterior entre las mesetas tibiales medial y lateral, a 1 cm distal a la línea articular. La inserción tibial se localiza justo anterior al haz neurovascular poplíteo.

Es importante evaluar la esquina posterolateral (EPL) en pacientes con sospecha de una lesión del LCP, ya que 60% de los pacientes tendrán lesiones relacionadas del LCP.

HISTORIA CLÍNICA Y PRESENTACIÓN

- Las lesiones del LCP se presentan más por un golpe directo a la tibia proximal. Están vinculadas con accidentes de vehículos de motor donde la tibia proximal se impacta contra el tablero.
- En los deportes, las lesiones del LCP se presentan con hiperflexión debido a caídas sobre una rodilla flexionada con el pie en flexión plantar. Los pacientes con frecuencia presentan efusiones grandes después de una lesión aguda del LCP.
- En una lesión multiligamentosa o dislocación de rodilla, se debe sospechar una lesión en el LCP además de una lesión neurovascular ante la presencia de una efusión.

DIAGNÓSTICO DIFERENCIAL

Lesión aislada del LCP, lesiones del LCP y EPL, lesiones del LCP, EPL y LCA, dislocación de rodilla, lesión nerviosa, lesiones agudas y crónicas del LCP.

EXPLORACIÓN FÍSICA

- Cuando se sospechan lesiones del LCP, se debe examinar primero la rodilla no lesionada para determinar la relación apropiada de la tibia con el fémur. Se puede corregir entonces la subluxación posterior antes de evaluar el desplazamiento anterior. De otra forma, en una rodilla con un LCP deficiente, el médico puede determinar una deficiencia del LCA cuando en realidad el paciente puede tener una rotura del LCP o ambas.
- **Prueba de cajón posterior.**
  - La más sensible para determinar la deficiencia de LCP.
  - Se realiza con la rodilla en 90° de flexión.
  - Una vez que se ha establecido la relación tibial femoral apropiada, se aplica una fuerza dirigida en forma **posterior**.
  - Clasificación de la lesión:
    - Grado 1: traslación posterior = 1-5 mm.
    - Grado 2: traslación posterior = 5-10 mm.
    - Grado 3: traslación posterior > 10 mm.
- **Prueba de SAG posterior.**
  - Se lleva a cabo con la rodilla y la cadera flexionadas a 90° y con el paciente en posición supina; se elevan ambas piernas al aire.
  - Comparada con la rodilla no lesionada, la tibia en la rodilla con el LCP lesionado se subluxa.
- **Prueba activa del cuádriceps.**
  - El paciente, en posición supina con la rodilla flexionada a 90°, contrae el músculo cuádriceps, y con el músculo en contracción, la rodilla con el LCP deficiente se reducirá a una posición adecuada.

ESTUDIOS DE IMAGEN

Rayos X
- La radiografía simple de la rodilla evaluará la presencia de avulsión ósea de la tibia posterior, indicando avulsión de la inserción tibial.
- Las radiografías con estrés en maniobra de cajón posterior indicarán desplazamiento posterior.

RM
- La RM es el estudio más sensible y específico para evaluar las lesiones del LCP.

MANEJO NO QUIRÚRGICO

- Por lo general, las lesiones aisladas grado 1 y las lesiones del LCP pueden ser tratadas de inicio en forma no quirúrgica. Las medidas incluyen soporte de peso protegido y enfoque en el fortalecimiento del músculo cuádriceps.
- El regreso a la actividad deportiva puede darse en las primeras 4 semanas después de obtener el rango de movimiento completo con una fuerza muscular equivalente a la del lado contralateral. Para las lesiones grado 3, se feruliza la rodilla en extensión durante 2-4 semanas.
- La inmovilización en extensión disminuye la tensión sobre el LCP y también previene la subluxación posterior.
- Los pacientes con lesiones grado 3 con inestabilidad persistente después de 8-12 semanas, en especial aquéllos con síntomas mediales o patelofemorales, pueden ser candidatos quirúrgicos.

INDICACIONES QUIRÚRGICAS

Indicaciones para reparación
- Lesiones agudas aisladas grado 3.
- Inestabilidad persistente a pesar de 4 semanas de tratamiento en extensión completa.
- En las lesiones multiligamentosas, se recomienda la reconstrucción del LCP en las primeras 2-4 semanas, con reparación de las estructuras colaterales, la esquina posterolateral y, si se requiere, reconstrucción del LCA.
- Las lesiones del LCP grado 3 requieren cirugía si existe inestabilidad persistente y dolor.

OPCIONES QUIRÚRGICAS

- Se han descrito múltiples variantes de la reconstrucción del ligamento cruzado posterior. Las técnicas incluyen haz sencillo, haz doble, abierta vs. artroscópica y técnicas de incrustación vs. túnel artroscópico.
- Estudios biomecánicos han examinado la reconstrucción del ligamento cruzado posterior de haz simple vs. haz doble. La estabilidad se incrementó con la reconstrucción con doble haz y hubo un mejor restablecimiento de la estabilidad rotatoria que con la técnica de un solo haz. No hay estudios clínicos que muestren la superioridad del haz doble vs. el haz sencillo. Sin embargo, técnicamente, las reconstrucciones de doble haz son mucho más demandantes que las técnicas de un solo haz.
- Las técnicas abiertas de incrustamiento involucran la colocación de la fijación tibial del LCP con la porción del tapón óseo del injerto. Esto requiere un abordaje posterior a la rodilla y posición prona.
  - La mayor ventaja de una técnica abierta de incrustamiento es que evita el ángulo agudo creado con la posición del túnel tibial de un túnel convencional. Con el túnel tradicional existe un ángulo de ~72-90° (ángulo asesino) al transverso. Esto crea un borde agudo alrededor del cual el injerto puede elongarse con el paso del tiempo y hace que el injerto sea técnicamente más difícil.
  - El injerto más empleado en la incrustación abierta es un aloinjerto del tendón de Aquiles.
- Para la reconstrucción con haz sencillo se pueden usar injertos de tendón patelar o de tendón de Aquiles. Los aloinjertos de tejido blando se utilizan de rutina para las reconstrucciones de LCP de doble haz.

COMPLICACIONES

- La **complicación más importante a evitar** en la reconstrucción del LCP es la lesión inadvertida de las estructuras neurovasculares poplíteas durante la colocación del túnel tibial.
- Colocación incorrecta de los túneles.
- Adelgazamiento del injerto, en particular alrededor de la esquina tibial con el túnel, en donde el túnel sale por la línea media de la tibia posterior y la segunda esquina, entre la tibia posterior y la meseta tibial.

BIBLIOGRAFÍA

Bergfeld JA, McAllister DR, Parker RD et al. A biomechanical comparison of posterior cruciate ligament reconstruction techniques. Am J Sports Med. 2001;29:129-136.
Carson EW, Deng XH, Allen A et al. Evaluation of in situ graft forces of a 2-bundle tibial inlay posterior cruciate ligament reconstruction at various flexion angles. Arthroscopy. 2007;23:488-495.

Markolf K, Davies M, Zoric B et al. Effects of bone block position and orientation within the tibial tunnel for posterior cruciate ligament graft reconstructions: a cyclic loading study of bone-patellar tendon-bone allografts. *Am J Sports Med.* 2003;31:673-679.

Markolf KL, Slauterbeck JR, Armstrong KL et al. A biomechanical study of replacement of the posterior cruciate ligament with a graft: Part I. Isometry, pretension of the graft, and anterior-posterior laxity. *J Bone Joint Surg Am.* 1997;79:375-380.

Parolie JM, Bergfeld JA. Long-term results of nonoperative treatment of isolated posterior cruciate ligament injuries in the athlete. *Am J Sports Med.* 1986;14: 35-38.

Shelbourne KD, Davis TJ, Patel DV. The natural history of acute, isolated, nonoperatively treated posterior cruciate ligament injuries: a prospective study. *Am J Sports Med.* 1999;27:276-283.

LESIONES DEL LIGAMENTO COLATERAL LATERAL Y DE LA ESQUINA POSTEROLATERAL

HASAN SYED

INTRODUCCIÓN

Las lesiones de la esquina posterolateral (EPL) de la rodilla se presentan en forma aislada como con traumatismo multiligamentoso concomitante en la rodilla. Si no se atienden, las lesiones severas de la EPL pueden conducir a discapacidad crónica por inestabilidad persistente y desgaste del cartílago. Las lesiones aisladas de la EPL representan <2% de todas las lesiones ligamentosas agudas, pero pueden estar presentes en 30-60% de los traumatismos multiligamentosos de la rodilla. El diagnóstico temprano puede permitir la reparación primaria y un mejor pronóstico en comparación con una reconstrucción en una fecha más tardía, volviendo tan crítica la identificación inicial de estas lesiones.

La EPL está formada por varias estructuras. Aunque ha habido confusión en relación con la anatomía como con la terminología, la EPL puede describirse de mejor forma por cinco estructuras clave y varias estructuras de apoyo. Los componentes clave de la EPL son el tendón poplíteo, el ligamento colateral lateral (LCL), ligamento peroneo poplíteo, la cabeza lateral del gastrocnemio y el complejo arqueado. El tendón del bíceps femoral y la banda iliotibial son estructuras contribuyentes clave para la estabilidad del lado posterolateral de la rodilla y a menudo se dañan con las lesiones en esta región de la rodilla.

De manera biomecánica, la EPL funciona como la principal restricción a la rotación externa y las fuerzas en varo. El LCL es la restricción más importante para el varo, en tanto que los componentes restantes tienen una función clave para resistir la rotación externa. Después del ligamento cruzado posterior, la EPL sirve como la siguiente restricción más importante para prevenir la traslación posterior de la tibia sobre el fémur.

HISTORIA CLÍNICA Y PRESENTACIÓN

- Los mecanismos por lo común relacionados con las lesiones de la EPL incluyen traumatismo directo al lado medial proximal de la tibia, resultando en hiperextensión, hiperextensión y rotación externa, sin contacto, con torcimiento de la rodilla, traumatismo directo a una rodilla flexionada, o cualquier traumatismo de alta energía a la rodilla que resulte en fracturas.
- Se debe tener alto índice de sospecha con cualquier lesión que resulte en disfunción del nervio peroneo con la resultante caída del pie.
- Al igual que con las lesiones multiligamentosas de la rodilla, se requiere realizar un examen vascular, ya que puede haber daño a los vasos poplíteos.

EXPLORACIÓN FÍSICA

Cuando se esté evaluando la presencia de lesiones de la EPL o el LCL, se debe examinar primero la rodilla no lesionada con el mismo cuidado que la rodilla afectada.
- Las lesiones del LCL se evalúan de mejor forma con estrés en varo con la rodilla en 0 y 30° de flexión, con la tibia en rotación neutral.
- Se comparan las pruebas de laxitud y de punto final con las del lado no lesionado.
- La inestabilidad en varo a 0° indica un patrón mucho más severo de lesión.
- La laxitud se califica con base en la laxitud de lado a lado.
  Se pueden considerar tres tipos de pruebas.

Prueba de dial
- Es la prueba más utilizada para la evaluación de la EPL.

- Coloque al paciente ya sea en posición supina o posición prona.
  - La posición prona puede resultar en una mejor evaluación de lado a lado.
- Use una mano para mantener la reducción adecuada de la tibia mientras la otra mano sostiene el pie del paciente con fuerzas de rotación externa a 30 y 90° de flexión de la rodilla.
- A 30° de flexión de la rodilla, una diferencia de más de 10° entre los lados afectado y no afectado, indican insuficiencia de la EPL.
- Si hay aumento de la rotación externa a 90° de flexión de la rodilla, también se sospecha una lesión de EPL y LCL.

Prueba de cajón posterolateral
- Flexione la rodilla del paciente a 80°.
- Rote en forma externa el pie mientras aplica una carga posterior a la rodilla.
- La prueba es positiva cuando la meseta tibial rota en forma posterior y externamente, en relación con la meseta tibial medial.

Prueba de desplazamiento de pivote en reversa
- Lleve la rodilla de 90° de flexión a extensión completa.
- Aplique una carga en valgo y también de forma simultánea una maniobra de rotación externa a través del pie.
- La prueba es positiva cuando la meseta tibial lateral subluxada en forma posterior se reduce a casi 30° de flexión, debido a que la banda iliotibial se convierte en un extensor de la rodilla.
- La prueba positiva indica insuficiencia posterolateral crónica.

ESTUDIOS DE IMAGEN

RM
- La RM de la rodilla es el estudio más **sensible** y **específico** para evaluar lesiones en el LCL y la EPL.

Rayos X
- Las radiografías de la rodilla con estrés en varo revelarán abertura de lado lateral.

CLASIFICACIÓN

Las lesiones se clasifican con base en la inestabilidad rotacional y en varo:
- Lesiones **grado 1**
  - Inestabilidad mínima.
  - <5 mm en varo y 5° de diferencia en la rotación externa.
- Lesiones **grado 2**
  - =5 a 10 mm de inestabilidad en varo y 5-10° de inestabilidad rotacional.
- Lesiones **grado 3** (severas).
  - >10 mm de inestabilidad en varo y/o 10° de inestabilidad rotacional.

MANEJO NO QUIRÚRGICO

Las lesiones aisladas de LCL y EPL de severidad grados 1 y 2 se manejan mejor de forma no operatoria.
- Inmovilización en extensión seguida de rango de movimiento progresivo, fortalecimiento y soporte de peso progresivo; se espera el regreso completo a la actividad a los 3-4 meses poslesión.
- Evalúe a los pacientes con lesiones de LCL grado 3 con base en sus niveles de actividad, ya que habrá laxitud residual y resultados potencialmente malos con el manejo no quirúrgico.

OPCIONES QUIRÚRGICAS

Las **lesiones agudas de EPL grado 3** se tratan mejor en la primera semana después del traumatismo, para lograr una mejor identificación quirúrgica de los varios componentes estructurales de la EPL.
- El tratamiento agudo hace posible la reparación directa con o sin reforzamiento.
- La reparación directa mejora la posibilidad de un restablecimiento anatómico y una biomecánica normal.
- Después de 3 semanas, las reparaciones agudas se vuelven cada vez más difíciles.
Los principios de la reparación aguda de la EPL incluyen los siguientes:
- Exposición adecuada de las estructuras lesionadas.
- Identificación y protección del nervio peroneo.
- Abordar cualquier fractura relacionada de rodilla.
- Abordar la avulsión de las estructuras con fijación directa con suturas u otros métodos de fijación.

- Las roturas de la sustancia media pueden ser reparadas en forma primaria; sin embargo, las reparaciones de la sustancia media del LCL se tratan mejor con reforzamiento.
  - El reforzamiento consiste en reconstrucción simple de haz sencillo del LCL y/o tendones poplíteas y reparación del desgarro en la sustancia media del LCL al ligamento reconstruido.

Las **lesiones crónicas** (o lesiones agudas donde las estructuras de la EPL no son identificables), requieren reconstrucción.

- Después de 4-6 semanas, la cicatrización y contracción capsular hacen casi imposible visualizar y localizar las estructuras a reparar.
- En la inestabilidad crónica, es importante identificar cualquier mala alineación de la extremidad inferior.
  - El empuje en varo puede resultar en una mayor tasa de fracaso en la reconstrucción si no se aborda con un procedimiento de osteotomía.
- Aunque se prefiere la reconstrucción sobre el tratamiento no quirúrgico en el contexto de inestabilidad significativa, no existe un procedimiento estándar para la reconstrucción de la EPL.
- Las reconstrucciones pueden dividirse en procedimientos basados en el peroné *vs.* procedimientos basados en tibia y peroné.

Ejemplos

- La **reconstrucción de Larson** consiste en un túnel peroneo a través del cual un ligamento se lleva en forma posteromedial y sale en forma anterolateral y se fija en un sitio único de origen en el epicóndilo lateral.
- La **reconstrucción de LaPrade de la EPL** es más compleja, requiriendo dos ligamentos separados, túneles en la tibia, peroné y dos túneles para fijación para los orígenes poplíteo y del LCL.
  - Esta reconstrucción también recrea el ligamento poplíteo-peroneo.
  - Biomecánicamente, la reconstrucción de LaPrade permite el restablecimiento casi anatómico de la rotación externa y la estabilidad en varo.

El resto de las **lesiones de ligamento sin lesión de la** EPL pueden ser tratadas en forma primaria o en etapas con base en el estado del paciente, la preferencia del cirujano, y considerando el riesgo potencial de artrofibrosis.

COMPLICACIONES

- Las lesiones del nervio peroneo se presentan hasta en 20% de los casos de traumatismo relacionado con EPL.
- Puede presentarse lesión iatrogénica al nervio peroneo durante la reparación, así como durante la reconstrucción, en particular con la colocación del túnel.
- Síndrome compartimental posoperatorio.
- Fractura peronea por la colocación del túnel.
- Laxitud residual, con artritis patelofemoral secundaria y artritis tibiofemoral medial y lateral subsecuente.
- Artrofibrosis.

BIBLIOGRAFÍA

Fanelli GC, Larson RV. Practical management of posterolateral instability of the knee. *Arthroscopy*. 2002;18(2 suppl 1):1-8.

Kannus P. Nonoperative treatment of grade II and III sprains of the lateral ligament compartment of the knee. *Am J Sports Med*. 1989;17:83-88.

LaPrade RF, Bollom TS, Wentorf FA *et al*. Mechanical properties of the posterolateral structures of the knee. *Am J Sports Med*. 2005;33:1386-1391.

LaPrade RF, Johansen S, Wentorf FA , .An analysis of an anatomical posterolateral knee reconstruction: an in vitro biomechanical study and development of a surgical technique. *Am Sports Med*. 2004;32:1405-1414.

Stannard JP, Brown SL, Farris RC *et al*. The posterolateral corner of the knee: repair versus reconstruction. *Am J Sports Med*. 2005;33:881-888.

LESIONES MULTILIGAMENTOSAS DE RODILLA Y DISLOCACIONES DE RODILLA

HASAN BAYDOUN

INTRODUCCIÓN-LIGAMENTOS DE LA RODILLA

Hay cuatro estabilizadores ligamentosos principales en la rodilla: LCA, LCP, LCM y EPL. La anatomía relevante se discute por separado en el capítulo correspondiente a las lesiones de cada estructura.

HISTORIA CLÍNICA Y PRESENTACIÓN

Las dislocaciones de rodilla por lo regular son resultado de traumatismo de alta energía. Para que se presente una dislocación de rodilla, se deben romper tres de los cuatro ligamentos.

- La dislocación más común involucra ambos ligamentos cruzados y los complejos ligamentosos medial y/o lateral.
- Otras lesiones vinculadas incluyen fracturas, pero son más importantes las lesiones a estructuras vasculares y neurológicas alrededor de la rodilla.
- Hay mucha controversia en relación con el manejo exacto de la dislocación de rodilla, y esto se relaciona a su rara incidencia y a la consiguiente falta de evidencia para apoyar los algoritmos de tratamiento.

EXPLORACIÓN FÍSICA

La exploración física involucra la evaluación de cada uno de los ligamentos por separado (puede ser difícil por el dolor).

- Todos los pacientes con sospecha de dislocación de rodilla deben ser ingresados para **24 horas de observación**.
- En el departamento de urgencias se inician evaluaciones neurovasculares seriadas.
- Todos los pacientes requieren un índice tobillo-braquial al momento de su hospitalización.
  - Si el ITB es <0.9, o es distinto de la extremidad contralateral no lesionada, los pacientes requerirán una angiografía (el estado vascular).
- Se requieren revisiones neurológicas frecuentes, con evaluación por **síndrome compartimental** inminente debido a la naturaleza de alta energía de la lesión.
- La evaluación inicial debe incluir valoración en busca de **heridas abiertas**.
- Se debe repetir la exploración física en el quirófano con el paciente bajo anestesia, si es que se planea cualquier intervención quirúrgica.

ESTUDIOS DE IMAGEN

- **Rayos X**
  - Evalúe en busca de signos ligamentosos relacionados (p. ej., Segund, Pellegrini-Stieda, etcétera).
  - Más importante, evalúe la dirección de la dislocación, reducción adecuada y la presencia de fracturas vinculadas.
- **US**
  - ITB con Doppler.
- **RM**
  - Evalúe en busca de lesión ligamentosa (véase capítulos relevantes).

MANEJO NO QUIRÚRGICO

Antes, las dislocaciones de rodilla eran manejadas de forma no quirúrgica. Hoy día, a menos que esté contraindicado, las dislocaciones se estabilizan de forma aguda y luego se manejan de forma operatoria.

En el contexto de una fractura periarticular relacionada con la lesión ligamentosa de la rodilla, permita que las fracturas sanen antes de buscar la reconstrucción ligamentosa.

INDICACIONES QUIRÚRGICAS

- El análisis de pacientes tratados de forma quirúrgica mostró que tenían puntajes funcionales más altos y mejor movimiento comparados con aquéllos tratados de forma no quirúrgica.
- Todos los pacientes con dislocaciones de rodilla deben ser considerados para cirugía; sin embargo, aún existe controversia en relación con el momento óptimo para realizar el procedimiento.
- Si un paciente requiere reconstrucción vascular, tiene una reducción inestable o una herida abierta, se debe aplicar un fijador externo para asegurar la estabilidad de la lesión vascular.
  - El fijador externo se retira al momento de la cirugía definitiva.
- Evalúe la estabilidad ligamentosa **antes** de aplicar el fijador, ya que no se debe estresar la rodilla en presencia de una reparación vascular.
- Para las lesiones del LCP, tanto la reparación como la reconstrucción son opciones aceptables y el abordaje depende del momento en el que se realizará la cirugía y otros factores relacionados con el paciente.
- Aunque las lesiones aisladas del LCM son abordadas de forma no quirúrgica, la reparación primaria del LCM puede tener una función en casos de dislocación de la rodilla y lesión multiligamentosa de la rodilla.

ABORDAJE QUIRÚRGICO Y SELECCIÓN DEL INJERTO

- El LCA/LCP típicamente se reconstruyen de forma artroscópica, y la EPL/LCM se abordan de forma abierta.

- El momento de la reconstrucción, agudo vs. crónico, sigue siendo controversial, y no se presentan estudios que muestren de forma concluyente la superioridad de una sobre la otra.
- Para el LCP, considere el aloinjerto por el mayor volumen de tejidos blandos.
- Para el LCA, considere fijación ósea para el lado femoral (tendón de Aquiles o patelar).
- Las opciones de injerto para el LCM y la EPL son controversiales.

TÉCNICA QUIRÚRGICA

Preparando la cirugía: el objetivo de preparar la cirugía es llevar a cabo la reconstrucción en el momento adecuado, permitiendo, sin embargo, que disminuya la inflamación en los tejidos blandos que rodean la zona. Si la reconstrucción se hace de forma temprana (≤6 semanas), hay menor incidencia de rigidez. Si se va a realizar una reconstrucción de ambos ligamentos cruzados y del lado medial, permita 6 semanas con un arnés de rodilla con bisagra, ya que el LCM puede sanar bajo tensión adecuada, obviando la necesidad de una reparación o reconstrucción quirúrgica.

    Área prequirúrgica: obtenga la historia clínica y repita la exploración física antes de la cirugía. Esté al tanto del plan de anestesia, antibióticos. Obtenga el consentimiento informado y marque el sitio quirúrgico. Dependiendo de las preferencias del cirujano, se puede obviar un bloqueo quirúrgico, ya que puede dificultar la exploración en el periodo posoperatorio.

    Posicionamiento: posición supina, torniquete ±. Las opciones incluyen un soporte circunferencial de pierna vs. un poste lateral.

    Exploración bajo anestesia: confirme el desplazamiento en pivote, maniobra de cajón anterior, Lachman, cajón posterior, empuje en varo y todas las maniobras correspondientes de estabilidad antes de esterilizar y colocar campos.

    Artroscopia diagnóstica: artroscopia de rodilla de rutina para confirmar lesión ligamentosa, poniendo particular atención para descartar desgarros de menisco (véase capítulo sobre meniscectomía para más detalles).

    Técnica quirúrgica: dependiendo de las estructuras ligamentosas afectadas, se requerirá reconstrucción en forma secuencial. Lo más importante es anclar el LCP en posición. Después de asegurar el injerto de LCP, éste actuará como punto de referencia para asegurar todos los demás injertos en posición.

    Pasos finales: después de asegurar los injertos en posición, revise toda la articulación con el artroscopio para asegurarse de que no haya atrapamiento. Lave la articulación y cierre la incisión y los puertos. Un desplazamiento en pivote negativo después de la reconstrucción es el predictor más específico para el regreso a la actividad deportiva. Coloque un inmovilizador de rodilla y se puede permitir el soporte total de peso en extensión.

REHABILITACIÓN POSOPERATORIA Y EXPECTATIVAS

Soporte de peso: dependerá de los ligamentos reconstruidos y el respectivo tipo de injerto/fijación utilizado. Típicamente, a los pacientes se les permite el soporte de peso protegido en el periodo posoperatorio inmediato, y luego se les permite avanzar a soporte de peso a tolerancia en la sexta semana después de la cirugía.

    Arnés: todos los pacientes requieren un arnés de rodilla con bisagra en el periodo posoperatorio inmediato. El arnés se lleva puesto durante 6 semanas o más después de la cirugía.

    Máquina de movimiento continuo pasivo: no existe evidencia de una diferencia en los resultados clínicos después de un año de la reconstrucción.

    Rango de movimiento: a los pacientes se les permite el rango de movimiento pasivo de 0-90° de inmediato, y se fomenta la deambulación con soporte de peso protegido. El estrés sobre los injertos y la protección requerida dependen del paciente y los ligamentos reconstruidos. La mayoría de los pacientes son avanzados a soporte de peso a tolerancia sin arnés a las 6 semanas.

    Puntos a subrayarle al paciente: la recuperación es larga. La lesión inicial es muy traumática y el daño al cartílago presente al momento de la lesión inicial puede resultar en artritis postraumática. Los resultados con las lesiones multiligamentosas y las dislocaciones de rodilla son reservados en relación con la reconstrucción de un solo ligamento. El paciente debe ser avisado de que pueden requerirse más cirugías en el futuro, incluyendo, pero no limitándose a, cirugía de revisión y/o artroplastia total o parcial de la rodilla.

    Lo más importante: explíquele al paciente que la rehabilitación es larga y difícil. El regreso a las actividades deportivas casi nunca es a un nivel competitivo. El pronóstico es reservado, en especial cuando se compara con las lesiones de la rodilla de un solo ligamento.

BIBLIOGRAFÍA

Howells NR, Brunton LR, Robinson J et al. Acute knee dislocation: an evidence based approach to the management of the multiligament injured knee. *Injury.* 2011;42(11):1198-1204.

Levy BA, Dajani KA, Whelan DB et al. Decision making in the multiligament injured knee: an evidence-based systematic review. *Arthroscopy.* 2009;25(4):430-438.

Levy BA, Fanelli GC, Whelan DB et al. Controversies in the treatment of knee dislocations and multiligament reconstruction. *J Am Acad Orthop Surg.* 2009;17(4):197-206.

ARTICULACIÓN PATELOFEMORAL

JAY BOUGHANEM

INTRODUCCIÓN

El dolor anterior de la rodilla es un motivo muy común de presentación del paciente en una clínica ortopédica ambulatoria. El término síndrome de dolor anterior de la rodilla o síndrome patelofemoral es un conjunto de diagnósticos, cuyos diagnósticos diferenciales incluyen dolor anterior de la rodilla por inclinación o mal recorrido de la rótula, inestabilidad lateral de la rótula, condromalacia de la rótula, artritis patelofemoral, tendinitis del cuádriceps y rotuliana, síndrome de plica medial, síndrome de cojín adiposo, rodilla de corredor o irritación de la banda IT sobre el epicóndilo lateral femoral y bursitis de la pata de ganso. Obtener una historia clínica detallada y llevar a cabo un examen físico apropiado son clave en el diagnóstico y tratamiento.

Es crítico determinar si los síntomas del paciente son primarios o secundarios. Los síntomas patelofemorales primarios pueden ser causados por un nivel aumentado de actividad, una banda IT tensa, lesión o una caída. Los síntomas patelofemorales secundarios pueden estar vinculados con una lesión o patología interna de la rodilla, incluyendo desgarros de menisco, rotura de ligamento y lesión cartilaginosa.

HISTORIA CLÍNICA Y PRESENTACIÓN

- Los pacientes con síndrome patelofemoral o dolor por mal recorrido de la rótula, con frecuencia presentan incomodidad al caminar o bajar escaleras, así como:
  - Al sentarse desde una posición de pie.
  - Al ponerse de pie desde una posición sentada.
  - Acuclillarse.
  - Caminar cuesta arriba o cuesta abajo.
  - Dolor después de estar mucho tiempo sentado o con la rodilla flexionada.
- En ocasiones puede obtenerse un antecedente de incremento en la actividad o en la frecuencia de ejercicio.
- Los pacientes pueden no tener dolor al caminar sobre una superficie plana.

EXPLORACIÓN FÍSICA

- Se explora la marcha primero, poniendo atención a la posición y movimiento de la rótula.
- La exploración de la cadera se realiza con rango de movimiento incluyendo rotación interna y externa.
- La anteversión femoral excesiva y rotación interna de la cadera se vinculan con dolor patelofemoral.
- Se explora la banda IT revisando en busca de dolor sobre el trocánter mayor posterior y el epicóndilo femoral lateral. Con frecuencia están presentes tensión concomitante en la banda IT y mal desplazamiento patelofemoral. Se le pregunta al paciente sobre la localización del dolor. Se realiza prueba de Ober y se comparan ambos lados para evaluar la tensión de la banda IT.
- Se exploran y se comparan los cuádriceps para evaluar en busca de atrofia.
- Se inspecciona la rodilla en busca de cicatrices quirúrgicas. Se palpan con cuidado el tendón del cuádriceps, el tendón patelar, el epicóndilo femoral lateral y el retináculo lateral.
  - Se busca y se documenta la presencia de dolor sobre la línea articular patelofemoral lateral y medial.
  - Se revisa la movilidad rotuliana lateral y medial, y se busca aprehensión con tracción lateral en extensión.
  - Se documenta si existe una localización lateral del tubérculo tibial y un ángulo Q elevado.
- Se revisa el rango de movimiento activo y pasivo poniendo atención a la presencia de crepitación con el movimiento. También se revisa si se presenta dolor con la extensión de la rodilla contra resistencia en un ángulo bajo y alto de flexión de la rodilla.
- Hay varios factores que pueden estar vinculados al síndrome de dolor patelofemoral. El ángulo de inclinación de la rótula mayor de lo normal, el ángulo del surco troclear, el ángulo Q, la atrofia y debilidad del cuádriceps, la debilidad de la cadera para la abducción, extensión y rotación externa, son todos factores que están más comúnmente presentes en pacientes con SRF comparados con los controles, y deben examinarse durante la evaluación del paciente.

ESTUDIOS DE IMAGEN

Rayos X

Se revisan las radiografías simples de la rodilla, incluyendo AP, lateral, de Rosenberg y en amanecer.

- Se evalúan de manera cuidadosa las vistas laterales para buscar una tróclea poco profunda o convexa, y en busca de efusión.
- Se revisa la vista en amanecer en busca de inclinación y osteofitos. Se documenta cualquier estrechamiento de la línea articular, quistes, esclerosis u osteofitos.

RM
- Para las lesiones agudas o antecedentes que hagan sospechar subluxación lateral o dislocación, se revisan el retináculo medial y el ligamento patelofemoral medial (LRFM) en busca de señales que indiquen lesión, y el epicóndilo femoral lateral puede tener una contusión traumática característica.
- Se evalúan de modo cuidadoso los cortes axiales en busca de inclinación y pérdida de cartílago. La señalización en hueso en la rótula en las imágenes sopesadas en T2 o equivalentes, se relacionan con condromalacia y artritis.

MANEJO NO QUIRÚRGICO

- El manejo conservador comprende medicamentos antiinflamatorios orales, modificación de actividades y terapia, incluyendo ejercicios en casa, terapia supervisada o terapia física formal.
- Las modalidades terapéuticas deben basarse en la exploración cuidadosa e identificación de patologías presentes.
  - Con frecuencia está indicado el enfoque en el cuádriceps en general, sobre todo en el fortalecimiento del vasto medial oblicuo (VMO).
  - Puede incluir ejercicios de cadena abierta, como elevaciones con las piernas rectas con o sin pesas en rotación neutral y externa, así como ejercicios de cadena cerrada, como las sentadillas contra una pared.
  - También la terapia debe enfocarse en estiramiento de las bandas IT. En algunos pacientes es útil el fortalecimiento del rotador externo de la cadera y los extensores de la cadera.
- Involucrar al enfermo en su terapia enseñándole algunos ejercicios para hacer en casa es clave para el éxito de la terapia. La falta de apego del paciente a los ejercicios en casa es la principal razón para el fallo en el manejo conservador.

INDICACIONES QUIRÚRGICAS

La cirugía puede estar indicada para aquellos con síntomas refractarios a pesar del manejo conservador. El procedimiento quirúrgico depende de la patología presente.
- Para la inclinación de la rótula se considera la liberación lateral artroscópica o abierta.
- El paciente con un ángulo Q alto o inestabilidad recurrente puede beneficiarse de transferencia del tubérculo tibial, reconstrucción del ligamento patelofemoral medial vs. avance del VMO con liberación lateral.
- La pérdida concomitante de cartílago puede beneficiarse de procedimientos específicos para cartílago como la microfractura, el implante de cartílago autólogo, facetectomía o rotulectomía parcial.
- El remplazo patelofemoral o total de la rodilla se considera para pacientes con artritis terminal de la articulación patelofemoral.

BIBLIOGRAFÍA

Clifton R, Ng CY, Nutton RW. What is the role of lateral retinacular release? *J Bone Joint Surg Br.* 2010;92(1):1-6.

Collado H, Fredericson M. Patellofemoral pain syndrome. *Clin Sports Med.* 2010;29(3): 379-398.

Cook C, Mabry L, Reiman MP, *et al.* Best tests/clinical findings for screening and diagnosis of patellofemoral pain syndrome: a systematic review. *Physiotherapy.* 2012;98(2):93-100.

Lankhorst NE , Bierma-Zeinstra SM , van Middelkoop M. Factors associated with patellofemoral pain syndrome: a systematic review. *Br J Sports Med.* 2013;47(4):193-206.

Nunes GS , Stapait EL, Kirsten MH *et al.* Clinical test for diagnosis of patellofemoral pain syndrome: systematic review with meta-analysis. *Phys Ther Sport.* 2013;14(1):54-59.

Rixe JA, Glick JE, Brady J *et al.* A review of the management of patellofemoral pain syndrome. *Phys Sportsmed.* 2013;41(3):19-28.

ARTRITIS TEMPRANA EN ATLETAS Y PACIENTES JÓVENES

JAY BOUGHANEM

INTRODUCCIÓN

Los pacientes con enfermedad articular degenerativa de la rodilla, con una expectativa de vida mayor que aquéllos con articulaciones artificiales actuales, y que realizan actividades que se espera causen un desgaste articular aumentado, o tienen demandas de trabajo altas, pueden requerir un manejo diferente comparado con pacientes fisiológicamente mayores o con menores demandas.

Los principios más importantes en el manejo de pacientes jóvenes con pérdida de cartílago o artritis temprana son manejar de manera apropiada las expectativas del paciente; intentar restablecer el eje mecánico y la estabilidad de la articulación si es que no está alineada, o está inestable y abordar el defecto en el cartílago con base en el tamaño y localización.

HISTORIA CLÍNICA Y PRESENTACIÓN

- Los pacientes pueden presentar dolor en reposo, dolor relacionado con actividad física o inestabilidad. También pueden describir crepitación articular, «pops», articulación que cede, inflamación o pérdida del rango de movimiento y la fuerza.
- El dolor por lo regular se centra sobre la línea articular, por lo común, sobre la línea articular medial vs. la línea articular lateral.
- El **dolor tibiofemoral** empeora con el soporte de peso y al caminar sobre una superficie plana. Por el contrario, el **dolor patelofemoral** empeora al subir o bajar escaleras, ponerse de pie desde una posición sentada, sentarse desde una posición sentada y después de estar sentados durante mucho tiempo.
- El traumatismo previo a la articulación con lesión de menisco y ligamento no es infrecuente. Más aún, los pacientes pueden tener intervenciones previas, abiertas o artroscópicas, incluyendo procedimientos de meniscos, ligamentos o cartílago.
- El impacto de los síntomas sobre la vida del paciente es muy significativo, con incapacidad secundaria para participar en deportes o actividades recreativas al dolor o discapacidad.
- Es importante preguntar al paciente en relación con su nivel de actividad previo, su trabajo y su participación en actividades deportivas. Más aún, discutir la historia natural de la artritis y el resultado anticipado, con y sin tratamiento, y la probabilidad de requerir intervenciones posteriores, ayuda a establecer expectativas apropiadas.
- Es importante documentar hallazgos relacionados con síntomas patelofemorales (dolor al subir escaleras, al ponerse de pie desde una posición sentada, sentarse desde una posición de pie, etc.) en la historia clínica, ya que la exploración patelofemoral puede no ser muy específica.

EXPLORACIÓN FÍSICA

La evaluación del paciente debe incluir la exploración de la apariencia general, su hábito corporal, marcha, columna lumbar, cadera y rodilla, con comparación del lado contralateral cuando se encuentran hallazgos anormales.

- Se debe observar la marcha del paciente en busca de cojera, rigidez de rodilla, empuje en varo o valgo o mala alineación. Más aún, se debe documentar si existe dificultad para ponerse de pie desde una posición sentada o para sentarse desde una posición de pie.
- El explorador debe buscar la presencia de dolor con la elevación de la pierna recta, con la inclinación lateral de la espalda baja, así como explorar la función motora distal, la sensibilidad y los reflejos para descartar una patología concomitante de la espalda baja.
- La exploración de cadera debe incluir rodamiento en tronco y rango de movimiento.
- Se revisa el rango de movimiento activo y pasivo de la rodilla y se compara con el otro lado.
  - Se documenta la presencia de contracturas en flexión y extensión. Se inspecciona la rodilla en busca de cicatrices quirúrgicas, atrofia muscular y efusión.
  - Se documenta la localización del tubérculo tibial en relación con la parte media de la rótula y el ángulo Q.
  - Se palpa la articulación en busca de efusión o dolor a la palpación medial, lateral y en la articulación patelofemoral. Se documenta cualquier dolor a la palpación sobre el tendón patelar, el tendón del cuádriceps y el retináculo medial y lateral.
  - Se lleva a cabo un cuidadoso examen en busca de inestabilidad, incluyendo estrés en varo, valgo y a 30° para los colaterales, maniobra de cajón anterior y posterior y prueba de Lachman, comparados con los del otro lado. La crepitación sobre la articulación tibiofemoral o patelofemoral puede indicar lesiones cartilaginosas «en beso».

- El examen en busca de patología patelofemoral no es específico, y el diagnóstico es más fácil de establecer con base en los antecedentes del paciente. Sin embargo, el dolor con la extensión activa de la rodilla contra resistencia, a diferentes ángulos de flexión, puede indicar patología patelofemoral. El dolor a la palpación sobre la línea articular, aunque es una prueba sensible para la pérdida de cartílago/artritis y desgarros en meniscos, no es específica para ninguna de esas patologías.

ESTUDIOS DE IMAGEN

Rayos X
- Las vistas de cadera a tobillo, de pie, de los huesos que soportan peso, son críticas e indispensables para evaluar a un paciente joven con sospecha de artritis. Cualquier desviación del eje mecánico neutral en estas radiografías debe documentarse y compararse con el otro lado. El restablecimiento de un eje cercano al neutral es una de las metas del tratamiento.
- Se revisan las radiografías estándar de rodilla, incluyendo AP, PA a 30° de flexión, lateral y en amanecer. Las vistas AP y PA deben obtenerse con el paciente de pie. Las radiografías cuando no se está soportando peso pasarán por alto el estrechamiento de la línea articular.

RM
- Las lesiones de cartílago se demuestran en la RM en dos formas: directa e indirecta.
  - **De forma indirecta:** la pérdida de cartílago causará un incremento en el estrés al hueso, y esto puede observarse con facilidad como edema y señalización de fluido intraóseo en las secuencias en T2 y equivalentes. Esto puede identificarse fácilmente aun si el escaneo de RM es de menos resolución o con un imán más pequeño.
  - **De manera directa:** la pérdida de cartílago puede ser una lesión deficiente de cartílago que está llena de fluido sobre la superficie articular en las secuencias T1 y T2.
  - **Correlacionar los hallazgos directos e indirectos** incrementará la precisión de la interpretación.
- Si el médico no tiene acceso a un imán de alta resolución/alto poder, puede ser útil una **artrografía por** RM para obtener una lectura más precisa. Esto también es útil en aquellos que han tenido una cirugía previa de rodilla.

TC
- Si está contraindicada la RM por la presencia de un marcapasos o por cualquier otro motivo, se puede usar una **artrografía por TC** para evaluar los meniscos y el cartílago. Este estudio mostrará defectos en el cartílago, pero no edema secundario.

MANEJO NO QUIRÚRGICO

El manejo conservador en pacientes con pérdida de cartílago debe enfocarse en la pérdida de peso, cuando sea apropiada, modificación de actividades, control del dolor, restablecimiento del rango de movimiento de la rodilla y revertir la atrofia muscular. Se puede considerar el uso de arneses, pero no hay evidencia concluyente que apoye su utilización. Las inyecciones de esteroides a una articulación con cartílago globalmente sano, pero con un defecto limitado, deben ser empleadas de forma juiciosa, y se deben evitar los anestésicos locales.

- A los pacientes se les puede aconsejar evitar los ejercicios de alto impacto. Se pueden hacer ejercicios alternativos en lugar de correr y sugerir ejercicios cardiovasculares que no involucren impacto articular, como la caminata, natación, utilizar una bicicleta estacionaria o una máquina de remo.
- Para el control del dolor se pueden dar antiinflamatorios no esteroideos orales, acetaminofén, inhibidores de la COX-2.
  - Los medicamentos orales deben ser usados en forma juiciosa, ya que estos problemas pueden tener consecuencias a largo plazo, y los medicamentos orales pueden tener efectos deletéreos sobre el hígado y los riñones. Los pacientes deben ser advertidos en relación con los efectos secundarios negativos del uso a largo plazo de estos fármacos.
  - En la medida de lo posible se debe desalentar el uso de narcóticos para el control del dolor.
- Si existen contracturas en flexión o extensión, se debe utilizar la terapia física y en el hogar para intentar restablecer el rango de movimiento completo. Esto es de particular importancia si se planean intervenciones quirúrgicas. El médico debe considerar retrasar la cirugía hasta que se haya optimizado el rango de movimiento mediante la terapia física y en el hogar.
- El fortalecimiento debe enfocarse en fortalecimiento del tronco, la cadera y la rodilla.
  - El fortalecimiento de la rodilla debe incluir ejercicios para el cuádriceps y los isquiotibiales. Se puede dar seguimiento a la terapia mediante mediciones de la circunferencia del cuádriceps 2-4 cm por encima del polo posterior de la rótula.
  - Los ejercicios de fortalecimiento pueden incluir elevaciones con las piernas rectas, sentadillas con 1 o 2 piernas recargado en una pared y contracciones de los músculos isquiotibiales en posición prona.

- Puede haber dolor patelofemoral secundario en la rodilla sin importar la etiología primaria de los síntomas del paciente. Esto puede deberse a descompensación general, atrofia del cuádriceps y tensión de la banda iliotibial.
- El explorador puede tener dificultad para definir una causa primaria *vs.* secundaria. La terapia física y la terapia en casa deben comprender rehabilitación patelofemoral apropiada que incluya fortalecimiento del cuádriceps/vasto medial, estiramiento de la banda iliotibial y fortalecimiento de los rotadores externos y extensores de la cadera.
- Las guías de la AAOS para artritis de rodilla sugieren seguimiento regular del paciente, pérdida de peso, modificación de actividades, ejercicios de bajo impacto y de rango de movimiento, y fortalecimiento del cuádriceps; aconsejan no emplear plantillas para los zapatos, y no hay recomendaciones a favor o en contra de los arneses para aligerar la carga.

INDICACIONES QUIRÚRGICAS

Las dos principales indicaciones de cirugía en pacientes con pérdida de cartílago son evaluar síntomas en aquellos que han presentado fallo en el manejo conservador e intentar detener un mayor deterioro de la articulación. La cirugía en asintomáticos debe abordarse con extremo cuidado y evitarse de ser posible.

- El primer objetivo de la cirugía es restablecer el alineamiento neutral con el eje mecánico articular tibiofemoral y un desplazamiento normal patelofemoral. A diferencia de los pacientes adultos mayores, en quienes la meta de las osteotomías en el plano coronal puede ser sobrecargar el compartimento no afectado, en el paciente joven se busca un eje mecánico neutral equivalente al del lado no afectado en casos de involucro unilateral.
- La corrección en el plano coronal incluye osteotomía tibial alta en cuña de apertura medial para la deformidad en varo y osteotomía femoral distal en cuña de apertura para la deformidad en varo.
- Cuando el desplazamiento patelofemoral es anormal, se utiliza la transferencia del tubérculo tibial combinada con liberación lateral y avance medial del VMO o reconstrucción del ligamento patelofemoral medial.
- Los defectos en el cartílago se abordan con base en el tamaño y localización. En la articulación tibiofemoral se puede considerar la microfractura o el trasplante de autoinjerto osteocondral (autoinjerto con OATS [*Trasplante osteocondral*] para lesiones pequeñas (<2-4 cm²). Para lesiones más grandes se consideran el implante autólogo de condrocitos (IAC) o el trasplante de aloinjerto osteocondral (aloinjerto con OATS).
- En la articulación patelofemoral, el pronóstico de los defectos de cartílago es más reservado. El trasplante de cartílago autólogo es un uso fuera de lo normal indicado para los defectos patelares, pero algunos estudios recientes muestran tasas relativamente altas de éxito cuando se corrige el mal desplazamiento de la rótula.
- El plan quirúrgico debe incluir en forma primaria la corrección del alineamiento mecánico o del mal desplazamiento y en forma secundaria el defecto del cartílago.

TÉCNICA QUIRÚRGICA

Osteotomía tibial proximal

- El paciente se coloca en posición supina sobre una mesa radiolúcida, anticipando el uso de fluoroscopia intraoperatoria. Se emplea un bulto bajo la cadera para obtener rotación neutral de la extremidad inferior con la rótula viendo directamente hacia arriba. Se aplica un torniquete sobre la parte proximal del muslo y se desangra la extremidad. Se puede utilizar una incisión posteromedial o una incisión recta anterior.
- Se corta el periostio y se eleva proximal al tubérculo tibial. El periostio se eleva por completo en forma posterior y se coloca un retractor sobre la tibia posterior para proteger el haz neurovascular.
- Se coloca una guía bajo observación fluoroscópica comenzando a nivel justo proximal a la inserción del ligamento patelar sobre el tubérculo tibial y se dirige hacia el hueso esponjoso metafisiario a nivel de la estiloides de la cabeza del peroné, iniciando de forma distal y medial, y progresando en dirección oblicua, proximal y lateral.
- Se protege el ligamento patelar. Se usa una sierra oscilante para cortar sobre la guía permaneciendo 1 cm medial a la corteza lateral.
- Se deja intacta la corteza lateral. Se utiliza un osteótomo ancho y recto para abrir de manera ligera la osteotomía, seguido de cuñas para huesos progresivamente más grandes y un separador laminar.
- Se pueden emplear dos separadores laminares para abrir de modo gradual la osteotomía, permitiendo la colocación de la placa de fijación preferida de coronal media hacia posterior.
- Se coloca un cilindro de alineamiento o el cable del Bovie en el centro de la cabeza femoral y el centro del astrágalo, y se observa sobre la rodilla para confirmar un eje mecánico neutral.

- Se elige una placa que corresponda con la abertura requerida y se fija. Se colocan dos tornillos de hueso esponjoso en forma proximal y dos tornillos para hueso cortical en forma distal. Se usa un injerto de hueso para llenar el defecto. Se utiliza una grapa en forma lateral si se encuentra alguna brecha en la corteza lateral.
- El rango de movimiento pasivo se inicia de inmediato después de la cirugía, y se emplea un arnés con bisagra para rodilla para proteger el soporte de peso hasta que la osteotomía cicatrice.

Osteotomía distal femoral

- El posicionamiento se lleva a cabo como se describió para la osteotomía tibial alta. Se puede utilizar una incisión lateral anterior o alejada. La banda IT se puede dividir o cortar. El vasto se puede dividir en línea o elevar el *septum* intermuscular y retraerlo en forma anterior.
- La disección perióstica se lleva a cabo en forma posterior con la rodilla en flexión y se coloca un retractor de Homan detrás del fémur.
- Se coloca una guía comenzando en la cara más proximal del brote metafisiario lateralmente y se lleva de proximal lateral a dirección distal medial hacia el hueso esponjoso, justo distal al final del brote.
- Se utiliza una sierra oscilatoria para hacer un corte parcial distal a la guía y se deja la corteza intacta. A continuación se abre la osteotomía con el osteotomo y cuñas para hueso. Se pueden emplear dos separadores laminares para obtener una abertura gradual y controlada.
- Se coloca una placa de fijación de tamaño apropiado entre los separadores laminares después de la confirmación fluoroscópica de un eje mecánico de 0°. La fijación se lleva a cabo con dos tornillos distales para hueso esponjoso y dos tornillos corticales proximales. El defecto se llena con injerto de hueso.
- Las instrucciones posoperatorias son similares a las de la osteotomía tibial alta.

Transferencia del tubérculo tibial con liberación lateral y avance del vasto medial

Liberación lateral

- La liberación lateral está indicada para la inclinación aislada. La transferencia del tubérculo tibial está indicada para la traslación.
- Se usan la misma posición y configuración descritas antes. Se utiliza una incisión anterior en la rodilla. Se identifican el tendón del cuádriceps, el ligamento patelar, el vasto medial y el vasto lateral.
- La liberación lateral desinserta la rótula de las estructuras laterales de tejidos blandos. Éstas incluyen la banda IT y el retináculo lateral. Se puede dejar intacta la cápsula articular. Se debe tener cuidado de preservar las estructuras vasculares.
- El ligamento patelofemoral y el ligamento rotulotibial son confluencias del retináculo lateral, y son desinsertadas junto con el retináculo lateral.

Avance del vasto

- Se realiza una artrotomía pararrotuliana dejando un manguito de tejido sobre la rótula medial.
- Al cerrar, el manguito medial de tejido unido a la rótula se cierra sobre el tejido retinacular medial unido al vasto en forma de «pantalón sobre chaleco» para elevar la rótula con el vasto avanzado hacia el polo medio de la rótula.

Transferencia del tubérculo tibial

- Se incide el periostio sobre la cara medial y lateral del tendón patelar y el tubérculo tibial y distal al tubérculo. Se eleva el periostio más en dirección posterior y lateral al nivel de la esquina posterior lateral de la tibia. Se deja una bisagra distal intacta.
- Se emplea una sierra oscilatoria para hacer cuatro cortes.
  - Se realiza un corte transverso a nivel de la inserción del tendón patelar sobre el tubérculo tibial.
  - Se lleva a cabo un corte sagital medial directamente posterior justo medial al tubérculo.
  - Lateralmente, se hace un corte oblicuo largo y un contra-corte oblicuo corto que se cruzan más allá del borde lateral del tubérculo y hacia el borde posterior lateral de la tibia.
  - Dejando intacta la cara medial, los cortes se terminan con un osteotomo y se moviliza el tubérculo en forma medial y anterior, junto con un puente largo de hueso distal a él.
- Se usan dos tornillos de 3.5 mm para fijar la osteotomía en su nueva localización. El remanente medial se reseca y se utiliza como injerto de hueso. Se puede emplear aloinjerto de matriz desmineralizada de hueso adicional para rellenar el defecto lateral.
- Al paciente se le mantiene con carga de peso hasta el toque de los dedos, hasta que la osteotomía cicatrice.

Microfractura

* La microfractura, que puede realizarse artroscópicamente, es apropiada para defectos más pequeños (2-4 cm^2) y se piensa que es más exitosa cuando se lleva a cabo en el cóndilo femoral comparada con la meseta tibial y la rótula.
* Se identifican los bordes de las lesiones grados 3 y 4. Se puede utilizar una cureta o cureta en anillo para definir los bordes del defecto y crear una brecha cilíndrica con hombros verticales rodeando la brecha. Se usa una cureta para remover la capa de cartílago calcificada en el piso del defecto.
* Se puede emplear un punzo de Steadman o una broca de 2 mm para taladrar el lecho óseo. El punzo debe penetrar el hueso subcondral en forma vertical.
* Se crean microfracturas con 5 mm de separación y deben ser de al menos 5 mm de profundidad. Si se colocan las microfracturas demasiado juntas se corre el riesgo de hacer una fractura inestable.
* Se libera el torniquete para mostrar sangrado de los sitios de microfractura o de las perforaciones, y si no existe sangrado, la microfractura o el agujero se pueden hacer más profundos.
* El paciente se mantiene con soporte de peso hasta el toque de los dedos o sin soportar peso durante 6 semanas, y se utiliza una máquina de rango de movimiento continuo durante 6 semanas, 6 horas al día.

Implante autólogo de condrocitos

* El IAC puede ser apropiado para defectos más grandes (>2-4 cm^2). Las células se toman de forma artroscópica del área que no sostiene peso sobre la cara medial o lateral de la escotadura femoral. Las células se cosechan, se empaquetan y se envían a un laboratorio donde se cultivan, y las células de cartílago multiplicadas se envían de regreso para ser implantadas.
* La implantación requiere una artrotomía medial o lateral, dependiendo del sitio del defecto. Se identifican los bordes de las lesiones grados 3 y 4. Se puede emplear una cureta o cureta en anillo para definir los bordes del defecto y crear una brecha cilíndrica con hombros verticales rodeando la brecha.
* Se usa una cureta para remover la capa de cartílago calcificada en el piso del defecto. Se puede suturar una capa de periostio tomado de la tibia proximal o una membrana artificial en forma circunferencial para crear una brecha cilíndrica cubierta herméticamente. Primero se sutura la membrana y luego se pega excepto en el sitio donde se insertará el coloide celular. Se inyectan las células y se coloca una sutura final y pegamento.
* El manejo posoperatorio es similar a la de la microfractura.

Autoinjerto OAT

* El autoinjerto OAT, al igual que la microfractura, puede ser apropiado para defectos más pequeños (<2-4 cm^2). El procedimiento puede llevarse a cabo en forma abierta o artroscópica. Pueden requerirse portales accesorios, incluyendo portales de tendón traspatelar.
* Si se intenta la técnica artroscópica, la rodilla se estabiliza al nivel de flexión óptimo y se utiliza una aguja para columna para localizar el punto óptimo del puerto accesorio que permitirá el abordaje vertical al cartílago donador.
* Se obtienen los injertos de cartílago que no soporta peso, con base en el tamaño del defecto. Los sitios donadores incluyen:
  * Tróclea distal medial.
  * Escotadura intercondilar femoral inferior medial e inferior lateral.
  * *Sulcus terminalis* o la unión del cóndilo femoral distal que soporta peso.
  * Cartílago troclear que no soporta peso.
* Los injertos por lo regular son de 5 mm de diámetro y 15 mm de profundidad. Los sitios de toma se mantienen a una separación de 2 mm.
* Se prepara al receptor. Se utiliza una aguja para columna y varios ángulos de flexión o extensión de la rodilla para determinar el sitio óptimo para la incisión del puerto artroscópico. Se emplea una fresadora para preparar el sitio receptor, el cual se taladra 2-3 mm más profundo que el tapón adquirido del sitio donador. Los tapones se colocan de forma suave y atraumática en su sitio.
* Los pacientes se mantienen sin soportar peso o con soporte de peso hasta el toque de los dedos durante 6-8 semanas. El rango de movimiento pasivo se inicia de inmediato.

Aloinjerto OAT

* El aloinjerto OAT, al igual que el IAC, puede ser apropiado para defectos más grandes (>2-4 cm^2).
* Se requiere un cóndilo de las mismas características en cuanto a lado y tamaño. Éste por lo general se congela en seco sin ser irradiado. El procedimiento puede realizarse de forma abierta o artroscópica. Dado que el procedimiento se lleva a cabo para defectos de mayor tamaño, es más probable que se requiera una artrotomía perirrotuliana o una miniartrotomía.
* Se puede preparar primero el sitio receptor utilizando una fresadora de tamaño apropiado. El sitio puede cubrirse con un tapón grande o múltiples tapones pequeños.
* Los injertos donadores se obtienen del sitio correspondiente a donde el receptor tiene el defecto, con base del tamaño del defecto.

- El fallo se debe a rechazo del hueso al aloinjerto, ya que se requiere que la parte ósea del aloinjerto se incorpore por sustitución en arrastre para una cirugía exitosa. La técnica debe buscar usar tapones donadores que tengan un mínimo espesor de hueso.
- Los tapones se colocan de forma gentil y atraumática en su sitio.
- Los pacientes se mantienen sin soportar peso o con soporte de peso hasta el toque de los dedos durante 6-8 semanas. El rango de movimiento pasivo se inicia de inmediato.

REHABILITACIÓN POSOPERATORIA Y EXPECTATIVAS

Dependen del procedimiento quirúrgico utilizado.

BIBLIOGRAFÍA

Brown GA. AAOS clinical practice guideline: treatment of osteoarthritis of the knee: eviden-ce-based guideline, 2nd edition. *J Am Acad Orthop Surg.* 2013;21(9):577-579.

Gomoll AH, Farr J, Gillogly SD et al. Surgical management of articular cartilage defects of the knee. *J Bone Joint Surg Am.* 2010;92(14):2470-2490.

Gudas R, Kalesinskas RJ, Kimtys V et al. A prospective randomized clinical study of mosaic osteochondral autologous transplantation versus microfracture for the treatment of osteochondral defects in the knee joint in young athletes. *Arthroscopy.* 2005;21(9): 1066-1075.

Jevsevar DS . Treatment of osteoarthritis of the knee: evidence-based guideline, 2nd edition. *J Am Acad Orthop Surg.* 2013;21:571-576.

LESIONES DEL LIGAMENTO PATELAR Y DEL TENDÓN DEL CUÁDRICEPS

JAY BOUGHANEM

INTRODUCCIÓN

La disrupción traumática por mecanismo extensor puede presentarse a nivel del tendón del cuádriceps, rótula o ligamento patelar. Las roturas del tendón del cuádriceps son más frecuentes en pacientes >40 años con comorbilidades médicas, en tanto que las roturas del ligamento patelar se presentan más en pacientes <40 años de edad. El método principal para diagnosticar estas entidades es la historia clínica y la exploración física, en tanto que las radiografías simples y la RM pueden tener funciones confirmatorias.

HISTORIA CLÍNICA Y PRESENTACIÓN

- Los pacientes con **rotura del tendón del cuádriceps** presentan inicio súbito de dolor relacionado con carga excéntrica sobre el cuádriceps, con efusión de la rodilla e incapacidad para caminar o extender la rodilla. Es más común en hombres en la quinta o sexta décadas de la vida, con comorbilidades médicas que incluyen gota, enfermedad renal, diabetes o hipertiroidismo.
- Los sujetos con **rotura del ligamento patelar** presentan inicio súbito de dolor con efusión de la rodilla y dificultad para caminar y también para extender la rodilla. La rotura del tendón del cuádriceps ocurre en una posición más extendida comparada con la rotura del ligamento patelar, donde la rodilla está en una posición relativamente más flexionada.

EXPLORACIÓN FÍSICA

- El paciente tendrá dificultad para ponerse de pie o sostener peso con la extremidad afectada. A la inspección, habrá efusión en la articulación afectada. En la rotura completa, éste será incapaz de extender de forma activa la rodilla o mantener la rodilla extendida en contra de la gravedad. La rótula tendrá más movilidad lado a lado en la articulación afectada.
- En la inspección y palpación, el enfermo tendrá una rótula más baja en el lado afectado con rotura del tendón del cuádriceps. El paciente tendrá una rótula más alta en el lado afectado con rotura del ligamento patelar. Hay un defecto palpable presente sobre el cuádriceps o el ligamento patelar.

ESTUDIOS DE IMAGEN

Rayos X
- Las radiografías simples mostrarán una rótula baja con la rotura del tendón del cuádriceps y una rótula alta con la rotura del ligamento patelar. Esto es más evidente en las vistas laterales.

- Más aún, las radiografías simples pueden revisarse en busca de efusión, así como la continuidad del ligamento patelar y del tendón del cuádriceps en las vistas laterales.

RM

- Es útil para confirmar los hallazgos en la historia clínica y la exploración física, pero no se requiere antes de la cirugía. Además es útil en aquellos que no cooperan con la exploración o en los que el diagnóstico no puede establecerse sólo con la evaluación clínica.

MANEJO NO QUIRÚRGICO E INDICACIONES QUIRÚRGICAS

- La cirugía está indicada en pacientes con pérdida traumática completa del mecanismo extensor para restaurar la función que se tenía antes de la lesión. El manejo conservador sólo está indicado en aquéllos con rotura incompleta. La capacidad para extender la rodilla o mantenerla extendida contra resistencia es lo que diferencia la rotura completa de la incompleta.
- El manejo conservador comprende preservar la extensión de la rodilla hasta la cicatrización. Esto puede lograrse utilizando una férula de yeso bien acojinada desde el trocánter hasta el maléolo vs. un inmovilizador de rodilla durante 6 semanas. El paciente puede soportar peso a tolerancia, siempre y cuando se mantenga la extensión de la rodilla. Se establece terapia física formal o se dan instrucciones para terapia en casa para restablecer la fuerza y el rango de movimiento.

TÉCNICA QUIRÚRGICA

- La técnica para la rotura del tendón del cuádriceps y la rotura del ligamento patelar son similares; depende de si la disrupción es tendón a hueso o ligamento a hueso vs. basada en tejidos blandos.
- El paciente se coloca en posición supina, con un bulto debajo de la articulación de la cadera.
- Se emplea una incisión longitudinal sobre el plano sagital medio de la rodilla. Se lleva a cabo disección para exponer el defecto en el mecanismo extensor y el retináculo.
- Típicamente se usa alambre del núm. 2 o sutura no absorbible de Ethabond del núm. 5.
  - La **disrupción tejidos blandos-hueso** se repara con dos suturas de Krakow (cuatro extremidades) que se pasan sobre tres túneles óseos y se atan.
  - La **disrupción basada en tejidos blandos** se fija con dos suturas de Krakow que se atan en sus extremos distales.
- La fuerza de la reparación depende del número de hilos que pasan por la brecha. Al final del procedimiento, se examina la reparación en busca de cualquier brecha.

REHABILITACIÓN POSOPERATORIA Y EXPECTATIVAS

- El manejo posoperatorio es similar al manejo conservador descrito para las disrupciones incompletas.

BIBLIOGRAFÍA

Langford J. Extensor mechanism disruptions. *J Knee Surg.* 2013;26(5):291.

Lee D, Stinner D, Mir H. Quadriceps and patellar tendon ruptures. *J Knee Surg.* 2013;26(5):301-308.

Volk WR, Yagnik GP, Uribe JW. Complications in brief: quadriceps and patellar tendon tears. *Clin Orthop Relat Res.* 2014;472(3):1050-1057.

OSTEOCONDRITIS DISECANTE DE LA RODILLA

JAY BOUGHANEM

INTRODUCCIÓN

La etiología de la osteocondritis disecante de la rodilla (ODR) es sujeto de debate, y es tal vez multifactorial. Se ha sugerido que estas lesiones, al igual que las fracturas por esfuerzo, son causadas por esfuerzo o traumatismo repetitivo, principalmente por atrapamiento de la espina tibial medial sobre la zona de origen del LCP en el cóndilo femoral medial. Otras teorías sugieren un área de vertiente vascular, así como deformidades en la osificación de la epífisis.

La ODR es más común en la rodilla, pero también puede presentarse en el astrágalo y el *capitellum*, entre otros sitios. El pronóstico de la ODR se relaciona con la madurez esquelética del paciente, así como la localización de la ODR en la rodilla. La cara lateral del cóndilo femoral medial es la localización más común. La ODR en la rótula es muy rara.

Los pacientes con ODR con fisis abiertas y una localización típica en la cara medial del cóndilo femoral, que tienen una lesión de apariencia estable en la RM, tienen mejor pronóstico.

HISTORIA CLÍNICA Y PRESENTACIÓN

- El paciente clásico con ODR de la rodilla es un masculino joven con un sistema esquelético inmaduro. Los síntomas del paciente al momento de la presentación dependerán de la etapa de la ODR.
- Las lesiones tempranas con ablandamiento del cartílago pueden presentarse con dolor vago de la rodilla e inflamación intermitente. El dolor puede empeorar con la actividad, incluyendo la carga de peso, el caminar y correr. Sin embargo, los pacientes con lesiones desprendidas pueden quejarse de síntomas mecánicos como atoramiento, «pop» o una articulación que cede.

DIAGNÓSTICO DIFERENCIAL

Lesión cartilaginosa, artritis temprana, artritis inflamatoria, lesión de ligamento o menisco, cuerpos sueltos.

EXPLORACIÓN FÍSICA

- Se realiza una exploración ortopédica estándar y un examen de rodilla. Primero se explora la marcha.
  - En pacientes con ODR del cóndilo femoral se observa un patrón particular de marcha.
  - Este patrón incluye aumento del ángulo de rotación externa de la tibia y de forma subsecuente incremento del ángulo de progresión del pie para aliviar el atrapamiento de la espina tibial medial en la cara lateral del cóndilo femoral medial.
  - Esto puede relacionarse con una marcha antálgica.
- La exploración de cadera se realiza con rango de movimiento, pruebas para buscar atrapamiento y dolor con los rodamientos de tronco. La patología de cadera siempre debe estar en el diagnóstico diferencial cuando se examina la rodilla, en especial en adolescentes.
- La exploración de rodilla debe incluir rango de movimiento activo y pasivo, y pruebas de fuerza muscular.
  - Se debe documentar cualquier crepitación, atoramiento o «pops» con el rango pasivo de movimiento.
  - Se inspecciona la articulación en busca de atrofia del cuádriceps, efusión o cicatrices quirúrgicas. Debe ser palpada en busca de efusión, dolor a la palpación sobre la línea articular, y dolor a la palpación en las articulaciones tibiofemoral y patelofemoral; así como dolor a la palpación sobre el tendón patelar, el tendón del cuádriceps y el retináculo medial y lateral.
  - Se examina la estabilidad patelofemoral y el desplazamiento de la rótula. También se explora la estabilidad general.
- Cabe destacar que el síndrome patelofemoral y el dolor anterior de la rodilla pueden estar presentes con hallazgos secundarios. Esto puede estar relacionado con atrofia por desuso en el VMO y el cuádriceps, que es precipitado por la patología primaria.
- La **prueba de Wilson** puede ser específica para las lesiones típicas de ODR.
  - Para llevar a cabo la prueba, la rodilla se flexiona a 90°; se rota de manera interna la tibia y se extiende gradualmente la rodilla.
  - El dolor a 30° de flexión que se alivia con la rotación externa puede ser específica de atrapamiento de la espina tibial en la cara lateral del cóndilo femoral medial, la localización típica de la ODR.

ESTUDIOS DE IMAGEN

Rayos X
- Se solicitan y revisan las radiografías estándar de rodilla, incluyendo AP soportando peso, PA soportando peso con 30° de flexión, lateral y vista en horizonte.
- No es infrecuente pasar por alto lesiones de ODR en las radiografías simples. **Una alta sospecha de ODR amerita añadir una vista de escotadura.** El paciente yace en posición prona con la rodilla flexionada a 40° y el haz de rayos X se angula en forma caudal a 40°.

RM
- La RM es útil para clasificar de mejor forma la lesión y para descartar cualquier patología vinculada.

- La RM establecerá la localización exacta y el tamaño de la lesión. Más importante, ayudará a elucidar si la lesión es estable, inestable o desprendida. Un anillo de fluido que rodea a la ODR indica una lesión inestable.

CLASIFICACIÓN

Existen muchos esquemas de clasificación para la ODR de la rodilla. Pero, al igual que muchas otras áreas de la ortopedia, la clasificación no está orientada al manejo o al pronóstico.

Una forma sencilla para clasificar las lesiones de ODR de la rodilla es describir lo siguiente:
1. ¿Están abiertas las fisis?
2. ¿La localización es típica o atípica?
3. ¿La lesión es estable, inestable o desprendida?

MANEJO NO QUIRÚRGICO

- El manejo conservador incluye modificación de actividades, uso de arneses o férulas, soporte de peso protegido, antiinflamatorios no esteroideos orales, así como terapia física formal y en casa. Los pacientes esqueléticamente inmaduros con una lesión estable y en una localización típica de ODR tendrán un pronóstico excelente con el manejo conservador.
- No existe evidencia de alto nivel que indique la superioridad de un método de manejo conservador sobre otro. Sin embargo, el principio más importante en el manejo de un enfermo en forma conservadora, es intentar liberar el estrés sobre la lesión de ODR. Se requiere la modificación de actividades y el abstenerse de ejercicios de impacto. Una férula de yeso en 30-40° de flexión de la rodilla es útil en pacientes cuando el apego está en duda.
- La terapia física está indicada para restablecer la pérdida de rango de movimiento y revertir cualquier atrofia muscular secundaria.

INDICACIONES QUIRÚRGICAS

La cirugía está indicada para lesiones inestables, desprendidas y estables que han fallado al manejo conservador.

Técnica quirúrgica

El manejo quirúrgico utilizado dependerá de la etapa de la lesión de ODR. **Las lesiones estables** pueden ser tratadas taladrando. El taladrado se puede realizar de forma artroscópica en forma transarticular o retroarticular.

Taladrado retroarticular artroscópico
- Se lleva a cabo una artroscopia diagnóstica de la rodilla. La lesión de ODR se identifica mediante visualización directa y fluoroscopia.
- Se inserta una guía de 2 mm en forma percutánea desde la metáfisis al centro de la lesión, y se confirma la posición de la guía mediante fluoroscopia con dos vistas ortogonales.
- Se inserta una segunda guía en forma similar en la periferia de la lesión. Con las dos guías definiendo la localización de la lesión, se dan varias pasadas con una broca de 2 mm.
- El manejo de una lesión inestable depende de la calidad y el estado de la propia lesión de ODR.
  - Si la lesión tiene suficiente hueso, puede debridarse junto con el sitio donador y fijarse empleando tornillos de compresión metálicos o tornillos bioabsorbibles.
  - Se puede usar una artrotomía medial o lateral para obtener acceso.
  - Si la lesión está fragmentada o no tiene suficiente composición de hueso, debe retirarse y tratarse como se describe para las lesiones desprendidas.
- Las lesiones de ODR desprendidas son tratadas con escisión del cuerpo suelto y requerirá evaluar y abordar el sitio donador, el cual puede ser tratado con microfractura, IAC, autoinjerto o aloinjerto OAT, como se ha descrito antes en esta sección.

REHABILITACIÓN POSOPERATORIA Y EXPECTATIVAS

El principio más importante en la rehabilitación es proteger el soporte de peso si se ha fijado una lesión inestable o se ha utilizado una técnica de microfractura e iniciar el rango de movimiento pasivo para evitar la rigidez.

BIBLIOGRAFÍA

Boughanem J, Riaz R, Patel RM et al. Functional and radiographic outcomes of juvenile osteochondritis dissecans of the knee treated with extra-articular retrograde drilling. *Am J Sports Med.* 2011;39(10):2212-2217.

Chambers HG, Shea KG, Anderson A et al. American Academy of Orthopaedic Surgeons clinical practice guideline on: the diagnosis and treatment of osteochondritis dissecans. *J Bone Joint Surg Am.* 2012;94(14):1322-1324.

Edmonds EW, Polousky J. A review of knowledge in osteochondritis dissecans: 123 years of minimal evolution from König to the ROCK study group. *Clin Orthop Relat Res.* 2013;471(4):1118-1126.

Quatman CE, Quatman-Yates CC, Schmitt LC et al. The clinical utility and diagnostic performance of MRI for identification and classification of knee osteochondritis dissecans. *J Bone Joint Surg Am.* 2012;94(11):1036-1044.

Schulz JF, Chambers HG. Juvenile osteochondritis dissecans of the knee: current concepts in diagnosis and management. *Instr Course Lect.* 2013;62:455-467.

JAY BOUGHANEM

INTRODUCCIÓN

El atrapamiento de hombro es una causa muy común de dolor de hombro y comprende un espectro de problemas que van desde bursitis subacromial a tendinitis del manguito rotador, desgarros del manguito rotador de espesor parcial o total y artropatía del manguito rotador. La teoría inicial acerca del atrapamiento de hombro es la teoría extrínseca, propagada por Codman al inicio de la década de 1900, y adoptada y expandida por los escritos de Neer y Bigliani. Ésta propone que el atrapamiento ocurre entre el acromion anterior/anterolateral y la tuberosidad mayor causando compresión sobre el manguito anterior. La compresión mecánica extrínseca causa inflamación en el manguito y la bursa, así como desgarros del manguito. Neer clasificó el atrapamiento en tres etapas. La primera es inflamación y hemorragia subacromial y bursal. La segunda es tendinitis del manguito y desgarros parciales del manguito. La tercera son desgarros de espesor total del manguito. Bigliani categorizó la morfología acromial con base en vistas de salud del hombro en acromion plano tipos I, II curvo y acromion en gancho tipo III.

La teoría intrínseca establece que la patología del manguito está más basada en la biología y no se relaciona con compresión extrínseca y fallo mecánico. Argumenta que la mayor parte de los desgarros parciales del manguito son articulares, no bursales, por tanto, la compresión mecánica no puede ser la única razón por la que ocurren. Argumenta que existe un área hipovascular de vertiente en el manguito anterior, esto explica la razón por la cual la mayor parte de los desgarros del manguito se presentan en las fibras anteriores del supraespinoso.

La causa real del atrapamiento y los desgarros del manguito es quizá una combinación de factores extrínsecos e intrínsecos.

HISTORIA CLÍNICA/PRESENTACIÓN

- Los pacientes con atrapamiento de hombro por lo común presentan dolor insidioso en el hombro, que es más localizado sobre el deltoides lateral y se exacerba con la elevación del brazo sobre la cabeza.
  - En la historia clínica, el paciente típicamente niega dolor o incomodidad con actividades que no requieren abducción/flexión frontal del hombro o con actividades realizadas con el codo de lado.
  - El sujeto también puede quejarse de dolor nocturno que puede o no despertarlo.
  - Los enfermos a menudo se quejan de dificultad para dormir sobre el hombro afectado.
  - El dolor en reposo es poco probable con el atrapamiento, y puede indicar artritis o capsulitis adherente.
  - Los síntomas mecánicos, incluyendo si la articulación se atora o cede, son más sugerentes de patología del labrum/labrum superior y menos probable que se presenten con atrapamiento o desgarros del manguito. Sin embargo, las lesiones labrales y las patologías de anclaje del bíceps pueden ocurrir de forma concomitante con atrapamiento y desgarros del manguito.
- Por otro lado, un paciente puede presentar empeoramiento agudo de dolor de hombro, así como debilidad de nuevo inicio superpuesta sobre una incomodidad crónica del hombro al elevar el brazo sobre la cabeza. Esto puede sugerir un desgarro agudo o subagudo del manguito, el cual puede beneficiarse de una intervención quirúrgica temprana.
  - Los desgarros del manguito por desgaste son más comunes en la población mayor, y hasta 30% de los pacientes >60 años de edad pueden tener desgarros del manguito. Los desgarros sintomáticos del manguito en el hombro contralateral son más comunes en sujetos mayores.
  - Los individuos con desgarros agudos del manguito por lo general presentan inicio agudo de dolor de hombro o debilidad después de un traumatismo agudo. Los desgarros agudos, de acuerdo con las guías de manguito rotador de la AAOS, pueden beneficiarse de una intervención quirúrgica temprana y deben ser evaluados de manera apropiada.
  - Los pacientes mayores que sufren una dislocación de hombro, aunque es menos probable que sufran dislocaciones recurrentes, es más común que padezcan desgarros traumáticos concomitantes del manguito, y deben ser evaluados y manejados de forma apropiada.
  - Si el dolor persiste después de una reducción exitosa y manejo conservador apropiado de una dislocación de hombro, está indicado mayor abordaje con una RM.
  - Los antecedentes personales o familiares de enfermedad autoinmune (lupus, AR, etc.) deben despertar sospecha de capsulitis adherente.
  - Los padecimientos de dolor durante el día, independiente de la actividad, son más consistentes con capsulitis adherente y artritis glenohumeral.

EXPLORACIÓN FÍSICA

Adquirir proficiencia al llevar a cabo una exploración de hombro completa y consistente, puede facilitarse organizándola en diferentes estructuras o patologías. Esto permitirá un plan y un proceso sistemático para evaluar a un paciente. La exploración de la columna cervical debe ser una parte indispensable e integral de toda exploración de hombro. Una variante sugerida es dividir la exploración en las siguientes secciones y seguir consistentemente el mismo orden con cada sujeto:

1. Exploración de la columna cervical (RDM, signos de tracto largo, sensación y fuerza en la extremidad superior, *spurling*).
2. Rango de movimiento activo y pasivo del hombro.
3. Inspección (puede incluir evaluación en busca de artropatía del manguito, prominencia AC, cicatrices quirúrgicas, asimetría).
4. Exploración para atrapamiento (Neer, Hawkins, rangos de movilidad activos).
5. Exploración de fuerza y del manguito (bote vacío, caída del brazo, retraso en la rotación externa, fuerza de abducción, levantamiento, rotación externa con aducción).
6. Exploración de la articulación AC para evaluar esguince, inestabilidad, artritis de la articulación AC (dolor a la palpación, aducción hacia el otro lado del cuerpo, prominencia).
7. Exploración SLAP (de Obrien).
8. Exploración del bíceps (dolor a la palpación antes con el brazo rotado internamente 10-20°, velocidad, Yergeson).
9. Articulación glenohumeral (artritis con dolor a la palpación en la línea articular anterior y posterior, crepitación con el movimiento glenohumeral, artropatía del manguito rotador con pseudoparálisis, escape anterosuperior).
10. Inestabilidad con la aprensión, recolocación, desplazamiento de carga, cajón, sulcus, sulcus con rotación externa.

También la inyección de anestésico local en el espacio subacromial puede ayudar en la exploración. Esto es en especial útil en pacientes con dolor relacionado con múltiples etiologías, que han tenido cirugía de hombro previa, o que tienen hallazgos atípicos que hacen más difícil el diagnóstico. Inclusive puede diferenciar entre la debilidad por defecto estructural en pacientes con desgarros del manguito y debilidad por inflamación y atrapamiento. Evaluar el rango de movimiento pasivo si existe déficit en el rango de movimiento activo es crítico para diferenciar entre atrapamiento/desgarros del manguito y capsulitis adherente.

La pérdida del rango de movimiento pasivo es el signo distintivo en aquéllos con capsulitis adherente.

ESTUDIOS DE IMAGEN

- Las radiografías simples de hombro deben incluir una vista anteroposterior del hombro, una vista axilar, una vista escapular en Y y el médico considerar una vista de salida. Una serie de hombro está incompleta y es inaceptable sin una vista axilar apropiada.
- Se puede emplear la vista anteroposterior para evaluar en busca de tendinitis calcificada, estrechamiento del espacio glenohumeral, quistes u osteofitos, migración proximal de la cabeza humeral (la distancia acromiohumeral normal es de 7 mm), artrosis de la articulación AC, osteofitos inferiores o inestabilidad. Los osteofitos inferiores a la articulación AC pueden precipitar o exacerbar el atrapamiento del hombro.
- Se pueden usar las vistas escapular en Y y la axilar para evaluar en busca de inestabilidad glenohumeral, pérdida de hueso glenoideo o lesiones óseas de Bankart.
- Se puede utilizar la vista de salida para evaluar la morfología acromial (acromion tipos 2 y 3) y osteofitos en la articulación AC inferior, condiciones que predisponen al atrapamiento. Más aún, deben documentarse la esclerosis del acromion anterolateral y la esclerosis y los quistes degenerativos de la tuberosidad mayor como posibles indicadores de atrapamiento.
- El ortopedista tratante debe evaluar cada serie de hombro, y si hay un reporte independiente de radiología, debe revisarse también y compararse con la propia lectura. Las series incompletas y las proyecciones inadecuadas deben repetirse.
- Se pueden llevar a cabo RM, artrografía por RM, TC y la artrografía por TC pueden utilizarse para evaluar más a fondo al hombro. Primero deben evaluarse la atrofia del manguito del hombro y los infiltrados grasos; esto puede hacerse empleando T1 o una RM equivalente o una TC con cortes sagitales. Se pueden usar cortes sagitales y coronales en T2 para evaluar el supraespinoso y el infraespinoso en busca de la localización y tamaño del desgarro. Se pueden utilizar los cortes axiales para evaluar el tendón del bíceps y el subescapular, así como pérdida de cartílago glenoideo y en el manguito posterior. Los desgarros labrales pueden verse con más facilidad en la artrografía por RM, pero a menudo pueden verse adecuadamente en la RM simple. Obtener una artrografía por RM para los desgarros labrales sigue siendo sujeto a debate.
- El médico/cirujano ortopedista debe revisar de forma personal todas las imágenes en 3D. Si existen reportes de radiología, deben ser revisados también, pero no reemplazar la evaluación del ortopedista tratante.
- El imán de RM y el software utilizado pueden afectar la calidad de la imagen obtenida. Por lo general, un imán de 0.7-T es insuficiente, y se requiere un imán de 1.5-T o mejor para obtener una visualización adecuada de los tejidos blandos y el cartílago. Los imanes abiertos para RM por lo común proporcionan una calidad de imagen inferior a los imanes cerrados.

MANEJO CONSERVADOR

- Los pacientes con atrapamiento de hombro o síntomas relacionados con el manguito rotador sin evidencia de un desgarro del manguito de espesor completo, o un desgarro agudo del manguito, son tratados de inicio de forma no quirúrgica con modificación de actividades, terapia física formal o en casa, inyección local de esteroides y/o antiinflamatorios no esteroideos orales.
  - Se puede emplear naproxeno sódico o ibuprofeno. En ausencia de insuficiencia renal o intolerancia, el naproxeno es más fácil de usar a una dosis de 500 mg c/12 horas VO.
  - Si el paciente no es capaz de tolerar los AINE y no tiene antecedentes de enfermedad cardiaca o alergia a las sulfas, se puede utilizar Celebrex 100 mg VO c/12-24 horas. Se puede iniciar la terapia física enfocándose en la disminución de la inflamación, establecer un rango normal de movimiento y promover la estabilización escapular, mecánica apropiada y fortalecimiento periescapular, del deltoides y del manguito.
  - Es crítico promover la independencia del paciente para llevar a cabo ejercicios en el hogar. La movilización de la articulación puede incluir deslizamientos en los planos escapulares inferior, anterior y posterior.
- Se deben emplear en forma juiciosa las inyecciones de cortisona para el control de la inflamación y el dolor. Sin embargo, éstas pueden ser una gran herramienta en el paciente que representa un reto diagnóstico y en aquéllos con patología concomitante de hombro y de columna cervical.

INDICACIONES QUIRÚRGICAS

- La intervención artroscópica o quirúrgica abierta está indicada en sujetos sintomáticos con desgarros del manguito rotador de espesor total y en pacientes con un desgarro parcial del manguito rotador y/o atrapamiento de hombro que no responden al tratamiento conservador apropiado.
- La reparación del manguito rotador está indicada si existe exposición de 50% del manguito o 0.7 mm de la huella, de otra forma la debridación del manguito rotador es una alternativa aceptable.
- La descompensación subacromial, de acuerdo con las guías de práctica de la AAOS, no se requiere de rutina cuando se lleva a cabo la reparación del manguito rotador. Las recomendaciones se basan en evidencia de nivel II en cohortes que fueron sometidos a reparación del manguito rotador. Sin embargo, los tejidos blandos y la descompensación ósea ayudan de gran manera en la visualización durante la reparación del manguito.

TÉCNICA QUIRÚRGICA

Artroscopia diagnóstica de hombro, descompresión subacromial con resección coplanar de la articulación AC

- Se utiliza anestesia general con o sin bloqueo del escaleno.
- Se coloca al paciente en posición de silla de playa o en decúbito lateral, dependiendo de la experiencia y entrenamiento del cirujano.
  - Para la posición en silla de playa existen muchas extensiones para la mesa quirúrgica disponibles en el mercado incluyendo la extensión en silla de playa de Tenent/Smith y de Nephew.
  - Se puede emplear también de forma intraoperatoria un dispositivo eléctrico o neumático para sostener el brazo (p. ej., un soporte de brazo en araña).
  - Se debe tener cuidado para colocar la columna cervical en flexión y rotación neutral. Se debe preparar y esterilizar el hombro y la extremidad superior en su totalidad. Se dibujan marcas en el hombro, incluyendo el acromion, la clavícula y la coracoides.
- Antes de la cirugía, se realiza una exploración bajo anestesia para evaluar el rango de movimiento pasivo y la presencia de cualquier inestabilidad.
- Se examinan y se comparan ambos hombros. Se lleva a cabo una manipulación gentil bajo anestesia para obtener un rango de movimiento completo cuando está indicado. Se realiza un puerto posterior estándar a 1 cm inferior y 2 cm medial al borde acromial posterior-lateral.
- Antes de insertar el obturador del artroscopio, se puede insuflar la articulación con 40 cc de solución salina normal para asegurar una entrada atraumática a la articulación glenohumeral.
  - Se puede usar una técnica de afuera hacia adentro o de adentro hacia afuera para establecer un puerto anterior.
  - Se debe examinar la articulación de forma metódica y ordenada. Esto debe incluir evaluación del cartílago y hueso, el labrum circunferencialmente, el manguito posterior, el infraespinoso y el área denuda, el supraespinoso y el subescapular.
  - Se debe jalar el bíceps hacia la articulación para inspeccionarlo. Se debe explorar y sondear el labrum superior y anterior.
  - Se deben inspeccionar de modo cuidadoso los ligamentos glenohumerales.

- Colocar el hombro a 20° de abducción, rotación externa y flexión hacia adelante, ayudará a visualizar el manguito anterior y evaluar la presencia de desgarros de alto grado parciales o de espesor total sin retracción.
- Si hay duda en relación con el tamaño del desgarro, se puede pasar una sutura de nailon hacia el desgarro para una posterior visualización desde el lado bursal.
- Se debe inspeccionar el hombro desde los puertos anterior y posterior.
- Se emplea la misma incisión posterior en la piel para obtener acceso al espacio subacromial.
  - Se puede utilizar un puerto lateral estándar para la instrumentación.
  - La mayoría de los artroscopistas principiantes colocan el puerto lateral cerca del borde del acromion, haciendo que la resección sea más difícil.
  - Una buena regla de oro es colocar el puerto lateral en la parte media del acromion y con la misma anchura acromial (del acromion lateral hasta pasando la articulación AC) distal o lateral.
  - El primer paso en la artroscopia subacromial es visualizar el ligamento coracoacromial y el borde óseo anterolateral del acromion.
  - Se puede realizar una bursitis subtotal combinando una hoja motorizada y un cauterio.
  - Insertar una aguja de columna hacia la punta anterolateral puede ayudar con la orientación, si es que existe duda.
  - Se puede resecar el ligamento CA. Se resecan 0.7-1 cm de acromion desde la porción anterolateral hacia la articulación AC medialmente hasta el plano coronal medio en forma posterior. El objetivo de la resección subacromial es obtener una morfología plana del acromion o un acromion tipo I.
  - Se deben usar los puertos tanto posterior como lateral para visualización, a fin de asegurar una resección adecuada.
  - Se puede hacer una bursectomía subtotal combinando una hoja motorizada y un cauterio.
    - En caso de osteofitos inferiores en la articulación AC, se puede realizar una resección coplanar de la articulación AC o una resección coplanar con escisión distal de la clavícula.
    - La resección ósea subacromial puede iniciarse con el artroscopio en el puerto posterior y una fresadora de 0.5 mm en el puerto lateral, enfocándose de inicio en la resección anterior y anterolateral hasta un punto medial a la clavícula lateral; o en otras palabras, medial a la articulación AC.
    - Se puede terminar la resección insertando el artroscopio lateralmente y la fresadora desde el puerto posterior. Se emplea el acromion posterior como referencia y guía para obtener una morfología acromial plana con esta técnica.
- La rehabilitación posoperatoria depende del procedimiento final realizado.
  - En el caso de la artroscopia diagnóstica y descompresión, se debe iniciar de inmediato la terapia física enfocándose en ejercicios de rango de movimiento y fortalecimiento.
  - El cabestrillo para hombro es opcional para comodidad del paciente, pero no es necesario. El seguimiento se agenda a los 7-10 días después de la cirugía para revisar la herida. Se puede añadir profilaxis contra trombosis venosa profunda con movilización temprana y ácido acetilsalicílico (Aspirina®).

BIBLIOGRAFÍA

Harrison AK, Flatow EL. Subacromial impingement syndrome. *J Am Acad Orthop Surg.* 2011;19(11):701-708.

Neer CS 2nd. Anterior acromioplasty for the chronic impingement syndrome in the shoulder: a preliminary report. *J Bone Joint Surg Am.* 1972;54:41-50.

Neer CS 2nd. Impingement lesions. *Clin Orthop Relat Res.* 1983;173:70-77.

Papadonikolakis A, McKenna M, Warme W et al. Published evidence relevant to the diagnosis of impingement syndrome of the shoulder. *J Bone Joint Surg Am.* 2011;93(19):1827-1832.

Pedowitz RA, Yamaguchi K, Ahmad CS et al. American Academy of Orthopaedic Surgeons. Optimizing the management of rotator cuff problems. *J Am Acad Orthop Surg.* 2011;19:368-379. The complete guideline available at http://www.aaos.org/research/guidelines/RCP_guideline.pdf.

DESGARROS DEL MANGUITO ROTADOR

JAY BOUGHANEM

INTRODUCCIÓN

Los desgarros del manguito rotador pueden subdividirse en desgarros agudos o traumáticos y desgarros crónicos o por desgaste. Es importante la diferencia entre un desgarro traumático agudo y uno crónico, ya que puede dictar el manejo, y una historia clínica cuidadosa es crítica para esta evaluación. Los desgarros del manguito también pueden ser categorizados anatómicamente en desgarros posteriores-superiores, que por lo común involucran al infraespinoso y supraespinoso, y desgarros superiores-anteriores, que involucran al supraespinoso y al subescapular. Es importante la diferencia, ya que afecta el plan de manejo quirúrgico, dado que el orden de la reparación de los tendones puede influenciar la facilidad con la que se hace la reparación quirúrgica.

HISTORIA CLÍNICA/PRESENTACIÓN

- Los pacientes con desgarros del manguito rotador y atrapamiento de hombro presentan quejas similares.
    - Por lo común se quejan de dolor sobre el deltoides lateral.
    - Sin embargo, pueden quejarse también de dolor en la parte anterior o posterior del hombro.
    - Cualquier dolor que se irradie más allá del codo no está relacionado con el hombro, sino tal vez está más relacionado con el plexo braquial o con la columna cervical.
    - Sin embargo, los problemas concomitantes de hombro y columna cervical no son infrecuentes, y pueden estar interrelacionados dado que la patología de la columna cervical puede precipitar atrofia muscular del hombro, una mecánica anormal y dolor. Más aún, la patología de hombro y la restricción en el movimiento glenohumeral pueden precipitar una sobrecompensación escapular, la cual causa incomodidad y dolor en el cuello.
    - Los sujetos con desgarros del manguito rotador por lo común tienen dolor al elevar la extremidad sobre la cabeza, mientras que las actividades a menos de 30° de abducción/flexión del hombro no causan dolor.
    - El dolor en reposo es infrecuente con los desgarros y el atrapamiento del manguito rotador, pero son más comunes con la capsulitis adherente y la artritis glenohumeral; sin embargo, es común el dolor que despierta al paciente por la noche.
    - La debilidad del hombro puede deberse a desgarro del manguito rotador o puede ser secundaria a dolor.
    - Puede haber varios grados de rigidez del hombro y capsulitis adherente.
        - El primer movimiento que se pierde es por lo común la rotación interna.
        - Las pacientes femeninas pueden tener dificultad al abrocharse o desabrocharse el sostén.
        - Los individuos de ambos sexos pueden quejarse de dificultad para sacar objetos de sus bolsillos.
- Es crítico intentar establecer si el desgarro es crónico/por desgaste o traumático agudo durante la entrevista al enfermo.
    - Al paciente se le debe interrogar en relación con cualquier traumatismo que pueda haber precipitado los síntomas.
    - Esto debe correlacionarse con la atrofia en la exploración o en la imagenología con RM.
    - También se le debe preguntar acerca de cualquier antecedente de dislocación de hombro, ya que ésta puede correlacionarse con desgarros agudos del manguito.

EXPLORACIÓN FÍSICA

- La exploración del hombro debe realizarse en forma sistemática y organizada: debe comenzar con la columna cervical; luego explorar el hombro; evaluar el rango de movimiento activo y pasivo; evaluar el atrapamiento de hombro, la fuerza muscular del manguito rotador y emplear pruebas especiales.
    - La exploración cervical debe incluir los siguientes elementos: rango de movimiento, prueba de Spurling, pruebas de fuerza y sensibilidad, reflejos y signos de tracto largo y de Hoffman.
        - Rango de movimiento activo: debe documentarse cualquier asimetría al doblar o rotar la articulación.
        - Prueba de Spurling: evalúe la presencia de atrapamiento de raíz nerviosa.
            - Esto involucra extensión de la columna cervical al tiempo que se inclina el lado ipsilateral y se lleva a cabo compresión axial ligera.
            - Se documenta la reproducción de cualquier síntoma concordante con la prueba de Spurling.
        - A continuación se pueden realizar pruebas musculares basadas en la raíz nerviosa.
            - Se puede usar la abducción para evaluar C5, la flexión del codo contra resistencia y la extensión de la muñeca para C6, la extensión del codo contra resistencia y la flexión de la muñeca para C7, la flexión de los dedos para C8 y la abducción para T1.
            - También se evalúa la distribución sensoria, y se documenta cualquier déficit de la sensibilidad sobre C5 (zona lateral del hombro), C6 (pulgar), C7 (dedo medio), C8 (dedo meñique) o T1 (áreas axilares).
            - Las pruebas de reflejos son útiles si existe hiperreflexia asimétrica.
            - Se deben hacer pruebas de Hoffman, Clonus, y Babinski si el examen previo o la historia clínica indican involucro de la columna cervical/posible mielopatía.
    - El segundo paso en la exploración del hombro es la inspección cuidadosa de éste.
        - Por tanto, el paciente debe vestirse de manera apropiada con una bata de exploración para que esto permita la visualización de ambos hombros para compararlos.

- La inspección debe realizarse por atrás y por adelante para evaluar la presencia de atrofia del supraespinoso/infraespinoso, escape anterior-superior, prominencia de la articulación AC, cicatrices quirúrgicas, atrofia del deltoides, asimetría de los pectorales y se continúa con la evaluación del rango de movimiento.
- El tercer paso es evaluar el **rango de movimiento** activo y pasivo.
  - Esto debe incluir abducción, flexión hacia adelante, rotación externa con y sin abducción, y rotación interna.
  - La mejor y más sencilla forma de evaluar la rotación interna es comparando qué tan alto puede rascarse la espalda el paciente con el brazo en abducción y rotación interna, documentando la posición más alta de la punta del pulgar en ambos dedos.
  - Se puede documentar la discrepancia o pérdida de la rotación interna contando cuántos segmentos vertebrales existen de diferencia entre ambos lados.
  - Si hay un déficit marcado de la rotación activa, el examen debe proceder con medición del rango pasivo de movimiento.
  - Cualquier pérdida significativa del rango de movimiento debe despertar sospecha de capsulitis adherente.
- La evaluación de **atrapamiento** debe incluir pruebas de Neer, Hawkins y arco de movimiento doloroso.
  - Para el signo de Neer, el explorador estabiliza la escápula y lleva de modo pasivo el brazo hacia una flexión hacia adelante/flexión hacia adelante con rotación interna y si hay dolor a 80-90° de flexión hacia adelante, existe un «signo de Neer» positivo.
  - Si el dolor disminuye después de que se inyecta un anestésico local en el espacio subacromial, entonces es una «prueba de Neer» positiva.
  - La prueba de Hawkins se describe como abducción pasiva en el plano de la escápula con rotación interna.
  - Hay un arco de movimiento positivo cuando se produce dolor con el rango de movimiento activo a 60 y 120° de movimiento activo.
  - Una variante de esta prueba que el autor usa en su clínica que no ha sido formalmente reportada, pero que está pendiente de publicación, es comparar el arco de movimiento doloroso activo entre la rotación externa y la rotación interna. En esta variante, se le pide al enfermo abducir activamente los brazos en el plano de la escápula con los pulgares apuntando hacia el techo y luego con los pulgares apuntando hacia el piso.
  - El dolor que empeora con el rango de movimiento activo con rotación interna con los pulgares apuntando hacia el piso indica una prueba positiva. La diferencia en el nivel de abducción requerido para generar dolor, comparando abducción con rotación interna vs. abducción con rotación externa, se puede correlacionar con el grado de inflamación/patología presente.
- Para evaluar la **fuerza muscular del manguito** rotador, se hacen pruebas de caída del brazo y retraso en la rotación externa, abducción contra resistencia en el plano de la escápula, rotación externa contra resistencia con el codo a un lado, de elevación y de Belly press.
  - Se documenta la debilidad en la abducción contra resistencia y rotación externa.
    - Esto puede deberse a un motivo estructural o ser causado por dolor.
  - Repetir la prueba después de una inyección local subacromial puede permitir diferenciar entre ambos.
  - La incapacidad para sostener el brazo en abducción sin dolor puede indicar un desgarro en el supraespinoso.
  - Existe un signo de retraso positivo si el paciente es incapaz de sostener el brazo en rotación externa después de que el médico coloca de modo pasivo el brazo en rotación externa máxima con el codo de lado.
    - Esto indica un defecto en el manguito posterior, incluyendo desgarro del infraespinoso.
  - La prueba de elevación es rotación interna contra resistencia con el brazo en aducción y rotación interna de la columna lumbar.
    - La prueba de Belly press se hace con el codo de lado, y evalúa al subescapular superior vs. la elevación, la cual evalúa al subescapular superior.
    - La prueba de elevación es una prueba más precisa para el subescapular.
    - Se documentan el dolor como la debilidad con ambas pruebas.

ESTUDIOS DE IMAGEN

- Los estudios de imagen para la enfermedad del manguito rotador deben comenzar con **radiografías simples**.
  - Una vista de Gracie del hombro es una verdadera vista AP con el haz perpendicular al plano de la escápula.
    - Esta vista se emplea para evaluar la migración proximal de la cabeza del húmero.
    - Una distancia acromiohumeral <7 mm debe despertar sospecha sobre un desgarro del manguito.
    - Más aún, la esclerosis y las espículas de hueso sobre la superficie inferior del acromion junto con los quistes en la tuberosidad mayor pueden visualizarse con facilidad en esta vista.
    - La tendinitis calcificada se observa como calcificación en el espacio subacromial.

- Se documenta el espacio de la articulación glenohumeral así como la presencia de osteofitos en la articulación glenohumeral.
- Cualquier estrechamiento de la articulación AC se visualiza bien en la vista de Gracie. El estrechamiento de la articulación AC y los osteofitos periarticulares, en especial los osteofitos inferiores que pueden atrapar el manguito, también pueden evaluarse en la vista de Gracie.
- Una serie de hombro está incompleta sin una vista axilar.
  - Esta vista se utiliza para evaluar el espacio glenohumeral así como la inestabilidad y el desgaste glenoideo.
- La RM se usa de rutina para evaluar el manguito rotador.
  - La evaluación en busca de atrofia o infiltración grasa del manguito es muy importante para diferenciar los desgarros crónicos de los agudos.
  - Un buen hábito es iniciar con la evaluación de las imágenes revisando los cortes sagitales en T1 primero para evaluar en busca de atrofia/infiltración grasa.
  - Es útil evaluar el manguito superior en busca de desgarros en los cortes coronales como en los sagitales; las secuencias en T2 son útiles para este paso.
- Los desgarros en el subescapular son los del manguito que más se pasan por alto, y el médico debe realizar la exploración y evaluar las imágenes del subescapular antes de examinar el supraespinoso.
  - Una buena herramienta de tamizaje para evaluar desgarros en el subescapular es emplear secuencias axiales y buscar fibras tres cortes por debajo del corte más inferior de la coracoides; otra es evaluar en busca de subluxación medial del tendón del bíceps.
  - En pacientes que no son candidatos para una RM, la artrografía por TC puede ser muy útil para evaluar la integridad estructural del manguito como la atrofia grasa, la cual se ve con facilidad en los cortes sagitales de la TC.

TRATAMIENTO CONSERVADOR

- El objetivo primario del manejo conservador es controlar el dolor, preservar y mejorar el rango de movimiento, y fortalecer el resto del manguito, el deltoides y los músculos periescapulares.
- El **control del dolor** se logra utilizando analgésicos y antiinflamatorios no esteroideos orales, así como mediante el uso juicioso de inyecciones locales con base en cortisona.
- La respuesta del sujeto a la inyección de anestésico/cortisona local puede ser muy útil en aquellos que representan un reto diagnóstico: pacientes con cirugía previa y síntomas refractarios, con múltiples generadores de dolor, con patología concomitante de hombro y cuello, con compensación médica por cuestiones de trabajo.
- En aquéllos con espondilosis cervical concomitante y atrapamiento/desgarro del manguito rotador, la inyección subacromial puede proporcionar beneficios diagnósticos como terapéuticos.
  - La respuesta positiva/alivio de los síntomas con la inyección subacromial predice un buen pronóstico con la intervención quirúrgica, si es que el dolor recurre.
  - El dolor por lesiones SLAP o capsulitis adherente por lo general no mejora con la inyección subacromial, pero el dolor por atrapamiento o desgarros del manguito sí.
  - De forma similar, la inyección local en la articulación AC o el tendón del bíceps puede diferenciar entre tendinitis del bíceps o esguince/artritis AC del dolor causado por lesión/atrapamiento del manguito.
- La terapia física y en el hogar debe enfocarse en mantener y mejorar el **rango de movimiento** y prevenir el inicio de la rigidez y la capsulitis adherente secundaria.
  - Preservar y/o mejorar el rango de movimiento, no sólo ayuda a conservar la función, sino que además proporciona control del dolor.
  - Una rutina de fortalecimiento que evite la inflamación posterior y que se enfoque en el fortalecimiento del manguito, deltoides y músculos periescapulares, ayudará a preservar la función del hombro y también a controlar el dolor.
- Más aún, el médico o el terapeuta deben observar y corregir los mecanismos compensatorios anormales.
  - A los enfermos se les debe aconsejar en relación con técnicas de levantamiento adecuadas, por ejemplo, levantar con el codo apoyado en un costado y evitar levantar objetos pesados mientras el hombro está flexionado hacia adelante o en abducción.
- Por último, el insomnio y la falta de sueño causados por desgarros en el manguito rotador pueden tener un efecto devastador en la vida del paciente.
  - A éste se le debe preguntar en relación con problemas de sueño y dolor en el manguito que los despierta por las noches y se les pueden ofrecer medicamentos para conciliar el sueño.

INDICACIONES QUIRÚRGICAS

- La cirugía para el desgarro de manguito rotador está indicada para pacientes seleccionados con desgarros sintomáticos de espesor total, aquéllos con desgarros traumáticos agudos, y sujetos con desgarros del manguito con rechazo al tratamiento conservador apropiado.

- La cirugía está contraindicada en pacientes con desgarros asintomáticos del manguito.
  - Desgarros de espesor parcial que no han tenido un curso apropiado de manejo conservador.
  - Problemas médicos que impidan la cirugía o conlleven un riesgo alto.
- La evidencia que apoya la intervención quirúrgica temprana para pacientes con desgarros traumáticos agudos del manguito rotador es débil.

TÉCNICA QUIRÚRGICA

- Se realiza una artroscopia diagnóstica, como se describió en el capítulo previo.
  - El primer paso para fijar el desgarro en el manguito es el diagnóstico preciso, lo que significa una **buena visualización** y entendimiento, saber qué tendones están involucrados y la morfología o arquitectura del desgarro.
  - Esto es más importante que la técnica de reparación planeada.
- Por tanto, el primer paso es una artroscopia diagnóstica exhaustiva y estructurada, y visualizar positivamente e identificar el subescapular, el supraespinoso, el área denuda, y el infraespinoso y el manguito posterior. Es clave la buena visualización.
- Después de la inspección desde el lado articular, se inserta el artroscopio en el espacio subacromial, y se hace una bursectomía subtotal ± descompresión subacromial para ayudar a la visualización, y se inspecciona de manera cuidadosa el manguito desde la superficie de la bursa. Para una buena visualización se requieren una presión de bomba apropiada, anestesia hipotensiva segura y cauterio.
  - En caso de un desgarro de espesor parcial, se puede pasar una sutura mientras el artroscopio está en el espacio glenohumeral, y luego se puede examinar la superficie de la bursa en busca de continuidad del desgarro.
- La acromioplastia subacromial y la bursectomía subtotal pueden ser útiles para lograr una visualización suficiente pare llevar a cabo la reparación.
  - Se utilizan puertos anterolateral y posterolateral para pasar las suturas y para la instrumentación.
  - En el caso de un desgarro combinado del subescapular y el supraespinoso, cuando se planea una reparación artroscópica, se debe reparar primero el subescapular.
- Se debe desbridar la huella para obtener un lecho de hueso sangrante antes de la colocación de los anclajes.
  - Se debe tener cuidado de emplear anclajes con sutura que dependen en la fijación cortical (anclaje completo con sutura) para evitar una decorticación agresiva.
- Se debe llevar a cabo una liberación de manguito combinada desde las superficies articular y bursal para movilizar el manguito en caso de retracción del manguito. Se pueden realizar liberaciones en intervalo, si están indicadas, para los desgarros retraídos. También se añaden suturas marginales de convergencia según se requiera.
  - Después de esto, se colocan anclajes cargados con sutura y se pasan las suturas a través del manguito.
  - Se prefieren las suturas horizontales de colchonero.
  - Se usa la técnica artroscópica para anudar las suturas.
  - Se colocan primero todos los anclajes, lo cual puede hacerse de posterior a anterior y luego se pasan las suturas hacia el manguito, y después se anudan, lo cual puede hacerse de anterior a posterior.
  - Las suturas pueden pasarse en anclas sin nudos para lograr una doble hilera de fijación, aunque no se ha demostrado que esto mejore los resultados.
  - Se debe considerar una tenodesis o tenotomía del bíceps después de la reparación de un desgarro parcial o total del subescapular.
- La reparación abierta del manguito rotador siempre es una opción, y tiene resultados similares a largo plazo comparada con la técnica artroscópica de reparación del manguito. El cirujano debe estar familiarizado con ambas técnicas.

REHABILITACIÓN

- Depende del tamaño del desgarro del manguito, el método de reparación y lo más importante, las preferencias del cirujano.
  - Para desgarros grandes/masivos, se utiliza un cabestrillo para hombro con una almohadilla para abducción durante 6 semanas. El rango de movimiento pasivo se inicia a las 4-6 semanas posoperatorias, el rango de movimiento activo asistido se inicia a las 6-8 semanas, el rango de movimiento activo con restricción de peso se inicia a las 8 semanas, y el fortalecimiento se inicia a las 10-12 semanas. Aplicar hielo sobre el hombro puede ayudar con la inflamación y el control del dolor. Los AINE no se aconsejan después de la cirugía. Un protocolo de terapia física estándar y comunicación regular entre el terapeuta y el cirujano es muy útil. Más aún, también lo dictan los requerimientos de rehabilitación anticipados y las expectativas, y poner estos reportes a disposición del terapeuta.
  - Para los pacientes con rigidez en el momento de la cirugía que es refractaria a la rehabilitación preoperatoria y que requiere la manipulación, se hacen todos los

esfuerzos para iniciar el rango de movimiento y terapia de ejercicio inmediatamente después de la cirugía y sin demora.

BIBLIOGRAFÍA

Bassett RW, Cofield RH. Acute tears of the rotator cuff: the timing of surgical repair. *Clin Orthop Relat Res.* 1983;(175):18-24.

Burkhart SS, Lo IK. Arthroscopic rotator cuff repair. *J Am Acad Orthop Surg.* 2006;14(6): 333-346.

Iannotti JP. Full-thickness rotator cuff tears: factors affecting surgical outcome. *J Am Acad Orthop Surg.* 1994;2(2):87-95.

Lähteenmäki HE, Virolainen P, Hiltunen A et al. Results of early operative treatment of rotator cuff tears with acute symptoms. *J Shoulder Elbow Surg.* 2006;15(2): 148-153.

Pedowitz RA, Yamaguchi K, Ahmad CS et al. American Academy of Orthopaedics. Optimizing the management of rotator cuff problems. *J Am Acad Orthop Surg.* 2011;19:368-379.
Disponible en: http://www.aaos.org/research/guidelines/RCP_guideline.pdf.

ARTICULACIÓN AC

JAY BOUGHANEM

INTRODUCCIÓN

La patología de la articulación acromioclavicular incluye artritis de la articulación AC, inestabilidad aguda y crónica de la articulación AC y osteólisis distal de la clavícula.

La artritis de la articulación AC es muy prevalente y a menudo sintomática. Es común aun en pacientes jóvenes, y tiene un inicio temprano en la segunda y tercera décadas de la vida. Puede presentarse como dolor relacionado directamente con la articulación AC o como dolor secundario a osteofitos inferiores que atrapan el manguito rotador.

La inestabilidad de la articulación AC puede ser aguda o crónica. Puede ser precipitada por traumatismo directo al hombro o caídas sobre la mano estirada. El manejo de la inestabilidad de la articulación AC depende de lo agudo del padecimiento y su clasificación.

La osteólisis distal de la clavícula es más común en varones y levantadores de pesas. Su presentación y tratamiento son similares a las de un esguince estable de la articulación AC o la artritis AC.

HISTORIA CLÍNICA/PRESENTACIÓN

- Los pacientes con artritis de la articulación AC presentan dolor directamente relacionado con la articulación AC o secundario a atrapamiento por osteofitos en la articulación AC.
- Para el dolor por atrapamiento, consulte el capítulo correspondiente.
- El dolor relacionado de manera directa con la articulación AC, por lo general se localiza sobre la cara anterolateral del hombro y empeora con actividades que requieren aducción del hombro. No es infrecuente presentar dolor al abrocharse el cinturón del automóvil.
  - El dolor puede ser de inicio insidioso o relacionado con traumatismo directo al hombro.
  - Los pacientes pueden tener artritis preexistente asintomática de la articulación AC del hombro y tener una caída que empeore o provoque nuevo dolor sobre la articulación AC.
- Los pacientes con inestabilidad AC o dislocación se presentan después de un traumatismo al hombro.
  - El mecanismo más común es traumatismo directo al hombro, pero una caída sobre la mano estirada también puede precipitar esta lesión.
  - Los pacientes tendrán dolor con la aducción y en algunos casos una deformidad clínica aguda sobre la articulación AC.

EXPLORACIÓN FÍSICA

- La exploración física de la articulación AC debe incluir un examen de columna cervical para excluir dolor referido.
- También debe llevarse a cabo una exploración completa del hombro.

- Dado que los osteofitos de la articulación AC pueden causar hallazgos de atrapamiento y desgarros del manguito, se deben realizar pruebas de Neer, Hawkins, arco de movimiento, O'Brien y además examen de la fuerza del hombro.
- La exploración de la articulación AC en particular debe comenzar con inspección de la articulación.
  - Se debe documentar cualquier prominencia o deformidad clínica.
  - El explorador debe buscar cicatrices quirúrgicas y atrofia del músculo alrededor del hombro.
  - El dolor sobre la articulación AC puede ser específico, pero el médico debe buscar dolor a la palpación en ambos lados, y preguntar si un lado duele más que el otro.
  - Incluso, se le debe preguntar al paciente si el dolor concuerda con el síntoma principal o es un hallazgo incidental.
  - Además, el médico debe pedirle al paciente que aduzca el hombro flexionado hacia el frente para ver si se recrean los síntomas.
- En aquellos que representan un reto diagnóstico y en sujetos con dolor refractario después de una intervención quirúrgica con sospecha de enfermedad de la articulación AC, la inyección diagnóstica en la articulación puede ser muy útil para determinar el diagnóstico.
  - Se puede inyectar una pequeña cantidad de lidocaína ± Kenalog (u otro corticoesteroide) de manera directa en la articulación AC, y se puede repetir la exploración del paciente después de la inyección.

ESTUDIOS DE IMAGEN

- Las radiografías simples incluyen vistas de Grashey, AP y axilar, y pueden mostrar estrechamiento de la articulación AC, esclerosis de los márgenes de la articulación, quistes y osteofitos consistentes con artritis de la articulación AC.
  - Cabe destacar que la evidencia radiográfica de la artritis de la articulación AC es muy común en pacientes asintomáticos, y no debe constituir por sí misma una indicación para intervención.
- Los estudios de imagen avanzados, en especial la RM con edema periarticular AC, pueden ser más consistentes con los síntomas clínicos del paciente que las radiografías simples o la TC.
  - La articulación AC puede ser evaluada en los cortes coronales, así como en los cortes axiales. Se deben examinar de modo cuidadoso las secuencias T2 o equivalentes en busca de señalización de fluido alrededor de la articulación y edema óseo periarticular.
- **Clasificación de la inestabilidad de la articulación AC (según Rockwood)**
  - La inestabilidad de la articulación AC puede ser clasificada por grado, con base en las vistas simples.
    - La diferenciación entre lesiones de grados I y II no es muy relevante clínicamente.
      - La apariencia de las radiografías simples es idéntica con un esguince clínico de la articulación AC sin dislocación o subluxación radiográfica.
    - El grado III es una subluxación superior <100%.
    - El grado IV es una dislocación superior-posterior que se aprecia mejor en la vista axilar o en la TC/RM.
    - El grado V es una dislocación superior >100%.
    - El grado VI es una dislocación subcoracoidea inferior.
  - La RM puede ser útil en situaciones en las que se considera el manejo quirúrgico para lesiones grado III o para distinguir lesiones de grado III de las de grado V.
  - La TC puede ser útil en lesiones grados IV y VI para confirmar los hallazgos en las placas simples o para diferenciar las lesiones grados III y V.
  - La lesión grado V involucra un desgarro de la fascia deltotrapezial, en tanto que las lesiones grado III típicamente no lo involucran.

TRATAMIENTO CONSERVADOR

- El manejo conservador inicial está indicado para la artritis de la articulación AC, osteólisis de la clavícula distal y la inestabilidad de la articulación grados I, II, II y tal vez V.
- Se prefiere el manejo quirúrgico para la inestabilidad tipos IV, VI y de acuerdo con algunos autores, grado V.
- El manejo conservador incluye modificación de actividades, antiinflamatorios orales, inyección local y terapia física.

INDICACIONES QUIRÚRGICAS

- La cirugía está indicada para la inestabilidad tipos IV, V y VI, de acuerdo con algunos autores, la tipo III.
- También la cirugía está indicada para la artritis de la articulación AC, osteólisis distal de la clavícula AC que son refractarios al manejo conservador apropiado.

TÉCNICA QUIRÚRGICA

- **Resección distal de clavícula**
  - Se han descrito diferentes técnicas para tratar la artritis de la articulación AC.
  - La técnica inicial de la escisión distal de la clavícula fue descrita por Mumford y Gurd en 1941.
  - Para la *técnica abierta* se puede emplear cualquier incisión cutánea, pero las líneas de Langer sobre la articulación AC son verticales, y se prefiere esta incisión.
  - Se divide la fascia deltotrapezial en línea con las fibras del deltoides y quizá más tarde se repara.
  - La cápsula superior se divide longitudinalmente, se marca y se preserva, se reseca la clavícula distal con un osteotomo o sierra sagital y se repara la cápsula y la fascia.
  - La *técnica artroscópica directa superior* descrita por Flatow involucra puertos artroscópicos AC anterior y superior.
  - La *técnica artroscópica indirecta* usa el puerto posterior o preferentemente el puerto lateral para visualización y el puerto anterior para resección.
  - Un lente de 70° puede proporcionar mejor visualización de la clavícula posterior-superior para confirmar la resección completa.
  - La resección puede iniciarse a un ángulo de 30° y finalizarse con un artroscopio de 70°.
  - Se ha descrito un remanente de clavícula distal como causa de dolor refractario por resección incompleta de la clavícula distal.
- **Reconstrucción o estabilización de la articulación AC**
  - Para las lesiones tipos IV, V y VI (tipo III de acuerdo con algunos autores), las técnicas quirúrgicas varían con base en el tiempo de presentación de la lesión.
  - Para las lesiones agudas, que se presentan en las primeras 2 semanas tras la lesión, se utiliza un tornillo de Bosworth o Rockwood para reducir la clavícula directamente a la coracoides.
  - Algunos cirujanos prefieren emplear arreglos con suturas (cuerda floja o dispositivo tipo ENDO BOTÓN), pero se han descrito algunas complicaciones con ellos.
  - Otros cirujanos prefieren una placa con gancho, la cual se relaciona con una cicatriz mayor, pero es una técnica más sencilla.
  - Los tornillos de Rockwood/Bosworth y las placas con gancho deben retirarse a las 8-12 semanas.
  - Para las lesiones crónicas o subagudas se requiere reconstrucción de la articulación AC.
  - Se han descrito diferentes técnicas, incluyendo la transferencia de ligamento coracoacromial, reconstrucción con autoinjerto o aloinjerto, reparación con sutura para reforzamiento.
    - El autoinjerto o aloinjerto pueden envolverse alrededor de o fijarse en la coracoides, y más tarde fijarse a la clavícula para proporcionar reconstrucción anatómica o no anatómica de los ligamentos coracoclaviculares de la cápsula AC superior.
    - La fijación a los tejidos blandos puede reforzarse con fijación con sutura.
  - Los resultados de las reparaciones agudas son mejores que el resultado de la reconstrucción crónica y muchos cirujanos prefieren tratar la dislocación crónica de la articulación AC de forma no quirúrgica debido a los peores resultados con la reparación quirúrgica.

REHABILITACIÓN Y CUIDADO POSOPERATORIO

- Se inmoviliza el hombro con un cabestrillo durante 6-8 semanas. El rango pasivo de movimiento puede iniciarse a discreción del cirujano a las 4-6 semanas posoperatorias. El rango de movimiento activo asistido 4-8 semanas después de la cirugía y el rango de movimiento activo 8 semanas después de la cirugía. El fortalecimiento del hombro puede iniciarse a las 8-10 semanas después de la cirugía, momento en el cual también pueden retirarse las restricciones en cuanto a la carga de peso.

BIBLIOGRAFÍA

Ejam S, Lind T, Falkenberg B. Surgical treatment of acute and chronic acromioclavicular dislocation Tossy type III and V using the Hook plate. *Acta Orthop Belg.* 2008;74(4):441-445.

Rabalais RD, McCarty E. Surgical treatment of symptomatic acromioclavicular joint problems-a systematic review. *Clin Orthop Relat Res.* 2006;455:30-37.

Rolf O, Hann von Weyhern A, Ewers A et al. Acromioclavicular dislocation Rockwood III-V: results of early versus delayed surgical treatment. *Arch Orthop Trauma Surg.* 2008;128(10):1153-1157.

Tienen TG, Oyen JF, Eggen PJ. A modified technique of reconstruction for complete acromioclavicular dislocation: a prospective study. *Am J Sports Med.* 2003;31(5):655-659.

EL BÍCEPS BRAQUIAL - PATOLOGÍA DE LA CABEZA LARGA, LESIÓN SLAP Y ROTURA DISTAL

JAY BOUGHANEM

ANATOMÍA Y FISIOLOGÍA

El bíceps se origina en dos cabezas. La primera es corta, junto con el braquial, parte del tendón conjunto que se origina en la punta de la apófisis coracoides. El origen de la cabeza larga es en el ancla del bíceps en el labrum glenoideo superior. Ambas cabezas se unen para formar el cuerpo del bíceps, corre lateral al nervio mediano y la arteria braquial. La unión musculotendinosa de la cabeza larga está a nivel del pectoral mayor inferior o justo distal a eso.

La inserción distal del bíceps es lateral al tendón del braquial, el cual se inserta en el proceso coronoides del cúbito proximal y corre justo lateral a la arteria braquial. El tendón del bíceps se inserta en el radio proximal sobre la tuberosidad radial, la cual es una prominencia palpable distal al cuello del radio; tiene una posición cubital de 90° en relación con la apófisis estiloides en forma distal.

La rotura del bíceps se vincula con 50% de pérdida de la fuerza de supinación y 20-30% de pérdida de fuerza en la flexión del codo. La pérdida de fuerza es parcialmente mitigada por la tenodesis de la cabeza larga.

LA CABEZA LARGA-BÍCEPS PROXIMAL

Historia clínica/presentación
- Los pacientes con tendinitis del bíceps presentan dolor sobre la cara proximal anterior del húmero.
  - El dolor se exacerba con actividades que requieren flexión y supinación del codo, en especial con abducción del hombro.
- Los pacientes con rotura de la cabeza larga del bíceps presentan deformidad aguda con un cuerpo del bíceps con migración distal a menudo después de un mecanismo que involucra extensión o pronación forzada de un codo flexionado/supino.
  - La deformidad puede ser precedida de tendinitis del bíceps y dolor.
- Se realiza una exploración completa de hombro enfocándose más en el subescapular.
  - Las roturas del subescapular pueden estar relacionadas con tendinitis del bíceps y subluxación medial o dislocación.

Exploración física
- Los pacientes tienen dolor a la palpación sobre la cara anterior media del húmero con el brazo en 10° de rotación interna.
- En algunos individuos puede apreciarse la prominencia o inflamación de los tejidos blandos sobre el hombro anterior proximal.
- Los pacientes tienen dolor con la prueba de Speed-dolor sobre la corredera bicipital con la flexión hacia adelante del hombro contra resistencia.
  - La prueba de Yergason o supinación contra resistencia del codo flexionado también es positiva.

Estudios de imagen
- La RM es útil en la evaluación de la tendinitis con fluido en la corredera bicipital en las secuencias en T2.
- Con la rotura del bíceps se observa una corredera bicipital vacía en los cortes axiales en T1 y T2.
- La subluxación medial o dislocación con frecuencia se vincula con un desgarro del subescapular, que se observa mejor en los cortes axiales.
- Las lesiones SLAP se evalúan en la secuencia coronal y el contraste intraarticular puede facilitar el diagnóstico radiográfico.

Manejo no quirúrgico
- El manejo no quirúrgico es la primera línea de tratamiento para la tendinitis del bíceps.
  - Comprende modificación de actividades, antiinflamatorios orales, terapia física e inyecciones locales.
- Las inyecciones locales se relacionan con un riesgo teórico de rotura, el cual debe ser discutido con el paciente.
- Para la rotura de la cabeza larga del bíceps, los manejos quirúrgico y no quirúrgico se indican con base en las características y preferencias del paciente.

Manejo quirúrgico
- Este tipo de manejo puede estar indicado en aquellos que no toleran la deformidad cosmética o la pérdida de fuerza vinculada con la rotura.
- Se le deben explicar al paciente el beneficio esperado de la cirugía y los posibles riesgos, a fin de ayudar en la toma de decisiones.

Indicaciones quirúrgicas
- La tenotomía o tenodesis del bíceps está indicada en pacientes con tendinitis del bíceps con más de 50% de rotura del tendón.
- El desbridamiento del bíceps es una opción en enfermos con más de 50% de rotura.
- La tenodesis del bíceps está indicada en sujetos con rotura del bíceps que son intolerantes a la deformidad cosmética o debilidad o que prefieren intervención quirúrgica después de haber discutido los riesgos y beneficios.

Técnica quirúrgica
- Se pueden utilizar muchas técnicas.
  - Para el desbridamiento se establecen puertos estándar posterior y anterior.
  - Se usa una sonda para jalar el bíceps hacia la articulación glenohumeral para una visualización completa.
  - Se puede emplear un escarificador motorizado para desbridar el tendón. Se puede utilizar un cauterio para llevar a cabo la tenotomía.
- Para la tenodesis del bíceps, la tenodesis subpectoral abierta puede tener un resultado superior con menos dolor en la corredera bicipital anterior.
- Para la tenodesis subpectoral abierta se usa una posición en silla de playa.
  - Se posiciona el brazo en abducción y rotación externa.
  - Se hace una incisión sobre la axila anterior del hombro; puede ser longitudinal o transversa.
    - Se realiza disección roma con el dedo en forma subpectoral hacia la corredera bicipital.
  - Se palpa el bíceps y se coloca un retractor romo de Homan en forma lateral y otro medial al bíceps.
  - Determine el sitio de la tenodesis a una longitud fisiológica.
  - Marque el sitio de la tenodesis sobre el bíceps y el hueso.
  - Realice una tenotomía artroscópica del bíceps como se describió previamente.
  - Se pueden emplear muchos métodos de fijación.
    - Un ancla es una opción.
    - El ancla se coloca en la corredera bicipital en forma subpectoral y se pasa un extremo como una sutura de anclaje tipo Krakow y el otro como una pasada simple.
  - Se reseca el exceso de tendón.
  - Jalar la sutura de pasada simple reduce el bíceps hacia la corredera y después se atan los dos extremos.
  - Esto puede repetirse con un ancla doble-cargada.

ANCLAJE DE BÍCEPS-LESIÓN DEL LABRUM SUPERIOR DE ANTERIOR A POSTERIOR, O LESIONES SLAP

Presentación
- Los pacientes con lesiones SLAP con frecuencia presentan dolor en el hombro con síntomas mecánicos relacionados con atoramiento y articulación que cede.
  - El dolor con frecuencia es recreado por actividades que requieren una flexión vigorosa con el codo extendido.
  - El dolor puede ser anterior o posterior.
  - Los síntomas mecánicos son clave para diferenciar el dolor por anclaje del bíceps de otras patologías de hombro.
- Los individuos con lesiones SLAP responden de manera favorable a inyecciones locales glenohumerales.
- Las lesiones SLAP a menudo se vinculan con otras patologías de hombro, incluyendo atrapamiento, artritis de la articulación AC y desgarro del manguito.

Exploración física
- La compresión activa o prueba de O'Brien es positiva en la exploración física.
- En esta prueba, el paciente lleva el hombro a una posición de 90° de flexión hacia adelante con aducción neutral.
- El paciente resiste la flexión hacia adelante con el brazo en rotación interna y externa máxima. El dolor más fuerte en rotación interna indica una prueba positiva.

Manejo no quirúrgico
- El manejo no quirúrgico es la primera línea de tratamiento.
  - Comprende modificación de actividades, antiinflamatorios orales, terapia física e inyecciones locales.

- Se puede usar la inyección intraarticular glenohumeral con una combinación de anestésico local/esteroide para propósitos diagnósticos y terapéuticos.
- La guía fluoroscópica incrementa la precisión de las inyecciones intraarticulares.

Indicaciones quirúrgicas

- La cirugía está indicada en aquellos que son refractarios a un curso de tratamiento conservador apropiado.
- Las opciones quirúrgicas incluyen desbridamiento de SLAP, reparación de SLAP y tenodesis del bíceps.
- El desbridamiento está indicado en lesiones estables que no involucran avulsión completa del labrum superior/anclaje glenoideo superior del bíceps.
- La reparación y tenodesis están indicadas para las lesiones inestables.
  - La reparación está indicada en pacientes jóvenes que son atletas cuya actividad involucra el movimiento del brazo sobre la cabeza y está relacionada con tasas de fallo más altas.
  - La tenodesis está indicada en pacientes de mayor edad, que no están involucrados en deportes que incluyan movimiento sobre la cabeza, y aquéllos con síntomas refractarios o un nuevo desgarro después de una reparación de SLAP.

Técnica quirúrgica

- Se utilizan puertos estándar anterior y posterior para la evaluación artroscópica.
- Se emplea una sonda para valorar la estabilidad de la lesión SLAP y se lleva el hombro a lo largo del rango de movimiento con la cámara en el espacio GH para evaluar también la estabilidad del desgarro.
  - Se jala el bíceps hacia la articulación para evaluar la presencia de patología concomitante del bíceps o extensión del tendón hacia la sustancia del bíceps.
  - Se examina de forma cuidadosa el manguito.
  - La patología del manguito, al igual que el desgarro del subescapular, pueden influenciar la toma de decisiones intraoperatorias.
  - Se prefiere la tenodesis o tenotomía del bíceps cuando es evidente un desgarro subescapular.
  - La tenotomía o tenodesis se hacen de la manera en que fueron descritas en la sección previa.

INSERCIÓN DEL BÍCEPS-BÍCEPS DISTAL

Historia clínica/Presentación

- El bíceps se inserta en la tuberosidad bicipital del húmero proximal.
- La rotura del bíceps distal es más común en varones de edad madura.
- La rotura completa es más dolorosa que la rotura parcial.
- Los pacientes se presentan después de una lesión traumática, la cual puede involucrar extensión/pronación forzada del codo flexionado/supino con contractura excéntrica del músculo bíceps.
- En la presentación aguda, el paciente tiene equimosis sobre el compartimento flexor de la parte distal del brazo, con dolor a la palpación sobre la tuberosidad bicipital.
- En la presentación subaguda, la equimosis se ha resuelto, pero el paciente puede tener deformidad sobre el pliegue de flexión del codo.
- Éste puede quejarse de dolor, deformidad y debilidad con la flexión/supinación del codo.

Exploración física

- La prueba del gancho intenta enganchar el tendón del bíceps con el codo flexionado y el paciente en supinación contra una resistencia, mientras el médico engancha el bíceps sobre el lado involucrado y el no involucrado.
- La comparación de la fuerza de flexión y supinación del codo entre ambos lados es con frecuencia útil cuando hay una fuerza notablemente disminuida, en especial en la supinación del lado afectado.
- En la presentación subaguda o crónica existe deformidad arrugada de la piel con la retracción proximal del bíceps, que puede exacerbarse con la contractura activa del bíceps.

Estudios de imagen

- Se deben evaluar las radiografías simples para excluir cualquier traumatismo o lesión concomitante.
- La RM es muy útil para confirmar el diagnóstico, así como para determinar el nivel de migración proximal del muñón del bíceps.
- Los cortes axiales mostrarán una tuberosidad bicipital desnuda.
- Los cortes sagitales mostrarán el nivel de migración y el fluido en el compartimento fascial bicipital.

Manejo no quirúrgico

- El manejo no quirúrgico es una opción.
- Se debe proceder con una discusión completa de la limitación esperada en la flexión y supinación del codo.
- El paciente es manejado de forma sintomática, con aplicación de hielo local/elevación/antiinflamatorios.

- El rango de movimiento y el fortalecimiento pueden iniciarse cuando se haya logrado un control adecuado del dolor.

Técnica quirúrgica

- Se pueden usar varias técnicas.
- La técnica de una sola incisión con fijación de botón cortical proporciona una fijación rápida y reproducible con el método de fijación más fuerte.
- **Posicionamiento**
  - El paciente se coloca en posición supina con la extremidad superior afectada sobre una tabla radiolúcida para brazo.
  - La extremidad se prepara y se colocan campos y se aplica un torniquete estéril sobre el húmero proximal.
- **Exposición**
  - Se puede emplear una incisión transversa o longitudinal.
  - Se prefiere una incisión que pueda extenderse para las roturas subagudas o crónicas.
    - Se palpa y se marca la arteria braquial medial al músculo braquial.
    - Si se topa con el nervio cutáneo antebraquial lateral, el nervio se marca y se protege.
    - Se sigue el borde cubital del braquiorradial para identificar y proteger la rama sensitiva del nervio radial.
    - Se abre la fascia del bíceps, y seguir la facia en forma proximal conducirá hacia el muñón.
    - Se coloca una sutura de Krakow en el muñón distal.
    - Seguir el compartimiento fascial en forma distal conducirá a la tuberosidad.
  - La tuberosidad radial se encuentra a 90° en relación con la apófisis estiloides del radio.
    - Con el antebrazo en supinación completa, la tuberosidad radial debe estar justo anterior distal al cuello humeral y debe ser palpable con facilidad.
    - Se colocan dos retractores de Homan a ambos lados de la tuberosidad.
- **Preparación del radio**
  - Se coloca una guía biocortical en el centro proximal de la tuberosidad en una dirección de radio a cúbito, a 30° hacia el cúbito.
  - Se mide el muñón distal con la sutura (por lo general es de 7-8 mm).
  - Las cortezas proximal y distal se taladran sobre la guía para permitir el paso del botón cortical.
  - La corteza proximal sólo se taladra/escaria con base en el tamaño del muñón para poder acomodar al muñón.
  - Se aplica el botón de fijación cortical a los cabos de la sutura de Krakow, se pasa el botón cortical hasta más allá de la corteza distal y se coloca ahí.
  - Se coloca el codo en supinación y flexión, y se jala el bíceps hacia el húmero proximal, se puede usar un tornillo de interferencia para fortalecer la fijación.
  - Se atan los cabos de la sutura.
  - Se cierra la incisión y se coloca un cabestrillo con el codo en flexión y rotación neutral o supinación.

REHABILITACIÓN POSOPERATORIA

- El codo se mantiene de inicio en flexión y se recupera de manera gradual la extensión durante 6-8 semanas.

BIBLIOGRAFÍA

Elser F, Braun S, Dewing CB et al. Anatomy, function, injuries, and treatment of the long head of the biceps brachii tendon. *Arthroscopy.* 2011;27(4):581-592.

Khazzam M, George MS, Churchill RS et al. Disorders of the long head of biceps tendon. *J Shoulder Elbow Surg.* 2012;21(1):136-145.

Miyamoto RG, Elser F, Millett PJ. Distal biceps tendon injuries. *J Bone Joint Surg Am.* 2010;92(11):2128-2138.

Nho SJ, Strauss EJ, Lenart BA et al. Long head of the biceps tendinopathy: diagnosis and management. *J Am Acad Orthop Surg.* 2010;18(11):645-656.

Schmidt CC, Jarrett CD, Brown BT. The distal biceps tendon. *J Hand Surg Am.* 2013;38(4):811-821.

Slenker NR, Lawson K, Ciccotti MG et al. Biceps tenotomy versus tenodesis: clinical outcomes. *Arthroscopy.* 2012;28(4):576-582.

HANY EL-RASHIDY

ANATOMÍA DEL HOMBRO Y ANATOMOPATOLOGÍA

La *articulación glenohumeral* (GH) permite el movimiento en varios planos. La estabilidad está dada por estabilizadores estáticos (cavidad glenoidea, labrum, cápsula y restricciones ligamentosas) como por estabilizadores dinámicos (escapular y manguito rotador).

Hay tres grupos de *ligamentos GH* (superior, medio e inferior) que resisten la traslación GH a varios grados de abducción (la banda anterior del ligamento glenohumeral inferior [LGHI] es la más importante en la posición de riesgo de 90° de abducción y rotación externa). El ligamento GH medio corre a lo largo del subescapular (los pacientes pueden tener variantes normales, incluyendo el complejo de Buford).

La musculatura *escapular y del manguito rotador* mantienen alineada a la articulación y comprimen la cabeza del húmero hacia la cavidad glenoidea. En el hombro sano, el fortalecimiento y entrenamiento neuromuscular ayudan a optimizar el control neuromuscular de la articulación GH.

Inestabilidad glenohumeral

* Abarca un amplio espectro de lesiones, desde microinestabilidad hasta dislocación.
* De estos eventos, 85% involucran inestabilidad anterior, pero también puede ser posterior (convulsiones, choque eléctrico, traumatismo) o inferior.
* Es importante distinguir la laxitud (traslación aumentada, pero asintomática) de la inestabilidad, donde los síntomas se presentan en conjunto con aumento de la laxitud.
* Tradicionalmente existen dos tipos:
  * **Inestabilidad traumática/unidireccional: TUBS- T**raumática, **U**nidireccional, la lesión de **B**ankart es común, a menudo se requiere cirugía (**S**urgery, en inglés).
    * En atletas jóvenes, la dislocación anterior traumática ha mostrado resultar en alta incidencia de avulsión del labrum glenoideo anteroinferior (p. ej., lesión de Bankart), así como de lesiones de Hill-Sachs.
    * Con esta lesión, el efecto parachoques del labrum queda eliminado, al igual que el efecto de hamaca del LGHI con la abducción.
    * La lesión de Bankart es la «lesión esencial» de la inestabilidad.
      * Los estudios muestran que está presente entre 79 y 100% después de una dislocación inicial, y entre 93-97% en la inestabilidad recurrente.
      * Los estudios sugieren que la recurrencia depende de la edad del paciente y del nivel de actividad, con una incidencia mucho más alta en sujetos activos <23 años de edad.
      * Se han encontrado tasas de recurrencia aún más altas en atletas jóvenes que practican deportes de contacto (>90%).
    * También la inestabilidad recurrente se relaciona con involucro óseo agudo (Bankart óseo) o crónico (deficiencia glenoidea).
    * Artroscópicamente, busque un cambio en el aspecto normal en forma de pera de la cavidad glenoidea, hacia un aspecto en forma de pera invertida.
  * **Inestabilidad atraumática o multidireccional (IMD): AMBRI- A**traumática, **M**ultidireccional, con frecuencia **B**ilateral, por lo general responde a **R**ehabilitación; si se requiere cirugía, involucra desplazamiento capsular **I**nferior.
    * Vinculada con laxitud generalizada de la articulación (hombres y mujeres adolescentes).
    * Con frecuencia es bilateral, y hay antecedentes familiares, inestabilidad con mecanismo o traumatismo mínimo.

HISTORIA CLÍNICA/PRESENTACIÓN

* El paciente puede o no recordar un evento traumático específico.
  * Con frecuencia pueden haber varios eventos de subluxación parcial o pueden describir laxitud generalizada en ambos hombros.
  * Es importante determinar el mecanismo de lesión (traumático *vs.* atraumático) y si éste es el episodio inicial o un evento repetido.
  * Pregunte sobre síntomas mecánicos.
  * Los pacientes pueden describir ansiedad/aprensión con el brazo abducido y rotado externamente.
* Pregunte acerca de la frecuencia de los síntomas.
  * La IMD puede tener un inicio insidioso y síntomas no específicos (dolor relacionado con la actividad en la 2ª o 3ª década de la vida).
  * Identifique eventos o posiciones desencadenantes específicos (los enfermos pueden evitar ciertas posiciones o actividades que provocan molestia).

DIAGNÓSTICO DIFERENCIAL

- Fracturas proximales del húmero y fracturas escapulares. Deformidad, inflamación, evaluación cuidadosa de radiografías.
- Dislocación acromioclavicular o esternoclavicular. Busque asimetría comparando articulaciones contralaterales y evalúe los estudios de imagen.
- Radiculitis cervical. Busque síntomas neurológicos (adormecimiento, parestesias).
- Exploración neurovascular exhaustiva, maniobra de Spurling.
- Crepitación escapulotorácica. Evalúe la presencia de discinesia escapular y crepitación posterior palpable.

EXPLORACIÓN FÍSICA

- **Dislocación aguda:** prominencia palpable de la cabeza humeral anterior e inferior al hombro, contorno anormal del hombro, brazo en aducción y rotación interna, limitación del movimiento.
- Siempre explore la columna cervical.
- **Inspección:** asimetría, atrofia, incisiones previas.
- **Palpación:** articulación AC, corredera bicipital.
- **Movimiento:** rango de movimiento activo (RDMA) y pasivo (RDMP).
- **Fuerza:** músculos escapulares, deltoides, bíceps, tríceps y manguito rotador.
  - Realice una exploración neurovascular completa.
  - Revise en busca de laxitud ligamentosa generalizada (rótula hipermóvil, codo hiperextensible y articulaciones MP de los pulgares).
- Las **pruebas de estabilidad** específicas incluyen:
  - **Signo del sulcus** (mide la laxitud inferior).
    - Con el brazo neutral/aducido, se aplica tracción longitudinal inferior; mida la distancia desde el acromion a la cabeza humeral (1 cm = 1+, 2 cm = 2+, 3 cm = 3+).
    - Haga lo mismo en rotación externa a 30°.
    - Si aún es positivo, esto sugiere incompetencia del ligamento GH superior.
    - La eliminación en rotación externa sugiere un intervalo rotador competente.
    - Sulcus positivo con el brazo a 90° de abducción = laxitud capsular inferior.
  - **Aprensión:** con el paciente en posición supina, se abduce el brazo a 90° y se rota de forma suave en forma externa, observando si el paciente presenta ansiedad o aprensión = aprensión positiva.
    - **Recolocación:** desde esta posición, la fuerza dirigida en forma posterior mejora los síntomas.
    - **Sorpresa:** la liberación súbita de la fuerza posterior causa recurrencia de la aprensión (la más precisa de las tres pruebas).
  - **Carga y desplazamiento:** paciente supino con el hombro en el borde de la mesa.
    - Con el brazo abducido en el plano de la escápula, coloque una pequeña carga axial sobre el centro de la cavidad glenoidea.
    - A continuación desplace el húmero proximal anterior-inferior y posterior.
    - Grado 1: traslación al borde glenoideo.
    - Grado 2: más allá del borde, pero reducción espontánea.
    - Grado 3: con reducción espontánea.

ESTUDIOS DE IMAGEN

- **Radiografías simples:** la serie de hombro incluye vistas AP, AP verdadera (Grashey), en Y escapular y axilar lateral (CRÍTICO obtener vistas axilares pre-Y posreducción en cada dislocación).
  - Evalúe en busca de lesiones de Hill-Sachs o Bankart ósea.
- RM (se prefiere la artrografía).
  - Busque lesión de Bankart (desgarro, avulsión del complejo ligamentoso capsulolabral) y de Hill-Sachs (defecto en la cabeza humeral posterolateral), evalúe en busca de desgarros en el manguito rotador y otras lesiones relacionadas.
  - En la IMD, la artrografía mostrará una **cápsula inflamada** o un **aumento del volumen GH.**
- **TC:** evalúe la presencia de lesión de Bankart ósea (fractura de la cavidad glenoidea AI) y deficiencia glenoidea crónica (se puede cuantificar en la reconstrucción 3D).

PREVENCIÓN

- Entrenamiento adecuado para cuando no se está en competencia, técnica apropiada (p. ej., para taclear), selección apropiada de equipo, mantener acondicionados a los estabilizadores dinámicos.

Manejo no quirúrgico

- El manejo inicial de la inestabilidad traumática incluye reducción de urgencia, a menudo bajo sedación o anestesia.
- Tracción sobre el brazo en abducción y flexión con contratracción sobre el cuerpo (sábana en la axila).
- Otras técnicas de reducción:
  - **Stimson:** paciente en posición prona con tracción hacia abajo (peso sobre la cintura).
  - **Spaso:** con el paciente supino, tracción longitudinal ligera a medida que flexiona hacia adelante y rota externamente.
  - El manejo postreducción incluye: ¡radiografías posoperatorias incluyendo vistas axilares y exploración neurovascular!
    - Más tarde, inmovilización temporal (3-10 días) en cabestrillo y rehabilitación temprana para lograr RDM completo libre de dolor.
    - El paciente se centra en el RDM temprano con progresión al fortalecimiento (enfocándose en los estabilizadores dinámicos) para las 3 semanas.
    - El regreso a la actividad deportiva varía de acuerdo con el individuo y el tipo de actividad.
    - Se puede regresar con un arnés que limite el movimiento.
- Para la mayoría de los pacientes con IMD, la rehabilitación es el tratamiento de elección.
  - Trate la discinesia escapular para mejorar la posición glenoidea y la estabilización dinámica.
  - Enfóquese en el fortalecimiento preferencial del manguito rotado.
  - La mayor parte de los reportes muestran resultados excelentes con el manejo no quirúrgico de la IMD.
  - Éste debe ser de un mínimo de 6 meses antes de considerar intervenciones quirúrgicas.

Indicaciones quirúrgicas

- Absoluta: inestabilidad recurrente (o dolor) a pesar de medidas no quirúrgicas máximas (inmovilización, modificación de actividades, rehabilitación).
  - Esto puede ser para inestabilidad traumática recurrente o inestabilidad atraumática.
- Desgarro del manguito rotador o defecto en la cavidad glenoidea >25%, fractura humeral proximal (p. ej., fractura desplazada de la tuberosidad mayor).
- Dislocación irreducible o reducción no concéntrica (tejido interpuesto).
- Relativa: atleta que emplea mucho el movimiento del brazo sobre la cabeza o atleta de deporte de contacto, <20 años de edad.

Contraindicaciones

- Infección aguda, individuos que no se apegan al manejo, RDM limitado.
- Pacientes con pérdida de hueso significativa (p. ej., >25% de la cavidad glenoidea anterior) pueden requerir procedimiento de Laratjet (transferencia coracoidea).

Técnica quirúrgica

1. Estabilización artroscópica anterior (reparación de Bankart)
A. Área prequirúrgica
- Verifique la historia clínica y el consentimiento informado en el preoperatorio.
- Esté al tanto del plan de anestesia, antibióticos.
- Marque el sitio quirúrgico.
- Los bloqueos interescalénicos o los catéteres son extremadamente útiles para la analgesia intraoperatoria y posoperatoria.

B. Posicionamiento
- Decúbito lateral o posición en silla de playa.
  - Para el decúbito lateral, recuerde colocar un rollo axilar (justo distal a la axila).
  - Estabilice el cuerpo, flexione las rodillas y coloque acojinamiento bajo la pierna y entre las piernas.
  - Incline la mesa en forma posterior 20° para orientar la cavidad glenoidea en forma horizontal.
  - Coloque el brazo en tracción balanceada (con 10-15 libras de tracción, en 30-45° de abducción y 20° de flexión hacia adelante).
  - Utilice un sistema de distracción de tres puntos para una mejor distracción y visualización glenohumeral.

C. Procedimiento
- Antes de posicionar al paciente, realice una exploración bajo anestesia (EBA) en ambas extremidades para confirmar la dirección de la inestabilidad y el movimiento.
- A continuación esterilice y coloque campos.
- Después de marcar la anatomía ósea, establezca un puerto de visión posterior en el «punto suave» (1 cm inferior y 2 cm medial a la esquina posterolateral del acromion).

- Emplee una técnica de afuera hacia adentro con localización con aguja para columna para establecer dos puertos más en forma anterior.
  - Puerto anteroinferior (justo por encima del subescapular, asegura un ángulo apropiado hacia la cavidad glenoidea) y anterosuperolateral (AS) justo anterior al borde del supraespinoso alrededor del bíceps.
    - Después de verificar la trayectoria con la aguja para columna, haga una pequeña incisión con una hoja del núm. 11, seguida de un cilindro de Wissinger, y de cánulas (se puede necesitar un sistema dilatador con cánulas más grandes).
  - Coloque las dos cánulas anteriores tan separadas como sea posible para evitar sobrellenar la cavidad.
- Realice una artroscopia diagnóstica exhaustiva, evalúe el manguito rotador, ligamentos, cápsula, cartílago articular, bíceps, todas las lesiones labrales y el tamaño del defecto óseo (cavidad glenoidea y Hill-Sachs).
- Viendo desde el puerto posterior y/o el puerto AS, prepare la cápsula y el labrum.
  - Comience con elevadores artroscópicos (en especial necesario si el labrum ha cicatrizado medialmente, como en la lesión ALPSA (avulsión en manga del periostio labroligamentoso posterior, por sus siglas en inglés), y trabaje de lateral a medial.
  - Prepare la cápsula con un escariador.
  - Prepare la cavidad glenoidea para obtener hueso esponjoso sangrante con una fresadora o un raspador de alta velocidad.
- Coloque anclajes, comenzando con el más inferior (a través del puerto AI o percutáneo) y coloque un total de 3-4, avanzando en forma superior ~5 mm con cada anclaje.
  - Coloque el anclaje a 45° respecto a la cavidad glenoidea, y sobre el borde o 1-2 mm hacia la cara (no medial).
- Separe las suturas recuperando 1 en 1 cánula.
  - Después utilice uno de los varios dispositivos disponibles en el mercado para pasar suturas perforando la cápsula y el labrum desgarrado para salir por la cara de la cavidad glenoidea.
  - Con el primer anclaje, el más inferior, es crítico que esta «mordida» capsular sea inferior al anclaje para lograr un desplazamiento «inferior a superior».
  - Pase por la misma cánula por la que se recuperó la sutura y pase de nuevo a través del tejido y por la cánula AI.
  - Ate con un nudo artroscópico, o uno a elección del cirujano.
  - Repita 2-3 veces para los anclajes restantes para completar la reparación.

D. Pasos finales
- Se irriga copiosamente la articulación y se cierran los puertos.
- Se coloca un vendaje suave seguido de una unidad de enfriamiento con UltraSling (con cojín para abducción).

2. Estabilización anterior abierta

A. Posicionamiento
- Silla de playa.
  - Cabeza elevada a 30-45°, rodillas flexionadas, cabeza asegurada.
  - Bulto (dos toallas dobladas) bajo la escápula para estabilizar y posicionar la cavidad glenoidea al alcance del cirujano.
  - El brazo puede descansar sobre una mesa de mayo acojinada o emplear cualquier soporte neumático para brazo disponible en el mercado.

B. Procedimiento
- Se utiliza un abordaje deltopectoral estándar con una incisión de la coracoides (o justo lateral) hacia el pliegue axilar.
  - Desarrolle colgajos de espesor total, identifique la tira adiposa y el intervalo DP. Identifique la vena cefálica y llévela hacia lateral con el deltoides y diseque el intervalo en forma roma.
  - Identifique la coracoides y el tendón conjunto, incida sobre la fascia clavipectoral, y coloque retractores autosujetables profundos.
- Defina el subescapular, ligue los vasos humerales circunflejos y desprenda los 2/3 superiores del subescapular, dejando un muñón de tejido para poder reparar después.
  - Coloque un retractor sobre el cuello medial de la cavidad glenoidea para facilitar la exposición.
- Marque e incida la cápsula medial desde superior a inferior y movilice.
  - Prepare la cavidad glenoidea anteroinferior de modo que obtenga hueso sangrante y coloque 3-4 anclajes de inferior a superior.
- Más tarde se pasan suturas para lograr un desplazamiento capsular superior y se pasa de inferior a superior con el brazo en 30° de flexión hacia adelante y rotación externa.
  - Después reevalúe para confirmar la estabilidad.

C. Pasos finales
- Es crítico asegurar la reparación del subescapular.
  - Reaproximación anatómica y reparación con sutura no absorbible núm. 2 seguida de cierre continuo del intervalo DP con vycril 2-0, suturas subcutáneas enterradas de vycril 2-0, ya sea grapas o una sutura continua.

3. Tratamiento artroscópico de la inestabilidad multidireccional (plicatura capsular artroscópica)

A. Posicione y prepare

- Decúbito lateral o silla de playa (al igual que para la inestabilidad anterior). Realice una exploración preoperatoria.

B. Procedimiento
- Establezca un puerto posterior, dos puertos anteriores y realice una artroscopia diagnóstica al igual que para la inestabilidad anterior.
  - Observe la facilidad con la que puede avanzar el artroscopio entre la cavidad glenoidea y la cabeza humeral (por lo común llamado «signo de *drive-thru*» [conducir a través de]).
  - Ahora cambie para ver desde el puerto AS.
- Cause abrasión en la cápsula anterior con una fresadora o un raspador y comience a colocar suturas de plicatura.
  - La primera se coloca a las 5:30 (hombro derecho), y si está íntegro, se usa el labrum como anclaje.
  - Emplee un dispositivo para pasar suturas para perforar la cápsula, primero de adentro hacia afuera y luego de afuera hacia adentro, tomando 1-2 mm de cápsula.
  - Luego pase bajo el labrum, deje un relé de alambre, sujete desde el puerto posterior, pase una sutura de alta fuerza tensil a través del puerto posterior, labrum, cápsula y hacia afuera por el puerto AI.
  - Saque el otro cabo del extremo posterior y ate con un nudo artroscópico.
  - Coloque dos suturas más en dirección superior. Utilice como poste el cabo que sale de la cápsula.
- Mientras observa a través del puerto anterior, cause abrasión sobre la cápsula posterior y repita estos pasos para colocar suturas de plicatura en forma posterior para dar balance a la plicatura.
  - De nuevo, si el labrum está desgarrado o frágil, se pueden usar suturas de anclaje en la cavidad glenoidea.

C. Pasos finales
- La articulación se irriga de forma copiosa y se cierran los puertos.
- Se coloca un vendaje suave seguido de una unidad de enfriamiento con UltraSling (con cojín para abducción).

REHABILITACIÓN POSOPERATORIA Y EXPECTATIVAS

- Los pacientes se mantienen con el cabestrillo durante 4-6 semanas.
- Comience movimientos en péndulo en los primeros 1-2 días y el entrenamiento pasivo comienza a los 7-10 días.
- El movimiento estará limitado a RDM pasivo (elevación pasiva supina hacia adelante).
- Comience el RDM activo para la semana 5-6 y el fortalecimiento entre la semana 8 y 12 (varía con cada cirujano).
- Comience simulacros específicos para el deporte que practica el atleta a los 4 meses, y el levantamiento por encima de la cabeza a los 6 meses.
- **Lo más importante**
  - Explique al enfermo que el proceso de rehabilitación es largo y difícil.
  - Resalte la importancia del apego a las restricciones para lograr resultados exitosos.

BIBLIOGRAFÍA

ElAttrache NS, Harner CD, Mirzayan R *et al. Surgical Techniques in Sports Medicine.* Philadelphi, PA: Lippincott; 2007.

Gaskill TR, Taylor DC, Millett PJ. Management of multidirectional instability of the shoulder. *J Am Acad Orthop Surg.* 2011;19:758-767.

Gerber C, Nyffeler RW. Classification of glenohumeral joint instability. *Clin Orthop Relat Res.* 2002;400:65-76.

Lee DH, Neviaser RJ. *Operative Techniques. Shoulder and Elbow Surgery.* Philadelphia, PA: Elsevier; 2011.

Matsen FA 3rd, Chebli C, Lippitt S. American Academy of Orthopaedic Surgeons. Principles for the evaluation and management of shoulder instability. *J Bone Joint Surg.* 2006;88:648-659.

Provencher MT, Frank RM, Leclere LE *et al.* The Hill-Sachs lesion: diagnosis, classification and management. *J Am Acad Orthop Surg.* 2012;20:242-252.

Reider B *et al.* Terry M, Provencher, MT. *Operative Techniques: Sports Medicine Surgery.* Philadelphia, PA. Elsevier; 2010.

ARTRITIS DEL HOMBRO

JAY BOUGHANEM

INTRODUCCIÓN

La enfermedad articular degenerativa de la articulación glenohumeral puede ser resultado de diferentes padecimientos, incluyendo artritis reumatoide, artritis postraumática, osteonecrosis, enfermedad cristalina, iatrogénica después de cirugía por inestabilidad, artropatía del manguito rotador y osteoartritis —la cual es un diagnóstico de exclusión.

No está claro si la artritis iatrogénica, que a menudo se ve después de cirugía de inestabilidad, se debe a la historia natural de la inestabilidad del hombro, considerando la lesión al cartílago derivada de múltiples dislocaciones sufridas antes de la cirugía o si es un efecto secundario de modificar las fuerzas de estrés sobre la articulación con la cirugía o una combinación de ambos factores.

La artropatía del manguito rotador se subclasifica como una categoría distinta debido a que tiene diferente presentación, etiología y manejo.

HISTORIA CLÍNICA/PRESENTACIÓN

- Los pacientes con enfermedad articular degenerativa de la articulación glenohumeral por lo regular presentan dolor, debilidad, limitación del rango de movimiento y rigidez matutina.
  - El dolor es de naturaleza profunda, empeora con actividades que requieren movimiento y levantar cosas; es frecuente el dolor en reposo.
  - A diferencia del dolor del manguito rotador, el dolor con la artritis del hombro está presente aun cuando el brazo está en ángulos bajos de elevación/abducción y el codo está a un lado.
  - Con frecuencia se presenta crepitación con el rango de movimiento.
- Se le debe preguntar al paciente en relación con el inicio del dolor o discapacidad, cualquier antecedente de traumatismo o lesiones, cirugías previas, antecedentes familiares de artritis reumatoide o enfermedad cristalina, evaluación y/o manejo previo.
  - También pregunte acerca de limitación para llevar a cabo actividades de la vida diaria y/o actividades recreativas que no puedan realizarse por el problema del hombro.

EXPLORACIÓN FÍSICA

- La exploración física del hombro comienza con la columna cervical.
- La exploración del hombro incluye rango de movimiento activo en flexión hacia adelante, abducción, rotación externa y rotación interna.
  - El rango de movimiento activo debe medirse en ambos hombros para su comparación.
  - Más aún, debe revisarse el rango de movimiento pasivo en caso de existir limitación al rango de movimiento activo.
  - La crepitación en la articulación glenohumeral se palpa con facilidad poniendo la mano sobre el hombro mientras se lleva con suavidad al hombro a través de un rango de movimiento pasivo.
- Después de revisar el rango de movimiento, se deben inspeccionar de modo cuidadoso ambos hombros en busca de atrofia del deltoides, supraespinoso e infraespinoso, cicatrices quirúrgicas, escape anterior superior, crepitación subdeltoidea y glenohumeral.
- Los pacientes con artritis glenohumeral tienen dolor a la palpación sobre la línea articular glenohumeral posterior y la línea articular glenohumeral anterior.
- En el paciente que representa un reto diagnóstico, por ejemplo la presentación temprana de la artritis glenohumeral, una inyección articular glenohumeral diagnóstica puede ayudar a determinar el generador principal de dolor.
  - Se puede inyectar una pequeña cantidad de lidocaína con o sin Kenalog (u otro corticoesteroide) de forma directa en la articulación GH, y se pueden reevaluar los síntomas del paciente y la exploración después de la inyección.
- La exploración del hombro debe incluir pruebas de fuerza y un examen completo del manguito rotador con evaluación cuidadosa de la fuerza de rotación externa con el codo a un lado (infraespinoso), dolor con la rotación externa contra resistencia con el codo a un lado (infraespinoso) y el signo de retraso en la rotación externa (infraespinoso).
  - También se evalúa el manguito posterior con el brazo a 90° de abducción (infraespinoso), para valorar la fuerza de rotación externa, así como cualquier retraso en la rotación externa o incapacidad para mantener el brazo rotado en forma externa contra la gravedad (signo de Hornblower).
- Se utiliza la maniobra de elevación para evaluar el subescapular.
- El supraespinoso se evalúa con el brazo a 90° de abducción y rotación interna en el plano escapular; se documenta el dolor o debilidad con la abducción contra resistencia.
- Algunas veces no es posible saber si la debilidad se debe a una anormalidad estructural o a dolor; en estos casos, una inyección glenohumeral puede ayudar a aliviar el dolor y obtener una medición más precisa de la fuerza.

ESTUDIOS DE IMAGEN

- Las radiografías simples, incluyendo vistas de Grashey, AP y axilar, pueden mostrar estrechamiento de la articulación GH, esclerosis de los bordes de la articulación, quistes y osteofitos consistentes con artritis de la articulación GH. Deben emplearse las vistas axilares para evaluar la presencia de retroversión glenoidea y la reserva ósea disponible para la reconstrucción, así como la presencia de una cavidad glenoidea bicóncava, la cual es una contraindicación para la hemiartroplastia.

- Se debe medir la distancia acromiohumeral. Una distancia menor a 7 mm indica migración proximal de la cabeza humeral y desgarro en el manguito.
- Pueden solicitarse estudios avanzados de imagen, en especial la RM, para evaluar el manguito rotador y los músculos deltoides, así como el desgaste glenoideo.
  - El manguito rotador debe evaluarse en busca de atrofia (se observa mejor en las secuencias parasagitales en T1 o en la TC), así como desgarros en el manguito.
  - Las proyecciones coronales y sagitales se utilizan para el supraespinoso, y los cortes axilares se usan para el subescapular y el manguito posterior.

TRATAMIENTO CONSERVADOR

- El manejo conservador inicial está indicado en la artritis de la articulación GH e incluye modificación de actividades, compresas frías, antiinflamatorios orales, inyección local y terapia física.
- Se ha demostrado un beneficio clínico estadísticamente significativo, aunque mínimo, con la visco-suplementación, de acuerdo con algunos estudios.
- La inyección glenohumeral es más exitosa si se realiza bajo fluoroscopia, pero se puede intentar de inicio una inyección a ciegas, en especial si el cirujano realiza con frecuencia artroscopias de hombro, ya que la trayectoria de la aguja es idéntica a la de un puerto posterior estándar.
- Los pacientes con un rango de movimiento más conservado por lo regular tienen menos incomodidad comparados con aquéllos con rigidez significativa, y una inyección glenohumeral intraarticular puede ayudar al paciente y al terapeuta a recuperar el rango de movimiento.
  - Esto es útil aun en sujetos que están contemplando intervenciones quirúrgicas, ya que facilita la rehabilitación posoperatoria después de la intervención en el hombro.

INDICACIONES QUIRÚRGICAS

- La cirugía está indicada para pacientes con dolor y discapacidad que son refractarias a un curso de manejo conservador apropiado.
- La artroplastia total de hombro estándar tiene un resultado superior comparada con la hemiartroplastia, y está indicada en aquéllos con artritis glenohumeral con un manguito rotador íntegro o con un desgarro pequeño en el manguito.
  - Los resultados en enfermos sin un desgarro en el manguito o con un desgarro pequeño son similares.
  - La atrofia y la infiltración grasa del manguito se observan mejor en los cortes sagitales de la RM y son hallazgos relevantes al momento de decidir si se requiere una artroplastia de hombro estándar o reversa.
- Una cavidad glenoidea bicóncava es una contraindicación para la hemiartroplastia.

TÉCNICA QUIRÚRGICA

Hemiartroplastia y remplazo total de hombro
- Planeación preoperatoria
  - En el preoperatorio se revisan las imágenes simples y las imágenes en 3D para evaluar con cuidado la integridad del manguito y la disponibilidad de una reserva ósea adecuada.
  - Se mide la versión de la cavidad glenoidea utilizando imágenes axiales caudales a la base de la coracoides.
  - La retroversión excesiva o la pérdida de la reserva ósea pueden modificar el plan quirúrgico; la versión puede corregirse con un fresado preferencial anterior.
  - También la planeación preoperatoria debe incluir medición del húmero para estimar el tamaño de la prótesis (tallo humeral y glenoidea).
    - Se pueden usar vistas axilares para medir la prótesis glenoidea y las vistas de Gracie para el tallo humeral.
  - Se debe evaluar al paciente en busca de cualquier patología cervical, ya que puede afectar la posición intraoperatoria apropiada.
- Posicionamiento
  - El objetivo principal del posicionamiento adecuado en la cirugía de remplazo de hombro es facilitar la exposición glenoidea, que por lo usual es la parte más difícil del procedimiento; más aún, el fallo del componente glenoideo es la causa principal de rechazo de un remplazo total de hombro.
    - Se pueden emplear posición supina o en silla de playa. Se debe elevar la cabecera de la mesa a 30° o menos si se utiliza la posición de silla de playa.
    - Se coloca una toalla envuelta detrás del borde medial de la escápula.
    - Si se usa un soporte móvil, la superficie dura móvil se coloca detrás de la escápula para estabilizar; esto se hace de modo que la cabeza humeral pueda ser retraída posteriormente hacia atrás e inferior a la cavidad glenoidea para una mejor exposición. Si la escápula no se apoya, la exposición de la cavidad glenoidea es más difícil.

- Esto debe hacerse con cuidado sin aducción del húmero para exposición humeral proximal.
- La columna cervical se puede rotar/doblar de manera lateral en forma suave alejándola ligeramente del hombro para una mejor exposición proximal del húmero durante el fresado.
- Se examinan ambos hombros bajo anestesia, documentando cualquier discrepancia en el rango de movimiento pasivo.

- Exposición inicial
  - Se utiliza un abordaje deltopectoral.
  - La incisión comienza sobre la coracoides y se extiende hasta la tuberosidad deltoidea del húmero.
  - Las primeras referencias anatómicas son la base de la coracoides y la tira adiposa entre el deltoides y el pectoral mayor.
  - Se sigue la tira adiposa desde la base de la coracoides, en forma distal.
  - Se identifica la vena cefálica y se retrae, ya sea medial o lateralmente.
  - La retracción medial de la vena cefálica puede evitar lesión iatrogénica por el retractor de Brown del deltoides.
  - Se incide sobre la fascia deltopectoral.
  - Se identifican y ligan la arteria y venas circunflejas anteriores.
  - Las segundas referencias anatómicas son la cabeza larga del bíceps y la base de la coracoides, la cual conduce al intervalo rotador.
  - Se identifica el tendón del bíceps, se sigue de modo proximal hacia el intervalo rotador, se corta proximalmente y se realiza tenodesis a la fascia del pectoral mayor. Revise la RM para ver si está presente en las imágenes axiales o ha ocurrido una rotura espontánea.
  - Más tarde se coloca el hombro en abducción y se libera cualquier adherencia subdeltoidea poniendo cuidadosa atención en movilizar el deltoides anterior, lateral y posterior.
  - La cara medial de la corredera bicipital es la tercera referencia anatómica.
    - Los bordes laterales del subescapular se visualizan con facilidad después de la identificación de la corredera bicipital y su borde medial.
    - Se puede colocar un Homan romo en el intervalo rotador para ayudar a aislar el subescapular.
    - Se puede utilizar un pelamiento del subescapular, tenotomía o una osteotomía en la tuberosidad menor para obtener acceso a la articulación.

- Preparación del húmero
  - Se lleva al húmero hacia la herida con aducción y rotación externa.
    - Se visualiza y retrae el manguito.
    - Se determinan la versión y el ángulo cabeza a diáfisis, y se lleva a cabo el corte en el húmero proximal.
    - El corte proximal en el húmero debe intentar reflejar un ángulo cuello-diáfisis apropiado (en promedio 135°, rango 120-150°), un corte poco profundo es mejor que un corte más vertical.
    - El corte también debe recrear una versión apropiada, la cual es 0-20° de retroversión, donde la retroversión es el ángulo del antebrazo que es perpendicular al eje epicondilar y al plano articular de la cabeza humeral.
    - La cabeza humeral está en 0-20° de retroversión.
    - Vea la figura 3-1 para una explicación de la retroversión del húmero.
  - Se entra al canal humeral justo posterior a la corredera bicipital y el húmero se escaria y se abre **a mano** con base en las medidas que se tomaron por rayos X hasta que se logre un buen acomodo rotacional.
    - Se mide el tamaño de la cabeza humeral teniendo cuidado de evitar sobrellenar la articulación.
    - La porción superior de la superficie humeral está a 5 mm de la tuberosidad mayor y a 5 cm del borde proximal del pectoral mayor.
  - Si se contempla una hemiartroplastia, se examina el hombro con los componentes de pista en su sitio.
    - No debe haber más de una traslación de más de la mitad de la cavidad glenoidea anterior o posterior al revertir la parálisis.
  - Se debe revisar el subescapular en busca de contractura y si está indicado se hace una liberación roma abriendo una tijera de mayo curva entre la fosa del subescapular y el vientre del músculo.

- Exposición glenoidea
  - Primero, se puede explorar el intervalo entre el tendón conjunto y se identifica la arteria axilar con un asa vascular.
  - Es necesaria una liberación capsular para una buena exposición de la cavidad glenoidea.
  - Se coloca un retractor de Fukuda con el hombro en aducción y rotación neutral, y luego se rota externamente en forma gradual poniendo atención a la cápsula inferior.

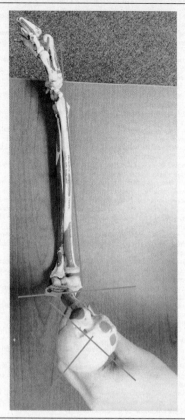

Figura 3-1. La retroversión humeral se refiere a la superficie articular posterior en relación con el eje epicondilar del húmero distal. En esta muestra anatómica, la versión está determinada primero por el eje epicondilar o la línea que conecta los epicóndilos lateral y medial, y segundo, una línea perpendicular al plano articular de la cabeza humeral.

- Con un retractor colocado entre la cápsula y el nervio axilar, se libera de manera gradual la cápsula inferior hasta que la cabeza humeral puede movilizarse y retraerse utilizando un Fukuda o un Homan romo por detrás e inferior a la cara inferior posterior de la cavidad glenoidea.
- La dificultad en este paso puede indicar una liberación inadecuada del deltoides o requerir algo de liberación de la cápsula y/o el tríceps.
- Preparación de la cavidad glenoidea
  - Se determina el centro de la superficie articular de la cavidad glenoidea por la intersección de la línea axial media con la línea coronal media.
  - Se coloca una guía con base en las mediciones preoperatorias de la versión de la superficie glenoidea para intentar corregir o corregir de forma parcial la retroversión glenoidea.
  - Un signo positivo de corrección es al fresado inicial preferencialmente anterior de la superficie de la cavidad glenoidea (esto es en comparación a un hombro reverso donde se busca un fresado de preferencia inferior y una «cara sonriente»).
  - Se debe **alcanzar, pero no penetrar** la superficie del hueso subcondral.

- El componente glenoideo con pivotes ha mejorado la sobrevivencia comparada
  con el componente glenoideo en quilla, y siempre se debe emplear si la reserva ósea
  es suficiente.
  - Se debe secar el hueso (se puede usar una esponja empapada en epinefrina) y presurizar
    el cemento en los agujeros de los pivotes o en la hendidura de la quilla, se coloca el
    componente glenoideo y se mantiene presurizado en su sitio hasta que el cemento se
    endurece.
- Reducción y prueba
  - Con los componentes glenoideo y humeral de prueba en su sitio, no debe haber una
    traslación anterior y posterior de más de la mitad de la distancia glenoidea y ni dislo-
    cación con el rango de movimiento.
- Cementado
  - El fallo en la artroplastia total de hombro por lo común se debe a aflojamiento del lado
    glenoideo.
  - Se requiere una técnica cuidadosa con exposición glenoidea, fresado, taladrado y cemen-
    tado.
  - La palpación suave de los bordes glenoideos inferior/posterior/anterior ayudará al ciruja-
    no a comprender mejor la anatomía para una mejor colocación del componente gle-
    noideo y los agujeros taladrados para los pivotes o la quilla, de modo que todos los
    pivotes queden en el hueso.
  - Más aún, una técnica cuidadosa de cementado colocando el cemento sobre una superficie
    seca y después mantener el componente en su sitio en forma manual, ejerciendo pre-
    sión contra el hueso hasta que el cemento seque, son buenas técnicas durante la ciru-
    gía de remplazo.
- Cierre
  - La reparación subescapular insuficiente es una causa importante de fracaso temprano de
    un remplazo total de hombro.
  - Para reparar el subescapular o la tuberosidad mayor se utiliza una sutura gruesa, trenzada
    y no absorbible del núm. 2 FiberWire o un equivalente.
  - Primero se saca el componente humeral de prueba.
    - A continuación se taladran 4-5 agujeros en los bordes laterales alrededor de la tubero-
      sidad menor (TM), y se pasa el FiberWire por estos túneles óseos.
    - Después, se coloca en su sitio el componente humeral real, con o sin cemento, con la
      sutura FiberWire alrededor del tallo, de modo que cada FiberWire empiece en el
      borde lateral de la TM, forme un asa alrededor de la prótesis y salga del lado medial
      de la TM.
  - Después de esto, las suturas se pasan de modo secuencial hacia el músculo subescapular
    o en la unión del tendón con el hueso en caso de que se use una osteotomía, y se
    anudan secuencialmente.
    - Se cierra el intervalo rotador y se aproxima el intervalo deltopectoral, y se cierra la
      incisión en capas irrigando entre cada capa.

Remplazo reverso de hombro

- La planeación preoperatoria, la posición y la exposición son similares a las de un remplazo
  de hombro estándar.
  - También son similares la exposición y preparación del húmero.
  - Para el remplazo reverso de hombro, se intenta un corte a 0° de versión en lugar de cor-
    tar en retroversión.
  - Las dislocaciones anterior y posterior tienen la misma frecuencia después de una artro-
    plastia inversa/reversa.
  - Después de escariar, abrir y colocar la prótesis de prueba en el húmero, se expone y se
    prepara la cavidad glenoidea.
- La exposición glenoidea difiere muy poco.
  - En casos de remplazo inverso de hombro, se pone especial atención en aislar y marcar el
    nervio axilar.
  - La exposición de la cápsula inferior es crítica para poder lograr una buena visualización
    del cuello inferior a fin de poder colocar la placa basal tan inferior como sea posible
    en la superficie glenoidea para evitar que se formen muescas.
  - Se emplea un retractor glenoideo en forma de Y.
- Se coloca la guía inferior en la intersección de los planos axial medio y coronal medio para
  poder colocar la placa basal tan inferior como sea posible.
  - La guía se coloca con base en las mediciones preoperatorias de retroversión glenoidea,
    en una dirección caudal a cefálica en el plano coronal medio para obtener una
    «cara sonriente» o un fresado preferencial de la cavidad glenoidea inferior, de modo
    que la placa basal esté apuntando hacia el piso; esto también es para evitar las
    muescas.
- Se palpa la base de la coracoides, y uno de los tornillos de la placa basal debe intentar
  anclarse en el hueso cortical en la base de la base glenoidea.
  - Se debe realizar un intento por colocar un segundo tornillo sobre la reserva ósea corti-
    cal inferior de la escápula.
  - El retractor en Y servirá para encontrar el camino para ese tornillo inferior.

- Después de fijar la placa en el hueso se prueba el hombro inverso luego de revertir cualquier parálisis.
  - Los bloqueos anestésicos de hombro están contraindicados en la cirugía de remplazo de hombro inverso, ya que pueden interferir con la realización apropiada de las pruebas.
- Se fija la glenoesfera, seguida de la copa humeral, y se lleva el hombro a través de un rango de movimiento completo.
  - Se debe liberar cualquier adherencia deltoidea y liberar también el subescapular e intentar repararlo.
- Si se encuentra inestabilidad, se puede usar una glenoesfera de mayor tamaño, o una copa más alta.
- Se debe verificar de manera cuidadosa la versión de la copa en relación con el antebrazo y el eje epicondilar, y si está indicado hay que corregir la versión.
- Se debe contemplar la transferencia de dorsal ancho o redondo para pacientes con signo de hornblower positivo e incapacidad para rotar externamente un hombro abducido.

BIBLIOGRAFÍA

Denard PJ, Walch G. Current concepts in the surgical management of primary glenohumeral arthritis with a biconcave glenoid. *J Shoulder Elbow Surg.* 2013;22(11):1589-1598.

Ho JC, Sabesan VJ, Iannotti JP. Glenoid component retroversion is associated with osteolysis. *J Bone Joint Surg Am.* 2013;95(12):e82.

Mizuno N, Denard PJ, Raiss P et al. Reverse total shoulder arthroplasty for primary glenohumeral osteoarthritis in patients with a biconcave glenoid. *J Bone Joint Surg Am.* 2013;95(14):1297-1304.

Sears BW, Johnston PS, Ramsey ML et al. Glenoid bone loss in primary total shoulder arthroplasty: evaluation and management. *J Am Acad Orthop Surg.* 2012;20(9):604-613.

Singh JA, Sperling J, Buchbinder R et al. Surgery for shoulder osteoarthritis. *Cochrane Database Syst Rev.* 2010;(10):CD008089.

Singh JA, Sperling J, Buchbinder R et al. Surgery for shoulder osteoarthritis: a Cochrane systematic review. *J Rheumatol.* 2011;38(4):598-605.

Warner JJ, Shah A. Shoulder arthroplasty for the treatment of rotator cuff insufficiency. *Instr Course Lect.* 2011;60:113-121.

EL HOMBRO DEL ATLETA

JONATHAN N. WATSON • ARI R. YOUDERIAN

ANATOMÍA Y ANATOMOPATOLOGÍA

Las lesiones de la cintura escapular son muy comunes, en especial en atletas que hacen movimientos de lanzamiento. Existe un amplio rango de patologías que pueden ocurrir en el hombro de un atleta, incluyendo desgarros del manguito rotador, desgarros labrales superiores anteriores-posteriores (SLAP), inestabilidad, y tenosinovitis o rotura bicipital proximal. En atletas jóvenes, la epifisiólisis humeral proximal, también llamada hombro de Ligas Menores, se ha vuelto cada vez más común.

El atleta que lanza está en riesgo de sufrir lesiones en el hombro por fuerzas grandes y repetitivas que se generan durante el movimiento de lanzamiento. El mecanismo de lanzamiento ha sido dividido en cinco etapas: impulso, amartillamiento inicial, amartillamiento tardío, aceleración y desaceleración. A través de este movimiento, la cabeza humeral es mantenida por los estabilizadores estáticos como dinámicos. La estabilidad estática es proporcionada por la cápsula y los ligamentos, y la estabilidad dinámica la confiere la contracción excéntrica de los músculos del manguito rotador o el principio de concavidad-compresión. El atleta lanzador presenta microinestabilidad con mayor frecuencia. Esto ocurre en forma secundaria a microtraumatismo repetitivo a la cápsula anterior con contractura de la cápsula posterior y desplazamiento del punto de set de la cabeza humeral en una dirección posterosuperior. Esta microinestabilidad puede conducir a daño posterior, incluyendo desgarros del manguito rotador parciales del lado articular y desgarros SLAP. Burkhart y otros han descrito una entidad conocida como escápula SICK (mala posición de la escápula, prominencia del borde inferior medial, dolor y mala posición de la coracoides y movimiento escapular discinético). La posición alterada de la escápula conduce a mayor estrés sobre las estructuras de la cápsula posterior durante la desaceleración y el lanzamiento. Esto causa tensión capsular y muscular que conduce a déficit de rotación interna glenohumeral (DRIG). Esta constelación de hallazgos también está relacionada con atrapamiento interno como externo y a desgarros del manguito rotador.

La patología de la cabeza larga del tendón del tríceps a menudo se presenta de forma concurrente con otras lesiones en el hombro lanzador y puede ser difícil separarla de estas otras entidades. El amplio rango de patologías incluyen tendinopatía, subluxación, dislocación y desgarros del tendón del bíceps.

HISTORIA CLÍNICA/PRESENTACIÓN

- El dolor y la pérdida de velocidad son síntomas de presentación comunes en la patología de hombro, en especial en atletas con atrapamiento interno y lesiones vinculadas como desgarros SLAP y desgarros de espesor parcial del manguito rotador.
  - El dolor con frecuencia es de naturaleza vaga y se agrava al lanzar.
  - Los desgarros SLAP pueden localizarse en el hombro posterosuperior con o sin irradiación al bíceps.
  - El dolor relacionado con un desgarro del manguito rotador a menudo se presenta por la noche y se acompaña de debilidad con irradiación hacia el deltoides.
  - Esto debe diferenciarse de patología de la columna cervical, la que por lo regular tiene dolor en el cuello que se irradia a lo largo de la escápula y/o hacia el brazo y la mano.
- Los eventos traumáticos son la causa principal de microinestabilidad aguda del hombro.
  - La inestabilidad anterior se presenta con el brazo en abducción y rotación externa, mientras que la inestabilidad posterior ocurre en una posición de aducción y rotación interna.
  - Los linieros de futbol americano también están sujetos a inestabilidad posterior, dada la carga repetida sobre un brazo flexionado, aducido y rotado de manera interna.
  - La edad del paciente, la cronicidad, recurrencia de dislocaciones, presencia de dislocación bilateral y el deporte que practican son factores importantes a considerar cuando se obtenga la historia de la lesión en un enfermo con inestabilidad.
- Una caída sobre un brazo extendido es una causa común de desgarro del manguito rotador o lesión labral.
  - La debilidad o incapacidad para elevar el brazo también es común con la lesión del manguito rotador.
  - Los síntomas mecánicos, como el atoramiento, están con más frecuencia vinculados con lesiones labrales superiores.

EXPLORACIÓN FÍSICA

- La exploración física del hombro es compleja, y el médico debe ser cuidadoso y organizado.
  - La exploración puede dividirse en varias secciones: inspección, palpación, rango de movimiento, fuerza, neurovascular y maniobras especiales o específicas.
  - También se debe explorar la columna cervical en todos los pacientes con problemas de hombro.
  - En los atletas lanzadores además debe revisarse la fuerza central (abducción de la cadera, sentadilla sobre una sola pierna) y la rotación interna de la cadera.
  - Inclusive se debe evaluar el codo debido a las altas tasas de lesiones concomitantes.
- **Columna cervical:** RDM del cuello, marcha, espasticidad/hiperreflexia, signo de Spurling, alivio del dolor con la tracción.
- **Inspección:** contorno y posición del hombro, asimetría muscular, signo de Popeye, volamiento escapular.
- **Palpación:** articulación AC, articulación glenohumeral, corredera bicipital, punto de Codman.
- **Rango de movimiento:** elevación hacia adelante activa y pasiva, así como en el plano escapular, abducción, rotación externa con el codo al lado, rotación externa e interna con el brazo en abducción de 90°.
  - Arco de movimiento total y diferencias de lado a lado en lanzadores para buscar DRIG.
  - Observe el movimiento escapulotorácico desde atrás. Laxitud ligamentosa generalizada en la IMD.
- **Fuerza:** deltoides, bíceps, tríceps, manguito rotador, muñeca/mano.
- **Neurovascular:** lesión en el plexo braquial/neurovascular en la dislocación aguda.
  - Síndrome de salida de tórax (signo de Adson, prueba de Roos).
- **Inestabilidad:** carga y desplazamiento, aprensión, recolocación, sulcus.
- **Manguito rotador/atrapamiento:** Neer, Hawkins, bote vacío, press de vientre, elevación, signo de retraso en rotación externa, Hornblower, retracción escapular.
- **Bíceps:** velocidad, Yerguson.
- **SLAP:** Obrien, Crank, supinación y rotación externa contra resistencia, carga del bíceps I y II, deslizamiento anterior, cizalla dinámica labral.

ESTUDIOS DE IMAGEN

- Radiografías: en la mayor parte de los casos se obtienen radiografías AP estándar, Y escapular y lateral axilar.
  - La vista AP o vista de Grashey, se inclina a 30-45° del plano sagital del cuerpo a fin de obtener una vista que sea paralela a la articulación glenohumeral.

- La vista AP es más útil para examinar la tendinitis calcificada, estrechamiento del espacio de la articulación glenohumeral, quistes u osteofitos y migración proximal de la cabeza humeral (la distancia acromiohumeral normal es de 7 mm).
  - En el hombro de Ligas Menores se puede observar ensanchamiento de la fisis proximal del húmero al compararla con la del hombro del lado opuesto.
  - Se puede considerar una vista de salida para determinar la morfología acromial en casos de un posible desgarro del manguito rotador secundario a atrapamiento.
- En casos de dislocación o inestabilidad, se obtienen Y escapular y lateral axilar para determinar la posición de la cabeza humeral en la cavidad glenoidea.
  - En ciertas instancias de dislocación aguda e incapacidad para obtener una vista axilar, se puede obtener una vista lateral de Velpeau. El paciente se inclina hacia atrás ~30° y se dirige el haz desde la parte superior.
  - La vista de West point se usa para observar el borde de la cavidad glenoidea y buscar lesiones de Bankart. Se obtiene colocando al sujeto en posición prona con el brazo en 90° de abducción y rotación neutral. Se coloca el casete en la cara superior del hombro y se dirige el haz desde inferior y se proyecta en forma cefálica 25° desde la horizontal y 25° medialmente.
  - La vista de Stryker se utiliza para lesiones de Hill-Sachs. En posición supina, se coloca la palma de la mano sobre la cabeza con el hombro en 90° de flexión hacia adelante y abducción neutral con el casete posterior al hombro.
- La TC se emplea con más frecuencia en el hombro para definir lesiones óseas de Bankart, pérdida de hueso y la morfología de la cavidad glenoidea, y medir el tamaño de una lesión de Hill-Sachs.
- El ultrasonido es un método no invasivo y económico para diagnosticar desgarros en el manguito rotador; sin embargo, su utilidad depende del operador y tiene una capacidad limitada para diagnosticar patologías concomitantes.
- La RM se emplea por lo común para diagnosticar patología labral y del manguito rotador.
  - La RM puede confirmar el patrón del desgarro, la extensión de la retracción y el número de tendones involucrados.
  - Se evalúa la infiltración grasa y la atrofia muscular utilizando un sistema modificado de Goutallier para determinar la reparabilidad del desgarro y el pronóstico.
  - Con frecuencia se usa contraste intraarticular para determinar la extensión de desgarros parciales del manguito rotador del lado articular y para proporcionar imágenes de patología labral.
  - El uso de secuencias ABER (abducción, rotación externa) es a menudo útil en la RM del atleta cuya actividad implica movimiento del brazo sobra la cabeza.
- La artroscopia aún se considera el estándar de oro para el diagnóstico de patología labral.

MANEJO CONSERVADOR

- Al igual que con la mayor parte de las demás condiciones ortopédicas, el manejo conservador debe ser el método inicial de tratamiento. La modificación de actividades, frío local, antiinflamatorios y la terapia física son las modalidades más utilizadas.
  - La piedra angular del tratamiento para el hombro de Ligas Menores es dejar de lanzar.
  - Los medicamentos prescritos son los antiinflamatorios no esteroideos (AINE).
  - El uso de inyecciones de corticoesteroide también puede ser empleado tanto para fines diagnósticos como terapéuticos.
  - La terapia física debe enfocarse en ejercicios de estiramiento, así como de fortalecimiento que aborden tanto el hombro como la escápula.
  - Aquéllos con DRIG deben enfocarse en estiramiento del pectoral menor, así como estiramiento «durmiente» para la tensión en la cápsula posterior.
  - Se aconsejan el fortalecimiento central y enfoque en la cadena cinética para el atleta lanzador.
    - También es necesario el fortalecimiento de los estabilizadores escapulares y del manguito rotador.
  - Se debe instaurar un programa gradual de retorno a la actividad deportiva u otras actividades después de un curso de terapia.
- La reducción cerrada es el tratamiento inmediato de la inestabilidad aguda del hombro. Se han descrito numerosas técnicas; sin embargo, no se ha demostrado la superioridad de una técnica sobre otra.
  - Con frecuencia se requiere sedación adecuada con imágenes tanto prerreducción como posreducción para evaluar en busca de fractura y para una reducción adecuada.
  - Después de la reducción, el paciente se trata con un cabestrillo para comodidad durante un periodo corto, seguido de ejercicios progresivos de rango de movimiento y fortalecimiento.

INDICACIONES QUIRÚRGICAS

- Fallo en el manejo no quirúrgico.
- Desgarro agudo de espesor total del manguito rotador en un paciente joven o sintomático.
- Desgarro de espesor parcial del manguito rotador con desgarro con más de 50% o más de 6 mm de exposición de la huella.
- Dislocación/subluxación recurrente de hombro.
- Desbridamiento de lesiones SLAP tipos I, III, reparación de tipos II, IV.
- Procedimiento para inestabilidad ósea requerido por más de 25% de pérdida ósea glenoidea, morfología en pera invertida, lesión de Hill-Sachs, avulsión humeral del ligamento glenohumeral (AHLG).

TÉCNICA QUIRÚRGICA

- Primero, se pone al paciente bajo anestesia general y/o bloqueo escaleno.
  - Se coloca al enfermo en posición de silla de playa o decúbito lateral con base en la preferencia del cirujano.
  - En la posición de silla de playa, se debe tener cuidado de asegurar una flexión/extensión y rotación cervical neutral, así como acojinar las extremidades no quirúrgicas.
    - Se puede emplear un dispositivo para sostener el brazo para ayudar en forma intraoperatoria.
  - En la posición de decúbito lateral, a menudo se coloca al paciente con la pierna que está hacia abajo acojinada para evitar parálisis del nervio peroneo.
  - Se coloca tracción sobre el brazo quirúrgico para ayudar en la distracción de la articulación, en especial para los procedimientos de inestabilidad.
    - Se marcan las referencias anatómicas estándar antes de realizar la incisión.
    - Se puede insuflar la articulación antes de la colocación del puerto para ayudar con la distracción de la articulación.
    - Existen varios puertos que se pueden usar, como se describen más adelante, cada uno de los cuales tiene sus ventajas e indicaciones, dependiendo de la patología.

Puertos
- **Puerto posterior:** 2 cm inferior y 2 cm lateral a la esquina posterolateral del acromion, es el puerto de entrada y de visualización más común.
- **Puerto anterosuperior:** 2 cm lateral a la coracoides y 1 cm inferior al acromion anterior.
- **Puerto anterolateral:** justo a un lado de la esquina anterolateral del acromion, 3-4 mm.
  - Se utiliza para la colocación de anclajes en la cavidad glenoidea superior, 11:00-1:00 para las lesiones SLAP o como puerto de visualización para la reparación de inestabilidad.
- **Puerto anteroinferior:** lateral a la coracoides, por encima del subescapular, adyacente a la cabeza humeral.
- **Puerto trans-subescapular:** utilizado para la reparación de lesiones Bankart.
- **Puerto lateral:** 3-4 cm lateral al borde acromial en línea con la intersección de la articulación AC posterior y la fosa supraclavicular.
- **Posterior subacromial:** 1.5 cm inferior, 1.5 cm medial a la esquina posterolateral del acromion.
- **Anterior subacromial:** 1.5 cm inferior a la esquina anterolateral del acromion.
- **Lateral accesorio acromial:** inmediatamente adyacente al borde lateral del acromion.
- **Puerto de Wilmington:** 1 cm lateral, 1 cm anterior a la esquina posterolateral del acromion. Inserción de anclajes de sutura para SLAP posterior.
- **Puerto de Neviaser:** 1 cm medial al borde medial del acromion, 1 cm posterior a la clavícula, 1 cm anterior a la espina de la escápula.
- **Puerto posteromedial alto:** 2 cm medial al puerto posterior, 1 cm inferior a la espina de la escápula.
- **Puerto accesorio medial posterior:** 2 cm medial al puerto posterior.
- **Puerto posterolateral bajo:** 4-5 cm lateral al puerto posterior, 5-6 cm inferior a la esquina posterolateral del acromion.
- **Puerto posteromedial bajo:** 2 cm medial, 2 cm inferior al puerto posterior.

Puntos clave
- Bankart: movilice el tejido capsulolabral y libere de la cavidad glenoidea antes de la reparación.
  - Asegúrese de alcanzar una posición a las 5:30 antes de colocar anclajes.
  - Coloque los anclajes en la cara de la cavidad glenoidea, anude del lado capsular.
- Colocar una aguja por columna/sutura de marcaje a través de un desgarro articular en el manguito rotador para la evaluación de la bursa; la evaluación de la bursa se lleva a cabo después durante la fase subacromial de la cirugía.
- Se prefiere el desbridamiento de los desgarros del manguito rotador en lugar de la reparación en atletas lanzadores.
- No existen investigaciones que muestren superioridad en los resultados clínicos para las técnicas de reparación del manguito rotador (una sola hilera vs. doble hilera, equivalente transóseo).

- Tenga cuidado con las variantes anatómicas (complejo de Buford, foramen sublabral) al planear la reparación de una lesión SLAP, limite la reparación anterosuperior.
- La tenodesis del bíceps en atletas lanzadores para los desgarros SLAP es aún controversial.
- Reportes en la literatura establecen una tasa de éxito ~95% para los procedimientos abiertos para inestabilidad.
  - Aunque antes se pensó que la reparación artroscópica tenía altas tasas de recurrencia, con el advenimiento de nuevas técnicas y tecnologías los resultados artroscópicos se aproximan a los de la cirugía abierta, con tasas de éxito de 90-96%.
- Estudios recientes han mostrado un índice de hasta 70-80% de regreso a la actividad deportiva para las lesiones SLAP.
- Las investigaciones han mostrado tasas muy bajas de regreso a la actividad deportiva para las reparaciones del manguito rotador (8%); sin embargo, se han observado mejores tasas con el desbridamiento por sí solo (55%).

COMPLICACIONES

- Infección.
- Artrofibrosis.
- Nueva rotura de la reparación del manguito rotador.
- Cirugía para inestabilidad del hombro: recurrencia de la inestabilidad, rotura del subescapular, artrosis, lesión neurovascular, fallo del material quirúrgico.
- Condrólisis relacionada con la colocación de anclajes para la reparación labral.
- Hombro de Ligas Menores: deslizamiento de la fisis proximal del húmero.

BIBLIOGRAFÍA

Burkhart SS, De Beer JF. Traumatic glenohumeral bone defects and their relationship to failure of arthroscopic Bankart repairs: significance of the inverted-pear glenoid and the humeral engaging Hill-Sachs lesion. *Arthroscopy*. 2000;16(7):677-694.

Burkhart SS, Morgan CD, Kibler WB. The disabled throwing shoulder: spectrum of pathology. Part I: pathoanatomy and biomechanics. *Arthroscopy*. 2003;19(4):404-420.

Ide J, Maeda S, Takagi K. Sports activity after arthroscopic superior labral repair using suture anchors in overhead-throwing athletes. *Am J Sports Med*. 2005;33(4):507-514.

Itoi E, Hatakeyama Y, Sato T et al. Immobilization in external rotation after shoulder dislocation reduces the risk of recurrence: a randomized controlled trial. *J Bone Joint Surg Am*. 2007;89(10):2124-2131.

Kibler WB, McMullen J. Scapular dyskinesis and its relation to shoulder pain. *J Am Acad Orthop Surg*. 2003;11(2):142-151.

Lenters TR, Franta AK, Wolf FM et al. Arthroscopic compared with open repairs for recurrent anterior shoulder instability: a systematic review and meta-analysis of the literature. *J Bone Joint Surg Am*. 2007;89(2):244-254.

Lyman S, Fleisig GS, Andrews JR et al. Effect of pitch type, pitch count, and pitching mechanics on risk of elbow and shoulder pain in youth baseball pitchers. *Am J Sports Med*. 2002;30(4):463-468.

Mazoue CG, Andrews JR. Repair of full-thickness rotator cuff tears in professional baseball players. *Am J Sports Med*. 2006;34(2):182-189.

Reynolds SB, Dugas JR, Cain EL et al. Debridement of small partial thickness rotator cuff tears in elite overhead throwers. *Clin Orthop Relat Res*. 2008;466(3):614-621.

Rowe CR, Patel D, Southmayd WW. The Bankart procedure: a long-term end-result study. *J Bone Joint Surg Am*. 1978;60(1):1-16.

Snyder SJ, Karzel RP, Del Pizzo W et al. SLAP lesions of the shoulder. *Arthroscopy*. 1990;6(4):274-279.

DISLOCACIÓN DEL CODO

DAVID D. SAVIN • ARI R. YOUDERIAN

ANATOMÍA Y ANATOMOPATOLOGÍA

El codo es una articulación sinovial en bisagra, con articulaciones entre el radio, cúbito y húmero. El codo es intrínsecamente estable debido a una combinación del contorno óseo, estabilidad ligamentosa, una cápsula fuerte y una multitud de músculos.

A pesar de ser una articulación de manera inherente estable, el codo es la segunda articulación que con más frecuencia se disloca, sólo superada por las del hombro. Su incidencia es de 6-13/100 000 y más de 50% se deben a lesiones relacionadas con el deporte. Ésta es mucho más común en adolescentes y adultos jóvenes. La mayor parte de las lesiones tienen un mecanismo de alta energía, y más de 90% de las dislocaciones son en dirección posterior.

Una dislocación de codo típicamente está vinculada con una disrupción completa de las restricciones capsuloligamentosas, y a menudo las restricciones laterales son las primeras en ceder, incluyendo el ligamento colateral lateral. El ligamento colateral medial es típicamente el último en fallar. Las dislocaciones de codo pueden describirse como simples o complejas. Las dislocaciones complejas tienen una fractura de codo relacionada. Pueden clasificarse en forma más detallada de acuerdo con su relación entre el olécranon y el húmero, siendo la localización más frecuente la dislocación posterolateral.

HISTORIA CLÍNICA/PRESENTACIÓN

- Los pacientes con una dislocación aguda del codo por lo común presentarán antecedente de haber caído sobre la mano extendida.
- Sin embargo, el mecanismo es por lo regular más complejo e incluye una combinación de las siguientes fuerzas: valgo, supinación y carga axial.
- Los pacientes también pueden presentarse en el contexto de múltiples lesiones traumáticas.
- Siempre es importante tomar nota de la dominancia del brazo afectado.

EXPLORACIÓN FÍSICA

- Los pacientes con traumatismo deben ser de inicio manejados de acuerdo con el protocolo ATLS.
- Una vez que éste se encuentra clínicamente estable, el cirujano ortopedista puede evaluar el codo.
- El siguiente examen permitirá la exploración completa de la lesión en el codo:
  - A la inspección visual, a menudo es evidente la deformidad.
    - La relación de la punta del olécranon con el epicóndilo lateral y medial en comparación con el lado contralateral puede ayudar a confirmar el diagnóstico.
    - Evalúe la piel en busca de lesión evidente o inminente a los tejidos blandos.
  - La evaluación del antebrazo distal debe incluir evaluación de la articulación radiocubital distal y la membrana interósea en busca de dolor o inestabilidad.
  - Se debe documentar a detalle el estado neurovascular.
    - Los nervios cubital y mediano están comprometidos con mayor frecuencia que el nervio radial.
    - Los síntomas de nervio radial pueden estar relacionados con fractura de la cabeza del radio o fractura de Monteggia.
    - La presencia de pulso no debe descartar una lesión vascular significativa, ya que hay circulación colateral importante.
  - También la exploración debe enfocarse en el hombro, húmero, antebrazo, muñeca y mano en busca de lesiones vinculadas.

ESTUDIOS DE IMAGEN

- Las radiografías convencionales, incluyendo radiografías estándar anterior-posterior y lateral, ayudarán a definir el patrón de dislocación.
- La tomografía computada (TC) con reconstrucción en 3D será útil para las dislocaciones complejas con fractura y para la planeación quirúrgica post reducción de las fracturas relacionadas del codo. Ésta no debe realizarse antes de la reducción.
- Como práctica estándar, las radiografías convencionales deben incluir la articulación por encima y por debajo.
- La resonancia magnética (RM), tiene poca utilidad en las dislocaciones agudas de codo; sin embargo, en un codo inestable después de la reducción, una RM puede ser útil para evaluar el patrón de lesión.

MANEJO AGUDO

- Se puede intentar la reducción luego de que el paciente ha sido estabilizado y se ha completado un examen cuidadoso.
  - La reducción cerrada debe hacerse con alguna forma de sedación/anestesia para lograr una relajación/analgesia adecuada de los músculos.
  - Las reducciones tardías son más difíciles debido al espasmo e inflamación musculares significativos.
- Reducción cerrada para dislocación posterior/posterolateral:
  - Casi siempre se puede sentir un «clunk» cuando hay una reducción exitosa.
  - A continuación se describen dos métodos:
    - Supino:
      - Se coloca al paciente en posición supina con el brazo sobre la cabeza.
      - Se debe librar la coronoides del húmero distal con hipersupinación.

- Se debe realizar la reducción con estrés en valgo, extensión del codo con una fuerza manual distal sobre el proceso del olécranon.
  - Prono:
    - Se coloca al sujeto en posición prona con el brazo elevado y flexionado sobre el lado de la cama.
    - Se debe extender el codo con una tracción longitudinal ligera sobre el brazo.
    - Se debe manipular la coronoides con el pulgar para librar la tróclea.
  - Después de la reducción, se debe reexaminar al paciente, de inicio enfocándose en la exploración neurovascular.
    - El cambio agudo en la exploración neurovascular es raro, pero si está presente, requiere de una exploración quirúrgica temprana.
    - Se debe evaluar entonces el codo en busca de inestabilidad mientras el paciente está sedado. Durante este examen se determina el rango de movimiento (RDM) seguro.
- Evaluación posreducción.
  - Mientras está en pronación, se debe evaluar el codo en busca de inestabilidad en varo, valgo y rotatoria.
  - La inestabilidad en varo y valgo se debe explorar en extensión completa y en 30° de flexión.
  - La inestabilidad rotatoria se debe evaluar con la maniobra de desplazamiento de pivote, la cual se lleva a cabo en un paciente supino, con el antebrazo en supinación y se aplica estrés en valgo mientras se flexiona el codo.
    - Esto no debe realizarse en un paciente que no está sedado.
- También se deben obtener radiografías post reducción del codo. Si existe preocupación acerca de una posible fractura, la TC con reconstrucción en 3D puede ayudar a definir el patrón de la fractura.
  - La exploración fluoroscópica en el consultorio también es útil para evaluar la estabilidad y guiar el tratamiento.
    - Se puede intentar un RDM completo del codo bajo fluoroscopia en la primera visita al consultorio a las 1-2 semanas después del evento de dislocación.

MANEJO CONSERVADOR

- La mayor parte de las reducciones simples pueden manejarse de forma no quirúrgica.
  - Si el codo reducido está completamente estable durante la evaluación post reducción, puede ser inmovilizado en un cabestrillo o una férula larga posterior para brazo.
  - El RDM supervisado debe comenzar a los 7-10 días después de la lesión.
- Si se presenta inestabilidad en extensión, el paciente puede ser cambiado a un arnés en bisagra para codo con el antebrazo en pronación y el codo en 90° de flexión durante 2-3 semanas.
  - Algunos cirujanos prefieren fijarlo a ~10° más de flexión que el punto de inestabilidad.
  - La inmovilización por periodos mayores a 3 semanas se relaciona con contracturas y disminución del RDM.

INDICACIONES QUIRÚRGICAS

- Rara vez está indicada la cirugía inmediata en las dislocaciones de codo.
  - Las indicaciones quirúrgicas agudas incluyen incapacidad para la reducción cerrada, síndrome compartimental vinculado, compromiso neurovascular después de la reducción, lesión neurovascular aguda relacionada con la dislocación y lesiones abiertas.
- Los codos que permanecen inestables después de la reducción a pesar de ser colocados en flexión y pronación típicamente tienen lesión extensa de tejidos blandos, incluyendo disrupción de los ligamentos colaterales, los orígenes de los músculos extensores/flexores y lesión capsular.
  - La cirugía debe llevarse a cabo para mejorar la estabilidad del codo.
  - El codo típicamente se vuelve estable después de la reconstrucción o reparación del ligamento colateral cubital lateral (LCCL).
  - Si permanece inestable aun después de la reparación del LCCL, también se debe reparar el ligamento colateral cubital.
  - Después de esto se deben reparar los orígenes de los músculos extensores/flexores para mejorar la estabilidad.
  - Cuando está indicada, se prefiere la intervención quirúrgica debido al menor riesgo de rigidez posoperatoria y osificación heterotópica.

DISLOCACIÓN CON FRACTURA

- Una dislocación de codo con una fractura vinculada se describe como una dislocación de codo compleja.

- Las fracturas por lo común involucran la cabeza del radio, coronoides, olécranon y/o el húmero distal.
- Un patrón descrito de fractura incluye la lesión del codo en tríada terrible.
  - Ésta es una dislocación posterior lateral traumática con desgarro vinculado del LCM y fractura relacionada de la cabeza del radio y la coronoides.
- El mecanismo de lesión es similar al de las dislocaciones comunes del codo, pero a menudo con mayores fuerzas axiales, rotacionales y en valgo.
- La dislocación anteromedial con fractura es otro de los patrones descritos.
  - Es menos común que la tríada terrible, y con frecuencia se observa con una fractura más grande de la coronoides, pero sin fractura de la cabeza del radio.
- La mayor parte de estas dislocaciones complejas son inestables y requieren cirugía.
  - Los diferentes patrones de fractura tienen indicaciones específicas para cirugía, pero por lo general una fractura desplazada o un codo inestable son indicaciones de cirugía.
  - En forma aguda, debe reducirse el codo y evaluar la estabilidad.
  - Las dislocaciones con fractura inestables requieren reducción abierta y fijación interna de la fractura, y reparación o reconstrucción de la lesión ligamentosa.
  - Una TC preoperatoria con reconstrucción en 3D puede ser útil para visualizar patrones de fractura complejos.
  - Si el codo sigue estando inestable después de la RAFI y la reparación de los tejidos blandos, un fijador dinámico externo puede estabilizar al codo al tiempo que permite el RDM temprano.

COMPLICACIONES

- Rigidez postraumática, a menudo una falta de extensión completa de 10-15°.
- Inestabilidad posterolateral crónica.
- Formación de hueso heterotópico.
- Compromiso neurológico: por lo general transitorio; sin embargo, se puede observar parálisis permanente del nervio cubital.
- Artritis postraumática.

BIBLIOGRAFÍA

Cohen MS, Hastings H 2nd. Acute elbow dislocation: evaluation and management. J Am Acad Orthop Surg. 1998;6(1):15-23.

Kuhn MA, Ross G. Acute elbow dislocations. Orthop Clin North Am. 2008;39(2):155–161.

Mehta JA, Bain GI. Elbow dislocations in adults and children. Clin Sports Med. 2004;23(4):609-627.

Parsons BO, Ramsey ML. Acute elbow dislocations in athletes. Clin Sports Med. 2010;29(4):599-609.

Plancher KD, Lucas TS. Fracture dislocations of the elbow in athletes. Clin Sports Med. 2001;20(1):59-76.

Saati AZ, McKee MD. Fracture-dislocation of the elbow: diagnosis, treatment, and prognosis. Hand Clin. 2004;20(4):405-414.

Tashjian RZ, Katarincic JA. Complex elbow instability. J Am Acad Orthop Surg. 2006;14(5):278-286.

BURSITIS Y TENDINITIS DEL CODO

HANY EL-RASHIDY • VAMSY BOBBA

ANATOMÍA DEL CODO Y ANATOMOPATOLOGÍA

Una articulación en bisagra que comprende al húmero, cúbito y radio. La extensión más proximal del cúbito termina como el proceso óseo del olécranon. Superficial al olécranon se encuentra la bursa del olécranon, un saco lleno de fluido que reduce la fricción entre las capas de tejidos blandos. La cara lateral de la articulación incluye los extensores (p. ej., el extensor radial corto del carpo [ERCC]), mientras que la cara medial contiene a los flexores (p. ej., el flexor radial del carpo [FRC]). La anatomía de la articulación del codo permite la flexión/extensión, así como la rotación. La estabilidad ósea está conferida por complejos ligamentosos mediales y laterales. El complejo medial o ligamento colateral cubital (LCC), proporciona estabilidad en valgo. El LCC está compuesto por bandas anterior, posterior y transversa, siendo la banda anterior la que proporciona la mayor estabilidad. El complejo ligamentoso colateral lateral proporciona estabilidad rotacional y en varo, y comprende los ligamentos colaterales laterales cubital y radial. El ligamento anular abarca la cabeza del radio y, junto con el radial colateral, ayuda a la estabilidad en varo.

El sobreuso, el mal acondicionamiento o el traumatismo directo a la articulación del codo pueden causar bursitis, inflamación y daño al tejido. Este daño puede causar microdesgarro de los músculos en sus orígenes y conducir a una respuesta patológica de cicatrización denominada tendinosis angiofibroblástica.

- **Epicondilitis**
  - Un proceso de degeneración y reparación incompleta del tendón (no es inflamación verdadera).
  - La epicondilitis lateral (llamada codo de tenista) involucra el origen del tendón extensor, y la epicondilitis medial (codo de golfista) el origen del flexor común.
  - La epicondilitis lateral se presenta con mayor frecuencia que la epicondilitis medial, con una tasa de entre 4:1 y 7:1.
- **Bursitis del olécranon**
  - Puede ser resultado de traumatismo o actividad repetitiva (p. ej., descansar el codo sobre una superficie dura).
  - Representa 0.01-0.1% de los ingresos hospitalarios.
  - Común en hombres de 30-60 años de edad.
- **Tendinitis del tríceps**
  - Ocurre casi de manera exclusiva en hombres, por lo usual en la cuarta década de la vida, y de forma especial en individuos que realizan actividades de extensión repetitivas (p. ej., atletas lanzadores).

HISTORIA CLÍNICA/PRESENTACIÓN

- **Epicondilitis medial y lateral**
  - Aunque puede haber una lesión precipitante, lo más común es que el dolor tenga un inicio insidioso.
  - El paciente reporta debilidad en la fuerza de agarre y dificultad para sostener objetos.
  - En particular están en riesgo los atletas, músicos y carpinteros.
  - Los síntomas incluyen dolor sobre los flexores/extensores del antebrazo, RDM doloroso/limitado en la muñeca y el codo, disminución de la fuerza de agarre e inflamación.
  - El dolor puede exacerbarse al lanzar y realizar otras actividades deportivas.
- **Bursitis del olécranon**
  - Se debe por lo común a lesión postraumática (caída directa sobre el codo), pero también puede desarrollarse de forma insidiosa.
  - Se presenta en relación con gota (precipitación de cristales dentro de la bursa) y la artritis reumatoide.
- **Tendinitis del tríceps**
  - Ocurre por sobrecarga en la inserción del tríceps como resultado de la actividad forzada que se requiere durante la fase de aceleración y la fase de liberación de la extensión del brazo.

DIAGNÓSTICO DIFERENCIAL

- **Epicondilitis lateral**
  - Síndrome de túnel radial y nervio interóseo posterior (NIP): dolor en la supinación contra resistencia o con la extensión del dedo medio contra resistencia.
  - Osteocondritis disecante del *capitellum*.
  - Artrosis radiocapitelar.
  - Radiculopatía cervical.
- **Epicondilitis medial**
  - Neuropatía cubital: signo de Tinel positivo (el estrés en valgo sobre el codo produce parestesias sobre el dedo anular y el dedo meñique), prueba de flexión del codo-flexión máxima del codo, antebrazo en pronación, muñeca en extensión.
  - Adelgazamiento del LCC con inestabilidad: evalúe con esfuerzo pasivo en valgo con el codo entre 20 y 90° (maniobra de ordeñar).
- **Tendinitis del tríceps**
  - Atrapamiento posterior: dolor con la extensión isométrica activa cerca de la extensión completa.
  - Bursitis del olécranon: dolor directo sobre la bursa.

EXPLORACIÓN FÍSICA

- **Epicondilitis lateral**
  - Siempre examine la columna cervical, seguida de la extremidad en su totalidad.
  - Dolor a la palpación a nivel de o justo distal al epicóndilo lateral, sobre el origen de los extensores.
  - Dolor causado por la extensión de la muñeca contra resistencia con el codo en extensión completa y el antebrazo en pronación o con la extensión máxima de la muñeca.
  - Compare la fuerza de agarre con el lado contralateral. Estudios indican que la fuerza de agarre es de 50% del brazo sano durante la extensión.

- **Epicondilitis medial**
  - Dolor localizado sobre el epicóndilo medial o sobre la masa flexora-pronadora.
  - El dolor durante la pronación contra resistencia y con la flexión de la muñeca contra resistencia son buenos indicadores, siendo el primero el más sensible.
- **Bursitis del olécranon**
  - Inflamación y dolor a la palpación sobre el olécranon.
  - La palpación puede revelar inflamación eritematosa dolorosa o no dolorosa.
    - Puede haber celulitis relacionada.
  - La bursitis crónica se puede presentar con múltiples nódulos llenos de fluido. Los casos infecciosos se manifestarán con dolor, calor y eritema.
    - Cincuenta por ciento de los individuos presentan fiebre.
    - El eritema se manifiesta en 63-100% de las bursitis infectadas y en 25% de los pacientes con bursitis no séptica.
- **Tendinitis del tríceps**
  - Incomodidad posterior en el codo a nivel de la inserción del tríceps.
  - Puede mostrar dolor directo y/o indirecto.
  - El dolor se exacerba durante la extensión forzada del codo.

ESTUDIOS DE IMAGEN

- **Epicondilitis lateral**
  - RX: pueden mostrar calcificaciones en los tejidos blandos que rodean al epicóndilo lateral.
  - RM: degeneración y desgarro del tendón en el ERCC; las imágenes sopesadas en T1 y T2 muestran aumento de la señalización alrededor del epicóndilo lateral.
    - Pueden también revelar edema y engrosamiento del origen de los flexores.
- **Epicondilitis medial**
  - RX: pueden mostrar calcificaciones alrededor del epicóndilo medial. Por lo general no se utiliza.
  - RM: aumento de la señalización en las imágenes sopesadas en T1 y T2, consistente con engrosamiento del origen del tendón flexor común.
    - Algunos pacientes pueden tener adelgazamiento en el origen del tendón del flexor común, con señalización intensa de fluido en las imágenes sopesadas en T2.
- **Bursitis del olécranon**
  - RX: por lo común no están indicados a menos que sea secundaria a traumatismo, en cuyo caso sirven para descartar fractura del olécranon.
  - RM: busque abscesos u osteomielitis.
- **Tendinitis del tríceps.**
  - RX: busque un espolón de tracción del tríceps/olécranon o cuerpos sueltos.
  - RM: rara vez indicada, pero puede revelar cambios inflamatorios.

PREVENCIÓN

- Entrenamiento adecuado en la técnica y selección de equipo apropiado, reposo para evitar la sobrecarga.

MANEJO NO QUIRÚRGICO

- **Epicondilitis lateral**
  - Reposo activo, AINE.
  - Arnés de contrafuerza (disminuye la carga sobre el epicóndilo lateral).
  - Inyección de cortisona.
  - Plasma rico en plaquetas (citocinas, como el VEGF/PDGF, pueden ayudar en la cicatrización del tendón).
  - Educación del paciente (asegurar el empleo de las técnicas apropiadas durante la actividad atlética).
  - Terapia física: estiramiento, fortalecimiento, masaje profundo con fricción, estimulación eléctrica, ultrasonido e iontoforesis.
- **Epicondilitis medial**
  - De inicio, cese de la actividad causal.
  - AINEs.
  - Arnés de contrafuerza (si no hay neuropatías compresivas), inyección de cortisona, iontoforesis y estimulación eléctrica.
    - Una vez que el dolor mejora, continúe con la terapia física para el rango de movimiento y los ejercicios de fortalecimiento.
    - Puede regresar a la actividad cuando se logre un rango de movimiento libre de síntomas.

- **Bursitis del olécranon**
  - La bursitis aséptica aguda se resuelve sin tratamiento médico.
  - En pacientes con dolor e inflamación se recomienda reposo, hielo, AINE, analgésicos y vendaje de compresión para la inflamación y efusión.
  - La aspiración de la bursa y la inyección de cortisona pueden causar alivio, pero la tasa de recurrencia es alta.
  - En los casos infectados, está indicada la terapia apropiada con antibióticos.
    - Algunos médicos aspiran fluido usando una aguja de 18-20 gauges.
    - Si se aspira fluido, se debe enviar al laboratorio para su análisis (conteo celular, tinción de Gram, cultivo, antibiograma con sensibilidades, cristales).
- **Tendinitis del tríceps**
  - Reposo de la extensión repetitiva forzada del codo, AINE, férula en 45° de flexión del codo.
  - Está contraindicada la inyección de cortisona en la inserción del tendón.
  - La terapia física, incluyendo ultrasonido, puede causar alivio temporal.
  - La terapia conservadora tiene una tasa de éxito elevada en ausencia de un espolón de tracción en el olécranon.

INDICACIONES QUIRÚRGICAS

- Pacientes que no responden al manejo conservador.
- Para la epicondilitis, las recomendaciones son continuar con un curso de manejo conservador durante un mínimo de 6 meses.
- Los individuos jóvenes, atléticos o aquéllos cuyas ocupaciones requieren actividades repetitivas, pueden elegir un abordaje más agresivo.

CONTRAINDICACIONES

- Infección aguda.
- Individuos que no se apegan al tratamiento.
- RDM limitado.

TÉCNICA QUIRÚRGICA

- **Epicondilitis lateral-artroscópica**
  - Área preoperatoria.
    - Obtenga la historia clínica y repita la exploración física en el área preoperatoria.
    - Esté al tanto del plan de anestesia, antibióticos.
    - Obtenga el consentimiento informado y marque el sitio quirúrgico.
  - Posicionamiento.
    - Lateral o prono, con la extremidad afectada sobre una almohada, con un torniquete.
  - Procedimiento.
    - Después de introducir solución salina normal en la articulación del codo mediante un puerto lateral en punto suave, se crea un puerto proximal anteromedial para inspeccionar la articulación.
    - Se evalúa la cápsula lateral en busca de desgarros, engrosamiento, extensión del ligamento anular o condromalacia radiocapitelar.
  - Resección del ERCC.
    - Se crea un puerto proximal anterolateral y se introduce un raspador para resecar parte de la cápsula lateral para revelar el tendón extensor común.
    - El tendón del ERCC yace entre el tendón del extensor común y la cápsula lateral.
    - Usando un raspador o un dispositivo de radiofrecuencia monopolar, realice ablación del tejido de tendinosis con resección completa del origen del ERCC en el húmero lateral.
  - Pasos finales.
    - Se irriga de forma copiosa la articulación y se cierran los puertos. Se coloca un vendaje suave.
- Epicondilitis lateral (abierta).
  - Posicionamiento.
    - Posición supina, con la extremidad afectada sobre una mesa para brazo con un torniquete alrededor del brazo.
  - Procedimiento.
    - Se lleva a cabo una incisión curvilínea de 4 cm anteromedial al epicóndilo lateral.
    - Se separan los tejidos subcutáneos hasta exponer la fascia profunda de los tendones extensores.

- Se identifica el intervalo entre el extensor radial largo del carpo (ERLC) y el extensor común de los dedos (ECD) y se divide de manera superficial hasta una profundidad de 2-3 mm.
- Se separa el ERCL del ERCC subyacente utilizando disección con el escalpelo y se retrae anteriormente.
- Se reseca el tejido patológico, de aspecto grisáceo.
- Se promueve la cicatrización vascular taladrando el epicóndilo lateral empleando alambre de Kirschner de 0.062 o un sacabocado.
- La reinserción del ERCC es a sugerencia del cirujano y no se requiere.
- Se une la aponeurosis del ERCL y del EDC utilizando sutura continua absorbible del núm. 1.
- Pasos finales.
  - Se cierran los tejidos subcutáneos y la piel.
  - Se coloca una férula posterior con el codo en 90° de flexión.
- **Epicondilitis medial (abierta)**
  - Posicionamiento y preparación.
    - Igual que en la epicondilitis lateral.
  - Procedimiento.
    - Se hace una incisión curvilínea comenzando a 2 cm proximal y extendiéndose 3-4 cm distal al epicóndilo medial.
    - La incisión debe seguir la escotadura epicondilar (posterior al epicóndilo) a fin de evitar una lesión iatrogénica al nervio antebraquial cutáneo medial y permitir acceso al nervio cubital.
    - Diseque para revelar el flexor cubital del carpo y proceda en forma anterolateral para exponer el origen del flexor común.
    - Se realiza una incisión longitudinal en el origen del flexor común comenzando en el epicóndilo medial y extendiéndose 4 cm en forma distal.
    - La incisión se sitúa entre el pronador redondo y el FRC. Se identifica y se reseca en forma elíptica cualquier tejido grisáceo anormal.
    - Se taladran múltiples agujeros, usando alambre K de 0.062 en el hueso cortical distal al epicóndilo medial para estimular la cicatrización.
    - Se cierra el defecto elíptico en el tendón con sutura absorbible del núm. 1, seguido de cierre subcutáneo.
  - Pasos finales.
    - Se cierra la piel con un surgete continuo subcutáneo con sutura absorbible 3-0.
    - Se coloca una férula posterior con el codo en 90° de flexión.
- **Bursitis del olécranon (artroscópica):** sólo está indicada si NO hay espolón en el olécranon, de otra forma se recomienda el tratamiento abierto.
  - Posicionamiento.
    - Lateral o semilateral, permitiendo que el brazo descanse sobre el tórax para exposición posterior.
    - Torniquete.
  - Procedimiento.
    - Se emplean dos puertos para visualizar por completo la bursa, la cual se reseca en su totalidad.
    - Se debe tener cuidado con los instrumentos en la cara medial de la bursa, ya que el nervio cubital cursa medial a la extensión de la bursa.
  - Pasos finales.
    - Después de la resección, se dejan abiertos los puertos y se coloca un vendaje compresivo.
- **Bursitis del olécranon (abierta):** indicada cuando hay que retirar un espolón o si el acceso a la bursa es limitado.
  - Posicionamiento.
    - Lateral o semilateral o con un bulto bajo el tronco, permitiendo que el brazo descanse sobre el tórax para exposición posterior al codo.
    - Torniquete.
  - Procedimiento.
    - Se lleva a cabo una incisión longitudinal medial a la línea media.
    - Se reseca por completo el tejido de la bursa.
    - La disección subcutánea se limita alrededor de la bursa para evitar posible disrupción del aporte sanguíneo a la piel.
  - Pasos finales.
    - La incisión se cierra en forma rutinaria, se inmoviliza el codo a 45° de flexión en una férula con vendaje compresivo.
- **Tendonitis del tríceps**
  - Posicionamiento.
    - Prona, con la extremidad afectada sobre una mesa para brazo con un torniquete.

- Procedimiento.
  - Después de la preparación de rutina y la colocación de campos, se realiza una incisión longitudinal de 4-5 cm, ~1.5 lateral al olécranon, comenzando 2 cm distal a la punta y extendiéndose de 2-3 cm en forma proximal.
  - La disección subcutánea puede revelar bursitis del olécranon, la cual se reseca.
  - Más tarde se expone el mecanismo extensor y se identifica el eje medial del olécranon.
  - Se obtiene exposición del espolón subperióstico del tríceps mediante una incisión longitudinal sobre el punto medio del espolón del olécranon.
  - Utilizando una hoja del núm. 64, se extiende la exposición en forma medial y lateral.
  - Después de una exposición adecuada del espolón, se diseca la inserción del tríceps del resto del espolón y del olécranon.
  - De modo posterior a la exposición completa del espolón, se usa un sacabocado para remover el espolón y una porción de la punta posterior del olécranon.
    - Se pueden emplear 1 o 2 anclajes de sutura, colocados en forma simétrica en el defecto y se coloca una sutura anclada a través del tríceps, pasando la sutura de regreso a través del sitio del defecto. Una alternativa es utilizar túneles óseos.
    - Se ata el nudo en la interfase tendón-hueso para minimizar la prominencia.
    - A continuación se realiza una reparación epitendinosa del tríceps mediante una sutura continua, enterrada de Mersilene 4-0 para cubrir los nudos anteriores y completar la reparación.
- Pasos finales.
  - Se irriga de forma copiosa la herida y se cierra con sutura subcutánea.
  - Se coloca una férula con el codo en 45° de flexión.

REHABILITACIÓN POSOPERATORIA Y EXPECTATIVAS

- **Epicondilitis lateral**
  - Los pacientes permanecen con la férula durante una semana para permitir la cicatrización de la herida.
  - Más tarde, se insta a los pacientes a rehabilitarse trabajando en el RDM pasivo y RDM activo en el codo y la muñeca, estirando y fortaleciendo según se tolere.
  - Típicamente, el regreso a las actividades se permite después de 2 semanas, y al deporte después de las 6 semanas.
- **Epicondilitis medial**
  - La férula posterior se retira a la semana después de la cirugía, momento en el cual se inicia la terapia física para el rango de movimiento del codo y la muñeca.
  - El acondicionamiento para fortalecer se inicia a las 4-6 semanas poscirugía con un arnés de contrafuerza que se utiliza para la terapia y las actividades de la vida diaria.
  - El paciente se da de alta sin restricciones a los 4-5 meses después de la cirugía.
- **Bursitis del olécranon**
  - Se utilizan un vendaje compresivo y la férula durante 1-2 semanas.
  - Después se reinician las actividades rutinarias.
- **Tendinitis del tríceps**
  - La escayola/férula se utiliza durante 3 semanas, seguidas de otras 3 semanas de rango de rehabilitación con movimiento pasivo.
  - La terapia con rango de movimiento activo se inicia a las seis semanas posoperatorias y se continúa con ejercicios de fortalecimiento a los 3 meses.
  - Típicamente se logra la recuperación completa a las 6 semanas.
- **Lo más importante**
  - Explique al enfermo que el proceso de rehabilitación es largo y difícil.
  - Haga hincapié en la importancia del apego a las restricciones para lograr resultados exitosos.

BIBLIOGRAFÍA

Badia A, Stennett C. Sports-related injuries of the elbow. *J Hand Ther.* 2006;19:206-227.

Chumbley E, O'Connor FG, Nirschl RP. Evaluation of overuse elbow injuries. *Am Fam Physician.* 2000;61:691-700.

Del Buono A, Franceschi F, Palumbo A et al. Diagnosis and management of olécranon bursitis. *Surgeon.* 2012;10(5):297-300.

Field LD, Savoie FH, eds. Surgical management of olécranon bursitis. In: MasterCases: Shoulder and Elbow Surgery. New York, NY: *Thieme New York*; 2003:354-358.

Haahr JP, Andersen JH. Prognostic factors in lateral epicondylitis: a randomized trial with one-year follow-up in 266 new cases treated with minimal occupational intervention or the usual approach in general practice. *Rheumatology.* 2003;42(10):1216-1225.

Jafarnia K et al. Triceps Tendinitis. *Operative Techniques in Sports Medicine*. 2001;9:217-221.

Rineer CA, Ruch DS. Elbow tendinopathy and tendon ruptures: epicondylitis, biceps and triceps ruptures. *J Hand Surg Am*. 2009;34:566-576.

Van Hofwegen C, Baker CL 3rd, Baker CL Jr. Epicondylitis in the athlete's elbow. *Clin Sport Med*. 2010;29(4):577-597.

Walz D, Newman JS, Konin GP et al. Epicondylitis: pathogenesis, imaging, and treatment. *Radiographics*. 2010;30:167-184.

ARTRITIS DEL CODO

BRIAN E. SCHWARTZ • ARI R. YOUDERIAN • JAY BOUGHANEM

INTRODUCCIÓN

La artritis del codo, al igual que con las enfermedades degenerativas en otras articulaciones, provoca dolor, rigidez, inestabilidad, síntomas mecánicos y deformidad. El rango de movimiento del codo requerido para las actividades de la vida diaria requiere 50° de pronación y supinación, así como un arco de flexión/extensión de ~100°.

- A diferencia de la artritis de cadera y rodilla, la *artritis reumatoide (AR)* es el **tipo más prevalente** de artritis de codo. Entre 20 y 70% de los pacientes con AR tienen involucro del codo. La inflamación crónica y la sinovitis conducen a adelgazamiento de los ligamentos, osteopenia periarticular, estrechamiento simétrico del espacio articular y contractura de la articulación. Se usa el sistema de clasificación de Mayo para la estratificación del involucro del codo en los pacientes con AR (cuadro 3-1).
- La **siguiente forma más común** es la *artritis postraumática del codo*, que por lo común se observa en pacientes jóvenes y activos. La lesión articular puede involucrar un área específica del codo, por ejemplo la articulación radiocapitelar, o estar aislada al húmero distal, o puede involucrar la articulación entera. El tratamiento está dictado por el área involucrada. La evaluación cuidadosa de los pacientes con artritis postraumática del codo debe incluir antecedentes de tratamiento previo, cirugía, *hardware* e infección.
- **Causas menos comunes** de artritis del codo incluyen la insuficiencia ligamentosa crónica, la osteocondritis disecante, artritis aséptica, artropatía cristalina, hemofilia y la osteoartritis primaria.
- La *osteoartritis primaria* del codo se observa en ~1-2% de la población. Típicamente se ve en adultos varones de mediana edad con antecedente de trabajo manual, levantamiento de pesas o deportes de lanzamiento. La osteoartritis tiene la tendencia a tener una preservación relativa tanto del cartílago articular como del espacio articular. La contractura de la articulación y la formación de osteofitos puede conducir a un bloqueo mecánico del movimiento. En la etapa temprana de la enfermedad, los pacientes reportarán dolor y rigidez con los extremos del movimiento, mientras que en las etapas tardías, los sujetos tendrán dolor durante todo el arco de movimiento. Recientemente, Rettig y cols. desarrollaron un sistema de clasificación radiográfico para la osteoartritis del codo (cuadro 3-2).

Al igual que con la artritis de otras articulaciones grandes, el tratamiento inicial consiste en manejo conservador que involucra AINE, antirreumáticos modificadores de la enfermedad (ARME) en el caso de la AR, terapia física, modificación de actividades, ferulización e inyecciones de cortisona. Una vez que el manejo no quirúrgico falla, las opciones quirúrgicas incluyen sinovectomía, desbridamiento artroscópico con liberación capsular, artroplastia de interposición con distracción cubitohumeral, hemiartroplastia y artroplastia total de codo. Al considerar las opciones quirúrgicas, es de suma importancia tener en cuenta la edad del paciente, la etiología, el nivel de actividad y la severidad de los síntomas. En la enfermedad en etapas tempranas, las opciones incluyen sinovectomía en el caso de la AR y desbridamiento artroscópico/abierto con liberación capsular. La artroplastia interposicional sigue siendo una opción para pacientes con enfermedad más severa que no están dispuestos a aceptar las restricciones de una artroplastia total de codo (límite de peso para cargar de 10-15 libras). Los jóvenes con

Cuadro 3-1. Sistema de Clasificación Radiográfica de Mayo para los pacientes con AR
Grado I. Sinovitis, articulación de aspecto normal, osteopenia leve a moderada.
Grado II. Estrechamiento del espacio articular, pero conservando la arquitectura subcondral.
Grado III. Pérdida completa del espacio articular.
Grado IV. Destrucción articular severa.
Grado V. Anquilosis ósea de la articulación cúbito-humeral.

Cuadro 3-2. Clasificación de Rettig de la osteoartritis
Clase I. Cambios degenerativos en la articulación cúbito-troclear, sin afectar la articulación radiocapitelar.
Clase II. Estrechamiento leve del espacio articular de la articulación radiocapitelar.
Clase III. Subluxación de la cabeza del radio.

síntomas debilitantes son un reto, ya que la artroplastia total de codo típicamente está reservada para pacientes >65 años de edad, y conlleva restricciones significativas.

La sobrevivencia promedio más larga para una artroplastia total de codo es en aquéllos con artritis reumatoide, con tasas de sobrevivencia >90% después de 15 años de seguimiento.

Las complicaciones de una artroplastia total de codo incluyen infección, aflojamiento aséptico, osteólisis, insuficiencia del tríceps, fractura periprostésica, irritación del nervio cubital y problemas relacionados con la herida.

HISTORIA CLÍNICA/PRESENTACIÓN

- Los pacientes con AR por lo común se quejan de dolor durante todo el arco de movimiento.
  - Es importante asegurarse de qué otras articulaciones están involucradas, y también si existe involucro bilateral, ya que esto tendrá un impacto significativo sobre la capacidad del paciente de realizar actividades de la vida diaria.
  - La sinovitis, al igual que la destrucción periarticular, conducirán a inestabilidad en las etapas tardías de la enfermedad.
  - Aquéllos con enfermedad severa pueden desarrollar inestabilidad franca en el plano coronal, que conduce a un codo en látigo.
- La artritis postraumática puede presentarse después de cualquier evento traumático sobre el codo.
  - Es importante obtener información sobre el mecanismo de lesión, tipo de fractura, presencia de inestabilidad, tratamiento, abordaje quirúrgico, colocación de hardware, complicaciones de tejidos blandos e infección.
  - Al igual que con todos los tipos de artritis del codo, puede haber antecedente de irritación del nervio cubital.
    - Ésta se relaciona con la presencia de pérdida preoperatoria de flexión <100° o pérdida de la extensión >30°, y dictará la necesidad de una transposición del nervio cubital al momento de la cirugía.
- La osteoartritis primaria se observa con más frecuencia en varones, con un índice de 4:1.
- Está más vinculado con la mano dominante, antecedente de trabajo manual, levantamiento de pesas o aquellos que participan en deportes de lanzamiento.
- Los enfermos típicamente reportan dolor al cargar objetos pesados con el codo extendido al lado del paciente.
- De inicio, los pacientes se quejan de dolor y rigidez con los extremos del movimiento (el hallazgo de presentación más frecuente es la pérdida de la extensión), mientras que en etapas más tardías de la enfermedad, los pacientes tendrán dolor durante todo el arco de movimiento.
  - Esto es importante al momento de seleccionar la opción quirúrgica apropiada.

EXPLORACIÓN FÍSICA

- Se debe inspeccionar el codo en busca de deformidad, cicatrices de cirugías previas, presencia de infección y compromiso de los tejidos blandos, y presencia de injertos o colgajos cutáneos.
- Se debe documentar el rango de movimiento en flexión, extensión, pronación y supinación, así como la presencia de crepitación o atoramiento mecánico.
- El dolor, crepitación o debilidad con la pronación/supinación indican patología de la articulación radiocapitelar, en tanto que el dolor, crepitación o debilidad con la flexión/extensión, indican patología cubitotroclear.
- Puede observarse incompetencia ligamentosa, específicamente en la AR y la artritis postraumática.
- La inestabilidad rotatoria posterolateral y la integridad del ligamento colateral lateral cubital pueden evaluarse mediante la prueba de pivote lateral, la prueba de aprensión, la prueba de elevación de la silla o la prueba de la lagartija.
- La evaluación de la inestabilidad posteromedial en varo y la evaluación del ligamento colateral medial (el componente anterior oblicuo es el estabilizador más significativo para el estrés en valgo) pueden involucrar la prueba de estrés en valgo, la prueba de estrés en valgo en movimiento o la maniobra de ordeñar.
- Se debe llevar a cabo una exploración neurovascular exhaustiva poniendo atención en el nervio cubital en forma distal, ya que la neuropatía cubital es un hallazgo común en pacientes con artritis del codo y una contractura en flexión.

ESTUDIOS DE IMAGEN

- Los estudios de imagen iniciales deben consistir en radiografías AP, lateral y oblicua del codo a 90° de flexión.
  - En pacientes con AR, la osteopenia difusa, las erosiones periarticulares y el estrechamiento simétrico del espacio articular, son hallazgos comunes.
  - En la osteoartritis primaria, típicamente están conservados los espacios articulares radiocapitelar y cubitohumeral.
  - Existen varios sistemas de clasificación de acuerdo con la etiología, incluyendo el sistema de clasificación radiográfica de Mayo para pacientes con AR (cuadro 3-1) y la clasificación de Rettig para la osteoartritis (cuadro 3-2).
- También se puede considerar una TC, ya que puede ser útil para identificar cuerpos sueltos y osteofitos cerca del nervio cubital, la fosa del olécranon, la fosa radial y la fosa coronoidea.
  - Se ha demostrado que la TC es más efectiva que las radiografías simples para determinar la causa de rigidez del codo.
  - La TC con reconstrucción en 3D se ha vuelto más popular por su utilidad en la planeación preoperatoria.
- Típicamente no son necesarios estudios de RM en la evaluación de la artritis del codo.
- También pueden considerarse pruebas adicionales como la EMG en quienes las neuropatías periféricas son una preocupación, en especial las que involucran al nervio cubital.

ESTUDIOS DE LABORATORIO

- Si se considera una infección, se solicitan una BH con diferencial, VSG y PCR.
- Dependiendo de los resultados de laboratorio, se debe llevar a cabo una aspiración del codo de seguimiento para determinar la presencia o ausencia de infección. El aspirado se envía para cultivos, tinción de Gram, conteo celular y cristales.

TRATAMIENTO CONSERVADOR

- La primera línea de tratamiento para la artritis del codo es el manejo no quirúrgico y puede ser efectivo en pacientes con enfermedad mínima a moderada.
- Los ARME pueden enlentecer la naturaleza progresiva de la destrucción articular observada en los pacientes con AR. Otras opciones incluyen reposo, terapia física, modificación de actividades, ferulización estática progresiva, ferulización dinámica con bisagra, AINE e inyecciones de cortisona.
- No existe evidencia concluyente en relación con la efectividad del hialuronato de sodio en el tratamiento de la artritis del codo, y su utilización en el codo tampoco está aprobada por la *Food and Drug Administration* de EUA.

INDICACIONES QUIRÚRGICAS

- Sinovectomía (artroscópica o abierta).
  - Estadios tempranos de AR, Mayo grados I o II.
  - Se ha demostrado que alivia la inflamación y el dolor, pero no se ha demostrado que retrase la historia natural de la enfermedad.
  - El abordaje artroscópico es menos invasivo, menos mórbido y permite acceso al receso sacciforme.
  - El abordaje abierto requiere escisión de la cabeza del radio para obtener exposición.
- Desbridamiento artroscópico y liberación capsular.
  - Enfermedad moderada a severa con involucro limitado de la articulación cubitohumeral, síntomas en los extremos del movimiento.
  - Ventajas: menos morbilidad que el procedimiento abierto.
  - Relativamente contraindicado en el contexto de una transposición previa del nervio cubital debido al riesgo aumentado de lesión iatrogénica al nervio.
- Desbridamiento abierto y liberación capsular.
  - Tres técnicas diferentes: procedimiento de Outerbridge-Kashiwagi, abordaje medial por encima o abordaje de la columna lateral.
  - Mejor que el desbridamiento artroscópico en pacientes con enfermedad más avanzada o para cirujanos con poca experiencia en la artroscopia del codo.
- Artroplastia de interposición con distracción cubitohumeral.
  - Pacientes jóvenes y activos (<65 años de edad) con artritis degenerativa primaria en etapa terminal o con artritis postraumática con arco de movimiento doloroso.
  - Aquellos que cumplen con las indicaciones de una artroplastia total de codo, pero no desean someterse a las restricciones en cuanto a actividad que involucran no levantar más de 10-15 libras o levantar repetidamente >2 libras.
  - Rara vez indicada.

- Resección de la cabeza del radio, artroplastia interposicional parcial, artroplastia parcial de la articulación, hemiartroplastia radiocapitelar, hemiartroplastia distal del húmero.
  - Pacientes jóvenes, activos, con artritis postraumática aislada a la articulación radiocapitelar o a la superficie articular distal del húmero.
- Artroplastia total del codo.
  - Estadios severos de AR (Mayo grados III-V).
  - Artritis degenerativa primaria o artritis postraumática en pacientes con baja demanda de actividad >65 años de edad con arco de movimiento doloroso que han tenido rechazo a todas las demás opciones de tratamiento.
  - Deben estar dispuestos a vivir con restricciones de actividad, como no levantar más de 10-15 libras o levantar repetidamente más de 2 libras.
- Artrodesis del codo.
  - Pacientes jóvenes, activos, con artritis unilateral postraumática que requieren una articulación fuerte y estable.
  - Rara vez está indicada.
- Descompresión del nervio cubital (puede realizarse además de los procedimientos antes mencionados).
  - Pérdida preoperatoria de flexión <100°.
  - Pérdida preoperatoria de extensión >30°.
  - Síntomas de irritación del nervio cubital.

TÉCNICAS QUIRÚRGICAS

- Desbridamiento artroscópico y liberación capsular.
  - Después de administrar anestesia general, el paciente puede posicionarse supino, prono o en decúbito lateral, dependiendo de las preferencias del cirujano.
  - Para el decúbito lateral, se puede usar un soporte acojinado para sostener el brazo a operar con el codo flexionado a 90°.
    - Se aplica un torniquete no estéril tan alto como sea posible en el brachium. Se coloca el codo en 90° de flexión.
    - Se esteriliza el brazo y se colocan campos en la forma estándar.
    - Se prefiere el flujo por gravedad debido al riesgo de síndrome compartimental.
    - Empleando un marcador, se deben marcar el nervio cubital y las referencias anatómicas óseas.
    - Insufle la articulación del codo con ~25 cc de solución salina estéril a través del punto blando lateral, el cual está limitado por la cabeza del radio, el epicóndilo lateral y el olécranon.
    - Típicamente se inserta el artroscopio a través del puerto anteromedial, el cual está 2 cm distal y 2 cm anterior al epicóndilo medial (el peligro es el nervio antebraquial cutáneo).
    - Este puerto permite la visualización del capitellum, la cabeza del radio y la superficie anterior del húmero.
  - A continuación, se crea un puerto mid anterolateral (3 cm distal y 1 cm anterior al epicóndilo lateral) para la inserción de instrumentos bajo visualización directa con el artroscopio dirigido en forma radial, utilizando una aguja para columna.
    - Una vez que se ha colocado este puerto, cambie la cámara a este puerto permitiendo la visualización del proceso coronoides y el olécranon.
    - Los cuerpos sueltos, espolones osteofíticos, y en el caso de la AR, la sinovial, pueden ser desbridados y resecados.
  - Para el desbridamiento del compartimento posterior del codo, se puede crear primero el puerto posterolateral 2-3 cm proximal a la punta del olécranon y justo lateral al borde del tendón del tríceps.
  - Por último, se puede hacer un puerto posterior directo ~3 cm proximal a la punta del olécranon en la línea media del tendón del tríceps.
  - Estos puertos permiten el desbridamiento del proceso del olécranon, la fosa del olécranon y el capitellum posterior.
- Procedimiento de Outerbridge-Kashiwagi.
  - El procedimiento de Outerbridge-Kashiwagi se describió de manera original como un procedimiento abierto, pero puede ser realizado en forma abierta o artroscópica.
  - Quienes se oponen a este procedimiento argumentan su capacidad limitada para una liberación anterior y desbridamiento de osteofitos suficiente.
  - Se lleva a cabo una incisión recta posterior en la línea media, de ~10 cm de longitud sobre el brazo desde proximal hacia la punta del olécranon.
  - Se divide el músculo tríceps en línea con sus fibras, permitiendo acceso a la fosa del olécranon.
  - Empleando un cincel (o fresadora), se realiza una fenestración de ~1.5 cm de diámetro en la fosa del olécranon, permitiendo el desbridamiento del compartimento anterior del codo.
  - Una vez que el desbridamiento se ha completado, se debe reparar el músculo tríceps.

- Artroplastia total de codo.
  - Las opciones de material de implante para la artroplastia total de codo incluyen dispositivos sin limitación o semilimitados.
  - Las prótesis *sin limitaciones* típicamente están indicadas en pacientes más jóvenes con articulación estable.
  - Las prótesis *con limitaciones* se usan para pacientes con inestabilidad ligamentosa, pacientes con AR o en el contexto de incapacidad para realizar de manera adecuada un balance de los tejidos blandos.
  - Las prótesis limitadas se utilizan con mayor frecuencia y la técnica quirúrgica se describe a continuación.
  - El paciente debe colocarse en posición supina con un bulto debajo de la escápula ipsilateral.
  - Se debe colocar un torniquete tan proximal como sea posible en la extremidad a operar.
  - Se debe preparar y colocar campos sobre la extremidad superior ipsilateral de forma estándar.
  - Las opciones para el abordaje incluyen respetar el tríceps, dividir el tríceps y reflejar el tríceps (abordaje de Byran-Morrey).
    - Si se emplea el abordaje de Byran-Morrey, se realiza una incisión recta en la parte posterior del codo entre la punta del olécranon y el epicóndilo lateral.
    - Se debe identificar *nervio cubital* y movilizarlo en el borde medial del tríceps para transposición subcutánea.
    - Se debe colocar bajo tendón el borde medial del *tríceps* junto con el *ancóneo* y se inciden en forma subperióstica desde su inserción.
  - A continuación se libera el *complejo ligamentoso cubital colateral lateral* del húmero, seguido del ligamento colateral medial.
  - Utilizando una sierra o un osteotomo, se puede retirar la punta del olécranon del cúbito con el tríceps unido, permitiendo exposición de las superficies articulares del codo.
    - Una vez que se ha logrado una exposición adecuada, la preparación humeral puede comenzar retirando el centro de la tróclea.
    - Se puede usar una fresadora de alta velocidad para entrar a la fosa del olécranon, y en este punto, si el paciente tiene pérdida de la extensión, el cirujano puede considerar acortar el húmero 1 cm o menos con poco riesgo de afectar la función biomecánica del tríceps.
    - A continuación se coloca un cilindro intramedular con criba cortante por el canal, y se hacen los cortes humerales.
  - Más adelante se ensancha el *canal humeral* de forma progresiva para poder acomodar el componente de prueba.
  - Se puede encontrar el *canal cubital* con una fresadora de alta velocidad seguida de un escariador manual, y después debe prepararse al tamaño apropiado.
  - A continuación, se deben insertar los componentes de prueba y llevarlos a través del rango de movimiento.
    - Si no se está satisfecho con el resultado, se deben hacer los ajustes apropiados.
    - Si el resultado es satisfactorio, se pueden cementar los componentes reales y asegurarlos en su sitio con pernos de enclavamiento en cruz.
  - Se debe confirmar de nuevo el rango de movimiento y más tarde se puede reinsertar el fragmento de tríceps/olécranon utilizando sutura fuerte no absorbible.
  - Se debe proteger el nervio cubital durante el cierre y colocar el brazo en extensión con una férula después de la cirugía.

COMPLICACIONES

- Artroscopia.
  - Lesión nerviosa. La más común es la neurapraxia del nervio cubital (evite el puerto posteromedial).
  - Síndrome compartimental. Se minimiza al evitar el flujo con bomba.
  - Articulación séptica.
  - Fístulas portales.
  - Hemartrosis.
  - Osificación heterotópica. Menos que con el desbridamiento abierto.
- Procedimiento de Outerbridge-Kashiwagi.
  - Desbridamiento inadecuado.
  - Infección.
  - Cicatrización de la herida.
  - Fractura iatrogénica.

- Artroplastia total del codo.
  - Infección.
  - Cicatrización de la herida.
  - Inestabilidad.
  - Lesión nerviosa, en especial del nervio cubital.
  - Insuficiencia del tríceps.
  - Rechazo del implante.
  - Fractura periprostésica.
  - Aflojamiento del implante secundario a desgaste del polietileno o a falta de apego del paciente con las restricciones sobre la carga de peso.

BIBLIOGRAFÍA

Aldridge JM III, Lightdale NR, Mallon WJ et al. Total elbow arthroplasty with the Coonrad/Coonrad-Morrey prosthesis. A 10- to 31-year survival analysis. *J Bone Joint Surg Br.* 2006;88(4):509–514.

Cheung EV, Adams R, Morrey BF. Primary osteoarthritis of the elbow: current treatment options. *J Am Acad Orthop Surg.* 2008;16(2):77–87.

Gill DR, Morrey BF. The Coonrad-Morrey total elbow arthroplasty in patients who have rheumatoid arthritis. A ten to fifteen-year follow-up study. *J Bone Joint Surg Am.* 1998;80(9):1327–1335.

Kashiwagi D. Osteoarthritis of the elbow joint: intra-articular changes and the special operative procedure; Outerbridge-Kashiwagi method (O-K method). In: Kashiwagi D, ed. *The Elbow Joint.* Philadelphia, PA: Elsevier; 1985:177–188.

Morrey BF, Adams RA. Semiconstrained arthroplasty for the treatment of rheumatoid arthritis of the elbow. *J Bone Joint Surg Am.* 1992;74:479–490.

Rettig LA, Hastings H 2nd, Feinberg JR. Primary osteoarthritis of the elbow: lack of radiographic evidence for morphologic predisposition, results of operative debridement at intermediate follow-up, and basis for a new radiographic classification system. *J Shoulder Elbow Surg.* 2008;17(1):97–105.

Sears BW, Puskas GJ, Morrey ME et al. Posttraumatic elbow arthritis in the young adult: evaluation and management. *J Am Acad Orthop Surg.* 2012;20(11):704–714.

BIOMATERIALES Y BIOMECÁNICA EN LA ARTROPLASTIA TOTAL DE CADERA

FRANK C. BOHNENKAMP • RITESH R. SHAH

METALURGIA

La metalurgia en los implantes ortopédicos, incluyendo los componentes de una artroplastia total de cadera (ATC), comprende por lo común tres tipos de aleaciones: acero (basada en hierro), titanio y cobalto. Para un desempeño óptimo en entornos fisiológicos, deben tener una fuerza mecánica apropiada, biocompatibilidad y estabilidad biológica a nivel estructural. Los aspectos de la mecánica de material más importantes de comprender son el módulo elástico, el límite de elasticidad, el estrés tensil final y el estrés por fatiga.

Las tres aleaciones más comunes para implantes

- El **ACERO INOXIDABLE 316 L (L =** *low carbon* **[baja en carbono]: mayor resistencia a la corrosión)** contiene hierro-carbono, conformando la mayor parte de la base; además de cromo, níquel, molibdeno y manganeso.
- El cromo permite una oxidación pasiva de la superficie para resistir la corrosión.
- El níquel resiste la corrosión y estabiliza la estructura molecular.
- El molibdeno endurece la capa de óxido y previene las picaduras y la corrosión de las grietas.
- El manganeso estabiliza la estructura molecular.
- El acero inoxidable es biotolerante (se forma una capa fibrosa delgada por lixiviación directa de químicos que irritan el tejido circundante) y es susceptible a la corrosión. No se utiliza para los implantes de la ATC, sino para placas y tornillos, principalmente.
- Las **ALEACIONES DE TITANIO (Ti-6 Al-4 V)** son biocompatibles, bioinertes, ligeras en cuanto a peso y forman con rapidez una capa pasiva de óxido para resistir la corrosión.
- Generan menos desgaste cuando están bien pulidas.
- Tienen bajo módulo de elasticidad (la mitad que las aleaciones de cobalto y de acero inoxidable) y alto límite de fuerza; están más cercanas a la rigidez axial y torsional del hueso (menos protección contra estrés).
- Se usan por lo general por vástagos femorales.
- El titanio no se utiliza en los componentes articulares debido a bajo límite de fuerza, resistencia al desgaste y mayor sensibilidad al entalle.
- Las **ALEACIONES DE COBALTO ([Co-Cr-Mo] 65% cobalto, 35% cromo, 5% molibdeno, algunas veces contienen níquel para ayudar en el proceso de forjado)** son materiales mucho más rígidos (mayor capacidad para proteger contra el estrés) que son más capaces de resistir el desgaste y la corrosión.
- Tienen alta resistencia a la fatiga y alta fuerza tensil.
- Por tanto, estas aleaciones se emplean principalmente para superficies que soportan peso y superficies articuladas en la ATC, como las cabezas femorales.
- La aleación de cobalto es bioinerte.
- El **TANTALIO** es un metal transicional muy poroso que por lo común se deposita sobre estructuras pirolíticas de carbono (creadas calentando y depositando hidrocarburos sobre un sustrato de grafito).
- Es altamente resistente a la corrosión, inerte, así como muy resistente al desgaste y la fatiga mecánica.
- Tiene bajo módulo de elasticidad, similar al del hueso cortical.
- El tantalio se usa en las cubiertas acetabulares/vástago para permitir mejor crecimiento del hueso (osteoconductivo).
- La **CORROSIÓN** es una reacción química que debilita al metal.
- Existen tres tipos principales: por fatiga, galvánica, de las hendiduras.
- La severidad de la corrosión depende de la composición química del metal (acero inoxidable > cobalto y titanio).
  - La **corrosión por fatiga** se presenta cuando la película pasiva se fractura por micro-movimiento y raspado entre los componentes modulares **(frotamiento).**
  - La **corrosión galvánica** por lo general se presenta cuando existe una corriente eléctrica entre dos metales diferentes (p. ej., un vástago de titanio y una cabeza femoral de cobalto-cromo). Los componentes mixtos tendrán cierto grado de corrosión galvánica; sin embargo, para evitar la corrosión galvánica catastrófica nunca se debe mezclar acero inoxidable con cobalto-cromo o titanio.
  - La **corrosión de las hendiduras** ocurre por un defecto estructural en el metal y se presenta cuando el fluido en contacto con un metal se estanca, resultando en una disminución en el oxígeno y en el pH, acelerando el proceso destructivo e incrementando la profundidad del defecto, y se comienza a propagar sola (figura 4-1).

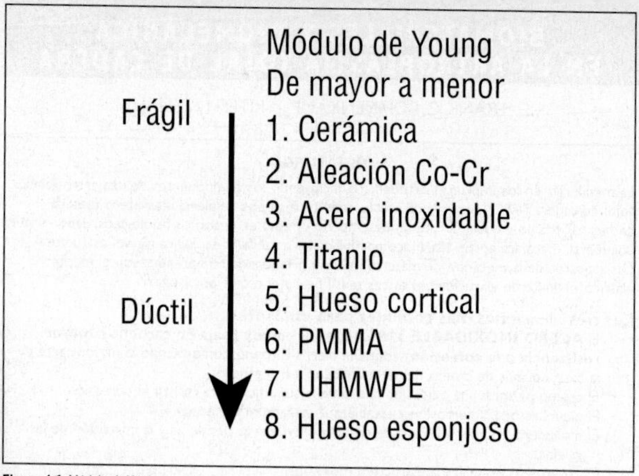

Módulo de Young
De mayor a menor

Frágil

1. Cerámica
2. Aleación Co-Cr
3. Acero inoxidable
4. Titanio
5. Hueso cortical

Dúctil

6. PMMA
7. UHMWPE
8. Hueso esponjoso

Figura 4-1 Módulo de Young.

Otros materiales utilizados en la artroplastia total de articulaciones (ATA)

- El **UHMWPE (polietileno de ultra-alto peso molecular, por sus siglas en inglés)** tiene un bajo coeficiente de fricción y es ideal para la superficie articular.
- Varios factores afectan el desgaste del polietileno: la calidad del material, el grado de entrecruzamiento, la fuerza, la resistencia, la técnica de esterilización, almacenamiento y la vida de anaquel.
- Con una tasa de desgaste del polietileno <0.1 mm/año se tiene un bajo riesgo de desarrollar osteólisis.
  1. Su alta cristalinidad (lo óptimo es 45-65%) lo hacen menos resistente a la formación y propagación de grietas.
  2. El UHMWPE se mecaniza a partir de barras en una extrusora de pistón o por compresión directa de polvo moldeado por calor.
  3. Es mejor un mayor grosor, ya que genera menor estrés (el grosor mínimo de los revestimientos acetabulares por lo regular es 6 mm).
  4. Las propiedades biomecánicas se ven afectadas por:
     a) La radiación gamma para la esterilización/entrecruzamiento (25-40 KGy o 5-10 mrad) incrementa el entrecruzamiento y los hace más cristalinos; por tanto, se tienen mejores características de desgaste, pero también formación de radicales libres.
     b) El recocido (calentar por debajo del punto de derretimiento) previene la pérdida de la estructura cristalina y remueve algunos radicales libres oxidativos. El rederretimiento remueve todos los radicales libres, pero vuelve al material más amorfo y disminuye la resistencia a la fractura.
     c) El almacenamiento/esterilización en un medio atmosférico inerte (gas argón/plasma) disminuye la reintroducción de radicales libres. Nunca se esteriliza en aire ambiente.
     d) El añadido de vitamina E u otros antioxidantes al polietileno para anular los radicales libres.
- Se puede emplear **cerámica** como revestimiento acetabular o en los componentes de la cabeza femoral.
- Tiene un bajo coeficiente de fricción, alta resistencia al desgaste, resiste la compresión, tiene un alto módulo de elasticidad, es frágil (deformación elástica deficiente), y es susceptible a la formación de grietas con bordes agudos.
- La fuerza mejora entre mayor es la densidad, la cristalinidad y la disminución de la porosidad.
- La dureza, humectabilidad, lo inerte y la biocompatibilidad la hacen ideal para superficies que soportan peso.
- Debido al alto módulo de Young en comparación con el hueso, la cerámica nunca está en contacto directo con el hueso debido a la alta incidencia de aflojamiento (figura 4-1).
- Con la mala colocación de los componentes, la carga sobre los bordes y el atrapamiento del cuello femoral pueden causar la propagación de grietas y un fallo catastrófico.
- La cerámica incluye óxidos de aluminio y de zirconio.
  - El óxido de aluminio (AL_2O_3) es altamente biocompatible, con mucha resistencia a la fricción, poca resistencia a la fractura y baja fuerza tensil.

- Pueden ocurrir fracturas como resultado de defectos microestructurales, como un tamaño grande de los granos e impurezas.
  - También el óxido de zirconio se utiliza como estructura estabilizadora para prevenir la propagación de grietas cuando se mezcla con óxido de aluminio.
  - Puede mantenerse en una estructura de cristal **tetragonal metaestable** con una estructura de granos finos mediante la adición de óxido estabilizador (óxido de itrio [Y_2O_3]).
  - Puede usarse como una superficie muy delgada (0.004 mm), pero extremadamente adherente, mediante la técnica de implantación de iones de nitrógeno, sobre superficies metálicas incrementando de manera significativa la microrresistencia de la superficie, lo que la vuelve altamente resistente al desgaste.
  - Comparado con el óxido de aluminio, el del zirconio tiene mayor resistencia a la fractura, resistencia a la flexión y un módulo elástico disminuido.
- El **PMMA (polimetilmetacrilato)** es un cemento acrílico empleado como agente de revestimiento para proporcionar una fijación inmediata de los componentes de un reemplazo articular total al hueso.
  - La fuerza tensil es similar a la del hueso esponjoso y permite la transferencia gradual de carga del implante al hueso.
  - Alcanza su dureza final a las 24 horas.
  - Es más fuerte en compresión y débil en tensión.
  - La deficiente resistencia a la fatiga está relacionada con su porosidad.
    - Por tanto, para disminuir la porosidad y disminuir el agrietamiento hay formas que incluyen técnicas de cementado de tercera generación, como el mezclado al vacío, el llenado retrógrado y la presurización antes de la inserción del implante.
  - El PMMA puede causar necrosis tisular local secundaria a su reacción exotérmica y puede alcanzar temperaturas de 100° Celsius, y la lixiviación de monómeros puede causar hipotensión.
  - Se pueden añadir antibióticos estables al calor sin una disminución significativa en la resistencia a la fatiga.
- La **HIDROXIAPATITA ($Ca_{10}(PO_4)_6(OH)_2$)** semeja el mineral natural en el hueso de los vertebrados, y es un material bioactivo usado como recubrimiento en algunos componentes de ATC para mejorar la fijación del implante al hueso.
  - Es más fuerte bajo compresión que bajo tensión, pero tiene baja resistencia a la fatiga.
  - Puede ser rociado con plasma sobre implantes rugosos (~20-50 μm de espesor) para actuar como superficie osteoconductiva.
  - Permite un cierre más rápido de las brechas entre el hueso y la prótesis.

FIJACIÓN DEL VÁSTAGO FEMORAL: BIOMATERIAL Y CONCEPTOS BIOMECÁNICOS

- Los **vástagos femorales cementados** permiten el microenclavamiento con el hueso endóstico. El cemento se fatigará con la carga cíclica; por tanto, es imperativo mantener un manto suficientemente parejo alrededor del implante (no <2 mm).
  - El defecto en el manto es un área donde la prótesis toca el hueso = área de esfuerzo alto.
  - Mejor en pacientes mayores con baja demanda con hueso poroso.
  - El éxito del cemento se incrementa mediante reducción de la porosidad del cemento (mezclado al vacío), presurización en canal del cemento, lavado del hueso con pulsos, centralización del vástago y el uso de un vástago más rígido.
  - Además hay que colocar el vástago en posición neutral o ligeramente en valgo para reducir el esfuerzo sobre el manto medial del cemento.
- Los **vástagos femorales sin cemento** dependen de dos métodos de fijación biológica: crecimiento óseo hacia dentro de la prótesis y crecimiento óseo por fuera de la prótesis.
  - *Crecimiento óseo hacia adentro:* los poros en la superficie metálica permiten el crecimiento óseo hacia el interior. **Tamaño óptimo de los pozos (50-150 μm).**
  - *Crecimiento por afuera:* la estabilidad se logra cuando el hueso crece sobre imperfecciones en la superficie rugosa de titanio granallado. La cantidad de crecimiento óseo depende de la rugosidad de la superficie.
  - Los vástagos granallados logran una fijación rígida inicial con técnica de ajuste por presión de vástagos de forma gradual cónicos para permitir las fuerzas de estrés de compresión circunferencial. En las conchas acetabulares, el ajuste por presión permite las fuerzas circunferenciales en el borde del acetábulo.
  - La técnica de línea a línea es cuando se prepara un contorno óseo, de modo que sea del mismo tamaño que el implante, el que se emplea en los implantes con cubierta completamente porosos, el cual permite la estabilidad inicial por un ajuste friccional (ajuste por raspado).
- **Carga del vástago femoral**
  - La carga mecánica en la **cubierta porosa proximal** se transfiere a la metáfisis y a la diáfisis proximal, manteniendo por tanto la densidad ósea proximal.
  - Una cubierta porosa extensa y un vástago bien cementado transmiten la carga a través del endostio en forma distal y la consolidación del hueso se observará cerca del final del vástago, lo que se conoce como **soldadura por puntos**.

- Dado que la carga está evitando el hueso proximal, puede haber **protección contra el estrés** proximal e implica un implante bien fijado con carga distal como resultado de diferencia en el módulo entre el vástago femoral y el hueso cortical femoral.
- Esto se observa en especial en los implantes rígidos (p. ej., un vástago de cromo-cobalto cilíndrico, sólido y grande, con cubierta porosa).
- El diámetro del vástago cilíndrico afecta la rigidez: proporcional a R.
- El vástago puede romperse como resultado de vástagos de diámetro más delgado fijados bien en forma distal, pero flojos en la parte superior, como resultado de carga cíclica y fallo del vástago en la parte media por fatiga.
- **«Regla de los 50s»** para determinar si un componente de vástago con cubierta porosa puede proporcionar una fijación sólida.
- Tamaño óptimo de los poros (50-150 µm), porosidad (50%), brecha entre la prótesis y el hueso (50 µm), micromovimiento (50-100 µm) → cualquier cosa >150 µm causará crecimiento fibroso hacia adentro.

OPCIONES PARA LA CARGA ARTICULAR EN LA ATC:
BIOMATERIAL Y CONCEPTOS BIOMECÁNICOS

La **tribología** es el estudio de la ciencia de la fricción, lubricación y desgaste de superficies que interactúan.
- Opciones más tradicionales para soportar carga: **dura sobre suave** (metal sobre polietileno [PE], cerámica sobre polietileno).
- Tres tipos de desgaste del polietileno.
  - Adhesivo (partículas submicrométricas que se delaminan y se juntan entre las superficies).
  - Abrasivo (puntos rugosos que raspan el polietileno).
  - Tercer cuerpo (por detritos).
- La configuración dura sobre PE es propensa al **desgaste adhesivo**, cabezas más **grandes causan más desgaste volumétrico**.
- Configuraciones alternativas: **dura doble dura** (metal sobre metal, cerámica sobre cerámica, metal sobre cerámica).
- Las **asperezas** son puntos rugosos elevados microscópicos en las superficies que soportan carga, que siempre hacen contacto una con otras → aumento del desgaste.
  - Los huecos en las superficies de cerámica incrementan la rugosidad y el desgaste de la superficie.
- **Lubricación** entre superficies (el fluido sinovial separa dos superficies lo suficiente para prevenir el desgaste) → ocurre cuando la cadera está en reposo o en movimiento lento.
  - Lubricación hidrodinámica (película de fluido) durante la marcha, las asperezas se separan lo suficiente como para no tocarse; este tipo de lubricación requiere una mayor velocidad angular de la cabeza femoral.
- Las articulaciones humanas normales tienen coeficientes de fricción 0.002-0.04, ATC (metal sobre PE = 0.05-0.15). La lubricación hidrodinámica se ve afectada por:
  - **Aclaramiento radial:** radio de copa menos el radio de la cabeza; una medida óptima proporciona contacto ecuatorial con alta conformidad; si es muy pequeño → no hay ingreso de fluido y los componentes se atorarán; si es muy grande → el punto de contacto es muy pequeño (en la región polar) → aumento del desgaste.
  - **Ra (rugosidad de la superficie):** las superficies ultralisas permiten una mejor película de fluido.
  - **Tamaño de la superficie de carga:** Una superficie mayor permite una mejor mecánica de la película de fluido.
  - **Esfericidad:** cualquier irregularidad en una esfera perfecta generará puntos de alto estrés.
  - **Material:** los acabados lisos con Co-Cr y cerámica = mejor desgaste.
- Las cabezas de zirconio y titanio sobre polietileno tienen un desempeño deficiente a causa de la rugosidad de la superficie → desgaste abrasivo.
- El metal embarrado sobre una cabeza de cerámica es causado por transferencia de la concha metálica sobre la cabeza de cerámica secundaria a subluxación y carga sobre los bordes → **«desgaste en franja»** cuando es cerámica sobre cerámica, aumento de la rugosidad en esta región.
- **METAL SOBRE METAL:** se generan partículas mucho más pequeñas, pero en mayor cantidad (0.015-0.12 µm) comparadas con el PE (0.5-5 µm), muy poco desgaste lineal y desgaste volumétrico comparado con el PE.
  - Sufren **«desgaste sobre la marcha»** donde los puntos rugosos (asperezas) del proceso de manufactura se terminan puliendo *in vivo*, durante el primer millón de ciclos y después alcanzan un estado estable de desgaste.
  - Las partículas generadas pueden disolverse en iones de cobalto y cromo, que son detectables en sangre y orina.
  - La respuesta linfocítica por células T es una respuesta biológica a los detritos metálicos (Co-Cr).
    - Poco después la implantación de los componentes = reacción de hipersensibilidad por lo general al Ni.

- 3-5 años después = respuesta de células T inducida por partículas (**RTIP**) → involucra un sistema RANKL altamente activado → formación de seudotumor (los iones de Co y Cr se combinan con proteínas séricas, reconocidos por células T) → estimulación de citocinas IL-2, IL-6, INFγ → algunas veces puede detectarse efusión masiva en la RM o el ultrasonido, osteólisis alrededor de los implantes y los tejidos muestran masa inflamatoria principalmente por linfocitos (**ALVAL**-lesión vinculada linfocítica aséptica y vasculitis, por sus siglas en inglés).
- No utilice metal sobre metal en mujeres en edad reproductiva (los iones cruzan la placenta).
- No emplee metal sobre metal en pacientes con insuficiencia renal (no pueden excretar los iones).
- Los tejidos locales pueden estar predispuestos a metaplasia/displasia local, pero no se ha demostrado un riesgo de cáncer a largo plazo.
- Han caído en desuso.
- **Cerámica sobre cerámica**
  - **Ventajas:** menor desgaste, se generan menos partículas (tamaño 5-90 nm), no se producen iones y es bioinerte.
  - **Desventajas:** limitaciones en cuanto al tamaño y longitud de las cabezas y restricciones de fabricación en cuanto al grosor.
  - **Rechinido de cadera:** incómodo para los pacientes, desgaste en franja/carga sobre los bordes.
  - Si falla la cerámica sobre cerámica, entonces se debe cambiar a otro implante de cerámica sobre cerámica, ya que quedarán microfragmentos que causarán un rápido desgaste del PE.
  - Al cambiar la cabeza femoral en la revisión sobre el muñón de tallo usado con la cabeza de cerámica, se debe usar la chaqueta metálica para impedir que el muñón áspero puesto pueda causar la fractura de explosión sobre la cabeza de cerámica con la carga.

OSTEÓLISIS EN LA ATC

- En la ATC se presenta desgaste adhesivo por la cabeza femoral sobre la superficie de PE y por micromovimiento del recubrimiento de PE en la concha acetabular → generación de partículas submicrométricas que pueden generar una respuesta osteolítica.
- Los macrófagos se activan después de fagocitar partículas submicrométricas de PE → activación adicional de citocinas (TNF-α, IL-1, TNF-β, IL-6, PDGF-**activador del receptor de ligando de factor B nuclear [RANKL]**).
  - Los osteoblastos generan RANKL y éste se une al receptor RANK en los osteoclastos → estimulación de resorción ósea.
  - **La osteoprotegerina (inhibidor competitivo)** se une al **RANKL** e impide la **activación del osteoclasto.**
- En la ATC, la *cascada de inflamación* generada por las partículas de PE aumenta la presión hidrostática intraarticular.
  - Esto resulta en diseminación de partículas de PE a través del **espacio articular efectivo.**
- Desgaste lineal → las tasas que sobrepasan 0.1 mm/año se relacionan con osteólisis.
  - Las cabezas pequeñas tendrán relativamente más desgaste lineal (fallo por penetración de PE en la copa) que desgaste volumétrico y cabezas más grandes tendrán un efecto opuesto (el fallo es más por osteólisis).
- Los rayos X muestran festoneado endóstico en el canal femoral y lesiones líticas redondas por detrás de la copa, en especial alrededor de los tornillos.

BIOMECÁNICA DESPUÉS DE UNA ATC

Prevenga la posibilidad de dislocación tomando en cuenta el diseño de los componentes; su alineación, y la función y tensión de los tejidos blandos.
- Diseño de los componentes.
  - **Rango de arco primario** = rango de movimiento funcional de los componentes antes de atraparse.
  - **Controlado por el índice cabeza/cuello:** existe mayor arco primario y menor riesgo de atrapamiento al maximizar el índice.
  - Ejemplos que disminuyen el índice cabeza/cuello: faldones de cuello, capuchones acetabulares o revestimientos gruesos, en tanto que las cabezas más grandes y los cuellos cónicos o los revestimientos más delgados incrementan el índice.
  - **El rango de palanca está controlado por el radio de la cabeza** → una cabeza más grande tiene más distancia de excursión antes de atraparse en la copa y tener riesgo de hacer palanca hacia afuera.
- Alineación de los componentes.
  - El objetivo es centrar el arco primario dentro del rango de movimiento funcional de la cadera del paciente. Una alineación inadecuada generará alteraciones en la estabilidad del rango funcional de la cadera, ya sea con exceso de retroversión o de anteversión.
  - **Ángulos:** anteversión de la copa 20°, ángulo de inclinación coronal 35-50°, anteversión del vástago 10-15°.

- - Con el exceso de anteversión de la copa y/o el vástago hay riesgo de dislocación anterior; con el exceso de retroversión existe riesgo de dislocación posterior.
  - Ángulo de inclinación coronal alto = copa vertical-riesgo de dislocación posterior-superior y mayor desgaste.
  - Ángulo de inclinación coronal bajo = copa horizontal-riesgo de atrapamiento.
- Función y tensión de los tejidos blandos.
  - Lo más importante es el complejo abductor (glúteo medio y menor), y se debe restablecer y mantener la tensión abductora adecuada de la cadera para que permanezca estable.
  - Esto se lleva a cabo restableciendo lo siguiente: centro de rotación normal de la cadera, longitud del cuello femoral y compensación de la cabeza.
  - Un beneficio añadido es una disminución en la fuerza de reacción articular (FRA).
  - Si los problemas con la mecánica de la cadera no se solucionan: **compensación disminuida** → baja tensión abductora, FRA aumentada.
    - Esto resultará en una marcha de Trendelenburg/cojera, con mayor riesgo de dislocación.
    - También puede ser causada por usar un cuello corto o con un corte bajo → puede haber mayor atrapamiento del trocánter contra la pelvis.
  - Emplear un vástago/cuello con alta compensación puede restablecer la tensión abductora, disminuyendo la FRA sin incrementar la longitud de la pierna; sin embargo, demasiada compensación puede causar bursitis trocantérica/dolor lateral crónico de la cadera.
  - Se puede aumentar la longitud de la cabeza o cuello para restablecer la tensión, pero con el riesgo de alargar la pierna.
- **Cambios para disminuir la FRA:** en otras palabras, cambiar el centro de rotación hacia medial.
  1. Mover el componente acetabular hacia medial/anterior/inferior.
  2. Elevar la compensación del componente femoral.
  3. Desplazar el peso corporal sobre la cadera, bastón en la mano contralateral o cargar peso sobre la mano ipsilateral.
  4. Otros: lateralización del trocánter mayor (mayor tensión abductora y brazo de palanca) o una prótesis con cuello largo.

BIBLIOGRAFÍA

Catelas I, Wimmer MA. New insights into wear and biological effects of metal-on-metal bearings. *J Bone Joint Surg Am.* 2011;93(Suppl 2):76-83. Review. Erratum in: *J Bone Joint Surg Am.* 2011;93(12):1158.

Clarke IC, Manley MT. Implant Wear Symposium 2007 Engineering Work Group. How do alternative bearing surfaces influence wear behavior? *J Am Acad Orthop Surg.* 2008;16(Suppl 1):S86-S93.

Golish SR, Mihalko WM. Principles of biomechanics and biomaterials in orthopaedic surgery. *J Bone Joint Surg Am.* 2011;93(2):207-212.

Gupta R, Caiozzo VJ et al. Chapter 1, Basic science in orthopedic surgery. In: Skinner HB, ed. *Lange Current Diagnosis & Treatment Orthopedics.* 4th ed. New York, NY: McGraw-Hill Companies Inc; 2006.

Jacobs JJ, Campbell PA, T Konttinen Y. Implant Wear Symposium 2007 Biologic Work Group. How has the biologic reaction to wear particles changed with newer bearing surfaces? *J Am Acad Orthop Surg.* 2008;16(Suppl 1):S49-S55.

Jacobs JJ, Urban RM, Hallab NJ et al. Metal-on-metal bearing surfaces. *J Am Acad Orthop Surg.* 2009;17(2):69-76.

McPherson EJ. Chapter 5, Adult reconstruction. In: Miller MD, Thompson SR. *Review of Orthopaedics.* 6th ed. Philadelphia, PA Elsevier Saunders Inc.; 2012.

Parvizi J, Bercik M, Albert T. Chapter 7, Bearing surface materials for hip, knee, and spinal disk replacement. In: Flynn J, ed, Marsh JL, section ed. *Orthopaedic Knowledge Update 10.* Rosemont, IL: AAOS; 2011.

DOLOR DE CADERA, ARTRITIS Y OSTEONECROSIS

PARMINDER S. KANG • TAJINDER KANG • RITESH R. SHAH

ANATOMÍA DE LA CADERA Y ANATOMOPATOLOGÍA

La *articulación de la cadera* (articulación femoroacetabular) es una articulación diartrodial o de bola y socket. El *acetábulo* está formado por la fusión de tres huesos: el iliaco, el pubis y el isquion. Existen tres *ligamentos* principales o engrosamientos de la cápsula de la cadera que proporcionan estabilidad a la articulación de la cadera: el iliofemoral (ligamento en Y de Bigelow), el isquiofemoral y el pubofemoral.

El *aporte sanguíneo* a la cabeza femoral está dado principalmente por la arteria femoral circunfleja medial, que forma el anillo arterial extracapsular con la arteria femoral circunfleja lateral. Ramas cervicales ascendentes de este anillo forman las arterias retinaculares que conformarán el aporte sanguíneo epifisiario consistente en ramas epifisiarias lateral e inferior. Estos vasos epifisiarios proporcionan la irrigación terminal a la epífisis y deben protegerse durante los procedimientos de conservación de la cadera.

PATOLOGÍA

- Aunque la causa más común de osteoartritis (OA) primaria es idiopática, existe evidencia que apoya que el atrapamiento femoroacetabular (AFA) y la displasia acetabular son responsables de la mayor parte de estos casos.
- Otras causas comunes de OA secundaria incluyen la displasia del desarrollo, traumatismo, epífisis femoral capital deslizada (EFCD), enfermedad de Legg-Calvé-Perthes, trastornos de la niñez, artropatía neuropática e infección.
- En la osteonecrosis o necrosis avascular (NAV) de la cabeza del fémur, existe una interrupción a la irrigación sanguínea a la cabeza femoral. Esto conduce a una incapacidad del hueso para remodelarse y, por último, a fallo por fatiga de la cabeza femoral. Una vez que la cabeza femoral se vuelve esférica, el cartílago acetabular también quedará comprometido.

HISTORIA CLÍNICA Y PRESENTACIÓN

- Los pacientes reportarán dolor gradualmente progresivo en la región inguinal que puede ser de naturaleza cíclica, constante o relacionado con ciertas actividades.
- El dolor se localiza por lo común en la región inguinal, pero también puede localizarse en el muslo, glúteo o la parte lateral de la cadera.
- Actividades como caminar, levantarse desde una posición sentada, subir o bajar escaleras y pivotear, pueden agravar el dolor.
- También los pacientes pueden quejarse de restricción en el rango de movimiento (RDM) con cambios en la postura al sentarse, dificultad para atarse las agujetas o para subir escaleras.

DIAGNÓSTICO DIFERENCIAL

Extraarticular

- Síndrome de «snap» medial de la cadera.
  - Los pacientes reportan dolor mínimo y una sensación de un «pop» sobre la región inguinal cuando el tendón del iliopsoas se atora sobre el trocánter menor, el borde iliopectíneo o en la espina iliaca anteroinferior.
  - Esto se presenta cuando la cadera pasa de una posición en flexión, abducción y rotación externa hacia una posición neutral en extensión.
- Síndrome de «snap» lateral de la cadera.
  - Los pacientes por lo regular reportan dolor sobre la cara lateral de la cadera y una sensación de «pop» cuando la banda iliotibial, en particular la parte posterior engrosada, o la cara anterior del glúteo mayor, se deslizan sobre el trocánter mayor.
- Hernia deportiva o pubalgia del atleta.
  - Dolor inguinal crónico que se irradia hacia los aductores.
  - Se observa con frecuencia en atletas.
  - Relacionado con un anillo inguinal superficial dilatado en el canal inguinal.
  - Se ven desgarros en la aponeurosis del oblicuo externo, tendón conjunto, fascia transversalis y el músculo oblicuo interno desde el tubérculo púbico.
  - El dolor se reproduce con cosas que causan un aumento en la presión intraabdominal, incluyendo toser y estornudar.
- Lumbalgia.
  - Por lo regular, el dolor es en la región posterior de los glúteos y puede irradiarse hacia abajo más allá de la rodilla si está involucrado algún nervio espinal (L3 o más abajo).
  - La flexión/rotación no debe agravar el dolor de «cadera» del paciente.

Intraarticular

- OA. Véase antes.
- Artritis inflamatoria.
  - Artritis reumatoide, espondiloartrosis, artritis psoriásica, LES, etcétera.
  - Típicamente existen otros síntomas que ayudan al diagnóstico.
- AFA.
  - Por lo general, hay dolor después de mucho tiempo de estar sentado o al ponerse de pie desde una posición sentada.
- Displasia de la cadera del desarrollo, EFCD, enfermedad de LCP, trastornos de la niñez.
  - Antecedente de trastornos de la niñez y quejas de inestabilidad de la cadera o dolor similares a la AFA.

- Desgarro labral.
  - Dolor con la flexión, como al estar sentado durante mucho tiempo o al pivotear; puede estar relacionada con síntomas mecánicos de atoramiento o sensación de clic.
- Condromatosis sinovial.
  - Cuerpos cartilaginosos en el tejido sinovial.
- Artritis séptica.
  - Inicio bastante rápido secundario a proliferación bacteriana en la articulación.
- Osteonecrosis.
  - Véase antes. Entre otras causas, por lo común relacionada con antecedente de uso prolongado o de altas dosis de esteroides o antecedente de alcoholismo.

EXPLORACIÓN FÍSICA

- Evalúe la marcha, prueba de Trendelenburg y la longitud de las piernas.
- Evalúe el RDM de la cadera en flexión, extensión, abducción, aducción, rotación interna y rotación externa.
  - Los pacientes tendrán un RDM limitado, en particular con la flexión y la rotación interna de la cadera.
- Revise la fuerza de los abductores de la cadera en posición de decúbito lateral.
  - *Prueba de Stinchfield positiva.* Dolor en la flexión de la cadera contra resistencia y extensión de la rodilla.
  - *Prueba de atrapamiento anterior.* Dolor inguinal con la flexión, rotación interna y aducción de la cadera.
  - *Prueba de Patrick (FABER)* en la que la flexión, abducción y rotación externa de la cadera y flexión de la rodilla pueden causar dolor inguinal (etiología de cadera) o dolor glúteo (articulación SI).
  - *Prueba de elevación de la pierna recta.* El dolor radicular en la pierna con la elevación de la pierna contralateral recta es muy sugerente de un origen lumbar.

ESTUDIOS DE IMAGEN

- Radiografías.
  - OA.
    - Estrechamiento excéntrico del espacio articular, en particular sobre la cara superior de la articulación femoroacetabular.
    - Osteofitos en el borde lateral del acetábulo, osteofitos mediales en el acetábulo, cara superolateral del cuello femoral, cuello femoral inferomedial.
    - Quistes subcondrales en la cara superolateral del acetábulo por líquido articular atrapado por desgarros en el cartílago articular.
  - Artritis inflamatoria. Igual que en la AR.
    - Estrechamiento concéntrico del espacio articular con mínimos osteofitos.
    - En la osteonecrosis puede observarse lucidez con borde esclerótico en la cabeza femoral anterosuperolateral, relacionada con colapso subcondral y signo de la media luna.
- RM.
  - Por lo general innecesaria en la OA o la artritis inflamatoria.
  - Los quistes subcondrales tienen mayor señalización en la RM en T2 en el acetábulo.
  - El cartílago articular tendrá una intensidad de señal intermedia en las imágenes sopesadas en T1 y T2; por tanto, se puede apreciar adelgazamiento del cartílago articular con las máquinas de RM de más potencia.
  - El labrum tendrá una menor intensidad de señal tanto en T1 como en T2 y un aumento en la intensidad de la señal en el labrum sugiere un desgarro, que es más fácil de observar al inyectar contraste de gadolinio en la articulación de la cadera.
  - Áreas de osteonecrosis pueden mostrar aumento de la señalización en T2 y una señalización intermedia en las imágenes sopesadas en T1 y T2 de la RM, dependiendo de la etapa de osteonecrosis.

MANEJO NO QUIRÚRGICO

- AINES, pérdida de peso, modificación de actividades, fortalecimiento de abductores y terapia física para modalidades de fortalecimiento de la cadera.
- Las inyecciones intraarticulares de cortisona bajo fluoroscopia pueden ser útiles en las etapas leves a moderadas de OA.

INDICACIONES QUIRÚRGICAS

Osteoartritis de la cadera

- Los pacientes con artritis de la cadera definida con claridad que no responden al manejo conservador y con limitación significativa en las actividades ocupacionales, recreativas o de la vida diaria, son candidatos a artroplastia total de cadera (ATC) o artroplastia de reconstrucción superficial (ARS).

- Las indicaciones para ARS son bastante específicas; sin embargo, por lo general los varones activos con cabezas femorales grandes y OA sin deformidades femorales proximales o acetabulares significativas y sin alergia a metales son excelentes candidatos para ARS.

Contraindicaciones

- Tanto la ATC como la ARS están contraindicadas en el contexto de una infección activa de la cadera o un foco bacteriano en cualquier lugar del cuerpo (absceso, endocarditis, etc.), comorbilidades médicas significativas que vuelven al sujeto no apto para cirugía o en pacientes que no deambulan.
- Existen varias contraindicaciones para la ARS, incluyendo un cuello femoral corto, cóccix breve, densidad mineral ósea baja, quistes en la cabeza femoral mayores de 1 cm, displasia o deficiencia acetabular, lesiones de osteonecrosis no contenidas, artritis inflamatoria, deformidades femorales en versión proximal y alergia a metales.

Osteonecrosis

- El tratamiento depende de la severidad de la enfermedad en la cadera afectada usando la clasificación de Ficat.
  1. Etapa 0
     a) Síntomas clínicos: ausentes o leves.
     b) Radiografías: normales.
     c) RM: edema leve (aumento de la señalización en las imágenes sopesadas en T2).
  2. Etapa 1
     a) Síntomas clínicos: dolor inguinal moderado.
     b) Radiografías: normales, quizá osteopenia.
     c) RM: edema moderado.
     d) Escaneo óseo: incremento de la captación en la región de la cadera.
  3. Etapa 2
     a) Síntomas clínicos: dolor inguinal moderado, algunas limitaciones al movimiento.
     b) Radiografías: esclerosis con osteopenia.
     c) RM: defecto con bordes identificables, disminución de la señal en T1.
     d) Escaneo óseo: aumento de la captación en la región de la cadera.
  4. Etapa 3
     a) Síntomas clínicos: dolor inguinal moderado a severo con limitación al movimiento.
     b) Radiografías: colapso cortical con signo de la media luna.
     c) RM: defecto con bordes identificables y colapso cortical, disminución de la señal en las imágenes sopesadas en T1.
     d) Escaneo óseo: no se requiere después de esta etapa.
  5. Etapa 4
     a) Síntomas clínicos: dolor inguinal significativo con pérdida del movimiento e irradiación del dolor hacia el muslo.
     b) Radiografías: colapso cortical con signos de OA.
     c) RM: colapso cortical con signos de OA.
- Las etapas 0, 1 y 2 de Ficat pueden tratarse con bifosfonatos, así como taladrando sobre la cabeza femoral para elevar la vascularidad o con un injerto libre de peroné para las etapas de precolapso de la osteonecrosis. Una vez que el padecimiento avanza hacia colapso y/o involucro de la articulación (etapas 3 y 4 de Ficat), la opción más confiable es la ATC.

TÉCNICA QUIRÚRGICA

- **Área prequirúrgica:** obtenga la historia clínica y repita la exploración física. Esté al tanto del plan de anestesia y antibióticos. Obtenga consentimiento informado y marque el sitio quirúrgico. También, siempre obtenga consentimiento informado para una ATC en los pacientes programados para ARS.
- **Abordaje para la artroplastia total de cadera**
  - **Anterior**
    - Paciente en posición supina sobre una mesa que permita utilizar fluoroscopia para visualizar la pelvis.
    - El intervalo está entre el tensor de la *fascia lata* (TFL) y el sartorio.
    - Más tarde se identifica y se libera el tendón del recto.
    - Se lleva a cabo una capsulotomía anterior con un patrón en H o Z para visualizar la cadera.
    - Se hace una osteotomía en el cuello femoral, de acuerdo con el plan preoperatorio, para obtener acceso al acetábulo.
    - Para este abordaje es crítica la colocación de los retractores y la visualización del canal femoral.
  - **Anterolateral**
    - Posicionamiento lateral con un rollo axilar y postes o soportes para mantener la pelvis en una posición estable.

- El intervalo está entre el TFL y el glúteo medio.
- Por lo común se retira el tercio anterior del glúteo medio para permitir una mayor movilidad del fémur y elevar la visualización del acetábulo.
- Rote la cadera en forma externa y extiéndala para facilitar la dislocación.
- Después de dislocar la cadera, proceda con la osteotomía en el cuello femoral según el plan preoperatorio.
- **Abordaje posterior**
  - Posicionamiento posterior-lateral con un rollo axilar y postes o soportes para mantener la pelvis en una posición estable.
  - Se lleva a cabo una incisión sobre la punta del trocánter mayor extendiéndose hasta el punto entre la porción más superior de la cresta iliaca y la espina iliaca posterior-superior.
  - Después de dividir las fibras musculares del glúteo mayor e incidir sobre la banda iliotibial, retire el piriforme y los rotadores externos cortos.
  - Más tarde se realiza una capsulotomía posterior seguida de osteotomía en el cuello femoral de acuerdo con el plan quirúrgico.
- Todos los abordajes.
  - Retire el *labrum* y el tejido blando de la fosa acetabular.
  - Se deben visualizar por completo la profundidad y circunferencia del acetábulo. Se puede liberar el ligamento acetabular transverso, si se requiere.
  - Prepare el acetábulo con escariadores cada vez de mayor tamaño, teniendo cuidado de medializar escariando la pared medial y dirigiendo el escariador de modo que no dañe la pared posterior.
  - Emplee una copa de prueba para asegurar que la extensión del escariado concéntrico ha sido adecuada como para permitir mantener de forma segura la concha acetabular.
  - Tenga en cuenta la posición de la pelvis y la inclinación (40°) y anteversión (10-20°) acetabular apropiadas.
  - Después de colocar la concha acetabular real, se deben colocar 1 o 2 tornillos acetabulares sobre el hueso iliaco, dirigidos en forma posterosuperior, para asegurar estabilidad para el crecimiento óseo hacia adentro.
  - A continuación coloque el revestimiento.
- Confirme el corte en el cuello femoral (con base en el plan preoperatorio), y luego retire el tejido blando en la fosa piriforme (los remanentes de los rotadores externos cortos).
  - Utilizando un osteotomo, entre al canal femoral con el osteotomo comenzando justo al lado del trocánter mayor para prevenir una posición en varo. Siga con un escariador para el canal, y abra y escarie dependiendo del implante femoral.
  - Con base en la sensación quirúrgica, la versión femoral apropiada, estabilidad axial y estabilidad rotacional, repita de manera sucesiva estos pasos hasta que se obtenga un vástago del tamaño apropiado.
  - Al colocar el vástago femoral de prueba con la cabeza y el cuello, es extremadamente importante revisar la estabilidad y la longitud de la pierna.
    - Una vez hecho esto, coloque el componente femoral real y cierre la cápsula y los rotadores externos cortos con o sin agujeros femorales taladrados.
    - Por favor, consulte las referencias para la técnica de cementado del vástago femoral.

REHABILITACIÓN POSOPERATORIA Y EXPECTATIVAS

- **Soporte de peso a tolerancia** inmediatamente después de la cirugía.
  - Precauciones de cadera posterior a sugerencia del cirujano, si se utilizó un abordaje posterior.
  - Precauciones de cadera anterior según indicación del cirujano, si se usó un abordaje anterior.
- **Terapia física**
- **Profilaxis para trombosis venosa profunda (TVP)**

BIBLIOGRAFÍA

Della Valle CJ, Nunley RM, Barrack RL. When is the right time to resurface? *Orthopedics.* 2008;31(12 Suppl 2).

González Della Valle AG, Serota A, Go G et al. Venous thromboembolism is rare with a multimodal prophylaxis protocol after total hip arthroplasty. *Clin Orthop Relat Res.* 2006;444:146-153.

Gordon AC, D'Lima DD, Colwell CW Jr. Highly cross-linked polyethylene in total hip arthroplasty. *J Am Acad Orthop Surg.* 2006;14(9):511-523.

Hoaglund FT, Steinbach LS. Primary osteoarthritis of the hip: etiology and epidemiology. *J Am Acad Orthop Surg.* 2001;9(5):320-327.

Jazrawi LM, Alaia MJ, Chang G et al. Advances in magnetic resonance imaging of articular cartilage. *J Am Acad Orthop Surg.* 2011;19(7):420-429.

Maslowski E; Sullivan W, Forster Harwood J et al. The diagnostic validity of hip provocation maneuvers to detect intra-articular hip pathology. *Pm R.* 2010;2(3):174-181.

Savory CG, Hamilton WG, Engh CA et al. Hip designs. In Barrack RL, Booth RE Jr, Lonner JH et al., eds. *Orthopaedic Knowledge Update: Hip and Knee Reconstruction 3.* Rosemont, IL: American Academy of Orthopaedic Surgeons; 2006:345-368.

Willert HG, Buchhorn GH, Fayyazi A. Metal-on-metal bearings and hypersensitivity in patients with artificial hip joints. A clinical and histomorphological study. *J Bone Joint Surg Am.* 2005;87(1):28-36.

Zhang W, Nuki G, Moskowitz RW et al. OARSI recommendations for the management of hip and knee osteoarthritis Part III: changes in evidence following systematic cumulative update of research published through January 2009. *Osteoarthritis Cartilage.* 2010;18(4):476-499.

REVISIÓN DE ARTROPLASTIA TOTAL DE CADERA

PARMINDER S. KANG • TAJINDER KANG • RITESH R. SHAH

PATOLOGÍA/FALLO DE LA PRÓTESIS

Las indicaciones para una revisión de artroplastia total de cadera (ATC) están bien definidas y puede llevarse a cabo por dolor o fallo funcional. Las causas incluyen aflojamiento de los componentes cementados (desunión hueso-cemento, desunión implante-cemento), aflojamiento de componentes no cementados, desgaste del implante y osteólisis (por detritus de desgaste excesivo), fractura periprotésica, inestabilidad e infección. La falta de crecimiento interno de hueso en las caderas no cementadas, o la falta de interdigitación del cemento pueden resultar en aflojamiento del implante. El desgaste del implante conduce a la formación de detritus, que de modo subsecuente incitan una cascada osteoclástica que resulta en osteólisis y posible aflojamiento de los componentes. Los déficits cognitivos (p. ej. síndrome de Down, alcoholismo), articulaciones neuropáticas (artropatía de Charcot, atrofia muscular medular), y la hiperflexibilidad (síndrome de Marfan, síndrome de Ehlers-Danlos) pueden predisponer a los pacientes a una inestabilidad repetitiva de la cadera. La infección en la articulación de la cadera es típicamente causada por factores locales o bacteriemia por un sistema inmune comprometido, mala higiene (monitorice la salud dental), infección urinaria, endocarditis, etcétera.

HISTORIA CLÍNICA/PRESENTACIÓN

- El paciente típicamente presentará dolor o inestabilidad.
- Es importante determinar el momento de inicio del dolor, la progresión del dolor, su relación con la actividad y los síntomas generales.
  - El dolor que comienza desde la ATC inicial puede indicar infección o falta de crecimiento interno de hueso.
  - El dolor en reposo puede indicar infección o una patología remota, como puede ser una patología medular.
  - El dolor sugerente de un componente acetabular flojo típicamente está relacionado con la actividad o se presenta cuando el paciente tiene dolor al levantarse desde una posición sentada.
  - El dolor sugerente de un componente femoral flojo típicamente está relacionado con la actividad y con dolor relacionado en el muslo.
  - También el dolor en el muslo puede estar vinculado con disparidad en el módulo de elasticidad de Young entre el fémur y un implante femoral cilíndrico sólido de cobalto-cromo.
  - El dolor persistente por lo regular en reposo y tal vez relacionado con fiebre o pérdida de peso es muy sugerente de infección.

DIAGNÓSTICO DIFERENCIAL

- Bursitis trocantérica.
  - Dolor lateral de cadera que debe responder a manejo conservador o a inyección de esteroides.
- Dolor en el la parte anterior del muslo.
  - Dolor en la región del muslo que se presenta con los cambios de clima y después de la actividad.

- Tendinitis/bursitis del iliopsoas.
  - Dolor en la región inguinal que debe ser reproducible con la flexión/abducción a extensión/aducción.
  - Una inyección de lidocaína guiada por ultrasonido/fluoroscopia puede ayudar con el diagnóstico.
  - Revise las radiografías para determinar si existe no cobertura del componente acetabular en forma anterior.
- Articulación protésica infectada.
  - Dolor en reposo y con la actividad.
- Aflojamiento aséptico de los componentes.
  - Dolor al levantarse.
- Osteólisis.
  - Por lo regular no hay síntomas clínicos a menos que se acompañe de desgaste significativo del polietileno que conduce a una discrepancia en la longitud de la pierna o a inestabilidad.
- Fractura periprotésica.
  - Antecedente de traumatismo y dolor agudo.

EXPLORACIÓN FÍSICA

- Observe al paciente caminar y sentarse.
- Realice una prueba de Trendelenburg (haga que el paciente se ponga de pie sobre cada pierna mientras revisa si hay alguna inclinación de la cadera), evalúe si existe discrepancia en la longitud de las piernas o marcha antálgica.
- Revise el rango de movimiento de la cadera: flexión, abducción, aducción, rotación interna y rotación externa en extensión.
- Revise si se presenta dolor sobre el trocánter mayor y también con la abducción de la cadera contra resistencia.
- Revise si la prueba de elevación de la pierna recta es positiva para descartar patología medular.
- Cualquier dolor que se irradie más allá de la rodilla es poco probable que se deba a un problema de cadera.

ESTUDIOS DE IMAGEN

Radiografías

- Se requiere **AP de pelvis y cadera** para evaluar la longitud de las piernas, compensación, desgaste excéntrico del polietileno, osteólisis, osificación heterotópica, aflojamiento de los componentes, migración acetabular, fracturas y dislocaciones.
- La osteólisis y el aflojamiento del implante pueden evaluarse revisando radiografías seriadas.
  - Se usa una proyección **lateral con rayo horizontal** para evaluar la versión de la copa y buscar lucidez alrededor de los componentes.
  - La **lateral en ancas de rana** es útil para revisar el vástago femoral.
  - Las proyecciones de **Judet** (ilíaca oblicua, obturadora oblicua) son útiles para evaluar si hay lucidez alrededor del componente acetabular.
  - Las **radiografías de extremidad inferior de extensión completa** son útiles para evaluar la longitud de las piernas y si existe discrepancia en ellas.

IMPLANTES FEMORALES

- Implante femoral cementado.
  - La radiolucidez circunferencial entre la interfase implante-cemento y la interfase cemento-hueso es sugerente de un vástago flojo.
  - Una fractura en el manto de cemento, fractura del implante, hundimiento de los componentes y la osteólisis circunferencial progresiva alrededor de la interfase hueso-cemento son todos sugerentes de un componente flojo.
- Implantes femorales sin cemento.
  - La presencia de parches de tubérculos óseos que hacen contacto con el vástago en el endostio (soldadura en puntos) son signos de un componente femoral estable.
  - La protección contra el estrés proximal o disminución en la radiodensidad en el fémur proximal que no se definen bien son normales, en particular en los vástagos completamente cubiertos.
  - Una radiolucidez circunferencial, lineal entre el componente y el hueso sin hundimiento de los componentes (con base en la observación de radiografías previas) es sugerente de crecimiento fibroso interno estable.
  - Una radiolucidez grande, no lineal, alrededor de un implante femoral, es sugerente de un vástago inestable.
    - Cualquier signo de un pedestal óseo-calcificación de hueso distal a la punta del vástago, es sugerente de un componente femoral flojo.
    - El aumento de la densidad ósea cerca del trocánter menor en un vástago con collarete es sugerente de un vástago que está haciendo pistón y, por tanto, debe estar flojo.

Tomografía computada

Es útil para visualizar defectos y la anatomía ósea con precisión en tres dimensiones. Por tanto, es útil para la planeación prequirúrgica y para confirmar la extensión de la osteólisis.

Escaneo nuclear

El escaneo con tecnecio es útil para buscar aumento de la actividad metabólica en el hueso que sugiera infección o aflojamiento. La gammagrafía de glóbulos blancos es más útil si usted está tratando de descartar una infección.

ABORDAJE DE LABORATORIO

- Pruebas.
  1. BH (biometría hemática) completa con diferencial.
  2. VSG (velocidad de sedimentación globular).
  3. PCR (proteína C reactiva).
- Éstas son útiles para determinar si existe infección.
- La BH con diferencial es con frecuencia normal, en tanto que una VSG y PCR significativamente elevadas ameritan más investigación en busca de infección, incluyendo aspiración y/o una gammagrafía de glóbulos blancos, sólo si están indicadas.

PREVENCIÓN

- La profilaxis antibiótica antes de un procedimiento dental para disminuir la probabilidad de una infección protésica es debatible.
- Evitar las actividades de alto impacto de seguro disminuirá la tasa de desgaste de la superficie.
- Utilizar un bastón o caminadora en los pacientes con problemas de balance subyacentes disminuirá la probabilidad de caídas y en consecuencia de fracturas periprotésicas de la cadera.
- El seguimiento regular detectará el desgaste temprano del polietileno o la osteólisis, donde el problema puede típicamente manejarse sin necesidad de retirar los componentes no modulares.

MANEJO NO QUIRÚRGICO

- En pacientes con una articulación protésica infectada, aflojamiento aséptico de los componentes o fractura, rara vez está indicado el manejo no operatorio.
- En un anciano con una articulación protésica infectada con comorbilidades médicas significativas, el tratamiento de por vida con antibióticos supresores es aceptable, con ayuda de un especialista en enfermedades infecciosas.
- Los pacientes con una expectativa de vida limitada y una pequeña cantidad de osteólisis pueden ser monitoreados con radiografías seriadas en intervalos regulares (cada 6 meses).
- Los individuos con inestabilidad recurrente de la cadera que son malos candidatos quirúrgicos pueden ser tratados con un arnés para abducción de la cadera y seguimiento de rutina.

INDICACIONES QUIRÚRGICAS

- Indicaciones para la cirugía de revisión: componentes flojos, osteólisis, dislocaciones recurrentes, fractura periprotésica e infección.
- En ocasiones, se debe retirar un vástago femoral en monobloque durante una revisión dado que la cabeza está dañada.
- Los componentes con malos registros también deben retirarse si no habrá pérdida excesiva de hueso del huésped durante la extracción.
- En los pacientes que son seleccionados para cirugía de revisión, se debe conocer el diagnóstico e intentar confirmar la etiología.

TRATAMIENTO

- Una vez que se tiene una indicación apropiada para la revisión, se debe intentar predecir el defecto óseo que estará presente, de modo que cuente con los componentes, aloinjerto y/o aumentos apropiados.
- Además, se debe realizar un esfuerzo razonable por identificar los implantes del procedimiento original.
  - Esto es necesario en caso de que se deban extraer los componentes y/o cambiar los componentes modulares.
  - Más aún, es necesario obtener mediciones preoperatorias para asegurar lo siguiente:
    1. Disponer de componentes de tamaño apropiado para el defecto óseo anticipado.
    2. Minimizar el tiempo quirúrgico.

3. Identificar la localización de la osteotomía (p. ej., osteotomía trocantérica extendida [OTE]).
4. Contar con las herramientas de extracción apropiadas.

Clasificación de Paprosky de los defectos femorales
- **Tipo 1.** Algo de pérdida de hueso metafisiario, pero el hueso proximal proporciona un buen soporte.
- **Tipo 2.** Pérdida considerable de hueso metafisiario (falta de o mínimo hueso esponjoso) con una diáfisis intacta.
- **Tipo 3ª.** Pérdida significativa de hueso metafisiario y diafisiario con presencia de al menos 5 cm de «acomodo por raspado» en el istmo.
- Serían apropiados un vástago con cubierta extensa o un vástago modular de revisión.
- **Tipo 3B.** Pérdida significativa de hueso metafisiario y diafisiario con menos de 5 cm de «acomodo por raspado» en el istmo.
- **Tipo 4.** Pérdida extensa de hueso metafisiario y diafisiario con un canal femoral ancho y corteza delgada («en tubo de estufa»).

Sistema de clasificación de Paprosky para los defectos acetabulares
- **Tipo 1.** Borde hemisférico que proporciona soporte, sin migración de componentes (superior o medial).
- **Tipo 2.** Defecto no hemisférico con columnas de apoyo y 2 cm de migración superior y una línea de Kohler intacta.
- **Tipo 3B.** Defecto no hemisférico con >2 cm de migración superior y una línea de Kohler rota.

TÉCNICA QUIRÚRGICA

Área prequirúrgica y abordaje
- Obtenga la historia clínica y repita la exploración física antes de la cirugía.
- Esté al tanto del plan de anestesia, antibióticos.
- Confirme con la enfermera circulante que se cuenta con las herramientas de extracción apropiadas, hueso de aloinjerto e implantes.
- Es importante hacer una incisión previa sobre la piel a fin de evitar adherencias cutáneas.
- Una OTE puede facilitar la exposición y retiro de los componentes.
  - La osteotomía debe estar al menos a 12 cm de la punta del trocánter mayor, de modo que haya suficiente hueso para la reinserción.
  - Debe ser lo bastante larga para llegar hasta la porción cilíndrica de un vástago sin cemento y la punta distal de un vástago con cemento.
  - El abordaje posterior permite acceso al fémur entero extendiendo la incisión.
  - Sin importar el abordaje, es importante emplear una mesa quirúrgica que permita obtener imágenes del fémur entero y de la pelvis.
- La fluoroscopia o las radiografías portátiles pueden ayudar a buscar fracturas iatrogénicas, apreciar defectos óseos, confirmar el tamaño de los componentes o localizar hardware roto.

Aflojamiento aséptico
- Después de identificar el motivo del aflojamiento, se deben retirar los componentes sueltos y reemplazarlos con componentes que descansen sobre hueso sólido y estable, con o sin el uso de aumentos de metal o aloinjertos de hueso.
- Las copas y vástagos femorales cementados pueden aflojarse por despegamiento del hueso-cemento o despegamiento del componente-cemento.
- Es de vital importancia retirar la mayor cantidad de cemento posible, de modo que el nuevo implante descanse sobre el hueso del huésped.
- La osteólisis masiva puede conducir a aflojamiento una vez que el hueso sea insuficiente para mantener los componentes en una posición estable.

Osteólisis ± desgaste del polietileno
- No se deben tocar los componentes estables a menos que exista una razón para retirarlos (p. ej., un mal mecanismo de enclavamiento del revestimiento).
- El injerto óseo con aloinjerto de hueso esponjoso u otros sustitutos de hueso puede completarse creando una pequeña ventana cortical o a través de un acceso directo, pero su necesidad es discutida.
- Inclusive se deben cambiar la cabeza femoral y el revestimiento debido a daño microscópico o macroscópico.

Dislocación recurrente
- Es importante asegurarse de si la inestabilidad se debe a una mala posición del componente femoral o del componente acetabular.
- Las radiografías laterales desde el extremo de la mesa y las TC pueden ser útiles.

Fractura periprotésica del fémur
- La localización de la fractura y la estabilidad del vástago son factores críticos.

- Una fractura distal a un componente estable debe tratarse con técnicas estándar de fijación de fracturas.
- Una fractura a nivel de un vástago flojo debe tratarse con revisión del vástago y cables ± placa con cables. Si la fractura está a nivel del vástago, pero el vástago está estable, entonces uno puede tratar la fractura con una placa fija y cables.
- Las fracturas a nivel del trocánter mayor pueden ser tratadas de forma no operatoria (pequeño desplazamiento) o una placa con garra.

Defectos óseos acetabulares
- **Tipo 1.** Una copa hemisférica con cubierta porosa ± aloinjerto impactado.
- **Tipo 2.** El defecto en este escenario no es hemisférico, de modo que los injertos de hueso o los aumentos de metal son útiles para manejar la pérdida de hueso.
  - Una copa hemisférica porosa grande con varios tornillos (tantos como sea posible) debe proporcionar una estabilidad adecuada.
- **Tipo 3A.** Las opciones de tratamiento incluyen aloinjerto de tibia proximal o fémur distal con una copa hemisférica porosa tamaño jumbo.
  - Con los incrementos metálicos de múltiples formas y tamaños, típicamente no hace falta un aloinjerto en masa.
- **Tipo 3B.** Sin discontinuidad pélvica.
  - Uno debe evaluar la pared posterior.
    - Si hay pared posterior suficiente, se pueden emplear aumentos metálicos para «llenar» el defecto, seguido de una copa hemisférica tamaño jumbo.
    - Si existe una pared posterior deficiente, la copa hemisférica por sí sola no será estable.
      - En este caso, es necesaria una jaula antiprotrusión.
      - La jaula se fija a la pelvis con varios tornillos en el hueso pélvico remanente. Una vez hecho esto, se cementa un revestimiento en la jaula.
  - Otra técnica usa el esquema copa-jaula (se coloca una copa jumbo en el hueso que queda del huésped, seguido de una jaula antiprotrusión para proporcionar estabilidad), con revestimiento cementado.
    - Esto permite que el hueso del huésped crezca hacia la copa hemisférica, lo cual debe disminuir el esfuerzo mecánico sobre la jaula.
- **Tipo 3C.** Con discontinuidad pélvica.
Se pueden utilizar placas posteriores o una jaula antiprotrusión.

Defectos de hueso femoral
- **Tipo 1.** Se puede utilizar un vástago primario.
  - Por lo regular, no queda mucho hueso esponjoso, de modo que un vástago no cementado es una mejor opción que un vástago cementado.
- **Tipo 2.** Un vástago con fijación proximal, por lo usual no proporcionará estabilidad suficiente.
  - Un vástago recubierto por completo es una opción razonable.
- **Tipo 3A.** Un vástago completamente recubierto es aceptable si uno puede lograr un ajuste por raspado de 5 cm.
  - Si esto no es posible, es necesario un vástago modular de revisión.
- **Tipo 3B.** Un vástago modular de revisión de seguro proporcionará una fijación adecuada; sin embargo, es crítico contar con un reemplazo femoral proximal disponible en caso de que no haya suficiente hueso cortical para soportar la estabilidad axial.
  - La fijación será distal, y las lengüetas cónicas quedarán sobre la corteza de la diáfisis.
- **Tipo 4.** Un aloinjerto protésico compuesto o prótesis para tumor.
  - La pérdida de hueso extensa con cortezas delgadas hacen difícil que un vástago modular de revisión quede estable sólo con contacto endóstico.

BIBLIOGRAFÍA

Berry DJ, Harmsen WS, Ilstrup D et al. Survivorship of uncemented proximally porous-coated femoral components. *Clin Orthop Relat Res.* 1995;(319):168-177.

Berry DJ, Muller ME. Revision arthroplasty using an anti-protrusio cage for massive acetabular bone deficiency. *J Bone Joint Surg Br.* 1992;74(5):711-715.

Christie MJ, DeBoer DK, Tingstad EM et al. Clinical experience with a modular noncemented femoral component in revision total hip arthroplasty: 4- to 7-year results. *J Arthroplasty.* 2000;15(7):840-848.

Della Valle CJ, Paprosky WG. Classification and an algorithmic approach to the reconstruction of femoral deficiency in revision total hip arthroplasty. *J Bone Joint Surg Am.* 2003;85:1-6.

Gill TJ, Sledge JB, Muller ME. The Burch-Schneider anti-protrusio cage in revision total hip arthroplasty: indications, principles and long-term results. *J Bone Joint Surg Br.* 1998;80(6):946-953.

Kwong LM, Miller AJ, Lubinus P. A modular distal fixation option for proximal bone loss in revision total hip arthroplasty: a 2- to 6-year follow-up study. *J Arthroplasty.* 2003;18(3 Suppl 1):94-97.

Malkani AL, Lewallen DG, Cabanela ME *et al.* Femoral component revision using an uncemented, proximally coated, long-stem prosthesis. *J Arthroplasty.* 1996;11(4): 411-418.

Paprosky WG, Perona PG, Lawrence JM. Acetabular defect classification and surgical reconstruction in revision arthroplasty. A 6-year follow-up evaluation. *J Arthroplasty.* 1994;9(1):33-44.

Sporer SM, Paprosky WG. Revision total hip arthroplasty: the limits of fully coated stems. *Clin Orthop Relat Res.* 2003;(417):203-209.

Springer BD, Berry DJ, Lewallen DG. Treatment of periprosthetic femoral fractures following total hip arthroplasty with femoral component revision. *J Bone Joint Surg Am.* 2003;85-A(11):2156-2162.

Valle CJ, Paprosky WG. Classification and an algorithmic approach to the reconstruction of femoral deficiency in revision total hip arthroplasty. *J Bone Joint Surg Am.* 2003;85-A(Suppl 4):1-6.

Wera GD, Ting NT, Moric M *et al.* Classification and management of the unstable total hip arthroplasty. *J Arthroplasty.* 2012;27(5):710-715.

FRACTURAS PERIPROTÉSICAS DE FÉMUR DESPUÉS DE FRACTURAS CON ARTROPLASTIA TOTAL DE CADERA

AUSTIN W. CHEN • RITESH R. SHAH

INTRODUCCIÓN

Las fracturas periprotésicas luego de una artroplastia total de cadera (ATC) son cada vez más frecuentes debido al número de procedimientos de ATC que se está realizando y la edad cada vez mayor de la población. Se considera que la incidencia es menor de 1% para las ATC primarias, pero se eleva hasta casi 8% en las ATC de revisión. Los factores de riesgo incluyen sexo femenino, edad avanzada, artritis reumatoide, osteólisis/aflojamiento, el tipo específico del implante, uso de cemento y cirugía de revisión.

HISTORIA CLÍNICA

- La causa principal son mecanismos de baja energía (>75%).
- Puede ser necesaria una revisión del expediente para verificar la fecha de la cirugía, la indicación del implante original, las longitudes documentadas de las piernas, el abordaje quirúrgico primario, el tipo de implante y las superficies involucradas, antecedente de infección y cirugías de revisión.
- El aflojamiento del implante, la osteólisis y la infección, pueden ser las causas de una fractura aguda.
- Pistas que indican que la prótesis estaba floja antes de la lesión incluyen dolor en el muslo o al levantarse desde una posición sentada.
- Los antecedentes sociales incluyen la ocupación del paciente, su capacidad para deambular y la necesidad de dispositivos de ayuda (bastón, caminadora).

EXPLORACIÓN FÍSICA

- Los pacientes presentarán dolor, posible deformidad o acortamiento de la extremidad.
- Es imperativa una exploración ortopédica estándar que debe incluir la piel (fractura abierta, cicatrización posquirúrgica, estasis venosa crónica/úlceras diabéticas), longitud de las piernas, fuerza y estado neurovascular.

DIAGNÓSTICO DIFERENCIAL

- Una dislocación periprotésica de ATC puede presentarse de forma similar.
- El tipo más común es una dislocación posterior de ATC.
- El lado afectado por lo común se verá más corto y rotado comparado con el lado contralateral en la exploración física.
- Los pacientes pueden tener antecedente de un traumatismo pequeño o ausencia de traumatismo, pero tendrán dificultad para soportar peso.
- Las radiografías simples confirmarán el diagnóstico.

ESTUDIOS DE IMAGEN

- Son necesarias las radiografías estándar AP de pelvis, AP y lateral de la cadera y fémur afectados.
- Es crucial evaluar todos los componentes de la ATC en busca de signos de aflojamiento y evaluar también la reserva ósea que los rodea.
- También son útiles las radiografías AP y lateral de la rodilla ipsilateral para evaluar la propagación de la fractura.
- Rara vez son necesarios los estudios de imagen avanzados, como la RM o la TC, pero en caso de que se requieran deben ser modificados con software de supresión metálica.
- Si cuenta con ellos, utilice las radiografías prefractura para evaluar la presencia de osteólisis, fallo inminente de la prótesis o erosiones corticales.

INDICACIONES QUIRÚRGICAS

Clasificación de Vancouver

- Toma en cuenta la localización, estabilidad del implante y la reserva ósea: se emplea para fracturas posoperatorias (cuadro 4-1).

Reducción abierta y fijación interna (RAFI)

- **Todas las RAFI** deben usar técnicas de reducción biológicamente amigables, reducir el daño a los tejidos blandos y conservar la vascularización del hueso a fin de maximizar el potencial de cicatrización y minimizar la incidencia de no unión.
- La mayor parte de los fallos están relacionados con técnicas de reducción más antiguas con menos respeto a los tejidos blandos.
- Contraindicada con una mala alineación en varo mayor de 6° debido a la tasa incrementada de seudoartrosis.
- Utilice la cicatriz quirúrgica original cuando sea posible y extienda en forma proximal o distal según lo requiera.
- **Tipo B₁**
  - Una placa lateral con cables proximales y tornillos unicorticales de enclavamiento y tornillos bicorticales distales no enclavados con o sin puntales de aloinjerto cortical.
  - Los resultados con estas técnicas han sido bastante buenos.
- **Fracturas tipo C**
  - No se puede utilizar un clavo IM debido al componente femoral.
  - Se recomienda la RAFI con una placa lateral extendiéndose en forma proximal más allá de la punta del vástago femoral, a fin de reducir el efecto elevador de estrés entre el extremo proximal de la placa y el extremo distal del vástago.
- **Aloinjertos de puntal cortical**
  - Por lo general, aloinjerto tibial o femoral; es esencialmente una placa biológica de hueso; no es viable, pero es útil para reforzar el armado protésico y elevar la reserva ósea del fémur proximal.
  - Se pueden emplear por sí solas como un injerto único, injerto doble o en combinación con una placa.
  - Se debe tener cuidado de no estrangular el injerto o el fémur del huésped con cables.
  - Las desventajas son su alto costo, disponibilidad limitada, aumento en el riesgo de infección, potencial de transmisión de enfermedades y una mayor exposición quirúrgica.
- **Fijación distal.** Al menos seis agujeros de la placa distales a la fractura deben llenarse con cuatro tornillos o más; algunos aconsejan placas que se extiendan hacia el cóndilo femoral lateral para proteger todo el fémur y reducir el riesgo de fractura perimplante.

Artroplastia de revisión

- Por lo regular para los tipos B₂ y B₃.
- A menudo también requiere RAFI con o sin aloinjerto de puntales.
- Los casos severos de pérdida ósea pueden requerir un aloinjerto protésico compuesto o un reemplazo del fémur proximal.
- **Extracción de los componentes**
  - Se pueden retirar el cemento y los tapones de cemento del sitio de fractura.
  - Se puede llevar a cabo una osteotomía trocantérica extendida en el fémur proximal para permitir un retiro más fácil del vástago, retiro del cemento y un escariado preciso, en caso de que sea necesario.
  - Típicamente se cambia el revestimiento acetabular de polietileno (si es modular), y se evalúa la estabilidad del componente acetabular.
  - Si está flojo, también se debe revisar la copa.
- **Revisión del componente femoral**
  - Antes de la cirugía se deben documentar el diámetro del canal y la morfología del fragmento distal del fémur.

Cuadro 4-1 Clasificación de Vancouver, como se utiliza para las fracturas periprotésicas

| | Trocantérica | Diafisaria o justo distal al implante | | | Distal |
	A_G	A_L	B_1	B_2	B_3	C
Reserva ósea	Buena	Buena	Buena	Buena	Deficiente	Buena
Estabilidad del vástago	Estable	Estable	Estable	Flojo	Flojo	Estable
Principios generales de tratamiento	Generalmente no quirúrgico, sintomático Rx. Reducción abierta con fijación interna (RAFI) con placa en garra para fxs muy desplazadas o inestables relacionadas con dolor, debilidad o cojera; injerto de hueso para osteólisis significativa	Tipo AL: generalmente no quirúrgica, sintomático Rx. RAFI para daño significativo de la corteza medial que compromete la estabilidad del implante	RAFI con placas laterales, cables y/o tornillos con o sin aloinjerto cortical; rara vez se requiere revisión de la artroplastia	Revisión de la artroplastia con vástago largo con o sin fijación con placa lateral/aloinjerto cortical	Las opciones incluyen revisión de la artroplastia con un vástago largo e injerto de impactación, aloinjerto femoral proximal o reemplazo proximal del fémur (prótesis para tumor)	RAFI con placa de enclavamiento femoral distal que se extiende proximal para quedar por encima del vástago femoral y evitar el aumento en la presión entre la placa y el vástago

- La estrategia más efectiva es un vástago largo, no cementado, con cubierta porosa extensa y bien fijado distalmente.
  - El vástago debe pasar el sitio de la fractura en al menos 2 diámetros de la diáfisis.
  - Se escaria el fragmento distal y se inserta el vástago.
  - Sea cuidadoso al escariar el fragmento; con el arco femoral anterior y el hueso osteopénico.
- El «escariado a mano» puede ser una mejor opción.
  - Se puede utilizar el implante de prueba para facilitar la reducción del fragmento proximal.
  - Se colocan los cables.
    - Se debe colocar un cable profiláctico en la boca del fragmento distal antes de la inserción del implante.
    - Se completa la reducción de prueba para evaluar la longitud de la pierna y la estabilidad.
    - A continuación se fija el implante femoral real y los cables se retensionan, se engarzan y se cortan.
- **Técnica de enclavamiento distal**
  - Se puentea el sitio de la fractura con el vástago y se enclava de forma similar a un clavo IM distalmente.
  - Se retiran los tornillos una vez que la fractura ha sanado (6-9 meses), de modo que pueda lograrse fijación proximal del implante.
- **Cementado**
  - Los vástagos cementados largos se usan muy rara vez; principalmente para hueso osteopénico.
  - La reducción anatómica de la fractura, el uso de cables y una presurización cuidadosa del cemento evitarán la extravasación.
- **Reemplazo del fémur proximal**
  - Por lo regular sólo para B3.
  - Las opciones incluyen prótesis para tumor, aloinjerto femoral proximal o injerto impactado con fijación con placas.
  - Si es posible, preserve una manga de hueso proximal del huésped con uniones a tejidos blandos para ayudar a la estabilidad.
  - La cicatrización del hueso y la función son deficientes, y las complicaciones son prevalentes en estos casos, comparados con las técnicas de revisión estándar.

BIBLIOGRAFÍA

Bucholz, Robert, James D. Heckman. *Rockwood and Green's Fractures in Adults*. 7th ed. Philadelphia, PA: Lippincott Williams & Wilkins; 2010.

Fink B, Fuerst M, Singer J. Periprosthetic fractures of the femur associated with hip arthroplasty. *Arch Orthop Trauma Surg*. 2005;125(7):433-442.

Learmonth ID. The management of periprosthetic fractures around the femoral stem. *J Bone Joint Surg Br*. 2004;86(1):13-19.

Masri BA, Meek RM, Duncan CP. Periprosthetic fractures evaluation and treatment. *Clin Orthop Relat Res*. 2004;(420):80-95.

Pike J, Davidson D, Garbuz D et al. Principles of treatment for periprosthetic femoral shaft fractures around well-fixed total hip arthroplasty. *J Am Acad Orthop Surg*. 2009;17(11):677-688.

ATRAPAMIENTO Y DISPLASIA DE CADERA: PRESERVACIÓN DE LA CADERA CON ARTROSCOPIA, MINIARTROTOMÍA, DISLOCACIÓN QUIRÚRGICA, OSTEOROMÍA PERIACETABULAR

RITESH R. SHAH

INTRODUCCIÓN

La mayor parte, si no es que todos los casos de osteoartritis idiopática, son secundarios a OA por anormalidades estructurales sutiles de la cadera. El concepto actual de AFA data de la década de 1990, luego de observarse fracturas retrovertidas o mal unidas del cuello femoral, así como pacientes con epífisis femoral capital deslizada.

ANATOMÍA Y ANATOMOPATOLOGÍA

- **Displasia:** la cabeza femoral es inestable debido a falta de cobertura acetabular y migra hacia una región de menor cobertura (por lo general anterolateralmente), dañando un labrum hipertrófico y causando carga excéntrica sobre la articulación que conduce a OA.
- **AFA tipo CAM:** fémur proximal malformado debido a compensación cabeza-cuello insuficiente o una cabeza femoral esférica que causa delaminación o abrasión cartilaginosa y de forma subsecuente un desgarro labral.
- **AFA tipo pinza:** sobrecobertura acetabular global o focal con RDM disminuido que resulta en un desgarro labral y daño al reborde, con la subsecuente delaminación cartilaginosa.

HISTORIA CLÍNICA

- Adultos jóvenes, activos, con un inicio de los síntomas por lo regular insidioso, que se quejan de dolor inguinal anterior que empeora al estar mucho tiempo sentados, durante las transiciones de posición sentada a posición de pie, al caminar, al estar de pie y otras actividades que involucran flexión y rotación interna de la cadera.
- Los sitios de dolor son la región inguinal (88%), cadera lateral (67%) y muslo anterior (35%).
- Pregunte por enfermedades de la niñez como la enfermedad de Legg-Calvé-Perthes, EFCD, displasia.
- Los pacientes pueden ya haber sido sometidos a procedimientos no ortopédicos, como reparación de hernia o pueden haber sido tratados de forma conservadora por dolor «al flexionar la cadera» o un «tirón en la ingle».
- Por lo común tienen limitación al movimiento.

EXPLORACIÓN FÍSICA

- **Exploración:** Flexión, extensión, abducción, aducción, rotación interna y externa en 90° de flexión, rotación interna y externa en extensión.
- **Pruebas comunes de provocación que causan dolor reproducible**
  - Prueba de atrapamiento anterior: flexión, aducción y rotación interna de la cadera.
  - Prueba FADDIR: flexión, aducción y rotación interna en posición lateral.
  - Prueba de Patrick: flexión de la cadera, abducción de la cadera y flexión de la rodilla sobre la otra rodilla.
  - Stinchfield: flexión de la cadera contra resistencia con extensión de la rodilla, para evaluar el iliopsoas.
  - Inestabilidad anterior: hiperextensión e hiperrotación externa (displasia).
  - Para otras pruebas por favor consulte Martin HD y colaboradores.

ESTUDIOS DE IMAGEN

- AP de pelvis con atención a la rotación e inclinación pélvicas, radiografías biplanares de la cadera, proyección modificada de Dunn a 45° para AFA o lateral con rayo horizontal con rotación interna de 15°, y oblicua (perfil falso) para displasia.
  - *Longitud de las piernas:* emplee las tuberosidades isquiáticas para corregir la inclinación y evalúe.
  - *Protrusión acetabular o cóccix profundo:* cabeza femoral o pared acetabular medial cerca o medial a la línea isquiotibial (línea de Kohler).
  - *Signo de cruzamiento:* el cruzamiento de las paredes acetabulares anterior y posterior dan la impresión de sobrecobertura o retroversión acetabular.
  - *Ángulo alfa:* centro del eje del cuello femoral con radio de curvatura en el punto de convexidad cabeza-cuello. Las proyecciones AP y lateral en ancas de rana pueden pasar por alto esto.
  - *Ángulo borde lateral central:* entre una línea perpendicular desde la cabeza femoral hasta el acetábulo y una línea desde el centro de la cabeza femoral hasta el borde del sourcil. (Normal 25-35°.)
  - *Índice acetabular:* se mide en el ángulo formado entre una línea trazada a lo largo del techo acetabular y la línea de Hilgenreiner, la cual conecta la parte superior de los cartílagos trirradiados del acetábulo. (Normal 0-10°.)
  - *Ángulo borde lateral anterior:* en la proyección oblicua (perfil falso), entre una línea perpendicular desde el centro de la cabeza femoral al acetábulo y una línea desde el centro de la cabeza femoral a la parte anterior del acetábulo.
- **Artroscopia por RM:** técnica preferida para identificar desgarros en el labrum y delaminación condral cuando se sospecha patología.

INDICACIONES QUIRÚRGICAS

Tratamiento quirúrgico con preservación de la cadera

- Objetivos: aliviar los síntomas, mejorar la función y calidad de vida, preservar la articulación de la cadera.

Artroscopia de cadera

- Técnicamente demandante, procedimiento ambulatorio, invasivo de forma mínima.
- *Anestesia:* general con relajación muscular e hipotensión para distraer la articulación y mantener visualización con hemostasia.
- Dispositivo distractor hecho a la medida con un poste perineal bien acojinado.
- Paciente en posición supina (por lo común) o lateral.
- *Puertos:* anterolateral, anterior o anterior medio y posterolateral. Puertos accesorios según se requieran.
- *Compartimento central:* el daño cartilaginoso se trata con condroplastia o microfractura, acetabuloplastia para patología en pinza, con un escariador de alta velocidad, el labrum con reparación con suturas y anclajes o desbridamiento conservador del labrum, escisión de cuerpos sueltos, desbridamiento del ligamento redondo.
- *Compartimento periférico:* para la lesión CAM. Creación de una ventana capsular, liberación de la tracción, ligera flexión de la cadera y usando una fresadora de alta velocidad para recrear la concavidad en la unión cabeza-cuello. Proteja los vasos retinaculares laterales cuando escarie en forma lateral.
- También consulte el capítulo referente a Artroscopia de cadera en la Sección de Deportes.

Miniartrotomía abierta

- Por lo general sólo para AFA tipo CAM. Con frecuencia se aconseja realizar un abordaje combinado artroscópico y abierto para manejar la patología del reborde acetabular.
- Se requiere posición supina con una mesa para fracturas para distracción articular.
- Incisión anterior con plano IM en el sartorio y el TFL, liberación de la cabeza del recto femoral y luego artrotomía.
- Maneje la patología acetabular y del reborde acetabular con tracción, si es que se emplea un abordaje abierto, o hágalo en forma artroscópica.
- Osteocondroplastia en la unión anterior de la cabeza-cuello femoral con flexión, abducción y rotación externa. Acceda a la porción lateral con extensión y rotación interna progresivas.

Dislocación quirúrgica

- Antes de comenzar, se debe conocer el aporte vascular de la cabeza del fémur.
- Resección del reborde acetabular, resección o reparación labral, condroplastia o microfractura, osteocondroplastia de la unión de la cabeza-cuello femoral, alargamiento relativo del cuello, avance trocantérico, osteotomía femoral proximal.
- Muy útil para la AFA tipo CAM circunferencial (deformidades esféricas de la cabeza del fémur).
- Posición lateral, incisión y abordaje de Kocher-Langenbeck, osteotomía trocantérica y retracción anterior del trocánter, capsulotomía en Z, dislocación anterior de la cadera y desplazamiento posteroinferior de la cabeza femoral.
- Aborde la lesión del borde acetabular, la patología del labrum y las lesiones en el cartílago.
- Osteocondroplastia en la unión de la cabeza-cuello femoral, preserve los vasos retinaculares laterales.
- Pruebas dinámicas intraoperatorias y radiografías.
- Refijación trocantérica con tornillos de 4.5 mm bajo guía radiográfica.

Osteotomía periacetabular (osteotomía de Ganz, osteotomía de Bernese)

- Técnicamente muy demandante, y requiere un conocimiento a detalle de la anatomía quirúrgica, la anatomía radiográfica acetabular y de la pelvis.
- *AFA:* retroversión acetabular importante, deficiencias en la pared acetabular posterior.
- Sobrecobertura anterosuperior de la cabeza femoral con insuficiencia acetabular posterolateral pueden empeorar la inestabilidad con el fresado artroscópico del borde acetabular anterior.
- Displasia e infracobertura por lo regular anterior y lateral.
- Posición supina, abordaje de Smith-Petersen modificado entre el sartorio y el TFL, liberación de la cabeza del recto femoral, artrotomía anterior.
- *Cortes de osteotomía periacetabular:* manteniendo la integridad de la columna posterior, corrección multiplanar grande. Osteotomía isquial, osteotomía en la rama púbica, osteotomía iliaca, osteotomía columnar posterior manteniendo la integridad y osteotomía columnar superior posterior manteniendo la integridad.
- Movilización del fragmento acetabular y corrección acetabular, fijación provisional con alambres K, análisis radiográfico detallado para evitar la sobrecorrección creando atrapamiento iatrogénico, fijación final usando tornillos de 4.5 mm.
- Exploración dinámica de la cadera para evaluar la presencia de atrapamiento anterior y osteocondroplastia concurrente de la cabeza femoral según se requiera.

BIBLIOGRAFÍA

Byrd JW, Jones KS. Arthroscopic management of femoroacetabular impingement. *Instr Course Lect.* 2009;58:231-239.

Clohisy JC, Barrett SE, Gordon JE et al. Periacetabular osteotomy in the treatment of severe acetabular dysplasia: surgical technique. *J Bone Joint Surg Am.* 2006;88(suppl 1 pt 1):65-83.

Clohisy JC, Beaule PE, O'Malley A et al. AOA symposium. Hip disease in the young adult. Current concepts of etiology and surgical treatment. *J Bone Joint Surg Am.* 2008;90(10):2267-2281.

Clohisy JC, Knaus ER, Hung DM et al. Clinical presentation of patients with symptomatic anterior hip impingement. *Clin Orthop Relat Res.* 2009;467(3):638-644.

Ganz R, Gill TJ, Gautier E et al. Surgical dislocation of the adult hip: a technique with full access to the femoral head and acetabulum without the risk of avascular necrosis. *J Bone Joint Surg Br.* 2001;83(8):1119-1124.

Ganz R, Leunig M, Leunig-Ganz K et al. The etiology of osteoarthritis of the hip: an integrated mechanical concept. *Clin Orthop Relat Res.* 2008;466(2):264-272.

Leunig M, Beaule PE, Ganz R. The concept of femoroacetabular impingement: current status and future perspectives. *Clin Orthop Relat Res.* 2009;467(3):616-622.

Martin HD, Kelly BT, Leunig M. The pattern and technique in the clinical evaluation of the adult hip: the common physical examination tests of hip specialists. *Arthroscopy.* 2010;26(2):161-172.

ARTROPLASTIA TOTAL DE RODILLA Y ARTRITIS DE LA RODILLA

JEFFREY A. KREMPEC

ANATOMÍA DE LA RODILLA Y ANATOMOPATOLOGÍA

El eje mecánico normal de la rodilla pasa del centro de la cabeza femoral a través del centro de la rodilla y hasta el centro del tobillo. Un eje mecánico desplazado en forma medial puede estar relacionado con varo proximal de la tibia y resultar en cambios artríticos, principalmente en el compartimento medial, algunas veces con erosión ósea. Un eje mecánico lateral puede estar vinculado con *coxa vara*, un cóndilo femoral lateral hipoplásico, valgo tibial proximal y diafisiario, y cambios degenerativos por lo regular en el compartimento lateral. Los ligamentos colaterales pueden contraerse con deformidades severas prolongadas. Osteofitos en la escotadura femoral pueden comprimir el LCA y volverlo no funcional. El LCP puede contraerse y contribuir a una deformidad fija en varo o valgo.

HISTORIA CLÍNICA

- La ATR se realiza más en mujeres.
- El antecedente de meniscetomía subtotal o total genera cambios predecibles en la rodilla, cambios de Fairbank y avance artrítico.
- El traumatismo, la lesión a los ligamentos con la inestabilidad resultante, las artropatías inflamatorias y la necrosis avascular, pueden precipitar cambios artríticos.
- El dolor puede ser global, más intenso sobre el compartimento afectado o migratorio.
- El dolor puede empeorar con las actividades que implican soportar peso, al subir o bajar escaleras u otras actividades específicas.
- Los síntomas pueden despertar al paciente por la noche.
- La inflamación es variable y puede ser periódica o constante.
- A medida que progresan los cambios artríticos, se puede presentar una contractura en flexión o flexión limitada secundaria a contracción de la cápsula posterior o formación de osteofitos en el cóndilo posterior.
- Las deformidades en valgo o varo pueden progresar con el paso del tiempo y quedar fijas.

DIAGNÓSTICO DIFERENCIAL

- Desgarro de menisco. Inicio agudo con lesión, síntomas mecánicos, ausencia de cambios artríticos radiográficos.
- Necrosis avascular/osteonecrosis espontánea de la rodilla. Inicio insidioso, dolor localizado, cambios característicos en las radiografías y la RM.
- Artritis séptica. Inicio agudo de dolor severo y movilidad limitada, con efusión, PCR y VSG elevadas, con aspiración positiva de líquido sinovial.
- Patología de la cadera. Los cambios artríticos o la necrosis avascular pueden causar dolor que se irradia a la parte anterior del muslo o a la rodilla; siempre explore la cadera y pregunte por antecedentes de dolor en región inguinal/cadera.
- Estenosis medular lumbar. Dolor con la extensión lumbar, al ponerse de pie y al caminar, que se alivia con la flexión lumbar; el dolor puede irradiarse a la rodilla e involucrar el muslo y la pantorrilla; puede haber espondilolistesis radiográfica.

EXPLORACIÓN FÍSICA

- A la inspección se observa alineación neutral, en valgo o en varo, correspondiendo con los compartimientos artríticos.
- La efusión en la articulación es variable.
- El dolor sobre el compartimento medial y lateral corresponde con los cambios artríticos.
- El rango de movimiento puede ser normal, pero son comunes las contracturas leves en flexión de 5-7°.
- Es menos común que la flexión esté limitada.
- La crepitación con el movimiento es variable.
- Las deformidades en varo o valgo pueden corregirse hacia posición neutral o pueden estar fijas cuando se evalúan en 10-20° de flexión.
- Siempre explore la piel de la pierna/tobillo/pie en busca de insuficiencia venosa o úlceras diabéticas.
- Lleve a cabo una exploración neurológica y vascular adecuada en todo paciente.
- Tome nota de incisiones previas, ya que tendrán impacto sobre la planeación quirúrgica.

ESTUDIOS DE IMAGEN

- Rayos X.
  - Siempre que sea posible, tome las radiografías en carga (mientras el paciente soporta peso).
  - El estrechamiento del espacio articular, esclerosis subcondral, quistes subcondrales y formación de osteofitos periféricos son los datos característicos de la artritis.
  - Explore los tres compartimentos y utilice proyección de Rosenberg para detectar cambios condilares posteriores.
  - Tome nota de cualquier erosión ósea, en particular en la meseta tibial medial o en el cóndilo femoral lateral.
- Los estudios avanzados de imagen (TC o RM) típicamente no están indicados, pero son más sensibles para defectos tempranos o aislados en el cartílago.

MANEJO NO QUIRÚRGICO

- Piedras angulares del tratamiento no quirúrgico: Pérdida de peso, AINE, terapia física, inyecciones de corticosteroides e inyecciones de viscosuplementación.
- Un arnés para aligerar el peso puede ser efectivo, pero poco tolerado por los pacientes.

INDICACIONES QUIRÚRGICAS

- Cambios artríticos en etapa terminal en el contexto de fallo a los tratamientos no quirúrgicos en pacientes que no son candidatos para, o que no desean, una osteotomía tibial alta.

SELECCIÓN DEL IMPLANTE

- Existen diseños cementados, con fijación híbrida (fémur sin cemento/tibia no cementada) y sin cemento.
- Los diseños cementados están indicados en todos los pacientes.
- Los diseños no cementados pueden no ser óptimos en ancianos con osteoporosis moderada/severa.
- Hay diseños que retienen los ligamentos cruzados, que sacrifican los ligamentos o que sustituyen los ligamentos y en la literatura ninguno ha demostrado ser superior a los demás.
- Existen opciones tibiales con polietileno fijas y móviles, y también son equiparables en la literatura.

TÉCNICA QUIRÚRGICA

Área preoperatoria
- Obtenga la historia clínica y repita la exploración física antes de la cirugía.
- Tome nota de cualquier contractura en flexión y deformidades fijas.
- Esté al tanto del plan de anestesia, antibióticos.
- Obtenga el consentimiento informado y marque el sitio quirúrgico.

Procedimiento
- **Posicionamiento**
  - Posición supina, se coloca un torniquete que puede emplearse por tiempo limitado o no usarse.
  - Bulto o soporte para pie fijo a la mesa quirúrgica.

- **Incisión en la piel**
  - Línea media anterior; la clásica es dos dedos por encima de la rótula, hacia el tubérculo tibial; mínimamente invasiva para el polo superior de la rótula hasta justo debajo de la línea articular.
- **Artrotomía**
  - *Medial parapatelar.* A 5 mm del borde del tendón medial, dejando un muñón alrededor de la rótula medial a lo largo del borde medial del tendón patelar.
  - *Vasto medial.* Separe hacia el vasto medial oblicuo en la esquina superomedial de la rótula, disección roma hacia el VMO deteniéndose en los vasos que cruzan.
  - *Subvasto.* Incisión capsular a lo largo del borde distal del VMO teniendo cuidado de proteger el LCM.
- **Disección inicial**
  - Liberación subperióstica del LCM hasta el plano coronal medio, sobre todo si hay contractura fija en varo.
  - Retire el cuerno lateral del menisco medial, LCA, ± cojinete adiposo anterior y exponga la parte superolateral del fémur para visualizar el corte anterior con la sierra.
- **Preparación femoral**
  - Retractores sobre el borde de la meseta lateral y colocados en forma profunda al LCM.
  - Típicamente alineación intramedular.
  - Taladre un agujero en el origen del LCP.
  - Corte primario según el espesor del implante, considere un corte + 2 mm si hay contractura en flexión.
  - *Cálculo del tamaño femoral.*
    - Referencia anterior. Los tamaños aumentan hacia posterior con un corte anterior constante y un corte posterior variable, previenen la formación de muescas femorales.
    - Referencia posterior. Los tamaños aumentan hacia anterior con un corte posterior constante y un corte anterior variable, restablecerán la compensación condilar posterior.
  - *Rotación femoral*
    - Alinee paralelo a la línea de Whiteside (del punto más profundo de la tróclea hasta el punto más anterior de la escotadura intercondilar) o perpendicular al eje epicondilar (línea dibujada del epicóndilo medial al lateral), o a 3° de rotación externa al eje condilar posterior (no es confiable cuando existen anormalidades en el cóndilo femoral).
    - Por lo general se utilizan varias referencias anatómicas para evitar error de rotación interna que desalinea el movimiento de la rótula.
  - *Cortes óseos.* Primero anterior, evite la formación de muesca (cortando hasta el hueso cortical de la diáfisis femoral); si se forma una muesca, considere un implante con vástago para evitar elevación del estrés; se debe proteger el LCM.
- **Preparación tibial**
  - Retractor sobre la tibia posterior, borde de la meseta lateral y profundo respecto al LCM.
  - *Alineamiento intramedular.* Comience a taladrar en el borde medial de la espina tibial lateral.
  - *Alineamiento extramedular.* Alinee a lo largo de la espina tibial hacia el centro del tobillo sobre el segundo metatarsiano.
  - Evite la alineación en varo.
  - Se deben proteger el LCM y el tendón patelar en todo momento.
  - *Cálculo del tamaño tibial.* Obtenga una cobertura completa de medial a lateral evitando calcular tamaños mayores o menores al necesario.
  - Alinee la rotación con el tercio medio del tubérculo tibial.
  - Evite la rotación interna, la cual desalinea el movimiento de la rótula
- **Equilibrio de tejidos blandos**
  - Se puede equilibrar en varo/valgo con bloques espaciadores o tensores, o componentes de prueba.
  - La meta es obtener un espacio rectangular igual en el arco de flexión y extensión.
  - *Liberaciones mediales para una rodilla en varo.*
    - Liberación subperióstica profunda del LCM extendiéndose hasta la esquina posterior-medial, si es necesario.
    - Liberación de la porción posterior del LCM de la tibia, osteotomía en el epicóndilo medial y transferencia.
  - *Liberaciones laterales para una rodilla en valgo.*
    - Banda IT, LCL en corteza de pie (tensión en extensión), cápsula posterior-lateral, LCL en corteza de pie (tensión en flexión) u osteotomía epicondilar lateral.
  - Una vez que los ligamentos/tejidos están equilibrados, las brechas en flexión y extensión pueden o no ser iguales (cuadro 4-2).
- **Preparación de la rótula**
  - Se puede superficializar la rótula, realizar una rotuloplastia o no alterarla.
  - No existe evidencia concluyente acerca de qué es mejor.
  - Superficialización de la rótula: intente reconstruir el espesor original, se presentan opciones para implantes, cementados y no cementados; elija un tamaño que cubre completamente la extensión de proximal a distal.

	Tenso en extensión	Aceptable en extensión	Flojo en extensión
Tenso en flexión	Reseque más tibia	1) Disminuya el tamaño del componente femoral 2) Equilibre el LCP si es que se conservó 3) Eleve la pendiente tibial posterior	Disminuya el tamaño del componente femoral y aumente el fémur distal
Aceptable en flexión	1) Reseque más fémur distal 2) Libere la cápsula posterior	No hay que hacer cambios	Incremente el fémur distal
Flojo en flexión	Aumente el tamaño del componente femoral y reseque más fémur distal o libere la cápsula posterior	Aumente el tamaño del componente femoral	Aumente el espesor del polietileno o aumente la tibia

Cuadro 4-2. Equilibrio de tejidos blandos y ligamentos en la artroplastia total de rodilla y artritis de la rodilla

REHABILITACIÓN POSOPERATORIA Y EXPECTATIVAS

- **Soporte de peso a tolerancia** inmediatamente después de la cirugía.
- **Control multimodal del dolor:** anestesia neuraxial, ± un catéter interno para nervio femoral, ± catéter de infusión en la articulación, opioides, AINE, paracetamol intravenoso.
- **Drenajes:** no hay evidencia concluyente a favor o en contra del uso de drenaje.
- **Máquina de movimiento continuo pasivo:** no existe diferencia en la literatura al compararla con un programa de terapia.
- **Profilaxis contra TVP**
  - En muchos protocolos posoperatorios se requiere una combinación de movilización temprana, profilaxis mecánica y anticoagulación (ASA, warfarina, heparinas de bajo peso molecular, inhibidor del factor Xa, etcétera).
  - Ninguna combinación es superior a las demás en relación con la prevención de eventos tromboembólicos y riesgo de sangrado.
- **Otros**
  - **Instrumentación específica para el paciente:** sin una función definida en este momento; construcción preoperatoria guiada por imagenología de bloques cortantes o guías para pernos.
  - **Navegación por computadora:** el cirujano usa una computadora y puntos anatómicos definidos por el cirujano para guiar la alineación, tamaño y rotación de bloques.
  - **Cirugía robótica:** El cirujano emplea instrumentos robóticos para guiar la resección de hueso.

BIBLIOGRAFÍA

Math K. Imaging in evaluation of the knee. In: Scott WN, ed. *Surgery of the Knee*. Philadelphia, PA : Elsevier, Inc; 2006:145-192.

Mihalko WM, Saleh KJ, Krackow KA et al. Soft-tissue balancing during total knee arthroplasty in the varus knee. *J Am Acad Orthop Surg*. 2009;17(12):766-774.

Paul AL. Primary total knee: standard principles and technique. In: Lotke PA, ed. *Masters Techniques in Orthopaedic Surgery: Knee Arthroplasty*. Philadelphia, PA: Lippincott Williams & Wilkins; 2009:55-72.

Whiteside LA. Selective ligament release in total knee arthroplasty of the knee in valgus. *Clin Orthop Relat Res*. 1999;(367):130-140.

Whiteside LA. *Ligament Balancing in Total Knee Arthoplasty*. New York, NY:Springer; 2005.

ARTROPLASTIA UNICOMPARTIMENTAL DE RODILLA/ARTROPLASTIA PARCIAL DE RODILLA

RITESH R. SHAH

INTRODUCCIÓN

Existe interés cada vez mayor en este procedimiento debido a la conservación de ligamentos, hueso y cartílago, recuperación rápida, conservación de la cinética y la posibilidad de una intervención más temprana.

- De 8-10% de las artroplastias de rodilla en Estados Unidos de América son AUR.
- De 10-25% de los pacientes con artritis dolorosa tienen enfermedad unicompartimental aislada.

ARTROPLASTIA UNICOMPARTIMENTAL MEDIAL DE RODILLA

Indicaciones
- Dolor en la línea articular media sin dolor en la línea articular lateral.
- Artritis degenerativa que afecta el compartimiento medial; ausencia de enfermedad articular degenerativa (condromalacia grado IV) en el compartimiento lateral.
- Ausencia de artritis inflamatoria y artropatía no cristalina.
- Ligamento cruzado anterior íntegro; pendiente tibial mínima en caso de deficiencia leve del LCA.
- Inestabilidad medial y lateral mínima.
- <10° de varo; corregibles de manera pasiva.
- >90° de flexión.
- Contractura en flexión <5°.
- La edad y el peso son controversiales, aunque los pacientes obesos pueden tener resultados adversos.
- Ausencia de pérdida significativa de hueso subcondral por quistes u osteonecrosis; puede conducir a hundimiento de los componentes.
- Degeneración de la articulación patelofemoral grado III o menor (controversial); estudios en AUR móvil han mostrado que la OA significativa de la ARF no causa resultados adversos.

Historia clínica y exploración física
- Dolor en la línea articular medial.
- Evalúe el alineamiento, RDM, contracturas en flexión y la estabilidad de los ligamentos.

Estudios de imagen
- Rayos X: AP, PA de rodilla en 45° de flexión, proyecciones axiales. Radiografías con estrés.

Técnica quirúrgica
- Incisión anteromedial, artrotomía medial, evite la liberación excesiva.
- Evaluación del compartimiento lateral y la articulación patelofemoral.
- Resección de osteofitos en la escotadura y osteofitos periféricos.
- Resección mínima de hueso.
- Evite el corte tibial en varo y la osteotomía tibial profunda para evitar el aflojamiento temprano o una fractura tibial por estrés.
- Evite la sobrecorrección del eje mecánico (de preferencia 1-2° de varo) para evitar el desgaste del compartimiento lateral.

Resultados
- Datos excelentes sobre resultados a 10 y 20 años; aunque éstos disminuyen después de 15 años.
- Causas comunes de fallo son degeneración del compartimiento lateral, aflojamiento de los componentes, posición inadecuada de los componentes y desgaste del polietileno.

Rodamiento móvil vs. rodamiento fijo
- El tipo móvil tiene mayor conformidad y contacto, pero menos restricción.
- Riesgo de dislocación del rodamiento.
- Los resultados son similares para ambos tipos de rodamiento.

ARTROPLASTIA UNICOMPARTIMENTAL LATERAL DE RODILLA

Indicaciones
- Dolor lateral de la rodilla.
- OA lateral aislada que limita la actividad (sin OA medial).
  - La OA medial de la ARF es una contraindicación.
  - El dolor por OA en la cara lateral de la ARF puede mejorar con una EUR lateral.
- LCA íntegro.
- Flexión >90° con contractura en flexión <10°.
- Deformidad corregible en valgo (contraindicada si existe deformidad fija).

Técnica
- Artrotomía medial o lateral.
- Resección mínima de hueso tibial, posicione el componente femoral para equilibrar las brechas en flexión y extensión sin que el componente sobresalga en forma anterior para prevenir el atrapamiento de la rótula en la escotadura troclear, ligera rotación interna del componente tibial para permitir mayor rodamiento del cóndilo femoral.
- Por lo general se utiliza rodamiento fijo debido al mayor riesgo de dislocación por aumento de la traslación anteroposterior en el compartimiento lateral.

Artroplastia patelofemoral

Indicaciones
- Artritis patelofemoral aislada: ausencia de artritis en los compartimentos lateral o medial.
- Dolor anterior de rodilla: retropatelar o peripatelar; al subir escaleras o ponerse en cuclillas.
- Contraindicada en ángulos Q excesivos a menos que se corrijan con una realineación del tubérculo tibial, ya sea durante la misma cirugía o en un procedimiento adicional.

Contraindicaciones
- Artritis inflamatoria, condrocalcinosis, artritis o dolor en la línea articular, contracturas en flexión.

Historia clínica y exploración física
- Dolor en la parte anterior de la rodilla que empeora al subir escaleras, ponerse de pie desde una posición sentada y ponerse en cuclillas.
- Antecedente de traumatismos, dislocaciones rotulianas, antecedentes quirúrgicos previos.
- Excluya otras causas de dolor, como tendinitis del cuádriceps o rotuliana, bursitis perirrotuliana o de la pata de ganso, desgarros en meniscos, lesiones ligamentosas y artritis tibiofemoral.
- Evalúe el movimiento de la rótula y el ángulo Q, prueba de compresión rotuliana, descarte dolor a la palpación en la línea articular, evalúe el rango de movimiento en extensión y flexión.

Estudios de imagen
- Rayos X
  - Las proyecciones AP y PA en 45° de flexión deben descartar artritis tibiofemoral; las placas laterales deben mostrar OA patelofemoral.
  - Radiografías axiales para confirmar la posición de la rótula.

Técnica
- Evite incidir el compartimento tibiofemoral y el menisco o el ligamento intermeniscal. Evalúe los compartimientos tibiofemorales en busca de OA difusa; si está presente, aborte el procedimiento y convierta a ATR o lleve a cabo una ARF y AUR.
- Asegúrese de que la rotación externa del componente troclear sea paralela al eje epicondilar; extraiga osteofitos marginales en la escotadura.
- Compruebe que el componente troclear no sobresalga medial o lateral a los bordes del fémur o se atrape en la escotadura intercondilar.
- El componente patelar debe medializarse, y se deben remover las facetas superior y lateral para mejorar el movimiento de la rótula y evitar el atrapamiento.
- Liberación retinacular lateral para la inclinación o mal desplazamiento de la rótula.

Resultados
- Los diseños en onlay son mejores que los diseños en inlay (incrustación), ya que son paralelos al eje epicondilar. Los diseños en inlay tienden a estar rotados internamente.
- El fallo ocurre por mala posición, tipo de implante, mala selección del paciente, artritis tibiofemoral progresiva, aflojamiento y desgaste.
- Los resultados disminuyen de modo considerable después de los 10 años, y el motivo más común para un cambio a ATR es la artritis tibiofemoral.

BIBLIOGRAFÍA

Ackroyd CE. Medial compartment arthroplasty of the knee. *J Bone Joint Surg Br.* 2003; 85(7):937-942.

Argenson JN, Parratte S, Bertani A et al. Long-term results with a lateral unicondylar replacement. *Clin Orthop Relat Res.* 2008;466(11):2686-2693. doi: 10.1007/s11999-008-0351-z.

Beard DJ, Pandit H, Ostlere S et al. Preoperative clinical and radiological assessment of the patellofemoral joint in unicompartmental knee replacement and its influence on outcomes. *J Bone Joint Surg Br.* 2007;89(12):1602-1607.

Berger RA, Meneghini RM, Jacobs JJ et al. Results of unicompartmental knee arthroplasty at a minimum of ten years of follow-up. *J Bone Joint Surg Am.* 2005;87(5):999-1006.

Borus T, Thornhill T. Unicompartmental knee arthroplasty. *J Am Acad Orthop Surg.* 2008; 16(1):9-18.

Leadbetter WB, Seyler TM, Ragland PS et al. Indications, contraindications, and pitfalls of patellofemoral arthroplasty. *J Bone Joint Surg Am.* 2006;88(Suppl 4):122-137.

Lonner JH. Patellofemoral arthroplasty. *J Am Acad Orthop Surg.* 2007;15(8):495-506.

Pennington DW, Swienckowski JJ, Lutes WB, et al. Lateral unicompartmental knee arthroplasty: survivorship and technical consideration at an average follow-up of 12.4 years. *J Arthroplasty.* 2006;21(1):13-17.

REVISIÓN DE ARTROPLASTIA TOTAL DE RODILLA

JEFFREY A. KREMPEC

INDICACIONES PARA REVISIÓN DE ARTROPLASTIA TOTAL DE RODILLA

- **Inestabilidad**
  - El *dolor* se genera por sobrecarga ligamentosa y puede manifestarse en las inserciones de los ligamentos.
  - Puede haber efusiones sanguinolentas/teñidas de sangre persistentes.
  - Las quejas sobre inestabilidad subjetiva pueden ser en:
    - Extensión con soporte de peso.
    - Flexión al subir o bajar escaleras.
    - Flexión profunda al sentarse.
    - Hiperextensión al ponerse de pie, o en combinación.
  - Las *etiologías* pueden ser:
    - Equilibrio inapropiado de tejidos blandos.
    - Lesión o adelgazamiento ligamentoso (rotura tardía del LCP con un implante que preserva el ligamento cruzado).
    - Resección excesiva de hueso en la cirugía inicial sin reconstrucción.
    - Alineamiento inapropiado o rotación de los componentes.
  - El *tratamiento* puede ser:
    - Intercambio de polietileno.
    - Revisión de un solo componente.
    - Revisión de ambos componentes.
- **Infección**
  - *Dolor*
    - Puede ser agudo o crónico.
    - Causado por sinovitis, efusiones, aflojamiento de los componentes y osteólisis.
  - *Tratamiento*
    - Segawa tipos II y IV: tratada con irrigación y desbridamiento (I y D) e intercambio de revestimiento.
    - El tipo III se trata con artroplastia de intercambio en dos etapas.
- **Desgaste del revestimiento de polietileno y osteólisis**
  - El *dolor* puede originarse por efusión crónica secundaria a sinovitis por detritus de polietileno.
  - Las lesiones osteolíticas en respuesta a los detritus de polietileno pueden volverse lo suficientemente grandes para causar dolor al soportar peso, fractura periprotésica o aflojamiento de componentes.
  - Puede ocurrir metalosis extensa con desgaste de componentes.
  - El *tratamiento* puede ser desbridamiento con intercambio de polietileno o revisión de los componentes.
- **Aflojamiento aséptico**
  - El aflojamiento de cualquier componente puede volverse doloroso con el micromovimiento o macromovimiento.
  - La *etiología* puede ser esfuerzo mecánico prolongado/excesivo, alineamiento subóptimo, cementado subóptimo o técnica no cementada, fallo del crecimiento óseo interno/externo u osteólisis.
  - El *tratamiento* es la revisión de los componentes.
- **Fractura periprotésica**
  - Puede estar indicado el recambio a un componente con vástago o a una prótesis para tumor:
    - Si la fractura causó aflojamiento de componentes.
    - Si existe hueso insuficiente unido al implante para realizar una RAFI.
    - Factores propios del paciente hacen indeseable una RAFI.
    - Si existe otra indicación para revisión en el contexto de una fractura aguda.
- **Etiologías rotulianas de dolor**
  - Una rótula no superficializada puede volverse artrítica y dolorosa, y amerita revisión a una resuperficialización rotuliana.
  - La rotación inadecuada de los componentes femoral y tibial puede resultar en un mal desplazamiento de la rótula y dolor.
- **Dolor inexplicable:** indicación poco común para una cirugía de revisión y tiene mal pronóstico; se debe evitar si es posible.

HISTORIA CLÍNICA

- La revisión de ATR se lleva a cabo por lo regular por dolor persistente sin importar la etiología, y es la molestia más común.

- Los síntomas de inestabilidad subjetiva, caídas, sonidos mecánicos y debilidad persistente pueden indicar inestabilidad.
- El dolor e inflamación agudos, calor, eritema, dificultad con la cicatrización de heridas, antecedente de cirugías múltiples y factores de riesgo propios del paciente pueden indicar infección.
- El aflojamiento aséptico y la osteólisis típicamente se presentan con dolor de inicio insidioso que se intensifica con el paso del tiempo, y es peor con las actividades que requieren soportar peso.
- El dolor en la parte anterior de la rodilla puede indicar patología rotuliana, que empeora con el soporte de peso en una postura flexionada, como al subir escaleras.

DIAGNÓSTICO DIFERENCIAL

- El diagnóstico diferencial incluye las etiologías antes mencionadas.
- Se debe descartar la radiculopatía lumbar o la estenosis del canal medular si el dolor no se correlaciona con los hallazgos en la exploración y los estudios de imagen o si se irradia hacia arriba o hacia abajo de la rodilla.
- La patología de cadera puede provocar dolor que se irradia a la parte anterior de la rodilla y debe ser evaluada.

EXPLORACIÓN FÍSICA

- A la inspección se ve alineamiento neutral, en varo o en valgo.
- Es común la efusión articular.
- El dolor sobre el origen/inserción del LCM y LCL puede indicar inestabilidad.
- Se debe evaluar la estabilidad en varo/valgo en extensión completa y durante todo el rango de flexión.
- Una traslación excesiva anterior/posterior en 90° de flexión puede indicar inestabilidad en flexión o patología del LCP.
- El rango de movimiento suele ser normal, pero puede haber contracturas leves en flexión o una flexión limitada, y a menudo acompañan a una infección crónica.
- Evalúe el desplazamiento de la rótula y busque crepitación durante el movimiento.
- Tome nota de incisiones previas, el aspecto y calidad de la piel, y cualquier herida que drene.
- Siempre lleve a cabo una exploración neurológica y vascular apropiada.

ESTUDIOS DE IMAGEN

- **Rayos X**
  - Utilice radiografías mientras el paciente soporta peso siempre que sea posible.
  - Evalúe el alineamiento de los componentes tanto en el plano AP como en el lateral.
  - Evalúe el desplazamiento de la rótula y la rotación del componente femoral con una proyección en *sunrise* (tangencial).
  - Se debe explorar en busca de radiolucidez en las interfaces implante/cemento, cemento/hueso o implante/hueso y compararla con radiografías previas, si se cuenta con ellas.
  - Por lo común se encuentra osteólisis en los cóndilos femorales en la imagen lateral o en la metáfisis tibial observada en ambas imágenes.
  - Examine el tipo y diseño del implante para manejo del LCP.
  - Tome nota del espesor del polietileno y la simetría de los compartimentos medial y lateral durante la carga de peso.
  - Las radiografías seriadas son los estudios de imagen más útiles.
- **Tomografía computada**
  - La TC es útil para evaluar la rotación y alineamiento de los componentes.
  - Es más sensible para medir las lesiones osteolíticas.
  - Es útil en las fracturas periprotésicas para evaluar la reserva ósea y la posibilidad de RAFI *vs.* revisión.
- **Resonancia magnética**
  - Por lo general no es útil a menos que se lleve a cabo una serie con reducción por artefacto metálico.
  - Puede ayudar a identificar lesiones ligamentosas o colecciones de fluido.
- **Escaneos de medicina nuclear**
- Pueden ser útiles para identificar aflojamiento o infección.
  - Puede ser falsamente positivo desde uno o más años después de la cirugía.

ESTUDIOS DE LABORATORIO Y ASPIRACIÓN

- Se debe obtener medición de proteína C reactiva (PCR) y velocidad de sedimentación globular (VSG) para evaluar la presencia de infección.
  - Si ambas son negativas, entonces la probabilidad de infección es baja.
  - Si alguna está elevada o existe sospecha clínica, entonces se debe hacer un aspirado de rodilla bajo condiciones estériles.

- Se debe analizar el líquido sinovial con conteo leucocitario con diferencial, tinción de Gram y cultivos.
- Si es posible, se debe realizar la aspiración al menos 3 semanas después de la administración de cualquier antibiótico para limitar los resultados falsos negativos.

MANEJO NO QUIRÚRGICO

- Si no existe infección, la cirugía típicamente no es obligatoria o urgente y el paciente puede elegir tratarse sin cirugía.
- Las inyecciones por lo general no están indicada.
- El control del dolor con limitación o modificación de actividades, auxiliares para la marcha, AINE y medicamentos para el dolor puede ser satisfactorio.
- Los arneses pueden ayudar con la estabilidad.

Selección del implante

- La revisión de ATR casi siempre se trata con componentes cementados si es que hay que retirar componentes.
- La técnica híbrida de cementado con cemento en la superficie articular, cemento metafisario y ajuste sin cemento por presión es la más usada.
- Los vástagos metafisarios, los vástagos cementados y las configuraciones no cementadas se utilizan con menor frecuencia.
- Las mangas metafisiarias con cubierta porosa o los conos metafisiarios porosos pueden emplearse en situaciones de pérdida de hueso y defectos cavitados.
- Los aloinjertos en masa y los protésicos compuestos son mucho menos utilizados.
- Un objetivo de la revisión de ATR es usar la menor restricción posible.
- Por lo común, se utilizan implantes posteriores estabilizados, pero algunas veces son necesarios los implantes con restricción y los mecanismos en bisagra para la incompetencia ligamentosa.

TÉCNICA QUIRÚRGICA

Área prequirúrgica

Obtenga la historia clínica y repita la exploración física antes de la cirugía.

- Tome nota de incisiones previas y la competencia ligamentosa.
- Esté al tanto del plan de anestesia, antibióticos.
- Obtenga el consentimiento informado y marque el sitio quirúrgico.

Procedimiento

- **Posicionamiento**
  - Posición supina, con torniquete, se puede emplear por tiempo limitado.
  - Bulto o soporte para pie fijado a la mesa quirúrgica.
- **Incisión cutánea**
  - Línea media anterior. Utilice la incisión previa y extienda hacia proximal y distal para encontrar los planos normales de los tejidos.
  - No existe función para la revisión de ATR mínimamente invasiva.
  - Si existen varias incisiones previas, use la incisión lateral para evitar complicaciones cutáneas.
- **Artrotomía**
  - Pararrotuliana medial. Abordaje estándar para la revisión de ATR.
  - Los abordajes mínimamente invasivos no están indicados.
- **Exposiciones extensibles**
  - *Corte en el cuádriceps.* Incisión oblicua a través del tendón del cuádriceps en la unión miotendinosa para mejorar la exposición.
  - *Osteotomía en el tubérculo tibial.* Osteotomía larga que incluye al tubérculo y con bisagra en los tejidos blandos laterales, se fija con tornillos o cables, puede ayudar a mejorar la exposición o para retirar cemento o implantes no cementados bien fijados.
  - *Pelamiento del tubérculo.* Se utiliza con menor frecuencia; se pela el tendón del tubérculo de medial a lateral.
  - *Reducción del cuádriceps.* Incisión en V invertida en el tendón del cuádriceps con reflexión distal completa.
- **Disección inicial**
  - Liberación subperióstica del LCM más allá del plano coronal medio hasta alrededor de la esquina posterior-medial.
  - La rotación externa de la tibia después de la liberación mejorará la exposición.
  - Desbridar por completo las correderas medial y lateral y el bolsillo suprapatelar.
  - Realizar una incisión retinacular lateral protegiendo los vasos geniculados en la rótula.
  - Liberar cualquier cicatriz profunda al tendón patelar en la tibia y el componente.
    - Este abordaje proporcionará exposición para la mayor parte de los casos de ATR.
    - Si se requiere mayor exposición, por lo común se emplea un corte en el cuádriceps seguido de osteotomía en el tubérculo tibial.

- **Retiro de componentes**
  - Exponga por completo los componentes y retire cualquier tejido blando en la interfase hueso/implante/cemento.
  - Utilice osteotomos especializados o delgados para romper la interfase hueso/implante o implante/cemento.
  - También es útil una sierra microsagital.
  - De ser posible, desimpacte el fémur con un dispositivo unido a los cóndilos.
  - Evite usar un martillo en la brida anterior, ya que esto con frecuencia conduce a pérdida de hueso.
  - Ponga atención a las áreas condilares distal y posterior, ya que éstas son susceptibles a la pérdida de hueso.
  - Evite desimpactar el componente tibial hasta que esté completamente expuesto y retraído en forma anterior, ya que el retiro prematuro puede dañar los cóndilos femorales.
  - El cemento retenido puede fragmentarse y retirarse con osteotomos o con herramientas ultrasónicas para este propósito.
- **Preparación femoral**
  - Se hace el corte distal con escariador intramedular.
  - Se realizan cortes anteriores/posteriores/biselados paralelos al eje epicondilar.
  - Considere el aumento posterolateral para evitar la rotación interna del componente femoral.
- **Preparación tibial**
  - Si se lleva a cabo un corte para refrescar, debe basarse en el escariador intramedular.
  - Se debe proteger en todo momento el tendón patelar.
  - Cálculo del tamaño tibial. Obtenga una cobertura completa de medial a lateral para evitar salientes o un tamaño demasiado pequeño.
  - Alinear la rotación con el tercio medial del tubérculo tibial.
  - Evite la rotación interna, la cual desalinea el desplazamiento de la rótula.
  - Algunos sistemas ofrecen vástagos de compensación o implantes rotatorios para obtener una cobertura óptima.
- **Pérdida de hueso**
  - La pérdida de hueso tibial y femoral por lo regular se maneja con aumento metálico.
  - Con frecuencia se requiere el incremento femoral distal o posterior, ya que ocurre cierta pérdida de hueso al retirar los componentes.
  - El aumento tibial medial es común en la revisión de implantes que fallan y se hunden en varo.
  - La pérdida de hueso cavitaria puede injertarse con autoinjerto o aloinjerto.
  - Los defectos grandes se tratan con mangas metafisiarias o conos de metal poroso.
- **Equilibrio de tejidos blandos**
  - El equilibrio en varo/valgo y flexión/extensión se logra mediante una combinación de manejo de tejidos blandos y la línea articular.
  - La articulación debe alinearse a 25 mm del epicóndilo medial o a nivel de o por debajo del polo posterior de la rótula.
  - Elevar la articulación puede disminuir la flexión y disminuir el rango de movimiento.
  - El incremento femoral distal y posterior baja la línea articular.
  - Los insertos más gruesos de polietileno y el aumento tibial elevan la línea articular.
  - Una vez que se han equilibrado los ligamentos/tejidos, las brechas en extensión y flexión pueden o no ser iguales (cuadro 4-3).

Cuadro 4-3. Equilibrio de tejidos blandos y ligamentos en la revisión de artroplastia total de rodilla			
	Tenso en extensión	**Aceptable en extensión**	**Flojo en extensión**
Tenso en flexión	Disminuya el espesor del polietileno y baje la línea articular	1) Disminuya el tamaño del componente femoral o 2) Disminuya el espesor del polietileno y incremente el fémur distal	Disminuya el tamaño del componente femoral y eleve el fémur distal
Aceptable en flexión	1) Reseque más fémur distal 2) Libere la cápsula posterior	No hay que hacer cambios	Aumente el fémur distal
Flojo en flexión	Eleve el tamaño del componente femoral y reseque más fémur distal o libere la cápsula posterior	Aumente el tamaño del componente femoral y aumente el fémur posterior	1) Incremente el espesor del polietileno o 2) Aumente la tibia o 3) Incremente el fémur distal y posterior

REHABILITACIÓN POSOPERATORIA Y EXPECTATIVAS

- **Soporte de peso a tolerancia** inmediatamente después de la cirugía.
- **Control multimodal del dolor:** Anestesia neuraxial ± un catéter interno para nervio femoral ± catéter de infusión en la articulación, opioides, AINE, paracetamol intravenoso.
- **Drenajes:** no se presenta evidencia concluyente a favor o en contra del uso de drenaje.
- **Máquina de movimiento continuo pasivo:** no existe diferencia en la literatura al compararla con un programa de terapia.
- **Profilaxis contra TVP**
  - En muchos protocolos posoperatorios se requiere una combinación de movilización temprana, profilaxis mecánica y anticoagulación (ASA, warfarina, heparinas de bajo peso molecular, inhibidor del factor Xa, etcétera).
  - Ninguna combinación es superior a las demás en relación con la prevención de eventos tromboembólicos y riesgo de sangrado.

BIBLIOGRAFÍA

Fehring TK. *Exposing the revision total knee arthroplasty: patellar inversion method. Masters Techniques in Knee Arthroplasty.* Philadelphia, PA: Lippincott Williams & Wilkins; 2009:45-57.

Meneghini RM, Lewallen DG, Hanssen AD. Use of porous tantalum metaphyseal cones for severe tibial bone loss during revision total knee replacement. *J Bone Joint Surg Am.* 2008;90(1):78-84.

Radnay CS, Scuderi GR. Management of bone loss: augments cones, offset stems. *Clin Orthop Relat Res.* 2006;446:83-92.

Sharkey PF, Hozack WJ, Rothman RH et al. Insall award paper: why are total knee arthroplasties failing today? *Clin Orthop Relat Res.* 2002;(404):7-13.

Vince KG. Revision knee arthroplasty technique. *Instr Course Lect.* 1993;42:325-339.

Vince KG. Implanting the revision total knee arthroplasty. Masters Techniques in Knee Arthroplasty. Philadelphia, PA: Lippincott Williams & Wilkins; 2009:203-227.

Whiteside LA, Ohl MD. Tibial tubercle osteotomy for exposure of the difficult total knee arthroplasty. *Clin Orthop Relat Res.* 1990;260:6-9.

FRACTURA PERIPROTÉSICA DESPUÉS DE UNA ATR

RAVI K. BASHYAL

INTRODUCCIÓN

La incidencia de fractura periprotésica después de una artroplastia total de rodilla (ATR) se ha ido incrementando a medida que el volumen de pacientes que se someten a ATR y revisiones subsecuentes de ATR ha ido en aumento. Las fracturas pueden presentarse de forma intraoperatoria o posoperatoria (más común); esta sección se enfocará en el diagnóstico, clasificación y tratamiento de las fracturas femorales y tibiales posoperatorias periprotésicas después de una ATR.

DIAGNÓSTICO

- **Fracturas intraoperatorias**
  - Tenga cuidado cuando el escariado/impactado (en especial en una revisión) de pronto pase de ser difícil a muy fácil.
  - Bajo umbral para solicitar radiografías intraoperatorias ante cualquier anormalidad durante el caso, en especial durante una revisión.
- **Fracturas posoperatorias**
  - De inicio evaluación con rayos X.
  - En casos de osteólisis y/o posible fractura posestrés, puede ser útil una TC con supresión metálica.
    - La osteólisis con frecuencia está mal representada en las radiografías simples AP/lateral estándar.
    - La TC puede revelar la verdadera extensión del adelgazamiento cortical y posibles áreas de fractura por estrés.
  - Las radiografías de pie pueden ser útiles para la planeación preoperatoria en el contexto de una fractura subaguda por esfuerzo.

Fracturas femorales supracondilares periprotésicas después de una ATR

- **Factores de riesgo**
  - Factores sistémicos incluyendo osteopenia, AR y trastornos neuromusculares (en especial aquellos predispuestos a caídas).
  - Osteólisis.
  - Amuescamiento femoral (dependiente de la profundidad/severidad de la muesca).
  - NO se ha demostrado que la mala posición de los componentes incremente el riesgo de fractura periprotésica del fémur después de una ATR.
- **Clasificación:** La más usada es la clasificación de Hornbeck, Angliss y Lewis:
  - Tipo I: fractura no desplazada, prótesis intacta.
  - Tipo II: fractura desplazada, prótesis intacta.
  - Tipo III: fractura desplazada o no desplazada con prótesis floja o con cualquier otro signo (inestabilidad, desgaste del polietileno, etc.) o fallo.

MANEJO NO QUIRÚRGICO

- Puede ser aceptable en fracturas tipo I, en especial en pacientes de mayor edad, médicamente débiles.
- Las tasas de éxito para el manejo cerrado/no quirúrgico disminuyen de manera considerable en las fracturas tipo II.
- El manejo no quirúrgico está limitado por la posibilidad de carga de peso restringida durante largos periodos.

MANEJO QUIRÚRGICO

- Requerido para la mayor parte de las fracturas tipo II y todas las tipo III.
- Las fracturas tipo II pueden tratarse abordando sólo la fractura; sin embargo, las fracturas tipo II también deben incluir revisión de la ATR para abordar la prótesis floja u otra forma de fallo.
- Fracturas tipo II: reducción abierta y fijación interna, con o sin injerto de hueso adyuvante.
- Fracturas tipo II: clavo IM retrógrado.
- Fracturas tipo II: fijación externa (se prefiere menos).
- Fracturas tipo III: uso de componentes con vástago, injerto protésico compuesto para la pérdida de hueso severa, reemplazo femoral distal con endoprótesis para la pérdida de hueso severa que no puede ser tratada de modo adecuado con componentes con vástago.

Fracturas tibiales periprotésicas después de una ATR

- **Factores de riesgo**
  - Deformidad preoperatoria significativa.
  - Factores sistémicos similares a los factores de riesgo para fractura de fémur mencionadas antes.
  - En contraste con las fracturas periprotésicas de fémur, la fractura periprotésica de tibia SI ESTÁ relacionada con mala posición de los componentes.
  - Componentes sin cemento.
- **Clasificación:** Sistema de Félix, Stuart y Hanssen con base en la localización anatómica y el estado de los componentes.
  - **Patrones anatómicos**
    - I. Meseta tibial.
    - II. Adyacente al vástago.
    - III. Distal a la prótesis.
    - IV. Tubérculo tibial.
  - **Subcategoría del estado de los componentes**
    - A. Bien fijado.
    - B. Flojo.
    - C. Fractura intraoperatoria.
- **Tratamiento**
  - **Tipo I**
    - Por lo general ocurre con aflojamiento de un componente en el caso posoperatorio; el tratamiento es la revisión de ATR.
    - Pueden presentarse las fracturas tipo IC (intraoperatorias), y si la prótesis y la fractura parecen estables, pueden ser tratadas de forma no quirúrgica con un arnés y carga de peso restringida; si están inestables, requieren un componente con vástago para sortear el sitio de fractura.
  - **Tipo II**
    - El tipo IIA puede tratarse de forma no quirúrgica si la fractura está estable y no desplazada (o se puede reducir de manera exitosa en forma cerrada); de otro modo, se realiza RAFI para reducir y estabilizar.
    - Las fracturas tipo II B requieren revisión de ATR, por lo regular con un componente con vástago largo; en casos de pérdida de hueso severa se puede usar un aloinjerto protésico compuesto.

- **Tipo III**
  - El tipo IIIA se puede tratar con escayola y carga de peso restringida si la fractura está estable y no desplazada; de otra forma, RAFI.
  - El tipo IIIB puede requerir RAFI inicial para estabilizar la tibia, seguida de revisión subsecuente de ATR después de la cicatrización para abordar los componentes flojos. En algunos casos, cuando la fractura está lo suficientemente proximal, se puede emplear un componente con vástago largo para sortear el sitio de fractura para una revisión en una sola etapa.
- **Tipo IV**
  - Si está estable, se puede tratar de forma no quirúrgica con escayola/arnés en extensión.
  - Si está desplazada o inestable, requiere RAFI.

BIBLIOGRAFÍA

Berry DJ. Epidemiology: hip and knee. Periprosthetic fractures after major joint replacement. *Orthop Clin North Am.* 1990;30:183-190.

Booth RE Jr. Supracondylar fractures: all or nothing. *Orthopedics.* 1995;18:921-922.

Chen F, Mont MA, Bachner RS. Management of ipsilateral supracondylar femur fractures following total knee arthroplasty. *J Arthroplasty.* 1994;9:521-526.

Delport PH, Van Audekercke R, Martens M et al. Conservative treatment of ipsilateral supracondylar femoral fracture after total knee arthroplasty. *J Trauma.* 1984;24:846-849.

Felix NA, Stuart MJ, Hansen AD. Periprosthetic fractures of the tibia associated with total knee arthroplasty. *Clin Orthop Relat Res.* 1997;345:113-124.

Henry SL. Supracondylar femur fractures treated percutaneously. *Clin Orthop Relat Res.* 2000;375:51-59.

Hirsh DM, Bhalla S, Roffman M. Supracondylar fracture of the femur following total knee replacement. Report of four cases. *J Bone Joint Surg Am.* 1981;63:162-163.

Kenny P, Rice J, Quinlan W. Interprosthetic fracture of the femoral allograft. *J Arthroplasty.* 1998;13:361-364.

Lesh ML, Schneider DJ, Deol G et al. The consequences of anterior femoral notching in total knee arthroplasty. A biomedical study. *J Bone Joint Surg Am.* 2000;82:1096-1101.

McLaren AC, Dupont JA, Schroeber DC. Open reduction internal fixation of supracondylar fractures above total knee arthroplasties using the intramedullary supracondylar rod. *Clin Orthop Relat Res.* 1987;222:212-222.

Merkel KD, Johnson EW Jr. Supracondular fracture of the femur after total knee arthroplasty. *J Bone Joint Surg Am.* 1986;68:29-43.

Peyton RS, Booth RE Jr. Supracondylar femur fractures above an Insall-Burstein CCK total knee: a new method of intramedullary stem fixation. *J Arthroplasty.* 1998;13:437-478.

Rand JA. Supracondylar fracture of the femur associated with polyethylene wear after total knee arthroplasty. A case report. *J Bone Joint Surg Am.* 1994;76:1389-1393.

Rand JA, Coventry MD. Stress fractures after total knee arthroplasty. *J Bone Joint Surg Am.* 1980;62:226-233.

Reish TG, Clarke HD, Scuderi GR, et al. Use of multi-detector computed tomography for the detection of periprosthetic osteolysis in total knee arthroplasty. *J Knee Surg.* 2006;19(4):259-264.

Rorabeck CH, Taylor JW. Periprosthetic fractures of the femur complicating total knee arthroplasty. *Orthop Clin North Am.* 1999;30:265-277.

Sochart DH, Hardinge L. Nonsurgical management of supracondylar fracture above total knee arthroplasty. Still the nineties option. *J Arthroplasty.* 1997;12:830-834.

Thompson NW, McAlinden MG, Breslin E, et al. Periprosthetic tibial fractures following cementless low contact stress total knee arthroplasty. *J Arthroplasty.* 2001;16(8):984-990.

INFECCIONES ARTICULARES PERIPROTÉSICAS

JEREMY R. KINDER

ETIOLOGÍA

Las infecciones articulares periprotésicas tienen una incidencia de 0.4-2% en todas las artroplastias totales. La tasa de infección en los primeros 2 años es casi de 1.5%. La tasa de infección de los 2-10 años es de alrededor de 0.5%. Factores de riesgo para infección incluyen artritis reumatoide, desnutrición, tabaquismo, obesidad, uso de esteroides, anticoagulación excesiva, quimioterapia, cáncer, alcoholismo, infección de vías urinarias y cirugía de revisión. El riesgo de infección en un diabético es tres veces mayor a la de uno no diabético.

DEFINICIÓN Y CLASIFICACIÓN

- Una infección articular periprotésica debe cumplir con uno de los siguientes tres criterios:
  1. Trayecto sinusal que se comunica con la prótesis (o).
  2. Se encuentra un patógeno en un cultivo de al menos dos muestras diferentes de tejido o fluido (o).
  3. Cuatro de los siguientes criterios:
     a. PCR o VSG elevadas.
     b. Conteo leucocitario sinovial elevado (mayor de 1 100-2 500 en la rodilla y 2 500 en la cadera).
     c. Conteo sinovial elevado de neutrófilos (mayor de 64-80% en la rodilla y 80% en la cadera).
     d. Presencia de purulencia.
     e. Aislamiento de un microorganismo en un cultivo de tejido o líquido peri-protésico.
     f. Más de 5-10 neutrófilos por campo de alto poder en cinco campos de alto poder con magnificación de 400x.
- Tipos de infección.
  - **Infección tipo I.** Cultivos que resultan positivos en forma posoperatoria luego de una revisión en donde no se sospechaba infección.
  - **Infección tipo II.** Infecciones posoperatorias agudas que se presentan en las primeras cuatro cirugías después de la cirugía.
  - **Infección tipo III.** Infección hematógena aguda que ocurre años después de la implantación y típicamente se identifica con un foco conocido.
  - **Infección tipo IV.** Infecciones crónicas presentes durante más de un mes.

SIGNOS Y SÍNTOMAS

- El dolor es el síntoma más común.
- Cualquier reemplazo articular total con dolor de nuevo inicio debe evaluarse en busca de infección.
- También se deben identificar fuentes recientes potenciales de infección.
- Los pacientes por lo regular presentarán dolor continuo.
  - Pueden presentar rigidez y limitación del movimiento.
  - Puede haber inflamación y eritema.
- Puede haber fiebre y malestar general, pero no son síntomas típicos.
- Un seno que drena se considera como infección hasta que se demuestre lo contrario.
- Siempre se debe sospechar infección cuando las radiografías muestran aflojamiento, en particular si la articulación se implantó en los últimos 5 años.

DIAGNÓSTICO DIFERENCIAL

- Artropatía inflamatoria. Ataque de gota. Envíe líquido sinovial para análisis de cristales.
- Hemartrosis. Puede tener múltiples etiologías, incluyendo traumatismo, quimioprofilaxis, inestabilidad, etcétera.
- Inflamación por osteólisis.

EXPLORACIÓN FÍSICA

Prequirúrgica
- **VRG/PCR:** estas pruebas son buenas para descartar infección con una sensibilidad >90%.
  - Si la PCR como la VSG están elevadas, lleve a cabo un aspirado de la articulación.
  - Si sólo una de las dos está elevada en una artroplastia total de cadera y no se planea una cirugía, se pueden repetir la VSG y la PCR en 3 meses para evitar la morbilidad y el dolor relacionados con un aspirado de cadera.
  - Si una de las dos está elevada en una artroplastia total de rodilla, haga un aspirado.
- **Aspirado articular**
  - Se realiza bajo técnica estéril.
  - Envíe líquido sinovial para conteo celular con diferencial y cultivos para aerobios, anaerobios, bacilos acidorresistentes y hongos.
  - Si el paciente tiene antecedente de gota, envíe fluido para análisis de cristales.
  - De preferencia, los pacientes no deben haber recibido antibióticos al menos 2 semanas antes del aspirado.
- **Conteos celulares**
  - **Infecciones tipos III y IV:** un conteo celular >1 700 células/µl (rango de 1 100-3 000) o un porcentaje de neutrófilos >65% son altamente sugerentes de infección.
  - **Infección tipo II**
    - No existen datos concluyentes. Un estudio indica que un conteo celular mayor de 27 800 es altamente sugerente de infección.
    - Esto puede ser apoyado con una PCR >95 mg/L o un porcentaje de neutrófilos >89%.

- **Gammagrafía ósea con leucocitos marcados**
  - Puede ser útil en aquéllos con VSG y PCR anormal con una alta probabilidad de infección, pero los resultados del aspirado articular no son concluyentes.
  - No requiere ser incluida en el abordaje para cada infección articular.

Intraoperatorio
- **Aspirado articular**
  - Si es posible, se lleva a cabo después de la incisión en la piel antes de hacer la artrotomía.
  - Se usan los mismos criterios antes mencionados para identificar una infección.
- **Cortes congelados de tejido periimplante**
  - La presencia de 5-10 neutrófilos en cinco campos de alto poder con magnificación 400x es altamente sugerente de infección.
  - El tejido enviado no debe incluir material fibrinoide.
- **Cultivos**
  - Se deben realizar cultivos repetidos del tejido periimplante.
  - Se deben obtener de 3-5 sets de cultivos.

TRATAMIENTO

- **Supresión con antibióticos**
  - No erradicará la infección.
  - Sólo se debe emplear en pacientes con comorbilidades severas y con bacterias que son sensibles a un antibiótico oral.
- **Incisión y desbridamiento con intercambio de componentes modulares**
  - Sólo se debe considerar para las infecciones tipos II o III.
  - Los resultados son mejores cuando la incisión y el drenaje se hacen dentro de 2 semanas después del inicio de los síntomas.
  - No se debe considerar el desbridamiento cuando los síntomas han estado presentes durante más de 4 semanas.
  - El éxito para erradicar la infección es peor cuando el agente causal es *Staphylococcus*.
  - Las tasas de éxito se encuentran en un rango de 30-80%.
- **Intercambio temprano o intercambio en una sola etapa**
  - Comprende retirar todos los implantes y el cemento, si está presente, llevar a cabo el desbridamiento e irrigación exhaustivos y recambiar los componentes finales en el mismo procedimiento quirúrgico.
  - Esta técnica no se realiza de manera típica en EUA debido a las altas tasas de fallo.
  - Se han presentado reportes con tasas de éxito de hasta 70% para el tratamiento de la infección.
- **Intercambio en dos etapas**
  - Involucra el retiro de todos los implantes y el cemento, seguido de irrigación y desbridamiento.
  - Es el estándar de oro en EUA.
  - Se coloca un cemento espaciador con antibiótico.
    - Para evitar alterar de forma significativa la integridad estructural del cemento, no más de 10% del cemento debe estar constituido por antibióticos.
    - Para una bolsa de cemento en polvo de 40 g, una mezcla típica incluiría 3 g de vancomicina y 1.2 g de tobramicina.
    - Inclusive se han reportado concentraciones altas.
  - Después de un esquema típico de 6-8 semanas de antibióticos intravenosos, al paciente se le da un descanso del tratamiento.
  - Se realizan de nuevo PCR, VSG y aspirado.
    - La VSG y PCR no regresarán a niveles normales, pero debe haber una tendencia a la baja en los resultados.
    - Al momento de la cirugía, se envían para análisis líquido de aspirado y cortes congelados de tejido.
    - De nuevo se usan los valores antes mencionados para determinar la presencia de infección.
      - Si se utilizó cemento para la reimplantación, se debe emplear cemento cargado con antibióticos.
      - Por lo regular, es suficiente un cemento cargado con antibióticos disponible comercialmente.
  - Tasas de éxito: los procedimientos en dos etapas tienen tasas de éxito de 70-92%.
  - Fallo. Predictores de fallo incluyen infecciones por estafilococo resistente a meticilina e infecciones con cultivos negativos.
- **Artroplastia de resección**
  - Retiro del hardware y cuerpos extraños, incluyendo el cemento.
  - Los pacientes por lo normal tendrán dificultad con la deambulación y sensación de inestabilidad.
  - Para las caderas infectadas, se debe mantener la mayor longitud posible del cuello para salvar los intentos por deambular.

- En rodillas infectadas, los pacientes podrán sentarse de forma más normal, pero el dolor y la inestabilidad de la rodilla son frecuentes si se usa la extremidad para la deambulación.
- **Artrodesis**
- Típicamente no es una opción en las artroplastias totales de cadera, ya que existe pérdida severa de hueso.
- Ésta puede ser una opción en una rodilla infectada, en particular si hay compromiso de tejidos blandos o una disrupción en el mecanismo extensor.
- Se puede intentar la fusión con dispositivo intramedular, placas o con fijación externa.
- Se debe aclarar la infección antes de la fusión con un dispositivo intramedular o con placas.
- Se presentan mayores tasas de no unión cuando se lleva a cabo la fusión con fijación externa.
- **Amputación**
- Reservada para aquéllos con sepsis que pone en peligro la vida, quienes han tenido intentos fallidos de reimplantación con un reemplazo total de rodilla o de artrodesis, o cuando no se puede restablecer una cubierta suficiente de tejidos blandos.

BIBLIOGRAFÍA

Brandt CM, Sistrunk WW, Duffy MC et al. Staphylococcus aureus prosthetic joint infection treated with debridement and prosthesis retention. *Clin Infect Dis.* 1997;24:914-919.

Deirmengian C, Greenbaum J, Lotke PA et al. Limited success with open debridement and retention of components in the treatment of acute Staphylococcus aureus infections after total knee arthroplasty. *J Arthroplasty.* 2003;18:22-26.

Della Valle CJ, Parvizi J, Bauer T et al. AAOS Clinical Guideline Summary: diagnosis of periprosthetic infections of the hip and knee. *J Am Acad Orthop Surg.* 2010;18:760-770.

Della Valle CJ, Sporer SM, Jacobs JJ et al. Preoperative testing for sepsis before revision total knee arthroplasty. *J Arthroplasty.* 2007;22:90-93.

Ghanem E, Parvizi J, Burnett RS et al. Cell count and differential of aspirated fluid in the diagnosis of infection at the site of total knee arthroplasty. *J Bone Joint Surg Am.* 2008;90:1637-1643.

Haleen AA, Berry DJ, Hanssen AD. Midterm to long-term follow-up of two stage reimplantation for infected total knee arthroplasty. *Clin Orthop Relat Res.* 2004;428:35-39.

Koyonos L, Zmistowski B, Della Valle CJ et al. Infection control rate of irrigation and debridement for periprosthetic joint infection. *Clin Orthop Relat Res.* 2011;469:3043-3048.

Mortazavi SM, Vegari D, Ho A et al. Two-stage exchange arthroplasty for infected total knee arthroplasty: predictors of failure. *Clin Orthop Relat Res.* 2011;469:3049-3054.

Parvizi J, Zmistowski B, Berbari EF et al. New definition for periprosthetic joint infection: from the workgroup of the musculoskeletal infection society. *Clin Orthop Relat Res.* 2011;469(11):2992-2994.

Schinsky MF, Della Valle CJ, Sporer SM et al. Perioperative testing for joint infection in patients undergoing revision total hip arthroplasty. *J Bone Joint Surg Am.* 2008;90:1869-1875.

Segawa H, Tsukayama DT, Kyle RF et al. Infection after total knee arthroplasty: a retrospective study of the treatment of eighty-one infections. *J Bone Joint Surg Am.* 1999;81:1434-1445.

Tampuz A, Hanssen AD, Osmon DR et al. Synovial fluid leukocyte count and differential for the diagnosis of prosthetic knee infection. *Am J Med.* 2004;117(8):556-562.

KARAN SRIVASTAVA • DAVID CHEN

INTRODUCCIÓN

Rayos X en al menos dos proyecciones antes y después de la inmovilización. Siempre evalúe la presencia de malrotación.

FRACTURAS ABIERTAS DE LA MANO

- Exploración física
  - Si las políticas lo permiten, tome una fotografía.
  - Solicite radiografías, identifique entre dos puntos, la función motora de todos los tendones y nervios en la zona de lesión, pulsos y llenado capilar.
  - Si la exploración se ve limitada por dolor, realice un bloqueo nervioso después de evaluar la sensibilidad.
- Antibióticos
  - Anceftriaxona o clindamicina para los grados I y II, para el grado III incluya tobramicina para cobertura contra gramnegativos.
  - En lesiones de Barnyard use cobertura contra *Clostridium*.
- De manera ideal la irrigación y desbridamiento deben realizarse en las primeras 24 horas.
- Aunque controversial, el injerto óseo quizás puede realizarse desde el inicio.
- Urgencias quirúrgicas: síndrome compartimental, reimplantes, revascularizaciones, fascitis necrotizante.

FRACTURAS METACARPIANAS DEL PULGAR

Fracturas del pulgar de la base metacarpiana
- Fracturas extraarticulares simples (fractura epibasilar).
  - Fracturas transversas estables, trate con escayola para pulgar, con la articulación interfalángica (IF) libre.
  - Fracturas inestables con angulación mayor a 30°, trate con reducción cerrada y fijación percutánea (RCFP) para prevenir hiperextensión compensadora de la articulación MF.
- **Fracturas intraarticulares**
  - *Fractura de Bennett*
    - **Definición**
      - Fractura intraarticular simple de la base del primer metacarpiano.
      - La porción volar de la base del MC permanece unida al ligamento oblicuo.
      - Fuerzas deformantes son el abductor largo del pulgar (APL) (principal) y los extensores del pulgar y el aductor largo del pulgar.
    - **Tratamiento**
      - No desplazada: el uso de una escayola es controversial. La mayoría emplean clavos.
      - Fracturas desplazadas: reduzca con tracción axial, abducción y pronación palmar y fijación con clavos o tornillos.
  - *Fractura de Rolando*
    - **Definición**
      - Fractura intraarticular y conminuta de la base del primer metacarpiano.
      - La fractura resulta en una configuración en Y de la porción más grande del fragmento metacarpiano.
      - Si existen dos pedazos grandes, considere RAFI; de otro modo, se debe considerar una RCFP.
      - Alta progresión a artritis.
  - *Pulgar de guardabosque (crónico) y pulgar de esquiador (agudo)*
    - **Definición**
      - Lesión completa de los ligamentos cubitales colaterales (LCC) propios y accesorios del pulgar.
      - El LCC se rompe o se avulsiona en el sitio de su inserción en la falange proximal del pulgar.
    - **Anatomía**
      - El LCC propio del pulgar va de la cabeza del primer metacarpiano a la cara volar de la falange proximal del pulgar.
      - El accesorio es más volar y se inserta en la placa volar.
    - **Lesión de Stener**
      - Rotura incompleta tanto del ligamento propio como de los colaterales accesorios, la aponeurosis del músculo aductor del pulgar se interpone entre la articulación MCF y los LCC rotos, impidiendo la cicatrización.

- **Tratamiento**
  - La rotura completa >30° de valgo sin punto final en 0 y 30° de flexión implica la presencia de una lesión de Stener.
  - Trate de forma quirúrgica.
  - Con rotura incompleta inmovilice durante 4 semanas.
- **Lesión al ligamento colateral radial**
  - Menos común que el LCC. Trate de forma similar.

Fracturas menores de la base del metacarpo y dislocaciones CMC

- **Dislocaciones CMC aisladas del pulgar**
  - Las dislocaciones ocurren en dirección dorsal.
  - Controversia acerca de qué ligamentos se dañan.
  - Por lo general, el ligamento volar oblicuo, pero quizá es más importante el complejo dorsal.
  - El **tratamiento** también es un tema controversial.
    - Si está estable en flexión y aducción después de la reducción, considere una escayola.
    - Dislocación inestable: reconstrucción temprana de ligamentos vs. RCFP con reconstrucción tardía si es sintomático.
- **Fractura de Bennett reversa (baby Bennett)**
  - **Definición**
    - Fractura de la base del quinto metacarpiano.
    - El fragmento radial volar está estable mientras que el fragmento metacarpiano proximal es jalado en forma proximal por el extensor cubital del carpo.
  - El **tratamiento** es reducción cerrada con inmovilización con escayola si está estable.
  - En fracturas inestables considere estabilización con clavos o tornillos.
- **Dislocaciones carpometacarpianas múltiples**
  - Por lo general por alta energía y dorsales.
  - La RCFP es suficiente.
- **Fracturas de la diáfisis metacarpiana**
  - La fractura se angula con el ápex —dorsalmente deformando la fuerza interósea.
  - Las fracturas de la diáfisis metacarpiana también causan hiperextensión de la articulación MCF y seudogarra con disminución de la extensión en la articulación interfalángica proximal (IFP). Siempre revise en busca de malrotación.
  - Controversial, pero clásicamente el segundo y tercer metacarpianos sólo toleran 10° de angulación.
    - El cuarto y quinto metacarpianos toleran 20 y 30°, pueden ser aceptables. Algunos piensan que se puede tolerar más.
  - El acortamiento aceptable de la diáfisis es 2-5 mm. Acortamiento de 2 mm = 6° de retraso en extensión.
  - Casi cualquier tipo de fijación ha tenido éxito, aunque las tasas de complicaciones son más altas con placas comparadas con el alambre K.
- **Fracturas del cuello metacarpiano**
  - Fractura de boxeador.
  - Definición: fractura del cuello del quinto metacarpiano.
  - Angulación aceptable: IF/MF: <15°, RF <30-40°, SF: 50-60° o más.
  - Reducción: la maniobra de Jahss consiste en flexionar la articulación MF y aplicar una fuerza correctora dirigida de manera dorsal que reduzca el fragmento distal.
  - Una escayola que bloquee la articulación MF en 90° de flexión o extensión (Beckenbaugh) es aceptable.
  - Si está indicada, la fijación intramedular por lo regular es suficiente.
- **Fractura de la cabeza metacarpiana**
  - Evaluación: proyección de Brewerton para visualizar: dorso en el casete de rayos X, MF en 65° de flexión, se dirige el tubo a 15° de cubital a radial.
  - A menudo existe un mecanismo de mordida durante una pelea que el paciente no menciona.
  - RAFI vs. RCFP si los fragmentos son lo suficientemente grandes.
- **Dislocaciones de la articulación metacarpofalángica**
  - Dislocación simple (reductible), casi siempre dorsal.
  - RX: algo de cartílago F1 hace contacto con la cabeza del MC en forma dorsal.
  - No aplique tracción, ya que esto puede jalar la placa volar entre el MC y F1 y crear una dislocación compleja.
  - Reducción: flexione la muñeca y la articulación IFP para relajar los flexores largos. Deslice F1 hacia atrás sobre la cabeza del MC aplicando presión volar y distal sobre la base de F1 para intentar mantener la placa volar fuera de la articulación.
  - Las dislocaciones completas/complejas (irreductibles) tienen avulsión de la placa volar del MC e interpuesta en la articulación y bloquea la reducción.
  - RX: F1 en posición de bayoneta dorsal sobre el cuello del MC.
  - Trate con RAFI.

FRACTURA DE FALANGE PROXIMAL Y FRACTURA DE FALANGE MEDIA

- La mayor parte de las fracturas diafisiarias son estables.
  - Aquellas con angulación, rotación o acortamiento excesivo pueden ser tratadas con reducción cerrada y escayola que bloquee la articulación MCF.
  - Las fracturas inestables deben ser tratadas en forma quirúrgica con RCFP o RAFI.
- **Fracturas condilares de la falange proximal y media**
  - Casi todas son inestables.
  - Se requiere seguimiento si se tratan fracturas no desplazadas de forma no quirúrgica.
  - Trate de forma quirúrgica con RCFP con al menos dos alambres/tornillos o con RAFI.
- **Fracturas de la falange distal**
  - En fracturas no desplazadas inmovilice la articulación IFP en extensión.
  - Las fracturas columnares por lo general se relacionan con lesiones en la punta del dedo/uña.
  - Fracturas en martillo de la base dorsal de F3, avulsión del tendón terminal.
    - Clínicamente: retraso en la extensión en la IFD.
    - Menos de 30% de la articulación, trate por 6 semanas con férula durante todo el día y otras 6 semanas sólo durante la noche.
    - Más de 30% de la articulación, es controversial la ferulización vs. clavos que bloquean la extensión.
  - Avulsión del flexor profundo de los dedos (FPD) relacionada con factura de la base volar de F3 (dedo de Jersey).
    - Clínicamente: no hay flexión de la IFD.
    - Clasificación (Leddy y Packer):
      - Avulsión tipo 1 del FPD sin fractura.
        - Se retrae hacia la palma, corta el aporte sanguíneo a los tendones.
        - Trate mediante cirugía urgente esa misma semana.
      - La tipo II puede tener una pequeña avulsión ósea con atrapamiento del tendón en la articulación IFP.
        - Queda algo de vascularidad íntegra, se puede reparar hasta en 6 semanas.
      - En la tipo III existe una fractura por avulsión grande atrapada cerca de la IFD.
        - RAFI.
      - En la tipo IV el FPD se avulsiona de un fragmento grande tipo III.
        - RAFI urgente y reinserción del tendón, ya que la vascularización se altera.
- **Dislocaciones de la articulación interfalángica proximal y dislocaciones con fractura**
  - Dislocaciones dorsales simples.
  - Por lo común relacionadas con una pequeña fractura en la base volar de F2.
  - Reduzca al igual que con las dislocaciones MCF deslizando la base de F2 sobre la cabeza de F2 para prevenir atrapamiento de la placa volar.
  - Si la fractura en la base de F2 es <40% de la superficie articular, flexione 10° más allá de la estabilidad (hasta 30°), trate con férula que bloquee la extensión dorsal y extienda 10° por semana.
  - Las dislocaciones complejas se tratan con reducción abierta.
  - Dislocaciones con fractura dorsal.
  - Radiografías: busque el signo de la «V» que indica una subluxación dorsal sutil.
  - Si el fragmento fracturado es mayor de 40%, el tratamiento es quirúrgico.
  - Existen múltiples opciones, dependiendo de las características de la fractura.
  - Clavos con bloqueo de extensión, fijación externa dinámica, RAFI, autoinjerto de hueso ganchudo, artroplastia de placa volar.
  - Las dislocaciones puras son raras, reduzca y evalúe la integridad del tendón central con prueba de Elson.
  - Las dislocaciones volares rotatorias son más comunes.
  - Por lo común irreductibles, ya que el colateral íntegro hace que la porción contralateral de F2 se subluxe en forma volar y el cóndilo opuesto al colateral íntegro se abotona en forma dorsal entre el tendón central y la banda lateral.
  - La tracción hace que este nudo se apriete e impide la reducción.
  - Intente reducir flexionando la MF y la IFP para relajar la banda lateral. Extienda la muñeca para relajar el mecanismo extensor extrínseco.
  - Intente rotar con cuidado el cóndilo fuera del nudo.
  - La mayoría requiere reducción abierta.
  - Recuerde evaluar la integridad del tendón central con la prueba de Elson.

FRACTURAS 5-3

BIBLIOGRAFÍA

Bernstein ML, Chung KC. Hand fractures and their management: an international view. *Injury.* 2006;37(11):1043-1048.

Day C, Stern PJ. Fractures of the metacarpals and phalanges. In: Wolfe SW, Hotchkiss RN, Pederson WC, Kozin SH, eds. *Green's Operative Hand Surgery.* 6th ed. Philadelphia, PA: Churchill Livingstone; 2011:240-283.

Lutz M, Sailer R, Zimmermann R *et al*. Closed reduction transarticular Kirschner wire fixation versus open reduction internal fixation in the treatment of Bennett's fracture dislocation. *J Hand Surg Br.* 2003;28(2):142-147.

Williams RMM, Hastings H, Kiefhaber TR. PIP fracture/dislocation treatment technique: use of a hemi-hamate resurfacing arthroplasty. *Tech Hand Up Extrem Surg.* 2002;6(4):185-192.

INESTABILIDAD DEL CARPO Y ARTROSCOPIA DE MUÑECA

MICHAEL D. SMITH • CLAUDE D. JARRETT

INESTABILIDAD DEL CARPO

Es la pérdida del equilibrio sincrónico y alineamiento de los huesos del carpo que puede resultar en una dinámica alterada de la muñeca, produciendo dolor, debilidad y artritis prematura.

Anatomía y dinámica
- **Huesos del carpo:** la muñeca está formada por ocho huesos del carpo arreglados en dos filas.
  - Fila proximal: escafoides, semilunar, piramidal y piciforme.
  - Fila distal: trapecio, trapezoide, hueso grande y hueso ganchudo.
- **Ligamentos intrínsecos:** ligamentos que se unen de manera directa entre los huesos del carpo.
  - Los ligamentos intrínsecos primarios de la fila proximal son los ligamentos escafosemilunar (ES) y semilunarpiramidal (SP).
  - El ES es más grueso en la parte dorsal; el SP es más grueso en la parte volar.
  - Los ligamentos ayudan a estabilizar y equilibrar al semilunar contra las fuerzas opuestas de flexión del escafoides y extensión del piramidal.
- **Ligamentos extrínsecos:** entre el radio/cúbito y los huesos del carpo (ligamento radiocarpal, ligamento cubitosemilunar, etcétera).
- **Dinámica**
  - Los huesos de la fila distal están conectados de manera rígida a la base metacarpiana por ligamentos anchos.
  - Esto permite que la fila distal esté controlada por los tendones extrínsecos extensores y flexores de la muñeca.
  - Los huesos de la fila proximal no tienen ninguna unión directa con los tendones extrínsecos.
    - Tienen una posición relativamente libre entre el radio distal y la fila distal y, por lo regular, se le dice que esta fila es un «segmento intercalado».
    - Por tanto, su movimiento está controlado por la acción de la fila distal.
  - Se piensa que el escafoides y el piramidal son los eslabones importantes entre la fila distal y la fila proximal.
    - Su movimiento es controlado en forma secundaria a las fuerzas colocadas sobre ellos a nivel de las articulaciones con la fila distal.

Clasificación
- Inestabilidad carpiana disociativa. Los ligamentos intrínsecos están comprometidos.
  - A. IDSI. Inestabilidad dorsal del segmento intercalado.
    - i. La más común.
    - ii. La unión entre el escafoides y el semilunar se rompe, ya sea por fractura del escafoides o por lesión al ligamento ES.
    - iii. Conduce a extensión del semilunar sin oposición.
  - B. IVSI. Inestabilidad volar del segmento intercalado.
    - i. Disrupción de la relación entre el semilunar y el piramidal, típicamente por lesión en el ligamento SP.
    - ii. Conduce a flexión del semilunar sin oposición.
- Inestabilidad carpiana no disociativa. Los ligamentos extrínsecos están involucrados (subluxación radiocarpiana, inestabilidad carpiana medial [ICM], inestabilidad carpiana adaptativa).
- Inestabilidad carpiana adaptativa. Inestabilidad creada en adaptación a una anomalía subyacente (por lo regular una mala unión distal del radio).
- Inestabilidad carpiana compleja. Una combinación de dos o más de las anteriores.

Diagnóstico
- Historia clínica
  - Los pacientes se quejarán de dolor, debilidad y limitación del movimiento en la muñeca.

- A menudo, en casos de inestabilidad crónica no existe antecedente de traumatismo específico sobre la muñeca.

Exploración física

- Inestabilidad ES.
  - Prueba de Watson.
    - Presión directa sobre el polo distal del escafoides mientras se traslada la muñeca de desviación cubital a desviación radial.
    - En una prueba positiva se sentirá un «clunk» debido a que el escafoides proximal es empujado sobre el labio dorsal del radio.
- Inestabilidad SP.
  - Prueba de compresión del SP: empujar el piramidal hacia el semilunar desde el lado cubital de la muñeca produce dolor.
  - Prueba de agitación: se mueve el piramidal en forma palmar y dorsal contra el semilunar a fin de evaluar al aumento de la excursión comparado con el lado contralateral.
  - Prueba de cizallamiento: el médico genera un desplazamiento dorsal al piciforme y volar al semilunar para observar si el movimiento produce dolor.

Estudios de imagen

- Radiografías simples.
  - Las proyecciones estándar de la muñeca incluyen AP, lateral y proyección oblicua.
  - Las proyecciones con esfuerzo incluyen radiografías en flexión-extensión terminal y desviación radial-cubital terminal, así como una proyección con el puño cerrado.
    - Busque una posición anormal del escafoides o semilunar en las radiografías de flexión y extensión terminales.
  - El ensanchamiento del intervalo ES >2 mm puede indicar disrupción del ES (signo de Terry-Thomas).
  - Signo del anillo cortical: el incremento de la flexión del escafoides produce un anillo cortical leve a medida que el tubérculo del escafoides se vuelve colineal con la proyección AP.
  - Semilunar triangular: el semilunar, por lo regular, tiene un aspecto cuadrilateral en la proyección AP; cuando hay disrupción del ES, puede parecer triangular en la proyección AP.
  - El anillo escafoideo tendrá una disminución de la distancia anillo-polo.
  - El ángulo ES normal es 47°.
    - IDSI >60°.
    - IVSI <30°.
  - Un semilunar flexionado en línea con un escafoides flexionado indica disrupción del SP.
- La TC y la RM pueden ser útiles para descartar otra patología.
- El estándar de oro para el diagnóstico es la artroscopia de muñeca.
  - La mejor calidad de la RM hace que este estudio sea más utilizado para el diagnóstico.

INESTABILIDAD ES

La inestabilidad ES se define como disrupción del ligamento ES que conduce a un movimiento independiente entre el escafoides y el semilunar. Es el patrón más común de inestabilidad del carpo y producirá un patrón de IDSI.

Diagnóstico

- Los pacientes tendrán antecedente de dolor del lado radial; por lo general con debilidad y limitación del movimiento.
- La prueba de Watson es diagnóstica.
- Las radiografías pueden ser normales, pero con frecuencia muestran un aumento de la flexión del escafoides y extensión del semilunar con inestabilidad estática.
- La RM mostrará disrupción del ligamento ES.

Tratamiento

- Inestabilidad aguda.
  - Se puede tratar con reparación del ligamento ES con reforzamiento desde el ligamento intercarpiano dorsal.
- Inestabilidad crónica.
  - Requiere reconstrucción vs. artrodesis.
  - Puede realizarse reconstrucción del ligamento ES si no existe evidencia de artritis del carpo.
    i. Configuraciones hueso-tejido-hueso vs. tenodesis con tendón donador.
    ii. La reconstrucción de Brunelli modificada con flexor radial del carpo (FRC) ha tenido buenos resultados.
    iii. Se prefiere la artrodesis (escafotrapeciotrapezoidea [ETT]) o escafo-hueso grande (SH).
    iv. Procedimiento RAES (reducción y asociación del escafoides y el semilunar) utilizando un tornillo canulado.

MUÑECA SLAC (COLAPSO AVANZADO ESCAFOIDEO Y SEMILUNAR, POR SUS SIGLAS EN INGLÉS)

- Puede presentarse el colapso avanzado ES si no se trata la inestabilidad ES con un patrón de IDSI, y es la presentación más común de artritis de la muñeca.
  - Etapa 1. Artritis del escafoides y la apófisis estiloides del radio.
  - Etapa 2. Artritis a lo largo de la articulación radioescafoidea.
  - Etapa 3. Artritis que incluye la articulación semilunar-piramidal; en la muñeca SLAC, dicha articulación tiende a no verse afectada.

Tratamiento de la SLAC

- **Etapa 1**
  - Enfocado a eliminar la artritis radioescafoidea y corregir la subluxación rotatoria del escafoides.
  - Estiloidectomía radial y fusión parcial de la muñeca (artrodesis EH o ETT).
  - No se aconseja la reconstrucción del ligamento ES en pacientes con signos de artritis.
- **Etapa 2**
  - Carpectomía de la fila proximal (CFP) vs. escisión del escafoides y fusión de cuatro esquinas.
  - CFP- Mejor movilidad y menor dolor; alta tasa de fallo en pacientes menores de 35 años; procedimiento más simple.
- **Fusión carpiana limitada (parcial)**
  - Escisión del escafoides y fusión de cuatro esquinas. Fusión del hueso grande, semilunar, piramidal y pisiforme.
  - Escisión del escafoides/piramidal con fusión del semilunar/hueso grande.
  - Por lo general hay mayor fuerza de agarre.
  - Recientemente, casi no ha habido diferencia en el RDM y la fuerza de agarre entre la CFP y la fusión de cuatro esquinas.
- **Etapa 3**
  - Se presenta peligro al llevar a cabo CFP, ya que está involucrada la cabeza del hueso grande; por tanto, considere realizar una escisión del escafoides y fusión de cuatro esquinas.

INESTABILIDAD SP

El ligamento SP es el principal estabilizador de la articulación SP. La porción volar del ligamento SP es la más gruesa y fuerte.

Diagnóstico

- Antecedente de dolor de muñeca del lado cubital; por lo regular con debilidad y limitación del movimiento.
- Se piensa que es secundario a una caída sobre el brazo extendido con la muñeca desviada radialmente y el antebrazo en pronación.
- Las pruebas de compresión del SP, agitación del SP y cizallamiento del SP pueden ser positivas en la exploración.
- Las radiografías pueden mostrar un escafoides y semilunar flexionados y un piramidal extendido.

Tratamiento

- Inestabilidad aguda del SP.
  - Repare los ligamentos a través de incisiones dorsales y volares separadas.
  - Reducción cerrada y clavos percutáneos.
- Inestabilidad crónica del SP.
  - Reconstrucción del SP y reforzamiento de la cápsula dorsal.
  - Artrodesis del SP.

INESTABILIDAD CARPIANA NO DISOCIATIVA

Definida como mala alineación en presencia de estabilidad de la fila proximal (ICM). Por lo común se presenta como ICM palmar, la cual conduce a colgamiento volar en lado cubital de la muñeca.

Exploración física

- La muñeca puede tronar mientras es desviada en forma cubital, pronada y con compresión axial.
- Esto se debe a chasquido de la fila proximal en extensión con desviación cubital del carpo.

Tratamiento

- Incluye reparación, reconstrucción y artrodesis.
- Artrodesis parcial piramidal-hueso ganchudo o fusión hueso grande-hueso ganchudo, piramidal-hueso ganchudo.
- Fusión de cuatro esquinas.
- Fusión total de muñeca.

INESTABILIDAD CARPIANA ADAPTATIVA

La causa más común es la mala unión distal del radio con angulación dorsal, la cual puede conducir a un desplazamiento dorsal del semilunar y el hueso grande o una deformidad en flexión entre el semilunar y el hueso grande. Un incremento en la inclinación dorsal del radio de 10° volar a 45° dorsal incrementará la carga cubital en 21-67 por ciento.

TRATAMIENTO

- El tratamiento está diseñado para corregir la causa, esto es, la mala unión del radio distal, lo que de forma típica corrige la inestabilidad carpiana.
- Trate las deformidades >15° de mala unión dorsal.
  - Osteotomía correctiva en cuña del radio distal para abrir o cerrar.
  - Se puede hacer una osteotomía cubital acortadora en las deformidades severas, además de una osteotomía distal del radio.

ARTROSCOPIA DE MUÑECA

Hoy día la artroscopia de muñeca se usa para diagnosticar y abordar numerosas patologías intraarticulares diferentes dentro de la muñeca.
- Los beneficios potenciales incluyen:
  - Menor tiempo de recuperación.
  - Mejor visualización de algunas patologías intraarticulares.
  - Tratamiento de atletas durante la temporada deportiva.
  - Menor riesgo de rigidez posoperatoria.
- Contraindicaciones.
  - Trastornos del colágeno.

Diagnóstico
Proporciona una inspección visual de las superficies articulares, complejo fibrocartilaginoso triangular (CFCT), ligamentos intracarpianos y la cápsula de la muñeca de las articulaciones radiocarpiana y carpiana medial.

Terapia
- Desbridamiento ligamentoso, sinovial o cuerpos sueltos.
- Reparación del CFCT periférico.
- Tratamiento del síndrome de impactación cubitocarpiano, incluyendo desbridamiento del CFCT y resección cubital distal.
- Reducción de fracturas intraarticulares.
  - Fractura escafoidea.
  - Fractura intraarticular distal del radio.
- Reparación del ligamento ES.
- Escisión de quistes.

Puertos
- **Puertos radiocarpianos.** Se nombran en relación con los compartimientos extensores.
  - Puerto 1-2
    - Tabaquera anatómica entre el tendón del ECP y el ELP.
    - Empleado para estiloidectomía radial.
    - Muy cercano a la arteria radial y la rama sensitiva dorsal del nervio radial.
  - Puerto 3-4
    - Entre los tendones del ELP y el extensor común de los dedos (ECD), 1 cm distal al tubérculo de Lister, justo proximal al intervalo ES.
    - Utilizado como el puerto principal para visualización.
    - No existen nervios o vasos subyacentes.
  - Puerto 4-5
    - Localizado entre los tendones del ED y el extensor propio del meñique (EPM) en la inserción del CFCT en el radio.
    - Puerto principal para sondeo y desbridamiento.
    - No hay nervios o vasos subyacentes.
  - Puerto 6R
    - Ubicado entre el EPM y el extensor cubital del carpo (ECC) distal a la estiloides cubital.
    - Puerto de visualización para el ligamento SP y la cara cubital del CFCT.
    - Con este puerto está en riesgo la rama sensitiva dorsal del nervio cubital.
  - Puerto 6U.
    - Localizado en forma cubital al tendón del ECC.
    - Se usa principalmente como puerto de flujo de salida.
    - Con este puerto está en riesgo la rama sensitiva dorsal del nervio cubital.
  - Palmar.
    - Entre los ligamentos radio-escafo-hueso grande y los ligamentos radio-semilunares largos.

- Visualiza la porción palmar del ligamento ES y ayuda con las fracturas intraarticulares distales del radio.
- Están en riesgo la arteria radial y la rama palmar cutánea del nervio mediano.
- **Puertos carpianos medios.**
  - Puerto carpiano medio radial.
    - 1 cm distal al puerto 3-4.
    - Visualiza el polo distal del escafoides, el ligamento ES, el polo proximal del hueso grande y la unión escafotrapezoide.
  - Puerto carpiano medio cubital.
    - 1 cm distal al puerto 4-5.
    - Visualiza la articulación SP y la articulación entre el piramidal y el hueso ganchudo.
  - Puerto ETT.
    - Borde cubital del ELP entre el extensor radial largo del carpo (ERLC) y el ERCC.
    - Están en riesgo las ramas sensitivas dorsales del nervio radial.
- **Puertos en la articulación radiocubital distal (ARCD)**
  - ARCD proximal.
    - Entre el ECD y EPM; proximal a la cabeza del cúbito en la escotadura sigmoidea.
  - ARCD distal.
    - Entre el ECD y EPM; entre la cabeza del cúbito y el CFCT.

BIBLIOGRAFÍA

Abrams RA, Peterse M, Botte MJ. Arthroscopic portals of the wrist: an anatomic study. *J Hand Surg.* 1994;19:940-944.

Berger RA. Arthroscopic anatomy of the wrist and distal radioulnar joint. *Hand Clin.* 1999;15:393-413, VII.

DiDonna ML, Kiefhaber TR, Stern PJ. Proximal row carpectomy: study with a minimum of ten years of follow-up. *J Bone Joint Surg Am.* 2004;86-A(11):2359-2365.

Geissler WB. Intra-articular distal radius fractures: the role of arthroscopy? *Hand Clin.* 2005;21:407-416.

Goldfarb CA, Stern PJ, Kiefhaber TR. Palmar midcarpal instability: the results of treatment with 4-corner arthrodesis. *J Hand Surg Am.* 2004;29(2):258-263.

Lichtman DM, Wroten ES. Understanding midcarpal instability. *J Hand Surg Am.* 2006;31(3):491-498.

Trumble TE, Gilbert M, Vedder N. Arthroscopic repair of the triangular fibrocartilage complex. *Arthroscopy.* 1996;12:588-597.

Viegas SF. Midcarpal arthroscopy: anatomy and portals. *Hand Clin.* 1994;10:577-587.

Watson HK, Ballet FL. The SLAC wrist: scapholunate advanced collapse pattern of degenerative arthritis. *J Hand Surg Am.* 1984;9(3):358-365.

Watson H, Ottoni L, Pitts EC, *et al.* Rotary subluxation of the scaphoid: a spectrum of instability. *J Hand Surg Br.* 1993;18(1):62-64.

Whipple TL. Arthroscopy of the distal radioulnar joint. Indications, portals and anatomy. *Hand Clin.* 1994;10:589-592.

LESIONES TENDINOSAS DE LA MANO

ROBERT R. L. GRAY

LESIONES DE LOS TENDONES EXTENSORES

Las lesiones de tendones extensores por lo regular son resultado de avulsión o laceración, y típicamente se tratan bien sólo con inmovilización en el caso de avulsiones y reparación quirúrgica e inmovilización en el caso de laceraciones. Dado que los tendones extensores no pasan a través de túneles fibro-óseos largos como los tendones flexores, son menos propensos a cicatrización problemática y rigidez.

Anatomía

- Existen seis compartimientos fibro-óseos extensores a nivel del radio distal.
  - El primero contiene al abductor largo del pulgar y al extensor corto del pulgar.
  - El segundo contiene los extensores de la muñeca radiales largo y corto del carpo.
  - El tercero es otro compartimiento en el pulgar y contiene sólo al extensor largo del pulgar.
  - El cuarto contiene al extensor propio del índice y al extensor común de los dedos.
  - El quinto es para el dedo meñique y contiene al extensor del meñique (extensor *digitorum quinti* o *minimi*, dependiendo de la nomenclatura).
  - Por último, el sexto contiene al extensor cubital de la muñeca, el extensor cubital del carpo.

- El ELP hace un giro radial de 45° en el tubérculo de Lister y es propenso a lesionarse durante los abordajes quirúrgicos y durante el tratamiento quirúrgico como no quirúrgico de las fracturas distales del radio.
- Los tendones del cuarto compartimiento tienen interconexiones llamadas tendones de juntura a nivel de los cuellos de los metacarpianos, que ayudan a estabilizar los tendones y además pueden transmitir poder de extensión a un tendón cortado desde un tendón adyacente si la laceración es proximal a las junturas.
- A medida que los extensores de los dedos cruzan la articulación MCF, son estabilizados por bandas sagitales que previenen la subluxación durante el movimiento.
  - El tendón central se divide en dos bandas laterales y un haz central sobre la falange proximal.
  - Cabe destacar que no existen inserciones directas en la falange proximal, y la extensión en la MCF ocurre a través de la capucha extensora en la cápsula articular de la MCF.
  - Sólo los extensores extrínsecos extienden la MCF, ya que los lumbricales flexionan la MCF al tiempo que extienden las articulaciones IF.
- Las bandas laterales reciben contribuciones de las inserciones lumbricales y son estabilizadas por el ligamento triangular.
  - El daño a este ligamento por traumatismo o artritis inflamatoria conduce a subluxación volar de las bandas laterales y a deformidad de botonero.
  - Las bandas laterales se unen de nuevo con el haz central sobre la falange media y se insertan en la falange distal en el haz terminal.
  - Una disrupción en el mecanismo extensor a este nivel puede conducir a un tirón excesivo sobre la articulación IFP y a una deformidad en cuello de cisne.

DEDOS EN MARTILLO

- Las avulsiones de la inserción del haz terminal en la falange distal se conocen como lesiones en martillo.
- Éstas pueden presentarse con o sin avulsión ósea y se observan mejor en la radiografía lateral del dedo.
- Mientras que algunos aconsejan el tratamiento quirúrgico de las fracturas en martillo, la literatura apoya el manejo no quirúrgico con resultados casi idénticos en las avulsiones tendinosas puras.
- Muy rara vez, cuando el fragmento abarca una porción significativa de la superficie articular de la falange distal y la articulación se subluxa en forma volar, está indicado el tratamiento quirúrgico.

Manejo no quirúrgico
- Los dedos en martillo por lo regular se tratan con un periodo de inmovilización sólo de la articulación IFD durante un periodo de 6 semanas.
- Muchos cirujanos dan seguimiento con un periodo adicional de 6 semanas sólo con ferulización nocturna, aunque datos recientes sugieren que las primeras 6 semanas son suficientes.

Manejo quirúrgico
- Los dedos en martillo pueden repararse con clavos en extensión en forma percutánea para ayudar a mantener reducida la articulación y para reducir cualquier fractura en martillo vinculada.
- El fragmento avulsionado a menudo es muy pequeño para fijarlo de manera directa y se mantiene en su sitio con un clavo de bloqueo dorsal.
- En las lesiones crónicas sin daño óseo se realiza tratamiento abierto con una dematotenodesis para ayudar a que el tendón cicatrice casi en su localización anatómica. La tasa de complicaciones es alta al usar clavos en la articulación IFD y ha sido reportada hasta en 40 por ciento.

LESIONES DE LOS TENDONES EXTENSORES DE LOS DEDOS

Las laceraciones en las zonas de extensión 2-4 son más propensas a rigidez después de una reparación que las lesiones en la zona 1 (sobre la IFD) y las zonas 5 (sobre la MCF), 6 (sobre el metacarpiano), 7 (sobre la muñeca) y 8 (proximal a la articulación radio-carpiana).
- Todas se tratan con reparación primaria cuando es posible e injerto de tendón cuando existen brechas.
- A diferencia de las lesiones en los tendones flexores en la vaina fibro-ósea, por lo general no es necesaria la reconstrucción en etapas.
- Dado que los tendones extensores son típicamente más anchos y planos que los tendones flexores, no se emplean suturas epitendinosas como refuerzo de las suturas principales, pero algunos cirujanos las usan como su sutura de reparación primaria.

LESIONES DE LOS TENDONES FLEXORES

Las lesiones de los tendones flexores son el resultado de una laceración, pero en la zona 1 pueden ser causadas por avulsión de la falange distal.

- A diferencia de las avulsiones de los extensores, el tratamiento no quirúrgico casi nunca tiene una función en pacientes saludables o activos.

Anatomía

- Los tendones flexores de los dedos pasan a través de varias zonas diferentes, comenzando en la inserción del flexor común profundo de los dedos (FPD) en la falange distal y progresando en forma proximal a la unión miotendinosa.
  - La zona 1 va de la inserción del FPD a la inserción del FSD.
  - La zona 2 es el área en la vaina flexora donde están presentes tanto el FSD como el FPD.
  - Proximal a la polea A1, la zona 3 corre hasta el extremo distal del ligamento carpiano transverso.
  - La zona 4 es sinónima del túnel del carpo.
  - La zona 5 son todos los tendones proximales al ligamento carpiano transverso.
- El tendón del FSD se decusa y los dos haces cambian su posición relativa de anterior al tendón del FPD hacia una posición directamente posterior al nivel de su inserción en la parte media de la falange medial.
  - La abertura que permite el paso del tendón del FPD se conoce como el quiasma de Camper.

Avulsiones del FPD de la zona 1 (dedo de jersey)

- Las avulsiones de la inserción del FPD en la falange distal por lo común se conocen como dedos de jersey, ya que a menudo se presentan cuando el paciente le jala la playera o jersey a otro jugador al intentar taclearlo.
  - Leddy y Packer clasificaron estas lesiones con base en el nivel de retracción del tendón hacia el dedo o la palma de la mano.
  - Las avulsiones tipo 1 están deprivadas de vascularidad y se retraen hacia la palma.
  - Las lesiones tipo 2 están sostenidas por *vinculum profundus longus* y típicamente se encuentran a nivel de la articulación IFP.
  - Las lesiones tipo 3 tienen avulsión ósea relacionada y el fragmento impide que el tendón se retraiga más allá de la articulación IFD.
  - Más tarde se añadió un cuarto tipo que incluye tanto avulsión ósea como avulsión del tendón del fragmento.
  - Estas lesiones requieren reparación quirúrgica en las primeras 1-2 semanas.

Lesiones de tendón flexor en la zona 2

- Al igual que las lesiones de la zona 1, éstas se presentan dentro de la vaina flexora fibro-ósea, pero dado que están presentes los tendones tanto del FPD como del FSD, el riesgo de adherencia es todavía mayor.
- La reparación primaria y la terapia posoperatoria adecuada inmediata son de vital importancia para un buen resultado.
- El número de fibras que cruzan el sitio de reparación, así como el uso de una sutura epitendinosa, han demostrado elevar la fuerza de la reparación.
- A las laceraciones de tendón flexor con lesiones neurovasculares concomitantes les va peor que a las lesiones de tendón aisladas.
- Muchos cirujanos, al enfrentarse a una laceración del FPD y ambos haces del FSD, elegirán reparar el FPD y sólo un haz del FSD, mientras que desbridan el otro haz.
  - Esto permite más espacio dentro de la vaina del tendón y un menor trabajo de flexión, lo cual puede mejorar el resultado general.
- Los protocolos de rehabilitación se enfocan en movimiento temprano pasivo y activo para prevenir adherencias, sin causar rotura en el sitio de reparación.
- La zona 2 fue denominada como «tierra de nadie» por Bunnell, ya que los intentos de reparación se topaban con tanta rigidez y discapacidad, que era preferible el manejo no quirúrgico.

Lesiones proximales del tendón flexor

- La zona 3 es el área entre la polea A1 y el túnel del carpo.
- La zona 4 es el túnel del carpo.
- La zona 5 es todo el curso proximal al ligamento carpiano transverso.
- Las reparaciones en cualquiera de éstas por lo regular tienen mejores resultados que en la zona 2 y pueden ser inmovilizadas de inicio para permitir la cicatrización.

BIBLIOGRAFÍA

Leinberry C. Mallet finger injuries. *J Hand Surg.* 2009;34(9):1715-1717.
Lister GD, Kleinert HE, Kutz JE, et al. Primary flexor tendon repair followed by immediate controlled mobilization. *J Hand Surg.* 1977;2(6):441-451.

Newport ML. Extensor tendon injuries in the hand. *J Am Acad Orthop Surg*. 1997;5(2):
59-66.

Strickland JW. Flexor tendon injuries: I. Foundations of treatment. *J Am Acad Orthop Surg*.
1995a;3(1):44-54.

Strickland JW. Flexor tendon injuries: II. Operative technique. *J Am Acad Orthop Surg*.
1995b;3(1):55-62.

Strickland JW. Development of flexor tendon surgery: twenty-five years of progress.
J Hand Surg Am. 2000;25(2):214-235.

Tang JB. Outcomes and evaluation of flexor tendon repair. *Hand Clin*. 2013;29(2):
251-259.

Trumble TE, Vedder NB, Seiler JG et al. Zone-II flexor tendon repair: a randomized prospective trial of active place-and-hold therapy compared with passive motion therapy. *J Bone
Joint Surg*. 2010;92(6):1381-1389.

NEUROPATÍA POR COMPRESIÓN DE LA EXTREMIDAD SUPERIOR

OKEEFE L. SIMMONS • ROBERT R. L. GRAY

SÍNDROME DEL TÚNEL DEL CARPO

Epidemiología y etiología
- El síndrome del túnel del carpo tiene una prevalencia anual de más de 376 casos por cada 100 000 personas. Se observa por lo común en ancianos, mujeres e individuos con un IMC alto.
- La compresión idiopática del nervio mediano dentro del túnel del carpo resulta en la manifestación de signos y síntomas clínicos.

Exploración física
- Síntomas comunes incluyen dolor, torpeza con la mano, así como parestesia e hipoestesia a lo largo de la distribución del nervio mediano.
- Estos síntomas suelen empeorar por la noche y con esfuerzo.
- Signos más tardíos del síndrome del túnel del carpo incluyen atrofia tenar y discernimiento entre dos puntos expandidos.

Diagnóstico diferencial
- **Prueba de Durkan:** presione con los pulgares durante 30 segundos sobre el túnel del carpo; un signo positivo es cuando se presenta parestesia o dolor; (sensibilidad de 89%).
- **Prueba de Phalen:** cuando las muñecas están en flexión palmar completa el paciente experimenta adormecimiento antes de un minuto (50% sensibilidad, 75% especificidad).
- **Prueba de Phalen reversa:** se refiere a la dorsiflexión completa de las muñecas.
- **Signo de Tinel:** la percusión del ligamento palmar con la muñeca relajada genera parestesia a lo largo de la distribución del nervio mediano; es la prueba menos sensible y menos específica (23% sensibilidad, 71% especificidad).

Pruebas electrodiagnósticas
- Aunque no existe una prueba diagnóstica que sea el «estándar de oro», las pruebas electrofisiológicas son las más aceptadas.
- Velocidad de conducción nerviosa (VCN).
  - Una prueba de VCN con una latencia sensitiva distal mayor de 3.2 mseg o una latencia motora mayor de 4 mseg confirma compresión del nervio mediano, en tanto que un resultado negativo no descarta un síndrome de túnel del carpo.
  - Las pruebas sensoriales comparativas tienen mayor sensibilidad y especificidad que las pruebas sensoriales absolutas.
  - Más aún, los estudios ortodrómicos de conducción nerviosa sensitiva son más específicos que las pruebas antidrómicas.
- Electromiografía (EMG): ondas agudas, fibrilaciones y disminución de la actividad insercional son hallazgos patológicos potenciales.

Estudios de imagen
- La ultrasonografía, TC y la RM tienen una precisión diagnóstica similar.
- Cuando se comparan con la EMG, los estudios de imagen son menos sensibles y específicos.
- Las imágenes del área de corte transversal del nervio mediano distal a nivel del pisiforme tienen la mayor precisión diagnóstica.
- Las áreas de corte transversal mayores de 0.11 mm^2 en el ultrasonido, 0.12 mm^2 en la TC y 0.12 mm^2 en la RM, son quizás indicativas de síndrome del túnel del carpo, ya que el nervio se inflama en forma distal al sitio de compresión.

Tratamiento no quirúrgico

- La ferulización de la muñeca, modificación de actividades, AINE e inyecciones de esteroides, son los tratamientos iniciales más utilizados.
- El tratamiento conservador se relaciona con mejoría de los síntomas en 82% de los pacientes, aunque 80% tendrán recurrencia dentro de un periodo de un año y requerirán intervención quirúrgica.

Indicación quirúrgica

- Las indicaciones para el manejo quirúrgico incluyen tratamiento no quirúrgico fallido, adormecimiento persistente, debilidad motora elevada o incremento de la latencia distal.
- Las técnicas endoscópicas y abiertas liberan la compresión sobre el nervio mediano liberando el ligamento carpiano transverso.
- Se debe tener cuidado de no lesionar la rama motora recurrente del nervio mediano, la cual inerva los músculos tenares y pasa a través del ligamento carpiano transverso en 18% de los casos.

Rehabilitación posoperatoria y expectativas

- El manejo quirúrgico alivia los síntomas más que el tratamiento conservador.
- Las técnicas endoscópicas y quirúrgicas tienen altas tasas de éxito y de satisfacción del paciente (89 y 84%, respectivamente).
- Debido a la naturaleza menos invasiva de la endoscopia y la técnica, en algunos estudios se relaciona con menos tiempo para regresar al trabajo (12 días) comparado con el procedimiento quirúrgico abierto (21 días).
- **Tasas de revisión**
  - La tasa de éxito de la cirugía de revisión es de 84%, con una mayor tasa de satisfacción del paciente con la técnica endoscópica.

SÍNDROME DE TÚNEL CUBITAL

Etiología y epidemiología

- El síndrome de túnel cubital es el segundo síndrome de compresión nerviosa más común de la extremidad superior (después del síndrome del túnel del carpo).
- Por lo común, es idiopático, pero algunas veces se debe a traumatismo o a alguna anomalía anatómica.

Diagnóstico diferencial

- Los pacientes experimentan dolor en la extremidad superior, parestesia y adormecimiento a lo largo de la distribución cubital en la mano, disestesia a lo largo de la rama sensitiva cubital dorsal en la mano, en especial por la noche.
- Hallazgos tardíos incluyen debilidad en los músculos inervados por el nervio cubital (incluyendo una fuerza de pinza disminuida).

Exploración física

- Los síntomas pueden ser reproducidos mediante flexión del codo. Signos tardíos incluyen atrofia de los músculos de la mano inervados por el nervio cubital.
- **Signo de Tinel (prueba de percusión):** sobre el nervio cubital en el túnel cubital (70% sensibilidad, 98% especificidad).
- **Prueba de flexión del codo:** la flexión pasiva máxima del codo con la muñeca y el hombro en posición neutral genera parestesia a lo largo de la distribución del nervio cubital (75% sensibilidad, 99% especificidad).
- **Signo de Froment:** flexión de la falange distal del pulgar (FLP) en un intento por demostrar la fuerza de la pinza.
  - Los interóseos y el aductor inervados por el cubital no pueden contraerse y se emplea la flexión del pulgar para compensar.
- **Signo de Wartenberg:** desviación cubital del dedo meñique al intentar la aducción.

Pruebas de EMG/VCN

- VCN: conducción anormal cuando la velocidad es menor de 50 m/seg o cuando al compararla con el lado contralateral existe una diferencia de 10 m/seg o una reducción en la amplitud de 20 por ciento.

Tratamiento no quirúrgico

- El manejo conservador, incluyendo ferulización, inyección de esteroides, modificación de actividades y terapia física, es benéfico hasta en 90% de los pacientes.
- Ésta es la primera línea de tratamiento en los casos leves de síndrome de túnel cubital.

Técnica quirúrgica

- Indicada cuando el tratamiento conservador falla.
  - Descompresión simple.
    - Libere el ligamento de Osbourne, así como la fascia superficial y profunda del FCC sin disecar el nervio cubital de su tejido conjuntivo circundante.
    - Una cuestión de suma importancia es evitar las ramas del nervio cutáneo antebraquial medial.

- Transposición subcutánea.
  - Mueva el nervio cubital anterior al eje de flexión del codo para disminuir la tensión sobre el nervio.
  - Los riesgos incluyen comprometer el aporte sanguíneo al nervio y crear sitios adicionales de descompresión.
- Transposición submuscular.
  - El nervio cubital se libera de la misma forma utilizada en la transposición subcutánea.
  - Después de incidir el músculo flexor-pronador 1-2 cm, se coloca el nervio cubital paralelo al nervio mediano y se repara el músculo flexor-pronador que había sido reflejado, para que quede sobre el nervio cubital transpuesto.
  - Este método necesita la incisión más grande y la disección más extensa.
- Técnica endoscópica
  - Se crea un espacio entre la cubierta fascial del nervio en el túnel cubital y el tejido adiposo subcutáneo para permitir la disección de las constricciones de la fascia sobre el nervio cubital.

Rehabilitación posoperatoria y expectativas
- Noventa y tres por ciento de los pacientes con descompresión simple quedan asintomáticos en forma posoperatoria; la transposición anterior se usa de manera exitosa para revisar casos posquirúrgicos sintomáticos.
- Los síntomas sensitivos mejoran en 96% de los pacientes con procedimiento endoscópico.
- Noventa por ciento de los pacientes a quienes se les realiza una transposición subcutánea reportan una función muscular normal, mientras que se observa la normalización de la discriminación entre dos puntos en 84% de los pacientes con transposición submuscular.

SÍNDROME DE GUYON

Etiología y epidemiología
- La compresión del nervio cubital en el canal de Guyon es rara e idiopática.
- Músculos anómalos (p. ej., FCC aberrante o duplicación de los músculos hipotenares) o estructuras anormales (p. ej., inflamaciones) dentro del canal son fuentes potenciales adicionales de compresión.
- También puede ser causado por traumatismo en la base de la eminencia hipotenar o por el edema subsecuente causando aumento de la presión sobre el nervio cubital.

Diagnóstico diferencial
- Dolor en la mano o antebrazo junto con debilidad, parestesia y/o hipoestesia a lo largo de la distribución del nervio cubital en la mano.
- Patrones variables de déficit neurológicos que incluyen:
  1. Déficit sensorial cubital puro.
  2. Déficit motor (músculos intrínsecos inervados por el cubital con o sin afección de los músculos hipotenares y el abductor del meñique).
  3. Déficit tanto sensorial como motor (músculos intrínsecos inervados por el cubital con o sin daño de los músculos hipotenares).
     - Si los músculos interóseos y el aductor del pulgar están débiles o paralíticos, entonces está afectada la rama motora profunda del nervio cubital.
     - Si también están involucrados los músculos hipotenares, la compresión del nervio cubital es proximal a esta rama.

Exploración física
- La atrofia muscular de los primeros interóseos dorsales indica compresión de la rama motora profunda del nervio cubital.
- Si los músculos hipotenares también están atrofiados, entones la compresión del nervio es antes de la rama motora.

Pruebas de EMG/VCN
- La conducción nerviosa estará alentada desde la muñeca hasta el primer músculo interóseo dorsal.

TRATAMIENTO NO QUIRÚRGICO
- El tratamiento no quirúrgico es la primera línea de tratamiento en la mayor parte de los casos mediante ferulización, modificación de actividades o inyecciones de esteroides.

Técnica quirúrgica
- La exploración quirúrgica está indicada en casos con pérdida motora y tratamiento no quirúrgico fallido.

Rehabilitación posoperatoria y expectativas
- Noventa y seis por ciento de los pacientes tratados quirúrgicamente tienen mejoría de la lesión de la rama motora.
- Ochenta y tres por ciento tienen mejoría en los resultados sensitivos.

SÍNDROME NIP

Etiología y epidemiología
- El síndrome del nervio interóseo posterior (NIP) ocurre cuando existe compresión suficiente sobre el NIP, el cual es rama del nervio radial.
- El NIP puede estar comprimido por estructuras anatómicas como el extensor radial corto del carpo (ERCC), vasos radiales recurrentes a nivel del cuello del radio («asa de Henry»), bandas fibrosas anteriores a la articulación radicapitelar, o por lo común por el borde distal o proximal superficial (arcada de Frohse) del supinador.
- Otras fuentes de compresión incluyen tumores benignos (por lo regular lipomas o gangliones), vasculitis y sinovitis relacionada con artritis reumatoide, que resulta en subluxación de la cabeza del radio.

Diagnóstico diferencial
- Por lo común el primera síntoma es dolor a lo largo de la distribución del NIP.
- El paciente se quejará de incapacidad para extender los dedos y debilidad con la extensión de la muñeca.
- El síndrome del túnel radial se presenta con dolor sin pérdida de la función motora.

Exploración física
- La debilidad y parálisis en algunos o todos los músculos inervados por el NIP (ECD, ERC, EPM, ECP, ELP, músculo extensor del índice [MEI]) respetando el ERLC causará desviación de la muñeca en extensión.
- Un intento por extender los dedos de forma característica conducirá a incapacidad de extender las articulaciones MCF.
- No debe ocurrir pérdida de sensación, ya que esto indicaría una lesión del nervio radial proximal al NIP.

Pruebas de EMG/VCN
- La EMG típicamente revelará aumento de la latencia distal en el nervio radial y desnervación de músculos paralíticos.

Estudios de imagen
- La RM puede ayudar a identificar estructuras y masas que causan compresión.

Manejo no quirúrgico
- Se recomienda ferulización de la muñeca, medicamentos antiinflamatorios y modificación de actividades. También puede utilizarse una inyección de esteroides.
  Los pacientes con frecuencia recuperan de manera progresiva músculos individuales.

Técnica quirúrgica
- La cirugía está indicada en casos sin mejoría motora después de 3-6 meses de tratamiento conservador.
- La descompresión quirúrgica debe estar enfocada en liberar el NIP de masas o estructuras anatómicas compresivas.
- Se permite el rango de movimiento temprano.
- Las tasas de éxito reportadas para la descompresión quirúrgica para aquéllos con síndrome NIP van de 75-94%.

SÍNDROME PRONADOR

Etiología y epidemiología
- El síndrome pronador se debe a compresión proximal sobre el nervio mediano.
  - El sitio de compresión más común es entre las dos cabezas del pronador redondo.
- Otras estructuras compresivas incluyen:
  - El ligamento de Struthers.
  - El borde proximal del arco del flexor superficial de los dedos (FSD).
  - Músculos anómalos (como el músculo de Gantzer).
  - Tendones accesorios del FSD al FLP.
- Menos de 1% de las neuropatías por compresión del mediano son por síndrome pronador.
- Es la segunda causa más común de atrapamiento del nervio mediano después del síndrome del túnel del carpo.
- El síndrome pronador se observa más en ocupaciones donde hay hipertrofia del antebrazo.

Diagnóstico diferencial

- El paciente experimentará adormecimiento y parestesias a lo largo de la distribución del nervio mediano en la mano.
- A diferencia del síndrome de túnel del carpo, los pacientes por lo regular no tienen síntomas nocturnos.
- Además, tienen adormecimiento en la rama palmar cutánea del nervio mediano, la cual está ausente en el síndrome de túnel del carpo.

Exploración física

- Signo de Tinel positivo en un tercio proximal del antebrazo o justo proximal a la fosa antecubital (signo de Tinel negativo en la muñeca).
- Provoque los síntomas presionando sobre las tres estructuras que es probable que estén sufriendo compresión:
  1. Pronador redondo mediante pronación del antebrazo contra resistencia con el antebrazo en posición neutral.
  2. *Lacertus fibrosus* mediante flexión del codo contra resistencia y supinación del antebrazo.
  3. El borde proximal del arco del FSD mediante flexión contra resistencia de la articulación IFP del dedo medio.

Pruebas de EMG/VCN

- Los estudios motores y sensitivos pueden no mostrar cambio en la conducción debido a que la compresión sobre el nervio mediano es intermitente.
- Se debe llevar a cabo una EMG de los músculos inervados por el nervio mediano.

Manejo no quirúrgico

- La ferulización (brazo en pronación con ligera flexión de la muñeca, con o sin flexión del codo), así como los AINE y los corticoesteroides han mostrado ser opciones efectivas de manejo conservador.

Técnica quirúrgica

- La descompresión quirúrgica está indicada en el caso de fallo del manejo conservador o cuando está presente una lesión ocupativa.
  - Es imperativa la hemostasia durante la descompresión del nervio mediano para minimizar la formación de un hematoma posoperatorio.
- Procedimiento
  - Se hace una incisión en S para permitir la exploración del nervio mediano.
  - Esto permite la identificación proximal del nervio mediano y la liberación proximal al pliegue antecubital, de ser necesario.
  - A continuación se libera el nervio mediano de las estructuras compresivas restantes (*Lacertus fibrosus*, cabeza humeral del pronador redondo, borde proximal del arco del FSD, músculos accesorios y tendones accesorios).

Rehabilitación posquirúrgica y expectativas

- El tratamiento quirúrgico es exitoso en 85% de los casos.

BIBLIOGRAFÍA

Aslani H. Comparison of carpal tunnel release with three different techniques. *Clin Neurol Neurosurg*. 2012;14(7):965-968.

Bruske J. The usefulness of the Phalen Test and the Hoffman-Tinel sign in the diagnosis of carpal tunnel syndrome. *Acta Orthop Belg*. 2002;68(2):141-145.

Charles YP, Coulet B, Rouzaud JC et al. Comparative clinical outcomes of submuscular and subcutaneous transposition of the ulnar nerve for cubital tunnel syndrome. *J Hand Surg Am*. 2009;34(5):866-874.

Dang A, Rodner C. Unusual compression neuropathies of the forearm, part II: median nerve. *J Hand Surg Am*. 2009a;34:1915-1920.

Dang A, Rodner C. Unusual compression neuropathies of the forearm, part I: radial nerve. *J Hand Surg Am*. 2009b;34(10):1906-1914.

Kanaan NS. Carpal tunnel syndrome: modern diagnostic and management techniques. *Br J Gen Pract*. 2001;51(465):311-314.

Korstanje JW, Scheltens-De Boer M, Blok JH et al. Ultrasonographic assessment of longitudinal median nerve and hand flexor tendon dynamics in carpal tunnel syndrome. *Muscle Nerve*. 2012;45(5):721-729.

Palmer B, Hughes T. Cubital tunnel syndrome. *J Hand Surg Am*. 2010;35(1):153-163.

Presciutti S, Rodner C. Pronator syndrome. *J Hand Surg Am*. 2011;36(5):907-909.

Shi Q, MacDermin JC. Is surgical intervention more effective than non-surgical treatment for carpal tunnel syndrome? A systematic review. *J Orthop Surg Res*. 2011;6(1):17.

Shi Q, MacDermid J, Santaguida PL. Predictors of surgical outcomes following anterior transposition of ulnar nerve for cubital tunnel syndrome: A systematic review. *J Hand Surg*. 2011;36(12):1996-2001.

Szabo R, Slater RR Jr, Farver T et al. The value of diagnostic testing in carpal tunnel syndrome. *J Hand Surg Am*. 1999;24(4):704-714.

Watts A, Bain G. Patient-rated outcome of ulnar nerve decompression: a comparison of endoscopic and open in situ decompression. *J Hand Surg Am*. 2009;34(8):1492-1498.

TENDINOSIS Y TENDINITIS

JARED CRASTO • ROBERT R. L. GRAY

TENOSINOVITIS DE DEDO EN GATILLO

Anatomopatología
- Causado por disparidad en el volumen de la vaina del tendón en la polea A1 y sus contenidos en el mecanismo flexor digital.
- De forma tradicional se piensa que se debe a engrosamiento de la polea A1, pero también se han observado cambios macroscópicos en el tendón.

Presentación
- Gatilleo. Chasqueo hacia atrás y hacia adelante del dedo causado por estenosis de la vaina del tendón.
- «Clics», ruidos de trituración o atoramiento con la flexión o extensión del dedo.
- Algunos pacientes pueden no presentar lo anterior, pero tendrán dolor en la polea A1.
- El dedo en ocasiones puede atorarse en flexión.
- Por lo regular dolor/inflamación leve en el área palmar a la polea A1 (localizada volar a la articulación MCF).
- También puede palparse un nódulo tendinoso en esta área.

Etiología
- Por lo regular idiopático, pero también puede observarse en las siguientes enfermedades:
  - Artritis reumatoide.
  - Diabetes.
  - Gota.
  - Síndrome de túnel del carpo.
  - Tenosinovitis de Quervain.
  - Contractura de Dupuytren.
  - Hipertensión.
  - Amiloidosis.
  - Mucopolisacaridosis.

Manejo no quirúrgico
- *Modificación de actividades.* Evitar actividades que requieren un agarre fuerte (p. ej., martillar).
- *Ferulización-* Mantenga la articulación MCF en extensión neutral o en 10-15° de flexión (4+ meses).
- *AINEs.* La reducción de la inflamación puede beneficiar al paciente.
- *Inyecciones de esteroides.* Se pueden utilizar hasta tres inyecciones, efectividad de 42-97%.
- La eficacia disminuye en diabéticos.
- A los pacientes con diabetes se les advierte que puede ocurrir hiperglucemia, dura 5 días.
- *Fisioterapia.* Terapia con cera, ultrasonido, estiramientos, ejercicios y masaje de los músculos; hasta 68% de efectividad.

Tratamiento quirúrgico
- *Cirugía abierta.* Liberación completa de la polea A1. De ser necesario, se libera la polea C1 y algunas veces incluso el haz cubital del FSD. 97% de efectividad.
- *Cirugía percutánea.* Utiliza agujas para liberar las poleas antes descritas. En teoría, existe mayor riesgo de lesión neurovascular. Igual de exitosa que la cirugía abierta.

TENOSINOVITIS DE QUERVAIN

Anatomopatología
- Engrosamiento del retináculo extensor del primer compartimento extensor, afectando los tendones incluidos: abductor largo del pulgar (ALP) y extensor corto del pulgar (ECP).
- El hallazgo más común es engrosamiento en el primer compartimento extensor, alrededor de la vaina del ECP.

Historia clínica/presentación
- Dolor en el lado radial de la muñeca de inicio insidioso; exacerbado al levantar objetos con la muñeca en rotación neutral y/o con extensión prolongada de los dedos.

TENDINOSIS 5-16

- Inflamación/dolor en el primer compartimento extensor. Inclusive puede haber un nódulo presente en el área.

Exploración física
- Prueba de Finkelstein
  - Mantenga el pulgar del paciente en flexión y los dedos en flexión parcial y desvíe la muñeca en forma cubital.
  - Si el dolor producido es igual al que siente el paciente, la prueba es positiva.
- Maniobra de Eichoff
  - Haga que el paciente cierre el puño con el pulgar por dentro y luego desvíe hacia cubital.
  - Si el dolor producido es igual al que siente el paciente, la prueba es positiva.

Etiología
- No está clara; se han propuesto las siguientes teorías:
  Carga y manipulación repetitiva de objetos.
  - Traumatismo.
  - Incremento de fuerzas friccionales.
  - Anormalidad anatómica.
  - Compresión biomecánica.
  - Microtraumatismo repetitivo.
  - Enfermedad inflamatoria.
  - Estados de aumento de volumen (p. ej., embarazo).

Tratamiento no quirúrgico
Modificación de actividades. Minimice actividades que involucren la extensión prolongada del pulgar y/o desviación radial de la muñeca.
- *Férulas de pulgar.* Cuando se combinan con AINE, es efectiva en 88% de los pacientes con síntomas mínimos y sólo en 32% de aquellos con síntomas moderados.
- *AINE.* Indicado en especial para los síntomas leves y si el paciente rechaza una inyección de esteroide.
- *Inyecciones de esteroides.* Las tasas de éxito van de 62-93%. Cuando se usan en combinación con una férula, pueden mejorar la eficacia de la férula por sí sola.

Tratamiento quirúrgico
- Cirugía abierta. Liberación completa del primer compartimento extensor; 91% de éxito.

SÍNDROME DE INTERSECCIÓN

Anatomopatología
- Los tendones del segundo compartimento extensor pasan por debajo de los tendones del primer compartimento extensor; esta área puede inflamarse y conducir a inflamación de los tendones (tendinitis) o inflamación de la vaina del tendón (tenosinovitis).

Historia clínica/presentación
Patognomónicos. Dolor, edema y crepitación, 4-8 cm proximal a la apófisis estiloides del radio.
- Dolor e inflamación sobre la cara dorsal radial del antebrazo, cerca de 4 cm proximal a la muñeca.
- Los casos severos pueden presentar eritema y crepitación.
- Note que esto difiere de la tenosinovitis de Quervain en que el dolor está localizado en el segundo compartimento dorsal, 4-8 cm proximal a la apófisis estiloides del radio.

Etiología
- No está clara, pero se han propuesto tres teorías:
  - Fricción entre los vientres de los músculos ALP y ECP con la vaina tendinosa que contiene al ERLC y al ERCC, tal vez causando tenosinovitis.
  - Forma pura de tendinitis.
  - Estenosis del segundo compartimento dorsal.

Tratamiento no quirúrgico
Modificación de actividades. Inmovilización con una férula que mantenga la muñeca en 15° de extensión continua.
- *AINE.* La reducción de la inflamación puede ser benéfica para el paciente.
- *Terapia física.* Puede resultar benéfico enfocarse en ejercicios de rango de movimiento y fortalecimiento de los extensores de la muñeca.
- *Inyecciones de esteroides.* Indicadas si el paciente no responde a la terapia conservadora, como se mencionó antes.

Tratamiento quirúrgico
- Liberación de la vaina tendinosa que rodea al segundo compartimento extensor (ERLC/ERCC).

TENDINITIS DEL EXTENSOR CUBITAL DEL CARPO (ECC)

Anatomopatología
- Tenosinovitis estenosante del sexto compartimiento extensor.

Historia clínica/presentación
- Dolor e inflamación en la cara cubital dorsal de la muñeca.
- En ocasiones hay crepitación presente.Exploración física
- Prueba de sinergia del ECC.
  - El paciente descansa el brazo sobre una mesa de exploración con el codo flexionado a 90° y el antebrazo en supinación completa.
  - La muñeca se mantiene en posición neutral, con los dedos en extensión completa.
  - El médico sujeta el pulgar y el dedo medio de una mano y palpa el tendón del ECC con la otra.
  - A continuación, el paciente abduce el pulgar en forma radial contra resistencia y se confirma la contracción muscular tanto del FCC y el ECC por palpación directa a medida que el tendón se tensa bajo las puntas de los dedos.
  - El dolor a lo largo de la cara cubital de la muñeca se considera positiva para tendinitis del ECC.

Etiología
- No está clara, pero existen dos teorías:
  - Manifestación secundaria a patología del CFCT. Se debe sospechar si el tratamiento conservador no es efectivo.
  - Haz tendinoso anómalo desde el ECC hasta el aparato del dedo meñique que induce tendinitis secundaria del ECC.

Tratamiento no quirúrgico
- La ferulización, agentes antiinflamatorios y la inyección de corticoesteroides casi siempre son exitosas si se implementan durante las etapas agudas de la inflamación.

Tratamiento quirúrgico
- Indicada si la tendinitis del sexto compartimiento dorsal progresa a fibrosis.
- El ECC es mantenido en una artesa ósea del cúbito por una subvaina separada y distinta del retináculo extensor.
  - Esta subvaina debe ser dividida para descomprimir el tendón; se recomienda que sea liberado en el extremo más radial.

BIBLIOGRAFÍA

Fulcher SM, Kiefhaber TR, Stern PJ. Upper extremity tendinitis and overuse syndromes in the athlete. *Clin Sports Med.* 1998;17(3):443-448.

Harvey FJ, Harvey PM, Horsley MW. De Quervain's disease: surgical or nonsurgical treatment. *J Hand Surg Am.* 1990;15A(1):83-87.

Lundin AC, Eliasson P, Aspenberg P. Trigger finger and tendinosis. *J Hand Surg Eur Vol.* 2012;37(3):233-236.

Ruland RT, Hogan CJ. The ECU synergy test: an aid to diagnose ECU tendonitis. *J Hand Surg Am.* 2008;33:1777-1782.

Salim N, Abdullah S, Sapuan J et al. Outcome of corticosteroid injection versus physiotherapy in the treatment of mild trigger fingers. *J Hand Surg Eur Vol.* 2011; 37(1):27-34.

Sutliff LS. Intersection syndrome. *Clin Rev.* 2009;19(4):12-14.

INFECCIONES DE LA MANO

SOFIA ZENTENO • ROBERT R. L. GRAY

ORGANISMOS

- Los microorganismos causales más comunes del espectro general de las infecciones de la mano incluyen:
  - *Staphylococcus aureus* es el microorganismo más común, causando 50-80% de las infecciones de la mano.
  - *Streptococcus spp.* es el siguiente microorganismo aislado con mayor frecuencia.

- Las bacterias gramnegativas y anaerobias se ven con el uso de drogas IV, DM, lesiones en granjas, mordeduras (*Pasteurella multocida* es la principal en mordeduras de animales, y *Eikenella corrodens* se observa por lo regular en mordeduras humanas).
- Otras: las microbacterias atípicas y hongos se observan de manera específica en infecciones crónicas indolentes en el huésped inmunocomprometido.

PANADIZO HERPÉTICO

Definición
- El panadizo herpético es resultado de autoinoculación de VHS tipos 1 o 2 en una herida en la piel.

Organismo
- Los virus más aislados son el virus del herpes simple (VHS) tipos 1 y 2.

Presentación
- Por lo usual se presenta 2-14 días después de la exposición con dolor quemante en la mano, que es desproporcionado respecto a los hallazgos clínicos relacionados con síntomas similares a influenza, incluyendo fiebre, linfadenitis, linfadenopatía epitroclear y axilar.

Historia natural
- Es un padecimiento autolimitado que por lo regular se resuelve en 2-3 semanas, pero que puede recurrir en especial bajo condiciones como estrés, exposición al sol, fiebre, etcétera.
- El VHS evita el aclaramiento inmune, permaneciendo en un estado latente en los ganglios nerviosos.

Diagnóstico diferencial
- Por lo general es un diagnóstico clínico, aunque se pueden realizar cultivos virales (toman de 1-5 días).
- También se puede llevar a cabo una prueba de Tzanck (menos sensible que un cultivo viral).

Tratamiento
- Debido a su curso autolimitado, esta condición sólo debe observarse y tratarse en forma sintomática con medicamentos para el dolor.
- Los pacientes involucrados en servicios de salud, en especial dentistas y terapeutas respiratorios, deben usar guantes o evitar manejar pacientes con la extremidad afectada.
- El aciclovir puede reducir la duración de la enfermedad y puede prevenir recurrencias.

TENOSINOVITIS FLEXORA

Organismo
- Los agentes causales de la tenosinovitis flexora incluyen especies de *Staphylococcus* y *Streptococcus*.
- Se deben sospechar infecciones mixtas en pacientes con diabetes o inmunocomprometidos.
- La gonorrea diseminada y la infección por *Candida albicans* se han reportado como causas de tenosinovitis flexora.

Exploración física
- Los pacientes con tenosinovitis flexora piógena presentan los cuatro signos principales descritos por Kanavel:
  1. Inflamación uniforme y simétrica de los dedos.
  2. En reposo, el dedo se mantiene en flexión parcial.
  3. Dolor excesivo a lo largo de todo el curso de la vaina del tendón flexor.
  4. Dolor a lo largo de la vaina del tendón con la extensión pasiva de los dedos.
- Se ha reportado el dolor con la extensión pasiva como el más reproducible de estos cuatro síntomas.

Tratamiento
- Dependiendo de la etapa clínica de la enfermedad, por lo general se siguen dos abordajes de tratamiento.
  - En la fase temprana se deben emplear antibióticos intravenosos por 24 horas, seguidos de revaloración.
  - En la fase tardía, cuando el paciente tiene una infección establecida, está indicada una incisión limitada e irrigación con catéter.

Complicaciones
- Las principales complicaciones de este trastorno son la extensión de la infección a los espacios de Parona, tenar y palmar medio y rigidez.
- La rigidez es una secuela incapacitante a largo plazo de la tenosinovitis flexora.

ABSCESO EN BOTÓN DE CAMISA

Microorganismo
- Al igual que con la mayor parte de las lesiones de mano, los microorganismos causales más frecuentes son *Staphylococcus* y *Streptococcus*.
- Uno debe considerar SARM en usuarios de drogas IV y en pacientes inmunocomprometidos.

Exploración física
- Con frecuencia predomina la inflamación dorsal, pero uno debe buscar plenitud volar y aplanamiento de la concavidad palmar.
- Estas infecciones envuelven los metacarpianos y con frecuencia abducen los dedos uno de otro.
- Otros hallazgos son similares a la tenosinovitis flexora purulenta.

Tratamiento
- Es de vital importancia la intervención quirúrgica temprana.
- En casi todos los casos se requieren tanto una incisión dorsal entre las cabezas de los metacarpianos y una incisión volar de Bruner para descomprimir por completo el absceso.
- A menudo se consideran antibióticos IV, drenajes y revisión con irrigación y desbridamiento junto con lavados con agua y jabón o esponjas con yodopovidona.

Complicaciones
- Las principales complicaciones son resultado de un drenaje inadecuado o una intervención tardía.
- Se debe dar tratamiento quirúrgico de revisión hasta que remitan el edema, eritema y la purulencia.

ABSCESO EN HERRADURA

Definición
- Consiste en una infección combinada en la bursa radial, bursa cubital y el espacio de Parona; por lo general secundaria a una herida por punción.

Microorganismo
- El microorganismo causal más común es *Staphylococcus aureus*.
- Esta condición comparte la misma etiología que la tenosinovitis flexora.

Tratamiento
- Incluye drenaje quirúrgico y cobertura antibiótica dada la alta incidencia de SARM.
- Se deben emplear de manera empírica ampicilina intravenosa + sulbactam o vancomicina hasta que se obtengan los resultados de los cultivos.
- A los pacientes con diabetes o usuarios de drogas IV se les debe añadir un aminoglucósido para cobertura contra gramnegativos.

PANADIZO

Definición
- Un panadizo es un absceso en el pulpejo o distal de la punta del dedo.

Microorganismo
- El microorganismo causal más común es *S. aureus*.

Tratamiento
- Incluye incisión y drenaje del área afectada.
- El cirujano debe evitar la incisión en boca de pescado dado que conlleva un alto riesgo de compromiso vascular del pulpejo.
- Además, se debe utilizar cobertura antibiótica contra *S. aureus*.

Complicaciones
- Las complicaciones más comunes observadas con la osteomielitis y la necrosis avascular de la falange distal.

PARONIQUIA

Definición
- Una paroniquia es una infección del perioniquio (también llamado eponiquio), que es la epidermis que rodea a la uña.

Organismo
- Por lo regular pueden estar presentes *Staphylococcus aureus* o *Streptococcus*, *Pseudomonas spp.*, bacilos gramnegativos y anaerobios, en especial en pacientes con exposición a flora oral.

Tratamiento
- El drenaje es la intervención más eficaz.
- En etapas tempranas puede considerarse antibióticos orales (p. ej., cefalexina).
- La extracción de la uña (parcial o completa) es aún controversial.

Paroniquia crónica
- A menudo observada en sujetos expuestos a humedad durante un periodo prolongado.
- La etiología en la condición crónica puede incluir múltiples organismos, como hongos, micobacterias atípicas y bacterias gramnegativas.
- Las opciones de tratamiento incluyen marsupialización (exteriorizar la matriz germinal inflamada), extracción de la uña y antibióticos/antimicóticos.

MORDEDURA POR PELEA

Descripción
- La lesión más común en la mano por mordedura humana es la lesión en un puño cerrado, también llamada «lesión por pelea», por golpear la boca de otra persona.
- Este tipo de lesión por lo general involucra la articulación MCF.

Microorganismos
- Las infecciones por mordedura humana son con frecuencia más virulentas que las mordeduras animales, y son de naturaleza polimicrobiana.
- Éstas son por lo general causadas por *Staphylococcus aureus*, *Streptococcus spp.* y *Eikenella corrodens* (que causan 1/3 de los casos).
- *Bacteroides spp.* sigue siendo el anaerobio más aislado.

Tratamiento
- Las opciones de tratamiento dependen de la etapa clínica de la enfermedad.
  - Las heridas no infectadas deben ser tratadas con irrigación, desbridamiento, ferulización, y se debe considerar fuertemente un esquema de antibióticos (para cubrir *Staphylococcus aureus*, *Streptococcus spp.* y *Eikenella corrodens*).
- Las heridas infectadas deben tratarse igual que las no infectadas más antibióticos intravenosos. Las heridas infectadas deben dejarse cerrar por segunda intención.

ARTRITIS SÉPTICA

Historia natural
- La progresión del daño articular es como sigue:
  - Destrucción del cartílago por toxinas bacterianas y enzimas proteolíticas.
  - Ablandamiento y fisura del cartílago en un periodo de 7 días, perfusión sinovial alterada por la presión intraarticular.
  - Por último, puede ocurrir erosión de la cápsula articular en un periodo de 3 semanas.

Microorganismo
- El microorganismo causal puede variar dependiendo de la edad y los factores de riesgo relacionados, pero *Staphylococcus aureus* y *Streptococcus* siguen siendo los agentes causales más comunes.
- *Haemophilus influenzae* es el microorganismo predominante en niños pequeños (más común en niños menores de 5 años de edad) y el gonococo en adultos jóvenes con artritis monoarticular no traumática (a menudo con cultivo negativo).

Diagnóstico diferencial
- La artritis séptica debe diferenciarse de las artropatías cristalinas, aunque pueden presentarse en forma conjunta.
- La aspiración articular es esencial para el diagnóstico de este padecimiento y puede ayudar en el diagnóstico de artropatías cristalinas e infección (leucocitos > 50 000/75%, neutrófilos/glucosa < 40 mg que el nivel en ayuno).

Tratamiento
- La incisión y el drenaje puede ayudar en la eliminación de leucocitos y enzimas destructivas.
- Los antibióticos intravenosos por lo general deben ser específicos para el organismo causal, dependiendo de los datos epidemiológicos y clínicos del paciente.

Rehabilitación posquirúrgica y expectativas
Están relacionadas con la duración de la infección y con lo adecuado del tratamiento.
- Las complicaciones a largo plazo afectan la función de la articulación.

INFECCIONES EN ESPACIOS PROFUNDOS

Anatomía
- Las infecciones en espacios profundos por lo general afectan los siguientes compartimentos: subaponeurótico dorsal, tenar, palmar medio, cuadrilateral de Parona, subfascial interdigital (botón de camisa).

Microorganismo

- Los agentes causales más comunes son *Staphylococcus aureus* y *Streptococcus*.

Etiología

- Estas infecciones por lo regular son causadas por traumatismo penetrante y diseminación contigua.

Tratamiento

- La piedra angular de la terapia es la incisión y el drenaje.
- También deben indicarse antibióticos intravenosos.

MORDEDURAS DE ANIMALES

Prevalencia

- Los animales que causan heridas por mordedura en humanos incluyen los siguientes: perros, gatos (parecen causar infección en −50% de los casos), roedores, serpientes.

Bacteriología

- Estas infecciones son multifactoriales.
- *Pasteurella multocida* sigue siendo el organismo más aislado en mordeduras de perro y gato.
- *Staphylococcus* y *Streptococcus* también son causas comunes.
- El veneno de serpiente tiene efectos proteolíticos, anticoagulantes y neurotóxicos además de los organismos infecciosos que acarrea.

Tratamiento

- Las opciones dependen de la etapa clínica de la herida.
  - Las heridas no infectadas deben tratarse con irrigación, desbridamiento, ferulización y debe considerarse con fuerza un esquema de antibióticos (para cubrir *Pasteurella*, *Staphylococcus* y *Streptococcus*).
  - Las heridas infectadas deben tratarse como heridas no infectadas *más* antibióticos intravenosos. Las heridas infectadas deben dejarse cerrar por segunda intención.
- Los perros y gatos con sospecha de tener rabia deben ser observados durante 10 días.
  - Se deben usar vacuna celular humana diploide y globulina inmune si existe alto índice de sospecha para el animal.
  - Con las mordeduras de serpiente es importante identificar el tipo de serpiente, monitorear el estado hemodinámico y considerar el uso de antiveneno específico.
  - La inflamación puede ser dramática en la extremidad afectada y causar un síndrome compartimental.

Terapia antibiótica oral empírica para las mordeduras de animales y humanos

- **Agente de elección:** amoxicilina-clavulanato.
  - Dosis en adultos: 875/125 mg dos veces al día.
  - Dosis en niños: 20 mg/kg por dosis (componente amoxicilina) dos veces al día (máximo 875 mg de amoxicilina y 125 mg de ácido clavulánico por dosis).
- **Esquemas empíricos alternativos:**
  - Doxiciclina, TMP-SMX, penicilina VK, cefuroxima, moxifloxacina *más* metronidazol o clindamicina.
- **Los siguientes agentes tienen una actividad deficiente contra *P. multocida* y deben evitarse:**
  - Cefalexina, dicloxacilina y eritromicina.

BIBLIOGRAFÍA

Bach HG, Steffin B, Chhadia AM et al. Community-associated methicillin-resistant staphylococcus aureus hand infections in an urban setting. *J Hand Surg Am.* 2007;32: 380-383.

Canales FL, Newmeyer WL 3rd, Kilgore ES Jr. The treatment of felons and paronychias. *Hand Clin.* 1989;5:515-523.

Clark DC. Common acute hand infections. *Am Fam Physician.* 2003;68(11):2167-2176.

Griego RD, Rosen T, Orengo IF et al. Dog, cat, and human bites: a review. *J Am Acad Dermatol.* 1995;33:1019-1029.

Jebson PJ. Deep subfascial space infections. *Hand Clin.* 1998;14:557-566.

Louis DS, Silva J Jr. Herpetic whitlow: herpetic infections of the digits. *J Hand Surg Am.* 1979;4:90-94.

Marcotte AL, Trzeciak MA. Community-acquired methicillin-resistant Staphylococcus aureus: an emerging pathogen in orthopaedics. *J Am Acad Orthop Surg.* 2008; 16:98-106.

O'Malley M, Fowler J, Ilyas AM. Community-acquired methicillin-resistant Staphylococcus
    aureus infections for the hand: prevalence and timeliness of treatment. *J Hand Surg Am.*
    2009;34A:504-508.
Rehak D. Infections: overview and management. In: Baratz ME, Watson AD, Imbriglia JE, eds.
    Orthopedic Surgery: The Essentials. New York, NY: Thieme; 1999:851-861.

MICROCIRUGÍA

KYLE MOYLES • ROBERT R. L. GRAY

Introducción

- Las técnicas microquirúrgicas son aquellas que requieren el uso de un microscopio de alto poder durante el procedimiento quirúrgico.
  - La microcirugía se emplea más durante la reparación de vasos sanguíneos y nervios muy pequeños, reimplantación de partes amputadas y la transferencia de injertos de tejido compuestos.
  - Las técnicas microquirúrgicas se usan en varias especialidades quirúrgicas, incluyendo cirugía plástica, de mano, ortopédica, otorrinolaringología, neurocirugía, cirugía pediátrica y oftalmología.
  - Se requieren instrumentos especializados y alto grado de habilidad técnica para la realización exitosa de un procedimiento microquirúrgico.
- Muchos procedimientos microquirúrgicos, incluyendo la disección y reparación de nervios y vasos sanguíneos de mayor calibre, pueden llevarse a cabo utilizando lupas de magnificación de hasta 5x.
  - Las lupas quirúrgicas son dispositivos de magnificación, en especial los diseñados para montarse sobre anteojos, los cuales están ajustados para la visión de cada individuo y la distancia focal preferida.
- Para la disección y reparación de diámetros más pequeños, por lo general para estructuras menores de 2 mm de diámetro, con frecuencia son necesarios los microscopios quirúrgicos.
  - Éstos son microscopios grandes, que permiten a varios individuos ver una imagen a una magnificación de 4-40x.
  - El cirujano principal controla la posición y el enfoque del microscopio, en tanto que los asistentes pueden ver la misma imagen de forma simultánea.
- Las habilidades microquirúrgicas son únicas y muy especializadas y, al igual que la mayor parte de las habilidades quirúrgicas, requieren una práctica considerable para poder adquirir proficiencia.
  - Dado que muchos procedimientos microquirúrgicos son prolongados, son de vital importancia una técnica excelente y la eficiencia.
  - Se requieren muchas horas para desarrollar un set basal de habilidades, y es necesaria su práctica regular para mantener la proficiencia.
- Los factores que causan ineficiencia y fatiga para el cirujano deben ser identificados y eliminados.
  - Por ejemplo, son esenciales una postura apropiada y adecuada colocación de los codos al hacer una microcirugía.
  - Aun factores como el consumo de cafeína, que pueden causar temblor fino, deben considerarse antes de la cirugía.
  - Bajo el microscopio, hasta los movimientos más pequeños pueden tener efectos profundos en la colocación de instrumentos, lo cual puede conducir a errores quirúrgicos.
  - También el reconocimiento visual-espacial, una habilidad importante que hay que desarrollar, dado que las manos del cirujano por lo regular no están dentro del campo visual del microscopio.
- Instrumentos microquirúrgicos por lo común utilizados incluyen microporta-agujas, pinzas de relojero y microtijeras.
  - Además se utilizan de rutina una variedad de pinzas vasculares durante la reparación de vasos sanguíneos.
  - Para la reparación y las anastomosis existen suturas y agujas de nylon de tamaño pequeño (hasta 12-0).
  - Además de estos instrumentos básicos, existen herramientas más especializadas, dependiendo del procedimiento que se está llevando a cabo.

Reparación vascular

- La anastomosis microvascular extremo a extremo es la anastomosis más realizada, aunque en algunas instancias pueden hacerse reparaciones extremo a costado.
  - En todas las anastomosis microvasculares es vital retirar cualquier adventicia que se interponga, manejar los vasos con mucho cuidado y retirar cualquier coágulo de la luz del vaso.

- Aunque la reparación debe ser hermética, es importante que no se forme una estenosis muy grande, ya que puede causar alteración en el flujo y conducir a formación de coágulos.
- La anastomosis se realiza primero movilizando los extremos distal y proximal a fin de obtener una longitud apropiada para una reparación libre de tensión.
  - Se debe remover la adventicia del vaso cercana al sitio de la reparación; entonces se pueden explorar las paredes de la íntima y recortarlas hasta una apariencia normal.
  - A continuación se colocan los extremos del vaso en aposición y se aseguran con una pinza.
  - Se colocan suturas simples interrumpidas a 120° de separación, empleando las pinzas para rotar el vaso a fin de obtener mayor exposición de la parte trasera de la reparación.
  - A continuación se colocan varias suturas entre las suturas originales para reforzar la reparación.
  - Entonces se libera la pinza distal, seguida de la pinza proximal; se pueden colocar suturas adicionales si existe fuga excesiva en el sitio de la reparación.
  - Sin embargo, colocar muchas suturas puede hacer que se formen coágulos en la línea de sutura de la anastomosis.
  - Se pueden usar anastomosis extremo a costado y otras técnicas de biselado para minimizar la disparidad del vaso, la cual conduce a flujo turbulento y formación de coágulos.
- Después de la cirugía, los pacientes son manejados con limitación del consumo de cafeína, chocolate y nicotina y calentando la parte operada para prevenir el vasoespasmo.
  - Se utilizan numerosos protocolos anticoagulantes, incluyendo ácido acetilsalicílico, goteo de heparina y dextrán para prevenir la trombosis de la anastomosis.

LESIONES NERVIOSAS

- La reparación primaria de los nervios tienen mejores resultados en pacientes que sufren una laceración limpia y que se repara poco después de la lesión.
- Dependiendo del tamaño del nervio y la orientación de sus fascículos, se puede llevar a cabo una reparación epineural o perineural.
- Una reparación epineural se hace movilizando los extremos distal y proximal para permitir una reparación libre de tensión.
  - Después se recortan los extremos y se examina la estructura fascicular a fin de determinar el alineamiento rotacional apropiado del nervio.
  - A continuación se colocan suturas de nylon de pequeño calibre en forma interrumpida en el epineuro, teniendo cuidado de alinear los vasos en la superficie del nervio a fin de preservar el alineamiento rotacional.
- La reparación puede reforzarse con un conducto guía para el nervio, que también puede emplearse cuando los extremos no pueden aproximarse sin tensión.
  - Hoy día el conducto sólo está indicado para los nervios sensitivos.
  - Los resultados de los conductos con nervios motores-mixtos han sido menos satisfactorios.
  - Las brechas en los nervios sensitivos de hasta 2-2.5 cm reparadas con conductor han demostrado tener al menos una sensación protectora (discriminación entre dos puntos <11 mm).

REIMPLANTACIÓN

- La microcirugía le ofrece al cirujano la capacidad de reimplantar dedos amputados, manos, pies y extremidades enteras.
  - Aunque existen muchas consideraciones antes de realizar una reimplantación, factores importantes a considerar incluyen la edad del enfermo, el mecanismo de lesión y el nivel de amputación; los pacientes más jóvenes, lesiones con un objeto afilado y las lesiones más distales tienden a tener mejores resultados generales.
  - Dependiendo del nivel de la lesión, la viabilidad de la parte amputada puede ser de hasta 30 horas si se almacena de manera apropiada en un ambiente frío.
  - Indicaciones relativas son lesiones distales a la inserción del flexor superficial de los dedos, múltiples dedos, pulgar a cualquier nivel, pacientes pediátricos o lesiones a nivel del antebrazo, mano y muñeca.
  - La lesión aislada a nivel de la zona flexora 2, lesiones segmentarias, lesiones por avulsión/aplastamiento y reimplantación en pacientes con múltiples comorbilidades, enfermedades psiquiátricas o lesiones concomitantes que ponen en riesgo la vida, son contraindicaciones relativas.
- Muchos procedimientos de reimplantación se llevan a cabo con varios cirujanos y equipos; los casos tienden a ser más prolongados y complejos, y un equipo puede preparar la parte amputada mientras que el otro prepara al paciente.
  - Una vez que todas las estructuras a reparar han sido limpiadas e identificadas, se puede proceder con la reparación.
  - El orden más común de reparación es fijación del hueso, reparaciones de tendones, de arterias, de nervios y por último de venas.

- Este orden permite la mayor estabilidad desde el inicio del procedimiento.
  - El orden cambia si la parte tiene una masa muscular significativa que requiere perfusión inmediata.
- En el periodo posoperatorio inmediato, se deben administrar al paciente medicamentos que adelgacen la sangre y se deben evitar los productos con nicotina y cafeína.

TRANSFERENCIA DE TEJIDO LIBRE

- Las técnicas microquirúrgicas también son con frecuencia utilizadas en los colgajos libres, que son injertos de tejido compuestos obtenidos de un área corporal y transferidos a otra.
- El tejido compuesto puede incluir piel, grasa subcutánea, músculo, nervio, hueso y otros tejidos.
- Estos colgajos libres se usan con mayor incidencia en situaciones en donde se requiere cobertura tisular en un defecto grande que no puede ser cubierto con transferencia de tejido local (colgajo local).
- Sin embargo, existen usos especializados para los colgajos libres, incluyendo injertos de hueso vascularizados para no uniones de fracturas y transferencia del dedo gordo del pie para reconstruir el pulgar.
- Se han descrito muchos tipos de colgajos y la elección del colgajo a emplear depende del tamaño y localización del defecto.
  - Colgajos óseos libres por lo común usados incluyen colgajos de peroné, de cóndilo femoral medial y de cresta ilíaca.
  - Colgajos musculares comunes incluyen colgajos de dorsal ancho, gracilis y colgajos de serrato.
  - Los colgajos fasciocutáneos incluyen el muslo anterolateral (MAL).

BIBLIOGRAFÍA

Askari M, Fisher C, Weniger FC et al. Anticoagulation therapy in microsurgery: a review. J Hand Surg Am. 2006;31(5):836-846.

Boulas HJ. Amputations of the fingers and hand: indications for replantation. J Am Acad Orthop Surg. 1998;6(2):100-105.

Kakar S, Bishop AT, Shin AY. Role of vascularized bone grafts in the treatment of scaphoid nonunions associated with proximal pole avascular necrosis and carpal collapse. J Hand Surg Am. 2011;36(4):722-725.

Malizos KN, Dailiana ZH, Innocenti M et al. Vascularized bone grafts for upper limb reconstruction: defects at the distal radius, wrist, and hand. J Hand Surg Am. 2010;35(10):1710-1718.

Malizos KN, Zalavras CG, Soucacos PN et al. Free vascularized fibular grafts for reconstruction of skeletal defects. J Am Acad Orthop Surg. 2004;12(5):360-369.

Waikakul S, Sakkarnkosol S, Vanadurongwan V et al. Results of 1018 digital replantations in 552 patients. Injury. 2000;31(1):33-40.

FRACTURAS DEL CARPO

ARASH J. SAYARI • ROBERT R. L. GRAY

FRACTURAS ESCAFOIDEAS

Anatomía y anatomopatología del escafoides
El escafoides, casi cubierto por completo de cartílago, está en contacto con el radio, así como con las filas proximal y distal de los huesos del carpo (semilunar, hueso grande, trapecio y trapezoide). El principal aporte sanguíneo al escafoides proximal es por la rama carpiana dorsal de la arteria radial, mientras que el escafoides distal recibe sangre de la rama carpiana palmar de la arteria radial. Sin embargo, el escafoides está propenso a sufrir necrosis avascular al fracturarse, ya que recibe sangre en forma retrógrada.

Diagnóstico diferencial
- Exploración física: dolor en la tabaquera anatómica y/o en el polo distal en la región volar de la muñeca.
- Historia clínica: las fracturas del escafoides son algunas de las más comunes de la mano y se observan por lo general cuando el paciente cae sobre una muñeca extendida (hiperextensión de más de 95°).

Estudios de imagen
- RX: PA, lateral y dos proyecciones oblicuas muestran fracturas en el polo distal, el polo proximal o a nivel de la cintura del escafoides.

- RM: la prueba más sensible para identificar fracturas no desplazadas.
- TC: útil para determinar el patrón de fractura y evaluar la presencia de colapso.

Manejo no quirúrgico

- Reservado sólo para fracturas no desplazadas; se han utilizado varios tipos de inmovilización.
- No se ha visto una diferencia significativa entre los diferentes tipos de escayolas (por encima o por debajo del codo, inclusión del pulgar o estabilización de la muñeca en flexión vs. extensión).
- La cicatrización de la fractura lleva en promedio 12-15 semanas y algunos pacientes eligen la cirugía para limitar el tiempo total de inmovilización.

Manejo quirúrgico

- Se pueden emplear varios abordajes quirúrgicos para reparar una fractura no desplazada o mínimamente desplazada del escafoides y la técnica específica depende del cirujano.
  - De manera característica, las fracturas del polo proximal se abordan en forma dorsal y las fracturas del polo distal en forma volar, mientras que las fracturas de la cintura se pueden abordar desde cualquiera de los dos lados.
  - En general, la cirugía involucra clavos y/o tornillos para fijar de modo apropiado los fragmentos de la fractura y se puede incluir un injerto de hueso para promover la cicatrización (véase más adelante).
- La técnica percutánea volar, el abordaje percutáneo dorsal y la reducción artroscópica (técnica de Geissler) son sólo algunos ejemplos de los abordajes quirúrgicos usados para reparar fracturas del escafoides.
- Sin importar el abordaje, se coloca un tornillo a través del eje central del escafoides para maximizar el agarre del tornillo.
- Se debe tener cuidado de asegurar que esté bien enterrado por debajo del cartílago en ambos extremos, de modo que por lo general el cirujano selecciona un tornillo que es ~4mm más pequeño que la longitud medida de la guía acanalada del tornillo.

Rehabilitación posoperatoria y expectativas

- La meta es recuperar la unión total del escafoides sin mala alineación, desplazamiento, disociación o no unión, las cuales pueden conducir a artritis postraumática (colapso avanzado por no unión del escafoides [SNAC, por sus siglas en inglés]) si no se fija.
  - Puede presentarse osteonecrosis en cualquier parte del escafoides en 13-50% de las fracturas del hueso y el polo proximal es en especial vulnerable.
  - Los resultados tienden a estar afectados por la edad del paciente, lo oportuno del diagnóstico y el tipo de tratamiento.
- La inmovilización aguda de la muñeca después de una fractura del escafoides ha mostrado una tasa de unión de hasta 85-95 por ciento.
- Para las fracturas desplazadas, los injertos vascularizados de hueso (cuando están indicados) y los abordajes quirúrgicos antes mencionados incrementan la tasa de unión por encima de 95 por ciento.
- Otros resultados incluyen mejoría en la fuerza de agarre, fuerza de la pinza y rango de movimiento.

FRACTURA DEL GANCHO DEL HUESO GANCHUDO

Diagnóstico diferencial

- Exploración física: dolor profundo en la mitad cubital de la muñeca y puede estar asociado con dislocación del dedo meñique/anular en la unión metacarpiana.
- Historia clínica: las fracturas del hueso ganchudo son por lo general raras (<2% de las fracturas del carpo), pero por lo regular se observan en pacientes con antecedente de practicar deportes que involucran raquetas o bastones, con un alto cizallamiento y presión directa sobre el gancho del hueso.
- Prueba de jalón sobre el gancho del hueso ganchudo: mientras busca la presencia de dolor, el paciente resiste el jalón de dos dedos cubitales con la muñeca en desviación cubital y la mano en flexión.
  - Una forma más sencilla para visualizar esto es pensar en la posición de la mano cuando se trata de levantar una bolsa del mercado del suelo utilizando sólo los dos dedos cubitales.

Estudios de imagen

- RX: las fracturas del hueso ganchudo son con facilidad pasadas por alto en las radiografías de rutina (AP, lateral), de modo que se requieren múltiples proyecciones (oblicua, proyección del túnel del carpo).
- TC: la TC de cortes finos proporciona una excelente visualización del gancho.

Manejo no quirúrgico

- Cuando se diagnostican en forma temprana, en ocasiones es efectiva la inmovilización con férula o escayola. A menudo el resultado es una no unión fibrosa, aunque ésta puede ser no dolorosa.

Manejo quirúrgico

- La reparación del gancho del hueso ganchudo es un reto, en especial debido a su pequeño tamaño y por lo general se reseca el fragmento. Se debe limar el borde para prevenir una laceración del tendón flexor.

Rehabilitación posoperatoria y expectativas

- Aunque las fracturas del gancho son raras, la no unión puede resultar en una rotura cerrada de los tendones flexores del dedo meñique/anular, requiriendo cirugía.
  - La reparación exitosa del tendón flexor por lo general no puede ser determinada por la fuerza de agarre, ya que las mediciones preoperatorias y posoperatorias de la fuerza de agarre no mejoran significativamente cuando se comparan con las de la mano contralateral.
- La mayoría de las personas que han recibido manejo quirúrgico deben evitar cualquier actividad con la mano y mantenerla inmovilizada durante 4-6 semanas.

FRACTURA DEL PISIFORME

Diagnóstico diferencial

Exploración física: dolor sobre el lado volar cubital de la muñeca, justo distal al pliegue de flexión de la muñeca.

Historia clínica: las fracturas del pisiforme son raras, pero pueden ser resultado de una muñeca hiperextendida que sufre un golpe directo sobre la eminencia hipotenar.

Estudios de imagen

- RX: la radiografía es esencial, pero las fracturas del pisiforme pasan desapercibidas en las radiografías de rutina.
- Por tanto, se requieren múltiples proyecciones o una TC cuando existe sospecha de una fractura del pisiforme.

Manejo no quirúrgico

- Inmovilización mediante una férula, con la muñeca en flexión palmar y desviación cubital.

Manejo quirúrgico

- El hueso pisiforme puede resecarse si la fractura causa síntomas discapacitantes (artritis pisiforme-piramidal).

Rehabilitación posoperatoria y expectativas

- Las fracturas del pisiforme pueden resultar en no unión de la fractura y artritis pisiforme-piramidal.
- Las complicaciones de la resección del pisiforme son raras e incluyen daño al nervio cubital o al tendón.
- Aunque la no unión del pisiforme es algo que llega a ocurrir, es rara. Más aún, las fracturas del pisiforme por lo general sanan con 3-6 semanas de inmovilización.

NO UNIÓN DEL ESCAFOIDES

Incidencia

- Las no uniones del escafoides típicamente se presentan meses después de que el paciente ha sufrido una fractura del escafoides, ya sea debido a una cicatrización inadecuada o a que la fractura puede haber sido no reconocida (malinterpretada como un esguince, por ejemplo).
- Es crucial tratar las fracturas del escafoides, dado que las tasas de no unión se incrementan con rapidez si no se trata.

Anatomía pertinente

- Véase antes.

Estudios de imagen

- El diagnóstico por lo regular se realiza mediante RX, mostrando cicatrización inadecuada en el sitio de una fractura escafoidea.
- Una RM puede ayudar a determinar el aporte sanguíneo al hueso y cualquier necrosis avascular.
- La TC se emplea para evaluar la posición de los fragmentos e identificar colapso.

Tratamiento quirúrgico

- Las no uniones se tratan de inicio con fijación quirúrgica con o sin el uso de algún tipo de injerto de hueso.
- El injerto óseo puede restablecer la anatomía del escafoides y promover la cicatrización de la fractura.
- Si se detecta artritis, el manejo se enfoca en procedimientos de conservación, como carpectomía de la fila proximal, fusión de cuatro esquinas o artrodesis total de la muñeca.

Opciones de injerto

- El injerto de hueso puede tomarse de varios lugares, incluyendo la cresta iliaca.
- Los injertos vascularizados mejoran la viabilidad del polo proximal y pueden obtenerse del radio distal o del primer o segundo metacarpianos con un pedículo o tomarlos como injertos libres del cóndilo femoral medial o de la cresta iliaca.

- El uso de injertos está contraindicado en aquéllos con artritis radiocarpiana o carpiana media o en pacientes con daño a la arteria radial.

Rehabilitación posoperatoria y expectativas

- El pronóstico parece estar ligado a factores de riesgo como trabajo manual pesado, un periodo de inmovilización postquirúrgica corto, cirugía previa, necrosis avascular y no uniones crónicas.
- Se presenta una disminución de la tasa de éxito de la unión del escafoides si la duración de la no unión es mayor de 5 años.
- La esclerosis del polo proximal es indicativa de necrosis avascular, principalmente debido a su aporte sanguíneo muy limitado. En general, 5-10% de todas las fracturas del escafoides conducen a no unión.

OTRAS FRACTURAS DEL CARPO

Diagnóstico diferencial

- La mayor parte de estas fracturas son raras y requieren técnicas de imagen especializadas dado que con facilidad son ignoradas. Por tanto, es esencial obtener una historia clínica apropiada y hacer una buena exploración física.
- La mayor parte se presentan en forma secundaria a una fuerza aplicada a lo largo de otras partes de la mano (la fuerza indirecta sobre el metacarpiano del índice; por ejemplo, puede conducir a una fractura del trapezoide).
- Las fracturas del piramidal son comunes en niños, por lo regular en patinadores.

Manejo no quirúrgico

- La mayor parte se tratan de forma no quirúrgica, inmovilizando el hueso para promover la estabilidad carpiana.
- La reducción cerrada por lo regular tiene resultados positivos si se realiza en forma temprana.

Manejo quirúrgico

- Para algunas de estas fracturas, puede llevarse a cabo reducción abierta (con alambres K) y fijación interna si la reducción cerrada falla.
- Las fracturas del hueso grande requieren ser evaluadas en busca de avascularidad, la cual es una indicación de cirugía.
- La fractura con dislocación de la quinta articulación carpometacarpiana es una indicación relativa para cirugía del hueso ganchoso.

Rehabilitación posoperatoria y expectativas

- El objetivo es restablecer la estabilidad del carpo y por lo general es exitosa si se trata de forma temprana.
- El manejo no quirúrgico tiene resultados excelentes; sin embargo, cuando los huesos se han subluxado o existen indicaciones para cirugía, la reducción abierta con fijación interna ha mostrado ser igual de exitosa.

BIBLIOGRAFÍA

David G. Fractures of the carpal bones. In: Green DP, Hotchkiss RN, Pederson WC, Wolfe SW, eds. *Green's Operative Hand Surgery*. 5th ed. Philadelphia, PA: N.p. Elsevier; 2005:711-768.

Doornberg JN, Buijze GA, Ham SJ et al. Nonoperative treatment for acute scaphoid fractures: a systematic review and meta-analysis of randomized controlled trials. *J Trauma*. 2011;71(4):1073-1080.

Geissler WB, Adams JE, Bindra RR et al. Scaphoid fractures: what's hot, what's not. *J Bone Joint Surg Am*. 2012;94(2):169-181.

Ibrahim T, Qureshi A, Sutton AJ et al. Surgical *versus* nonsurgical treatment of acute minimally displaced and undisplaced scaphoid waist fractures: pairwise and network meta-analysis of randomized controlled trials. *ASSH*. 2011;36A:1759-1768.

McCarty V, Farber H. Isolated fracture of the pisiform bone. *J Bone Joint Surg Am*. 1946;28:390.

Wharton DM, Casaletto JA, Choa R et al. Outcome following coronal fractures of the hamate. *J Hand Surg Eur*. 2010;35(2):146-149.

Wright TW, Moser MW, Sahajpal DT. Hook of hamate pull test. *J Hand Surg Am*. 2010; 35:1887-1889.

Yamazaki, H, Kato H, Nakatsuchi Y et al. Closed rupture of the flexor tendons of the little finger secondary to non-union of fractures of the hook of the hamate. *J Hand Surg Br*. 2006;31(3):337-341.

PADECIMIENTOS ARTRÍTICOS DE LA MANO Y LA MUÑECA

AMAR ARUN PATEL • ROBERT R. L. GRAY

OSTEOARTRITIS

Anatomopatología
- Por lo común afecta la articulación IFD de los dedos y la articulación CMC del pulgar.
- La articulación MCF por lo general tiene un daño mínimo.

Diagnóstico diferencial
- Se presentan con dolor, RDM limitado e inflamación.
- Los pacientes con frecuencia están más sintomáticos de lo que las radiografías podrían sugerir.

Estudios de imagen
- Los hallazgos radiográficos clásicos son estrechamiento del espacio articular, formación de osteofitos y quistes/esclerosis subcondral.

Tratamiento
- El tratamiento inicial es siempre conservador, con modificación de actividades, AINEs e inyecciones de corticoesteroides.
- Los casos refractarios pueden ser candidatos a tratamiento quirúrgico.

ARTRITIS DE LA ARTICULACIÓN IFD

Anatomopatología
- Es la ubicación más común, debido a mayores fuerzas de reacción en las articulaciones.
- Los cambios osteoartríticos se conocen como nódulos de Heberden (secundarios a osteofitos marginales) y los quistes mucosos con o sin deformidades en las uñas también son comunes.
- Los quistes mucosos que no se resuelven deben ser resecados y se debe remover el osteofito.
- La recurrencia del quiste no es infrecuente, a menos que se fusione la articulación.
- Los cambios erosivos son más comunes en la articulación IFD y se presentan en mujeres de mediana edad.

Manejo quirúrgico
- La operación quirúrgica involucra artrodesis con tornillos sin cabeza (10% de no unión) o alambres K, o una técnica de banda a tensión.
- La articulación debe fusionarse en 5-10° de flexión.
- También puede realizarse artroplastia, pero los resultados son menos predecibles y rara vez se emplea.

ARTRITIS DE LA ARTICULACIÓN IFP

Anatomopatología
- Menos común que la artritis IFD.
- Los cambios osteoartríticos se conocen como nódulos de Bouchard (secundarios a osteofitos marginales).
- La intervención quirúrgica involucra artrodesis o artroplastia.
- La artrodesis se relaciona con resultados más predecibles.

Manejo quirúrgico
- Fusión de ángulos en flexión (índice 40°, medio 45°, anular 50°, meñique 55°) para recrear la cascada normal.
  - Se pueden usar tornillos sin cabeza, alambres K y técnica de banda a tensión.
- La artroplastia está indicada para los dedos medio y anular (empleados en el agarre) con una buena reserva ósea y sin deformidad.
  - Las artroplastias pueden comprometerse por fuerzas de estrés lateral relacionados con la pinza y rara vez se utiliza en el dedo índice.
  - Hoy día la artroplastia de remplazo de superficie no ligado se está volviendo más popular, pero tiene una tasa de complicaciones más alta que las prótesis de silicón ligadas.

Anatomopatología
- En su mayor parte secundaria a enfermedad reumatoide o hemocromatosis; rara vez se observa en casos primarios.

Tratamiento
- La artroplastia es el tratamiento de elección (se han visto resultados aceptables en las artroplastias de remplazo de superficie con silicón ligado y sin ligar).
- La artrodesis limita el RDM, pero puede requerirse para una artroplastia fallida o artritis séptica.
- Ángulos de fusión en flexión (índice 25°, medio 30°, anular 35°, meñique 40°, pulgar 10-20°).

ARTRITIS DE LA ARTICULACIÓN CMC (TRAPECIOMETACARPIANA)

Anatomopatología
- Es la articulación más afectada después de la artritis de la IFD.
- Se presenta por adelgazamiento del ligamento oblicuo anterior (en pico) causando inestabilidad y subluxación dorso-radial.

Diagnóstico diferencial
- La prueba de molido de la CMC (compresión axial y circunducción) causa dolor y los hallazgos tardíos son aducción metacarpiana
- Hiperextensión de la MCF durante la pinza y contracturas en el pliegue entre el pulgar y el índice.
- La proyección de Roberts (AP de pulgar en pronación) es la proyección radiográfica recomendada.

Clasificación
- Clasificación de Eaton y Littler:
  - Etapa I (preartritis con ensanchamiento del espacio articular secundario a sinovitis).
  - Etapa II (estrechamiento articular, osteofitos <2 mm).
  - Etapa III (estrechamiento marcado, osteofitos >2 mm).
  - Etapa IV (pantrapezial con daño de la articulación ETT).

Tratamiento no quirúrgico
- Tratamiento no quirúrgico con férula de ortosis del pulgar e inyecciones de esteroides.

Tratamiento quirúrgico
- Los casos refractarios requieren tratamiento quirúrgico.
- Existen muchas opciones quirúrgicas diferentes y la mayor parte involucran trapeciectomía completa, aunque algunas sólo requieren resección parcial del trapecio.
- Otras opciones pueden reforzar el tratamiento:
  - Reconstrucción de ligamento e interposición de tendón (se usa el tendón del FRC o del ALP para interposición).
  - Suspensioplastia (la más común es la de Weilby y Thompson).
  - Distracción de hematoma (clavar el primer y segundo metacarpiano para mantener el espacio de la trapeciectomía, retirando el clavo a las 6 semanas).
- Las artroplastias con implante tienen tasas significativamente más altas de complicaciones, comparadas con otros métodos.
- Para las etapas tempranas, se aconsejan la reconstrucción de ligamento, artroscopia y desbridamiento.
- Los trabajadores jóvenes tienen mejor estabilidad y alivio del dolor con la artrodesis de la articulación (35° de abducción radial, 30° de abducción palmar, 15° de pronación).

ARTRITIS DE LA MUÑECA

Anatomopatología
- Por lo común artritis postraumática.
- Muñeca con colapso avanzado escafo-semilunar (SLAC, pos sus siglas en inglés), por lo regular seguida de artrosis escafotrapeziotrapezoides (ETT) y colapso avanzado del escafoides por no unión (SNAC, por sus siglas en inglés).
- La inestabilidad crónica de la articulación radiocubital distal (ARCD) puede conducir a cambios artríticos.

Tratamiento no quirúrgico
- El tratamiento no quirúrgico incluye AINE, ferulización e inyecciones de esteroides.

Tratamiento quirúrgico
- La artrosis crónica de la ARCD puede tratarse con:
  - Resección distal del cúbito (procedimiento de Darrach).
  - Resección parcial, remplazo de la cabeza del cúbito (los resultados a largo plazo no están claros).
  - Procedimiento de Suavé-Kapandji (fusión de la ARCD con seudoartrosis proximal, bueno para trabajadores manuales).

TEMAS DIVERSOS

Artritis reumatoides
Anatomopatología
- La enfermedad inflamatoria sistémica autoinmune afecta el espacio sinovial articular.
- Por lo regular respeta las articulaciones IFP, a diferencia de la osteoartritis.
- La presentación en la mano se relaciona con patrones agresivos de la enfermedad.
- Clínicamente vinculada con:
  - Desviación cubital a nivel de la articulación MCF (la capucha radial se estira permitiendo que el tendón extensor se desplace).
  - Deformidad de botonero (rotura del haz central).
  - Deformidad en cuello de cisne (laxitud de la placa volar), inestabilidad crónica de la ARCD y rotura del tendón (síndrome de caput cubital y lesión de Mannerfelt).

Tratamiento no quirúrgico
- El tratamiento consiste en medicamentos inmunomoduladores (ARME), AINE y ferulización.

Manejo quirúrgico
- El manejo quirúrgico incluye sinovectomía, reconstrucción de tendón y artroplastia/fusión de la articulación.

Artritis psoriásica
Anatomopatología
- Espondilopatía seronegativa que afecta a 20% de los pacientes con psoriasis.
- HLA B27 positivo en 50% de los pacientes.
- Se manifiesta con:
  - Dactilitis («dedos de salchicha»).
  - Onicodistrofia («hendiduras en las uñas»).
  - Deformidad de la IFD en «lápiz en copa».
  - Extensión de la MCF con flexión de la IFP.

Diagnóstico diferencial
- Hallazgos relacionados incluyen exantema en placas plateadas y uveítis.

Tratamiento
- El tratamiento consiste en medidas de apoyo con inmunomoduladores.
- Las opciones quirúrgicas incluyen fusión de la articulación y artroplastia de resección en casos refractarios.

Lupus eritematoso sistémico
Anatomopatología
- Afecta principalmente a mujeres jóvenes y se presenta con cuadros reumatoides en la extremidad superior.
- Las deformidades incluyen desviación cubital y subluxación volar de la articulación MCF, laxitud ligamentosa e inflamación articular.
- Otros síntomas incluyen exantema malar, fenómeno de Raynaud.
- Los marcadores inmunológicos son anticuerpos anti-DNA y antinucleares.

Tratamiento
- Los inmunomoduladores son la piedra angular del tratamiento y la artrodesis es el tratamiento quirúrgico de elección.

ARTRÍTICOS 5-31

BIBLIOGRAFÍA

Belsky MR, Feldon P, Millender LH et al. Hand involvement in psoriatic arthritis. *J Hand Surg Am.* 1982;7(2):203-207.

Brunton LM, Chhabra AB. Hand, upper extremity, and microvascular surgery. In: Miller MD, Thompson SR, Hart JA, eds. *Review of Orthopaedics.* 6th ed. Philadelphia, PA: Elsevier; 2012.

Chung KC, Pushman AG. Current concepts in the management of the rheumatoid hand. *J Hand Surg Am.* 2011;36(4):736-747.

Klimo GF, Verma RB, Baratz ME. The treatment of trapeziometacarpal arthritis with arthrodesis. *Hand Clin.* 2001;17(2):261-270.

Leit ME, Tomaino MM. Osteoarthritis of the wrist and hand. In: Trumble T, Cornwall R, Budoff JE, eds. *Core Knowledge in Orthopedics: Hand, Elbow, and Shoulder.* Philadelphia, PA: Elsevier; 2005.

Pellegrini VD Jr. Osteoarthritis of the trapeziometacarpal joint: the pathophysiology of articular cartilage degeneration. II. Articular wear patterns in the osteoarthritic joint. *J Hand Surg Am.* 1991;16(6):975-982.

Pellegrini VD Jr, Burton RI. Osteoarthritis of the proximal interphalangeal joint of the hand: arthroplasty or fusion? *J Hand Surg Am.* 1990;15(2):194-209.

Tomaino MM. Distal interphalangeal joint arthrodesis with screw fixation: why and how. *Hand Clin.* 2006;22(2):207-210.

Van Heest AE, Kallemeier P. Thumb carpal metacarpal arthritis. *J Am Acad Orthop Surg.* 2008;16:140-151.

Weiss KE, Rodner CM. Osteoarthritis of the wrist. *J Hand Surg Am.* 2007;32(5):725-746.

MATTHEW SIMONS • ALAN LEAGUE

ANATOMÍA DEL CALCÁNEO

El calcáneo tiene tres facetas articulares (anterior, media y posterior) en la superolateral que se articula con el astrágalo. La faceta posterior es la principal superficie de soporte de peso, articulándose con el cuerpo del astrágalo y el tendón flexor largo del dedo pulgar corre justo por debajo del inferior. *Sustentaculum tali* es una proyección medial que forma el fragmento «constante» en las fracturas del calcáneo debido a su conexión con los ligamentos astrágalo-calcáneo e interóseos. Las fracturas intraarticulares son en particular problemáticas debido a que el calcáneo soporta tres veces el peso corporal durante la marcha normal, y está en contacto directo con el piso. Esta relación predispone a los fragmentos de fractura a la pérdida de la reducción y a mala unión si el paciente soporta peso de forma prematura.

HISTORIA CLÍNICA

- Las fracturas del calcáneo por lo general se presentan por carga axial o fuerzas de cizallamiento durante una caída o por un accidente de vehículo de motor.
- Representan 2% de todas las fracturas en adultos y son cinco veces más comunes en hombres que en mujeres.
- Diez por ciento de los pacientes tendrán fracturas relacionadas de la columna lumbar, y 26% en la extremidad inferior.
- De 7-15% son fracturas abiertas.

DIAGNÓSTICO DIFERENCIAL

- Debido a la típica carga axial, debe evaluarse de manera cuidadosa la posibilidad de fracturas adicionales de la extremidad inferior, incluyendo la parte media del pie, el astrágalo, tobillo, pierna, rodilla y cadera.

EXPLORACIÓN FÍSICA

- Los pacientes presentan inflamación y dolor en la parte posterior del pie, con equimosis y posible disfunción de nervios del túnel tarsal.
- El talón por lo regular está acortado, ensanchado y en varo.
- Son comunes las ampollas por fractura y pueden aparecer en cualquier parte del pie, proporcionales al desplazamiento de la fractura y la inflamación.
- Las lesiones de mayor energía resultan en disrupción más severa de los tejidos blandos y las heridas abiertas con frecuencia afectan la parte medial del pie y el talón.
- Evaluar si el dolor severo se debe a la propia fractura y no a un síndrome compartimental del pie, en especial el compartimento profundo o calcáneo.

ESTUDIOS DE IMAGEN

- RX:
  - Las proyecciones AP y lateral, así como la radiografía axial de Harris por lo general muestran un calcáneo corto y ensanchado, con orientación en varo y desplazamiento medial de la tuberosidad.
  - Se pueden medir los ángulos de Bohler y Gissane en la placa lateral.
    - El ángulo de Bohler normal es entre 25 y 40°, pero disminuye si existe depresión de la faceta.
    - El ángulo de Gissane normal es entre 95 y 105°, y aumenta si hay depresión completa de la faceta.
    - Tanto los ángulos de Bohler y Gissane pueden ser normales cuando sólo está desplazada la mitad lateral de la faceta posterior y en la placa lateral pueden verse como el llamado signo de «doble densidad».
- TC: evalúa la conminución y fractura de la faceta posterior hacia la articulación calcáneo-cuboidea.

CLASIFICACIÓN Y PATRONES DE FRACTURA

- La clasificación de Sanders se basa en la TC coronal para evaluar fracturas intraarticulares que involucran la faceta posterior y tiene valor pronóstico.
  - Tipo I: no desplazada.

- Tipo II: en dos partes, desplazada.
- Tipo III: en tres partes, con depresión de la faceta posterior.
- Tipo IV: con conminución severa.
- Las fracturas intraarticulares típicamente comienzan en el ángulo de Gissane y forman un fragmento anteromedial y un fragmento posterior.
  - El fragmento anteromedial consiste en las facetas anterior y media, *Sustentaculum tali* y una parte de la faceta posterior, considerada el «fragmento constante», ya que permanece unido al astrágalo y al maléolo medial.
  - El fragmento posterolateral contiene la tuberosidad, la pared lateral y parte de la faceta posterior, jalada hacia varo por el tendón de Aquiles.
- Las fracturas extraarticulares involucran los procesos anterior o medial, la tuberosidad (incluyendo tipo en lengua), *Sustentaculum* o el cuerpo.

PREVENCIÓN

- Para aquellos que trabajan a gran altura, es esencial el uso de arneses y equipo de suspensión apropiados.

MANEJO NO QUIRÚRGICO

- Las fracturas tipo I con un tendón de Aquiles intacto pueden ser tratadas con 10-12 semanas de inmovilización y sin carga de peso.
- Otras fracturas no desplazadas o mínimamente desplazadas, fracturas del proceso anterior con menos de 25% de daño articular y los pacientes con factores de riesgo (vasculopatías, diabetes, ancianos), deben ser considerados para tratamiento no quirúrgico.
- Esto es especialmente cierto en el caso de los fumadores, ya que son propensos a complicaciones de la herida o de la cicatrización de la fractura si son tratados de forma quirúrgica.
- Emplee un vendaje de Jones y comience el movimiento subastragalino activo una vez que la inflamación disminuya.

INDICACIONES QUIRÚRGICAS

- Los tipos II-IV, fracturas del proceso anterior (>25% de daño), tuberosidad desplazada y fracturas con dislocación, se tratan de forma quirúrgica.
- La cirugía disminuye la probabilidad de que un paciente requiera una fusión subastragalina posterior.
- La fijación quirúrgica debe hacerse después de la resolución del edema (signo de la piel arrugada), alrededor de 1-2 semanas después de la lesión.
- RAFI para fracturas intraarticulares con fragmentos grandes.
  - Cuando existe más conminución, la RAFI es razonable, pero se relaciona con mayor probabilidad de artritis subastragalina.
- La fusión subastragalina primaria debe considerarse en lesiones con mayor conminución (Sanders IV).

TÉCNICA QUIRÚRGICA

- **Fracturas desplazadas en lengua:** se tratan mejor con fijación percutánea con clavos, usando una pinza posterior de reducción grande para la reducción.
- **Objetivos de la reducción abierta:** restablecer la articulación; restitución de la altura del calcáneo, longitud y el ancho del talón.
  - El abordaje lateral extensible es el más popular, pero un abordaje medial o los abordajes combinados también son aceptables.
  - Se emplea retracción sin toque, con un clavo colocado en el fragmento de la tuberosidad o en el astrágalo inferior para ayudar a la reducción.
  - Se visualiza la pared lateral del calcáneo y se protegen todos los tejidos blandos, en particular el nervio sural y los tendones peroneos.
- **Reducción burda:** es necesaria la movilización de la tuberosidad para tener acceso a la faceta posterior y al proceso anterior.
- Para hacer esto, se inserta un clavo de Schanz y se jala en forma distal aplicando momento en valgo. Esta maniobra produce una alineación burda del talón.
- **Reconstrucción del proceso anterior:** la reducción de calcáneo en su totalidad se lleva a cabo de anterior a posterior y de medial a lateral.
  - Típicamente se reconstruye primero el proceso anterior y se asegura al fragmento medial estable.
  - La reconstrucción anatómica exitosa del proceso anterior es crítica dado que esto determina la relación entre las facetas anterior, media y posterior, y contribuye a la longitud de la columna lateral.

- La reducción articular usando el «fragmento constante» es clave para mantener una relación anatómica con el astrágalo.
- Se deben obtener varias proyecciones del talón desde un ángulo de 10-50° para confirmar la colocación precisa del tornillo sustentacular.
- **Faceta posterior:** cuando la reconstrucción del proceso anterior se ha completado, se construye la faceta posterior y se coloca sin posición anatómica.
- Si se presentan varios fragmentos de la faceta posterior, la reducción continúa de medial a lateral.
- Se debe corregir la deformidad en varo.
- La reducción de la pared medial se puede evaluar de manera indirecta por fluoroscopia y la faceta posterior bajo visualización directa.
- **Fijación con placas:** se reemplazan los alambres K provisionales con fijación definitiva con placas y tornillos.
- Se puede utilizar autoinjerto o aloinjerto de hueso para rellenar el defecto, por lo general por debajo del ángulo de Gissane.
- Para la mayor parte de las fracturas se usa reconstrucción con una placa de 8 o 9 agujeros, de 2.7 mm, aunque se puede emplear una placa en Y de Letournel para las fracturas tipo lengua.
- Otras opciones de implante incluyen placas cervicales en H, placas en T, mini placas de 2 mm y placas tubulares de un cuarto.
- El cierre se lleva a cabo en dos capas sobre un drenaje y se feruliza el tobillo en posición neutral.

COMPLICACIONES

- Las infecciones y la dehiscencia de la herida son las complicaciones más devastadoras.
  - Las infecciones de la herida, clasificadas como esfacelos agudos de la herida o infecciones profundas tardías, se presentan en 2-15% de las fracturas tratadas en forma quirúrgica.
  - La dehiscencia de tejidos blandos es más común en el ápex de la incisión.
  - Los problemas vinculados a la herida pueden minimizarse manteniendo el hardware lejos de la esquina de la incisión.
- La complejidad del calcáneo y la articulación subastragalina hacen que las complicaciones relacionadas al hardware sean relativamente frecuentes (~20%).
  - Los tornillos o las brocas pueden penetrar el flexor largo del pulgar en forma medial.
  - Las incisiones laterales inapropiadas pueden lesionar al nervio sural y resultar en un neuroma cutáneo.
  - Un abordaje lateral en L más inferior reduce la probabilidad de que se presente el problema.
  - Se han descrito el atrapamiento anterior del tobillo después de una mala reducción luego de que el astrágalo se asienta y el atrapamiento lateral del peroné sobre los peroneos.
- Puede resultar una osteoartritis subastragalina postraumática por el daño inicial a la superficie articular y puede presentarse a pesar de la reducción anatómica.
  - El ángulo de Bohler tiene un valor pronóstico significativo en términos de predecir la morbilidad, donde los valores iniciales disminuidos muestran resultados mucho más deficientes a 2 años sin importar el tipo de tratamiento.
  - Tres por ciento de los pacientes tratados de manera quirúrgica y 17% de aquéllos tratados de forma no quirúrgica pueden requerir más tarde artrodesis subtalar.

REHABILITACIÓN POSOPERATORIA Y EXPECTATIVAS

- La rehabilitación comienza inmediatamente después de la cirugía, con el rango de movimiento (RDM) pasivo para los dedos.
- El RDM del tobillo y subastragalino comienza después de que la herida deja de drenar, por lo regular 48 horas después de la cirugía.
- Los ejercicios de RDM deben continuar durante 12 semanas, hasta que el paciente esté deambulando. El fortalecimiento de la cadera, cuádriceps y del glúteo pueden comenzar durante esta etapa para prevenir la atrofia muscular.
- Sin embargo, es crucial que los enfermos sigan sin cargar peso durante un mínimo de 12 semanas.
- A las 12 semanas, los pacientes pasan de modo gradual de carga de peso hasta el toque de los dedos a carga de peso completa en incrementos de 20-25 libras, progresando según lo permita la evidencia radiográfica de cicatrización del hueso.

BIBLIOGRAFÍA

Benirschke SK, Kramer P. Fractures of the calcaneus. AAO S web site: orthopaedic knowledge online journal. 2003;1(5): http://orthoportal.aaos.org/oko/article.aspx? article = OKO_TRA001. Accessed 12/2/13.

Buckley RE, Tough S. Displaced intra-articular calcaneal fractures. *J Am Acad Orthop Surg.* 2004;12(3):172-178.

Csizy M, Buckley R, Tough S et al. Displaced intra-articular calcaneal fractures: Variables predicting late subtalar fusion. *J Orthop Trauma*. 2003;17(2):106-112.

Gitajn IL, Toussaint RJ, Kwon JY. Assessing accuracy of sustentaculum screw placement during calcaneal fixation. *Foot Ankle Int*. 2013;34(2):282-286.

Loucks C, Buckley R. Bohler's angle: Correlation with outcome in displaced intra-articular calcaneal fractures. *J Orthop Trauma*. 1999;13(8):554-558.

FRACTURAS DEL ASTRÁGALO

MATTHEW SIMONS • ALAN LEAGUE

ANATOMÍA DEL ASTRÁGALO

No existen inserciones tendinosas en el astrágalo, y 60-70% de su superficie es cartílago articular. La estabilidad la confieren la anatomía ósea, las cápsulas articulares, ligamentos y tejidos sinoviales. El cuerpo superior es más ancho en forma anterior y embona de forma más rígida en la muesca del tobillo en dorsiflexión. El aporte sanguíneo extraóseo proviene de tres arterias principales: la tibial posterior, tibial anterior y las peroneas perforantes. La arteria del canal tarsal (rama de la tibial posterior) y la arteria del seno tarsal (de la peronea perforante) forman una anastomosis en forma inferior que se ramifica hacia el cuello del astrágalo.

La arteria del canal tarsal es el principal aporte sanguíneo al cuerpo del astrágalo. La rama del-toidea de la arteria tibial posterior vasculariza la porción medial del cuerpo del astrágalo. La cabeza y cuello están vascularizadas por la pedia dorsal y perforantes de la arteria del seno tarsal. Debido a las anastomosis intraóseas extensas, la preservación de al menos una fuente sanguínea extraósea en las lesiones severas puede mantener una circulación ósea adecuada.

HISTORIA CLÍNICA

* Las fracturas del cuello del astrágalo representan 50% de éstas.
* El mecanismo por lo común se debe a traumatismo por accidentes de motocicleta/vehículos de motor y caídas de gran altura, y es resultado de dorsiflexión forzada («astrágalo de aviador») hacia el labio anterior de la tibia, con carga axial.
* Los niveles de fuerza bajos resultan en fracturas no desplazadas del cuello, en tanto que los niveles altos de energía rompen los ligamentos astrágalo-calcáneos e interóseos, causando subluxación o dislocación de la articulación subastragalina.
* El calcáneo por lo común se disloca en forma anterior y medial.
* Las lesiones ipsilaterales relacionadas son frecuentes, y 10% tienen una fractura vinculada del calcáneo y 20-30% del maléolo medial.
* También puede ocurrir extrusión del cuerpo del astrágalo.
* Las fracturas del proceso lateral del astrágalo, con frecuencia observadas en quienes practican *snowboarding*, ocurren después de una carga axial no controlada durante un aterrizaje brusco, con el tobillo en dorsiflexión, invertido y rotado de manera externa.

EXPLORACIÓN FÍSICA

* Después del traumatismo habrá dolor agudo, dificultad o incapacidad para soportar peso, inflamación de las partes posterior y media del pie y dolor a la palpación localizado.
* Por lo general, las estructuras neurovasculares no están afectadas, pero el daño a los tejidos blandos puede ser extenso y a veces éstas pueden ser fracturas abiertas (50% de las tipo III).
* Una fractura del astrágalo puede no ser la única lesión en el paciente; por tanto es esencial una revisión completa de traumatismo.

ESTUDIOS DE IMAGEN

* El estándar son radiografías AP, lateral y oblicua (mortaja) del pie y tobillo.
  * La proyección de Canale (tobillo en equino, prepronado 15° y tubo de rayos con inclinación de 75°) ofrece la mejor vista del cuello del astrágalo.
* Con frecuencia son necesarias la TC y RM para delinear la fractura y ayudar con la planeación quirúrgica.

- Después de la cirugía evalúe la presencia de signo de Hawkins (lucidez subcondral en el domo astragalino, que se observa mejor en la proyección de mortaja a las 6-8 semanas) para evaluar la revascularización.
- La ausencia del signo de Hawkins indica necrosis avascular.

CLASIFICACIÓN Y PATRONES DE FRACTURA

- La clasificación de Hawins describe las fracturas del cuello del astrágalo con base en el desplazamiento del cuello y la congruencia de las articulaciones subastragalina y del tobillo.
  - Los grados más altos involucran mayor traumatismo y tienen un pronóstico más deficiente.
    - Tipo I: no desplazada (0-15% NAV).
    - Tipo II: subluxación o dislocación subastragalina (20-50% NAV).
    - Tipo III: dislocación subastragalina y tibioastragalina (70-100% NAV).
    - Tipo IV: dislocación subastragalina, tibioastragalina y astragalonavicular (70-100% NAV).
- Otros tipos de fractura incluyen la presencia de la cabeza, cuerpo, proceso posterior o proceso lateral (fractura de *snowboarder*).

MANEJO NO QUIRÚRGICO

- Las fracturas tipo I se tratan con inmovilización con escayola corta para pierna y sin cargar peso durante 6-8 semanas.
  - Los pacientes son protegidos durante 2 semanas adicionales con una escayola para caminar.
- Las fracturas no desplazadas del cuerpo del astrágalo, proceso lateral y las fracturas impactadas de la cabeza, se inmoviliza y se mantienen sin cargar peso en una escayola corta para pierna hasta que cicatrice la fractura, por lo común 6 semanas.

INDICACIONES QUIRÚRGICAS

- Todas las fracturas desplazadas del cuello del astrágalo (tipos II-IV) y fracturas de la cabeza, cuello, procesos lateral y posterior, se tratan con RAFI.
- Las fracturas tipo III con frecuencia representan una urgencia quirúrgica para aliviar la tensión de la piel y abordar el torcimiento de la única fuente sanguínea que queda por ramas dentro del ligamento deltoideo.

TÉCNICA QUIRÚRGICA

- Abordaje:
  - Las fracturas del astrágalo se abordan con el paciente en posición supina, mediante una técnica combinada anteromedial y/o anterolateral.
  - El abordaje anteromedial se lleva a cabo desde la cara anterior del maléolo medial a la cara dorsal de la tuberosidad navicular.
  - La exposición puede extenderse mediante una osteotomía maleolar medial si se requiere para obtener exposición del cuerpo.
  - Para visualizar la reducción y retirar detritus de la articulación subastragalina, se hace una incisión anterolateral desde la punta del peroné hasta el proceso anterior del calcáneo.
  - Las fracturas del cuerpo posterior se reparan con el paciente en posición prona a través de un abordaje posteromedial o posterolateral.
  - Las fracturas del proceso lateral se abordan en forma lateral.
- Fracturas desplazadas del cuello (II-IV):
  - La reducción se lleva a cabo desde el lado medial y se debe corregir cualquier varo, dorsiflexión o malrotación del cuello.
  - Para los tipos III y IV se puede usar un distractor femoral o fijador externo para distraer el calcáneo para ayudar a extraer el fragmento del cuerpo.
  - Se evalúan la reducción y la congruencia de la articulación subastragalina desde el lado lateral.
  - Las fracturas abiertas son lesiones potencialmente devastadoras y se debe realizar irrigación y desbridamiento meticulosos.
  - La extracción del fragmento del cuerpo conlleva alta morbilidad, pero se pueden lograr revascularización y sobrevivencia del fragmento con desbridamiento agresivo y reinserción.
- Fijación:
  - Se colocan alambres K en forma retrógrada a través de la fractura.
  - Se puede colocar un tornillo sólido o acanalado para la fijación definitiva.
  - Se pueden emplear tornillos avellanados si se colocan cerca o a través de la articulación astragalonavicular.
  - Si existe conminución medial excesiva, se puede utilizar una placa pequeña (2.0-2.7 mm) para fijación de la pared lateral, donde el hueso cortical es más fuerte.

- Los tornillos colocados de posterior a anterior proporcionan mayor fuerza comparados con los colocados a través de la cabeza del astrágalo; sin embargo, esto requiere una tercera incisión (usando el intervalo entre el flexor largo del pulgar y los peroneos) y su importancia es debatible.
- En las de tipo IV se debe considerar clavar la articulación astragalonavicular.
- Los tornillos de titanio tienen la ventaja de ser compatibles con RM para permitir la evaluación temprana de NAV.
- Cuerpo astragalino desplazado:
  - Por lo general es necesaria una osteotomía maleolar medial para una visualización adecuada y proporciona atención al pedículo deltoideo para mejor vascularidad.
  - Los fragmentos del domo astragalino se reducen de posterior a anterior y de lateral a medial.

COMPLICACIONES

- La necrosis de la piel requiere desbridamiento temprano y ya sea injerto de piel o transferencia de músculo libre para minimizar el riesgo de osteomielitis.
- Con los fragmentos astragalinos extruidos que están francamente contaminados, la mayoría de los autores aconseja desechar dichas piezas para minimizar el riesgo de secuestro.
- La no unión es menos común que la mala unión en varo en el cuello del astrágalo.
- La mala unión en el tipo II es 0-25% y en los tipos III-IV entre 18 y 27 por ciento.
- La mala unión en varo conduce a disminución de la eversión subastragalina y del soporte de peso sobre el borde lateral del pie.
- Con frecuencia es necesaria una artrodesis triple o una osteotomía medial en cuña del cuello del astrágalo para tratar el difícil problema de la mala unión en varo.
- La necrosis avascular de manera clásica se evalúa en la proyección de mortaja a las 6-8 semanas después de la lesión.
- Hawkins ha reportado que la lucidez subcondral (osteopenia) es un proceso activo que descarta la posibilidad de NAV.
- Son comunes la artritis de la articulación subastragalina (50%) y del tobillo (33%) y la artrofibrosis; las tasas se incrementan con los tipos más avanzados de fractura.

REHABILITACIÓN POSOPERATORIA Y EXPECTATIVAS

- Con la fijación estable se puede iniciar el rango de movimiento temprano una vez que las heridas hayan cicatrizado. Las lesiones con conminución más severa o inestabilidad deben ser inmovilizadas hasta la cicatrización provisional entre las 4 y 6 semanas.
- El soporte de peso avanza una vez que existe evidencia radiográfica de unión de la fractura, que puede llevar de 2-3 meses.

BIBLIOGRAFÍA

Ahmad J, Raikin SM. Current concepts review: Talar fractures. Foot Ankle Int. 2006;27(6): 475-482.

Fortin PT, Balazsy JE. Talus fractures: evaluation and treatment. J Am Acad Orthop Surg. 2001;9(2):114-127.

Halvorson JJ, Winter SB, Teasdall RD et al. Talar neck fractures: A systematic review of the literature. J Foot Ankle Surg. 2013;52(1):56-61.

Hawkins LG. Fractures of the neck of the talus. J Bone Joint Surg Am. 1970;52(5):991-1002.

Lindvall E, Haidukewych G, Di Pasquale T et al. Open reduction and stable fixation of isolated, displaced talar neck and body fractures. J Bone Joint Surg Am. 2004;86:2229-2234.

Rammelt S, Zwipp H. Talar neck and body fractures. Injury. 2009;40(2):120-135.

Pinzur MS. Pitfalls in the treatment of fractures of the ankle and talus. Clin Orthop Relat Res. 2001;391:17-25.

Smith CS, Nork SE, Sangeorzan BJ. The extruded talus: results of reimplantation. J Bone Joint Surg Am. 2006;88(11):2418-2424.

FRACTURAS DEL TARSO Y METATARSO

LESLIE SCHWINDEL • ALAN LEAGUE

FRACTURAS DEL TARSO

Lesiones a la articulación tarsal transversa (Chopart)

Anatomía

Articulación de Chopart (articulación tarsal transversa) = articulaciones calcaneocuboide + astragalonavicular. Permite que la parte posterior del pie pivotee mientras la parte anterior permanece estacionaria. Junto con la articulación subastragalina, forma una unidad para invertir y evertir el pie.

Mecanismo

- Inversión.
- Desplazamiento medial de la parte anterior del pie.
- Fuerza aplicada a las cabezas de los metatarsianos en un pie con flexión plantar.
- Eversión.
- Fuerza de abducción sobre la parte anterior del pie.

Clasificación

- Main y Jowett identificaron cinco patrones de lesión basados en:
  - La dirección de la fuerza aplicada.
  - La dirección consecuente de la deformidad.
  - El mecanismo presunto.
  - La extensión de la lesión: medial, longitudinal, lateral, plantar y por aplastamiento.

Tratamiento

- No desplazadas: caminar con una escayola corta para pierna por 4 semanas → zapato posoperatorio hasta que no haya dolor.
- Desplazada: reducción → estable: inmovilización, tratamiento no quirúrgico (aunque por lo regular no es estable).
- Inestable: estabilice con alambres K o fijación externa.
- Pos-op: escayola corta para pierna y no cargar peso por 6 semanas → carga de peso protegida en una escayola/bota para caminar si se usan tornillos.
  - Si se utilizan alambres K: retirarlos a las 6 semanas y no cargar peso por 4-6 semanas más.
  - Después de este periodo inicial, al paciente se le permite deambular en zapato con soporte de arco longitudinal durante 9-12 meses adicionales.

Fracturas del navicular, cuboides y de los huesos cuneiformes

Anatomía

El hueso navicular está en gran parte cubierto por cartílago articular; el área de superficie disponible para los vasos nutricios es limitada; más susceptible a osteonecrosis que otros huesos en la parte media del pie. El cuboides es un estabilizador importante de la columna lateral.

Mecanismo

- Inversión forzada en flexión plantar.
  - Eversión.
  - Eversión aguda o lesión en valgo del pie.
  - Caída desde gran altura o accidente de vehículo de motor con fuerzas dirigidas a un pie en flexión plantar.
- Cuboides: fuerza indirecta donde el pie se coloca en abducción forzada al estar en flexión plantar.
  - Se han descrito fracturas del cuboides por estrés en atletas.
- Cuneiformes:
  - Las lesiones directas son las más comunes.
  - La violencia indirecta involucra una fuerza transmitida en forma proximal hasta los metatarsianos, a través de la articulación tarsometatarsiana y hacia los cuneiformes.

Clasificación

- DeLee ha clasificado a grandes rasgos las fracturas naviculares en cuatro grupos:
  1. Fracturas con avulsión del labio dorsal.
  2. Fracturas de la tuberosidad.
  3. Fracturas desplazadas y no desplazadas del cuerpo.
  4. Fracturas por esfuerzo.

Tratamiento

- Fracturas no desplazadas, la mayor parte de las fracturas con avulsión: escayola corta durante 4-6 semanas.
- Fracturas naviculares/cuboideas por tensión: férula corta, sin cargar peso por 6-8 semanas.
- Desplazadas: RAFI.
- Pos-op: férula corta para pierna sin cargar peso por 6-8 semanas → carga de peso progresiva.

Lesiones del primer metatarsiano + articulación MTF

Anatomía

La estabilidad de la primera articulación MTF es proporcionada por la congruencia de la articulación y los ligamentos que la rodean.

Mecanismo
- La hiperextensión forzada de la MTF más allá del rango normal de dorsiflexión conduce a esguince («dedo de césped»).
- Las fracturas/dislocaciones resultan al golpearse el dedo/sufrir carga en forma axial o por un golpe directo por un objeto que cae.

Presentación
- La dislocación franca de la primera articulación MTF casi siempre es en dirección dorsal.

Tratamiento
- No desplazadas: zapato pos-op por 2-3 semanas.
- Desplazadas: reducción cerrada con clavos percutáneos (RCCP) *vs.* reducción abierta con clavos percutáneos (RACP).

Fracturas sesamoideas
- Avulsión, sobreuso o traumatismo directo.
- El sesamoideo medial (tibial) es el que por lo común se lesiona. Trate con férula corta o zapato con suela dura hasta que el dolor desaparezca y exista algo de evidencia radiográfica de cicatrización (por lo general para las 6 semanas).

Fracturas de la diáfisis metatarsiana

Anatomía

Los metatarsianos están conectados en forma distal por ligamentos metatarsianos transversos profundos; limita el desplazamiento de fracturas aisladas de la diáfisis metatarsiana. La fuerza de los flexores intrínsecos y extrínsecos tiende a producir desplazamiento y angulación plantar de las fracturas del cuello de los MT.

Mecanismo
- Golpe directo al pie, por lo general afectando al segundo, tercero y cuarto metatarsianos.
- Las fracturas por estrés de la diáfisis son resultado de estrés repetitivo, que en forma acumulada conducen a fracturas del hueso por fatiga.
- Las fracturas de las cabezas de los metatarsianos por lo común resultan de un golpe directo al pie y con frecuencia están involucrados múltiples metatarsianos.

Tratamiento
- Fracturas metatarsianas por estrés: restricción de actividad por 3-4 semanas.
- No desplazadas/mínimamente desplazadas: caminar con una escayola corta por 3 semanas → carga de peso a tolerancia en un zapato acojinado.
- Desplazadas: reducción cerrada → estable: caminar con escayola corta c/placa para el pulgar.
- Inestable: RCCP *vs.* RACP (permitiendo que las fracturas desplazadas persistan alterará la carga de peso normal a lo largo del pie).

Fracturas falángicas
- Reducción cerrada con vendaje por 2-3 semanas, zapato pos-op.
- Las dislocaciones de la IFP/IFD de los dedos pequeños son poco frecuentes, pero pueden reducirse y típicamente permanecen estables; vendaje por 2 semanas.

Fracturas proximales del quinto metatarsiano

Anatomía

Tres zonas: zona 1 = más proximal, incluye la tuberosidad y su inserción del peroneo corto; zona 2 = más distal, incluye la región donde los ligamentos interóseos conectan el cuarto o quinto MT; zona 3 = justo distal a la zona 2, se extiende hacia la diáfisis por alrededor de 1.5 cm. La arteria nutricia entra medialmente en el tercio medio del hueso y proporciona ramas cortas proximales/distales. Área de vertiente entre este aporte de sangre y la de los vasos metafisiarios pequeños en cada extremo.

Mecanismo
- Zona 1: fracturas con avulsión del tendón del peroneo corto o la fascia plantar.
- Zona 2: fuerza de aducción en un pie en flexión plantar.
- Zona 3: fracturas por esfuerzo en atletas/corredores o lesión por inversión.

Clasificación
- Clasificadas por la localización de la fractura: zonas 1, 2 o 3 (véase antes).

Tratamiento
- Fractura en zona tercio, RA.
- Fractura en zona 2 en paciente con actividad limitada → escayola corta y/o arnés funcional metatarsiano.
- Fracturas en zona 2 → escayola sin soportar peso por 6 semanas o fijación con tornillo intramedular.

Estudios de imagen

- Proyecciones AP, lateral y oblicua del pie +/- 3 proyecciones del tobillo.
- Proyecciones especiales:
  1. Cuello del astrágalo (proyección oblicua especial del cuello del astrágalo descrita por Canale y Kelly).
  2. Lisfranc = proyección oblicua del pie a 30° (>2 mm de ensanchamiento entre el cuneiforme medial y la base del segundo MT es indicativo de lesión) («signo de Fleck» = fragmento de hueso entre las bases del primer o segundo metatarsianos; fractura con avulsión del ligamento de Lisfranc).
  3. Sesamoidea = proyección tangencial.
- Radiografías en carga siempre que sea posible. Si no, se puede ejercer tensión manual (p. ej., lesión de Lisfranc); las proyecciones comparativas son útiles.
- Se puede usar la TC para visualizar mejor los patrones de fractura; son sin carga, de modo que no son útiles para determinar la estabilidad.
- Si el diagnóstico aún no está claro → RM (puede evaluar los tejidos blandos) (p. ej., ligamento de Lisfranc).
- Si se sospecha fractura por estrés, puede no aparecer en las RX simples; el escaneo óseo con radionúclido o la RM son más sensibles.
- Es importante la evaluación de cosas como un navicular accesorio o un sesamoideo bipartido.

Rehabilitación posoperatoria y expectativas

- No quirúrgico: lesión que pasa inadvertida, deformidad, artritis postraumática.
- Quirúrgico: problemas de la piel/herida, lesión neurovascular, síndrome de dolor regional complejo, hardware prominente/sintomático, falla del hardware.
- Sin importar el tratamiento: osteonecrosis, no unión/mala unión, necrosis/infección de la piel, síndrome compartimental.

BIBLIOGRAFÍA

Benirschke SK, Meinberg E, Anderson SA et al. Fractures and dislocations of the midfoot: Lisfranc and Chopart injuries. *J Bone Joint Surg Am.* 2012;94:1325-1337.

Campbells CH. Influence of tissue culture passage on virulence of foot-and-mouth disease virus for mother mice. *J Bacteriol.* 1963;86:593-597.

Dameron TB Jr. Fractures of the proximal fifth metatarsal: Selecting the best treatment option. *J Am Acad Orthop Surg.* 1995;3:110-114.

Fortin PT, Balazsy JE. Talus fractures: Evaluation and treatment. *J Am Acad Orthop Surg.* 2001;9:114-127.

Miller CM, Winter WG, Bucknell AL et al. Injuries to the midtarsal joint and lesser tarsal bones. *J Am Acad Orthop Surg* 1998;6:249-258.

Schenck RC Jr, Heckman JD. Fractures and dislocations of the forefoot: Operative and nonoperative treatment. *J Am Acad Orthop Surg.* 1995;3:70-78.

Thompson MC, Mormino MA. Injury to the tarsometatarsal complex. *J Am Acad Orthop Surg.* 2003;11:260-267.

LESIONES DE LISFRANC (FRACTURA-DISLOCACIÓN TARSOMETATARSIANA)

RYAN M. CARR • ALAN LEAGUE

ANATOMÍA DE LA ARTICULACIÓN DE LISFRANC Y ANATOMOPATOLOGÍA

La articulación de Lisfranc está compuesta por nueve huesos (cinco metatarsianos, tres cuneiformes y el hueso cuboideo) y representa la división entre la parte media y la parte anterior del pie. La estabilidad de la articulación de Lisfranc se crea mediante una combinación de apoyo óseo y ligamentoso. La arquitectura ósea crea un arco llamado «transverso» o «romano» y contiene una articulación empotrada en el segundo metatarsiano llamada la piedra angular. Esto forja una estructura intrínsecamente estable con poco movimiento en las columnas medial y media del pie, mientras que permite algo de movimiento en la columna lateral.

CLASIFICACIÓN

- Aunque existen múltiples clasificaciones, ninguna es en particular útil para determinar el tratamiento o el pronóstico.

HISTORIA CLÍNICA

- Las lesiones pueden denominarse como directas o indirectas.

- Las lesiones indirectas son resultado de una fuerza aplicada a lo largo del eje longitudinal del pie durante flexión plantar.
- La lesión puede ser resultado de un mecanismo de alta o baja energía, como una caída de gran altura, una lesión deportiva o un accidente de vehículo de motor.

EXPLORACIÓN FÍSICA

- Los pacientes con frecuencia presentan incapacidad para soportar peso, edema en la parte anterior y media del pie y equimosis a lo largo del arco plantar.
- Además se debe examinar el pulso pedio dorsal, ya que las dislocaciones importantes pueden comprometer el flujo sanguíneo.

ESTUDIOS DE IMAGEN

- Se deben obtener radiografías AP/lateral/oblicua en carga.
- **AP:**
  - El primer espacio intermetatarsiano debe ser contiguo con el espacio entre los cuneiformes medial y medio. La diástasis >2 mm es patológica.
  - Una línea dibujada desde el borde medial del segundo metatarsiano debe corresponder con el borde medial del cuneiforme medial.
  - Signo de Fleck: observado en el primer espacio metatarsiano y representa una avulsión del ligamento de Lisfranc de la base del segundo metatarsiano. Esto es diagnóstico de una lesión de Lisfranc.
- **Lateral:**
  - Las caras dorsal y plantar de los MT deben corresponder con el cuneiforme y cuboides.
  - Oblicua (30° de rotación interna).
  - El borde medial del cuarto MT debe alinearse con el borde medial del cuboides.
- **RM:**
  - Se puede llevar a cabo si las radiografías son dudosas. Si hay edema sin un desgarro del ligamento o subluxación identificable, entonces tomar una TC para identificar subluxación.

MANEJO NO QUIRÚRGICO

- Cuando no se observa desplazamiento en las radiografías con carga o con esfuerzo.
- Inclusive puede considerarse en pacientes que no deambulan, enfermedad vascular significativa o neuropatía periférica severa.
- Los pacientes deben ser inmovilizados durante 8 semanas.

MANEJO QUIRÚRGICO

- Cuando existe cualquier alteración en los parámetros radiográficos.

TÉCNICA QUIRÚRGICA

- Momento adecuado
  - Esperar a que se resuelva el edema de los tejidos blandos antes de proceder.
  - La mayor parte de las lesiones deben manejarse en las primeras 2 semanas; sin embargo, pueden ser aceptables hasta 6 semanas.
  - Las lesiones abiertas, dislocaciones irreductibles o el síndrome compartimental deben ser tratadas de urgencia.
- Consideraciones:
  - Fluoroscopia.
  - Mesa quirúrgica radiolúcida.
  - Set para fragmentos pequeños (tornillos de 2-4 mm).
  - Pinzas de reducción.
  - Alambres K.
  - Punzo dental.
  - Taladro pequeño operado por baterías.
  - Torniquete.
- Posicionamiento:
  - Posición supina, pie colocado al final de la mesa.
- RAFI:
  - Se realizan incisiones longitudinales únicas o duales entre el primer y segundo rayos.
  - La exposición de la primera articulación TMT se logra entre los tendones de los extensores largo y corto del pulgar.

- Primero se debe reducir la inestabilidad de los intercuneiformes, seguida de fijación de la primera hasta la tercera articulación TMT empleando tornillos transarticulares y fijación con alambre K para la primera y quinta articulaciones TMT.
- Manejo pos-op después de la RAFI:
  - Los pacientes deben usar una escayola corta y permanecer sin cargar peso durante las primeras 6 semanas.
  - Más tarde, los pacientes se cambian a una bota CAM y pasan a la carga de peso completa para las 8-10 semanas.
- Artrodesis:
  - Puede considerarse para las lesiones sólo ligamentosas o lesiones crónicas que han conducido a artrosis.
- Los segmentos articulares deben ser denudados de cartílago y unidos empleando tornillos corticales.
- Manejo pos-op después de una artrodesis:
  - Los pacientes deben permanecer sin cargar peso, con una escayola durante 6 semanas. Los pacientes avanzan a soporte de peso parcial de una bota CAM durante 8-12 semanas y a carga completa de peso con zapato para los 3 meses.

REHABILITACIÓN POSOPERATORIA Y EXPECTATIVAS

- La terapia física puede iniciarse después de la carga de peso completa para ayudar con la marcha y el equilibrio.

COMPLICACIONES

- Artritis postraumática que puede conducir a discapacidad a largo plazo y a una alteración en la marcha.
- El tratamiento incluye artrodesis.

BIBLIOGRAFÍA

AAOS Comprehensive Orthopaedic Review, Jay R. Leiberman. Rosemont IL: Published by American Academy of Orthopaedic Surgeons; 2009.

Hoppenfeld SP. Surgical exposures in orthopaedics: The anatomic approach. 2009.

Ly TV, Coetzee JC. Treatment of primarily ligamentous Lisfranc joint injuries: Primary arthrodesis compared with open reduction and internal fixation. J Bone Joint Surg Am. 2006;88;514-520.

Nunley JA, Vertullo CJ. Classification, investigation, and management of midfoot sprains: Lisfranc injuries in the athlete. Am J Sports Med. 2002;30;871-878.

John M Flyn. Orthopaedic Knowledge Update 10. Rosemont IL: Published by American Academy of Orthopaedic Surgeons; 2011.

Mark D. Miller MD, Stephen R. Review of Orthopaedics, 6th Edition. Philadelphia, PA: Thompson MBBS MEd FRCSC, Jennifer Hart MPAS PA-C AT C, an imprint of Elsevier; 2012.

Watson TS, Shurnas PS, Denker J. Treatment of Lisfranc joint injury: Current concepts. J AM Acad Orthop Surg. 2010;18:718-728.

INESTABILIDAD DEL TOBILLO

MATTHEW SIMONS · ALAN LEAGUE

ANATOMÍA Y BIOMECÁNICA

Los ligamentos laterales importantes del tobillo incluyen el ligamento astragaloperoneo anterior (LAPA), el ligamento calcaneoperoneo (LCP) y el ligamento astragaloperoneo posterior (LAPP). El LAPA es el estabilizador lateral más importante, funcionando como restricción para la supinación y la traslación anterior, así como limitar la flexión plantar y la rotación interna. Se origina 1 cm proximal a la punta del peroné en el borde anterior-inferior del peroné y se inserta en la cara anterior de la faceta maleolar lateral del cuello del astrágalo, en promedio 18 mm proximal a la articulación subastragalina. El ligamento es contiguo con la cápsula articular y no una estructura distinta, y puede ser difícil de definir después de un esguince crónico. El LCP se origina adyacente al LAPA, alrededor de 8 mm de la punta del peroné y se inserta en el tubérculo lateral del calcáneo. El LCP es profundo respecto a los tendones peroneos y contiguo con la cápsula articular, pero es fácilmente identificado. Los orígenes del LAPA y el LCP se avulsionan juntos en ocasiones, formando un fragmento de hueso llamado os subfibulare. El LAPP va de la fosa digital en la cara posterior del peroné al tubérculo lateral del astrágalo. La disrupción comienza en la cápsula articular anterolateral y progresa hacia el LAPA y el LCP, dependiendo de la severidad de la lesión.

HISTORIA CLÍNICA

* Los esguinces de tobillo son la lesión más común sufrida al practicar deporte.
  * Representan hasta 40% de todas las lesiones musculoesqueléticas y se observan por lo común en atletas que practican básquetbol, soccer, pista y campo, ballet y gimnasia.
* La mayor parte son esguinces de tobillo laterales, típicamente resultado de una inversión y rotación interna excesivas de la parte posterior del pie mientras la pierna se encuentra en rotación interna.
* A la mayor parte de los esguinces agudos de tobillo les va bien con el esquema RICE y rara vez requieren cirugía.
* La inestabilidad lateral del tobillo se refiere a la presencia de un tobillo inestable debido a lesión de los ligamentos laterales.
* Los datos característicos de la inestabilidad crónica del tobillo son dolor persistente, esguinces recurrentes y episodios repetidos donde el tobillo cede.
* Otras causas de dolor crónico del tobillo que pueden ser confundidas o relacionadas con inestabilidad incluyen lesiones osteocondrales del astrágalo y desgarros longitudinales de los tendones peroneos.

EXPLORACIÓN FÍSICA

* Para la sospecha de inestabilidad crónica del tobillo, se debe inspeccionar el alineamiento mecánico en posición de bipedestación, para ver si existe varo de la parte posterior del pie.
* Evaluar el movimiento de la parte posterior del pie y la fuerza de los músculos peroneos.
  * Tomar nota de cualquier signo de laxitud ligamentosa generalizada con el puntaje de hipermovilidad de Beighton.
* Se evalúa la propiocepción con una prueba modificada de Romberg, y los pacientes con esguinces de tobillo grado III tienen hasta 86 y 83% de lesión por estiramiento del nervio peroneo y el nervio tibial, respectivamente.
* Las dos pruebas provocadoras más comunes para la estabilidad lateral son la maniobra de cajón anterior y la inclinación del astrágalo.
  * Con la rodilla flexionada, la prueba de cajón anterior evalúa el LAPA sosteniendo el calcáneo en una mano, estabilizando la tibia distal con la otra y desplazando el calcáneo hacia adelante en un ángulo de 10-15° de flexión plantar.
  * Un desplazamiento incrementado de 3 mm comparado con el lado no lesionado o un valor absoluto de 10 mm sugieren deficiencia del LAPA.
  * Cuando el desplazamiento está elevado tanto en flexión plantar como en dorsiflexión, hay deficiencia tanto del LAPA como del LCP.
  * La laxitud del LCP se evalúa con la prueba de inclinación del astrágalo, descrita como el ángulo entre el domo astragalino y el plafond tibial durante la inversión forzada de la parte posterior del pie, con la articulación astragalocrural en posición neutral.
  * El rango de inclinación normal varía entre 5-23°; sin embargo, 10° de inclinación astragalina absoluta o una diferencia de 5° comparada con el lado contralateral por lo general son una prueba consistente.

CLASIFICACIÓN

* Los sistemas de clasificación por lo regular han sido aplicados a las lesiones laterales agudas del tobillo, pero pueden ser útiles para evaluar la laxitud crónica del tobillo.
  * Grado I: LAPA estirado (inflamación y dolor leve; dificultad mínima con el RDM y con la carga de peso).
  * Grado II: LAPA roto ± desgarro parcial del LCP (inflamación moderada, equimosis, dolor en el tobillo anterolateral, restricción en el RDM, dolor al soportar peso).
  * Grado III: LAPA y LCP rotos ± desgarro capsular ± desgarro del LAPP (inflamación difusa, equimosis, dolor sobre la cápsula anterolateral, LAPA y LCP; incapacidad para soportar peso).

ESTUDIOS DE IMAGEN

* RX:
  * Las proyecciones estándar incluyen lateral y en mortaja del tobillo.
  * Tome nota de cualquier osteofito tibial anterior o exostosis del astrágalo o lesiones osteocondrales.
  * Las proyecciones AP y lateral con tensión (rodilla flexionada, tobillo en ligera flexión plantar) pueden ayudar a cuantificar y/o confirmar el diagnóstico clínico de inestabilidad.
  * Se deben evaluar con pruebas de esfuerzo ambos tobillos para hacer una comparación.

- RM:
  - Según lo dicte la exploración física, se puede llevar a cabo una RM sin contraste para evaluar la presencia de patología relacionada, en particular para evaluar desgarros en los tendones peroneos o lesiones osteocondrales.

¿TRATAMIENTO CONSERVADOR, MANEJO NO QUIRÚRGICO?

- Un programa de rehabilitación bien diseñado es la primera línea de tratamiento, y debe enfocarse en los déficit de propiocepción, fuerza (en particular la fuerza de los peroneos) y movimiento.
- Hay evidencia que apoya que la ortosis tobillo-pie, los zapatos con suela rígida y las cuñas laterales en el talón pueden prevenir o minimizar la recurrencia de la inestabilidad.
- Los arneses funcionales o vendajes de tobillo son con frecuencia útiles para prevenir esguinces recurrentes.
- El esguince de tobillo por sí solo, sin síntomas de inestabilidad, por lo regular no es una indicación para reconstruir un tobillo inestable.

INDICACIONES QUIRÚRGICAS

- El grado de discapacidad visto por el paciente es una de las consideraciones más importantes y puede ser significativo en individuos con bajas demandas de actividad como con individuos con altas demandas.
- Las indicaciones clásicas para cirugía son inestabilidad sintomática persistente que no responde al programa de rehabilitación funcional después de 6 meses de la lesión o del inicio de los síntomas.

TÉCNICAS QUIRÚRGICAS

- Se han descrito varias técnicas que involucran una de dos categorías básicas: reparación anatómica de los ligamentos o reconstrucción con refuerzo de los ligamentos.
- Las técnicas más aceptadas son:
- **Reparación anatómica de ligamentos:**
  - Técnica de Broström:
    - Es la base de la reparación anatómica; imbrica la sustancia media el LAPA y el LCP, sutura los extremos rotos de los ligamentos.
  - Modificación de Gould:
    - Refuerza la reparación de Broström movilizando y arrizando el retináculo extensor lateral y anclándolo en el peroné después de imbricar del LAPA y el LCP.
  - Modificación de Karlsson:
    - Involucra acortar el LAPA y el LCP (ya que se piensa que están elongados y cicatrizados, no rotos) y reinsertarlos en sus orígenes anatómicos mediante agujeros taladrados.
    - Esta técnica usa una sutura de Kessler para unir los extremos proximales a los distales y reforzar la reparación.
- **Reconstrucción reforzada de ligamentos:**
  - Watson-Jones:
    - La tenodesis no anatómica original dirige el tendón del peroneo corto de posterior hacia anterior a través del peroné.
    - El injerto se dirige a través del cuello del astrágalo y se sutura sobre sí mismo.
    - El LAPA puede ser restaurado de manera anatómica si se colocan apropiadamente los túneles óseos.
  - Evans:
    - Tenodesis del peroneo corto al peroné, ya sea suturando de forma directa el tendón al periostio o asegurándolo en el peroné posterior mediante un túnel óseo.
  - Chrisman-Snook:
    - Emplea un tendón dividido del peroneo corto dirigido de anterior hacia posterior a través del peroné y hacia el calcáneo mediante túneles óseos.
- **Función de la artroscopia**
  - Existen varias patologías intraarticulares que se relacionan con inestabilidad crónica y que pueden ser tratadas con artroscopia, incluyendo lesiones osteocondrales astragalinas, atrapamiento, cuerpos sueltos, huesecillos sintomáticos, adherencias, condromalacia y osteofitos.
  - Estos padecimientos pueden, de forma independiente, causar dolor del tobillo, y si no se tratan pueden comprometer los resultados de un procedimiento de estabilización de los ligamentos.

COMPLICACIONES

- Dolor e inestabilidad: la causa más común de dolor crónico es una lesión no tratada, incluyendo lesiones a:
  - El proceso anterior del calcáneo.

- Los procesos lateral o posterior del astrágalo.
- La base del quinto metatarsiano.
- Tendón peroneo.
- Sindesmosis.
- Lesión osteocondral.
- Coalición tarsal.
- Síndromes de atrapamiento.

BIBLIOGRAFÍA

Brostrom L. Sprained ankles: VI. Surgical treatment of «chronic» ligament ruptures. *Acta Chir Scand.* 1966;132:551-565.

Colville MR. Surgical treatment of the unstable ankle. *J Am Acad Orthop Surg.* 1998;6(6):368-377.

Coughlin MJ, Mann RA, Saltzman CL. Surgery of the foot and ankle, 8th ed. Philadelphia, PA: Mosby Elsevier; 2007:1464-1470.

Gerstner Garces JB. Chronic ankle instability. *Foot Ankle Clin.* 2012;17(3):389-398.

Gould N, Seligson D, Gassman J. Early and late repair of lateral ligament of the ankle. *Foot Ankle.* 1980;1(2):84-89.

Keller M, Grossman J, Caron M et al. Lateral ankle instability and the brostrom-gould procedure. *J Foot Ankle Surg.* 1996;35(6):513-520.

Maffulli N, Ferran NA. Management of acute and chronic ankle instability. *J Am Acad Orthop Surg.* 2008;16(10):608-615.

Marder RA. Current methods for the evaluation of ankle ligament injuries. *Instr Course Lect.* 1995;44:349-357.

Nery C, Raduan F, Del Buono A et al. Arthroscopic-assisted brostrom-Gould for chronic ankle instability: A long-term follow-up. *Am J Sports Med.* 2011;39:2381-2388.

ARTROSCOPIA DE TOBILLO Y LESIONES DE DOC DEL TOBILLO

LESLIE SCHWINDEL • ALAN LEAGUE

DEFECTOS OSTEOCONDRALES DEL TOBILLO

Los defectos osteocondrales del tobillo son lesiones focales en el cartílago articular que afectan el hueso subyacente en forma de edema, fractura y/o formación de quistes. Involucran por lo común al astrágalo y con frecuencia se relacionan con un único evento traumático al tobillo y/o inestabilidad crónica del mismo (microtraumatismo de repetición). El astrágalo es la tercera localización más común de DOC por detrás de la rodilla y el codo. Los mecanismos de lesión incluyen inversión del pie en dorsiflexión (DOC lateral) y una lesión por inversión-rotación externa con el pie en flexión plantar (DOC posteromedial). Los DOC astragalinos por lo general son posteromediales o anterolaterales. Un evento traumático significativo se vincula más comúnmente con una lesión medial profunda, en tanto que la inestabilidad recurrente está más relacionada con una lesión lateral en forma de oblea.

ANATOMÍA Y ANATOMOPATOLOGÍA

El astrágalo se articula con la tibia (plafond tibial y maléolo medial) y el peroné (maléolo lateral) para formar la articulación del tobillo. El astrágalo es más ancho en la parte anterior y no tiene uniones musculares o tendinosas. Gran parte de su vascularización la recibe a través del cuello mediante ramas de las arterias pedia dorsal (arteria del canal tarsal), tibial posterior y peronea (arteria del seno tarsal). Por tanto, la vascularidad del domo astragalino es retrógrada, dándole una dificultad intrínseca para la cicatrización de DOC. Las lesiones de DOC están compuestas tanto por cartílago hialino articular como por su hueso subcondral subyacente. En las lesiones traumáticas, fuerzas rotacionales y compresivas aplastan el hueso subcondral y aplastan o desgarran el cartílago.

HISTORIA CLÍNICA

- Los pacientes con una lesión DOC en el astrágalo por lo regular se presentan después de una lesión traumática al tobillo.
- La incidencia de DOC en el domo astragalino en pacientes con roturas agudas del ligamento lateral del tobillo es 4-7% (se reporta «lesión condral» en hasta 50% de los esguinces agudos del tobillo).

- Los pacientes de forma típica se quejan de dolor, rigidez, inflamación, inestabilidad y/o atoramiento del tobillo.
- Los síntomas mecánicos severos como el atoramiento y la sensación de trituración, pueden indicar una lesión severa y quizá un cuerpo suelto.
- El dolor y rigidez crónicos del tobillo que no mejoran con el tratamiento conservador deben aumentar la sospecha de un DOC.

EXPLORACIÓN FÍSICA

- La laxitud ligamentosa puede ser un factor predisponente que permite que el astrágalo esté sujeto a estrés anormal durante eventos repetidos de subluxación.
- Se debe evaluar el tobillo en busca de una maniobra de cajón anterior e inclinación del astrágalo anormales para evaluar el LAPA y el LCP, respectivamente.
- Los pacientes con lesiones laterales por lo general tienen dolor sobre la línea articular anterolateral con el tobillo en flexión plantar, mientras que los pacientes con lesiones mediales tienen dolor sobre la línea articular posteromedial con el tobillo en dorsiflexión.
- Con frecuencia existen efusiones.
- Sin embargo, a menudo la exploración es sorprendentemente normal.

ESTUDIOS DE IMAGEN

- Radiografías en carga del tobillo (AP, lateral, mortaja) → se pueden emplear para detectar defectos óseos en el domo astragalino; sin embargo, no podrá identificar una lesión puramente cartilaginosa y el edema óseo subyacente.
  - Si está presente, se debe observar un área de hueso desprendido rodeado de radiolucidez. La proyección de mortaja con elevación del talón ayudará a revelar un defecto posterior.
- RM:
  - Prueba diagnóstica más sensible para DOC.
  - Se presenta señal de intensidad baja en las imágenes en T1 cuando hay esclerosis en un DOC crónico.
  - Un borde fluido de alta intensidad por debajo del DOC en la imagen en T2 sugiere un fragmento inestable.
  - Los hallazgos de la RM han mostrado correlacionarse bien con los hallazgos visuales en la artroscopia.
- TC:
  - Es útil para documentar el tamaño y localización precisos, y puede ser útil para la planeación quirúrgica.

CLASIFICACIÓN

- Los sistemas de clasificación se basan en las imágenes radiográficas.
- Existen clasificaciones basadas en los hallazgos de la radiografía simple, así como en los hallazgos de la TC, RM y los hallazgos artroscópicos intraoperatorios.
- El sistema más usado es el de Berndt y Harty, aunque la RM es la modalidad más utilizada para identificar la lesión.
- La clasificación de Berndt y Harty se basa en la radiografía simple.
- Loomer añadió más tarde una etapa V a este sistema:
  - Etapa I: compresión subcondral (fractura).
  - Etapa II: desprendimiento parcial del fragmento osteocondral.
  - Etapa III: fragmento desprendido sin desplazamiento del lecho de la fractura.
  - Etapa IV: fragmento desprendido y desplazado.
  - Etapa V: presencia de quiste subcondral.

MANEJO NO QUIRÚRGICO

- El tratamiento conservador consiste en inmovilización y reducción/abstinencia de soporte de peso durante casi 6 semanas, seguido de terapia física y soporte de peso gradual.
- Este protocolo se inicia para las lesiones tipos I y II de Berndt y Harty, y las lesiones tipo III de bajo grado.
- Las tasas de éxito para el tratamiento no quirúrgico han sido deficientes y algunos autores han reportado una tasa de éxito de sólo 45% con el tratamiento no quirúrgico.
- No se ha determinado un periodo óptimo para el tratamiento no quirúrgico, pero la mayoría de los cirujanos recomienda una prueba de 4-6 meses antes de proceder con la cirugía para los pacientes asintomáticos o poco sintomáticos.

INDICACIONES QUIRÚRGICAS/OPCIONES

- Las lesiones grandes grado III y cualquier lesión grado IV, por lo general se consideran como candidatas a cirugía.
- Las lesiones grados I y II que no responden al tratamiento no quirúrgico también son candidatas a cirugía.
- Las metas del tratamiento quirúrgico son restablecer la anatomía de la superficie del domo astragalino, normalizando, por tanto, las fuerzas reactivas en la articulación y previniendo la progresión de la artrosis.
  - Existen tres categorías de tratamiento quirúrgico:
    1. Reparación primaria del DOC.
    2. Estimulación de cicatrización fibrocartilaginosa para rellenar el defecto.
    3. Trasplante de tejido osteocondral para rellenar el defecto.
  - Los DOC pueden ser evaluados/tratados por artroscopia de tornillo o por artrotomía abierta con/sin osteotomía maleolar medial.
    - La artroscopia se está volviendo más popular debido a la menor morbilidad, disminución en el tiempo de cicatrización con una rehabilitación más rápida y regreso rápido a las actividades deportivas, entre otras cosas.
    - En la mayor parte de los casos se emplea la artroscopia anterior y se puede tener acceso a la mayor parte del DOC, pero en ocasiones está indicada una artrotomía abierta y osteotomía maleolar medial o un abordaje posterior de dos puertos, con base en la localización de la lesión.
    - Un metaanálisis reciente ha mostrado falta de evidencia en relación con el tratamiento quirúrgico más efectivo para las lesiones DOC en el astrágalo en adultos.
- **Reparación primaria:**
  - Lesiones DOC grandes (>15 mm) con cartílago de superficie de aspecto sano unido a un fragmento óseo, fijación con tornillos sin cabeza.
  - Alambres K para fijación temporal.
  - Clavos absorbibles (por lo general lesiones agudas; esta técnica típicamente falla en las lesiones crónicas).
- **Estimulación de la médula ósea:**
  - El tratamiento más común para lesiones <15 mm de diámetro incluye:
    1. Taladrado retrógrado (lesiones con cartílago articular íntegro).
    2. Microfractura → el objetivo es remover todo el cartílago inestable y el hueso necrótico subyacente, y luego estimular la cicatrización del defecto.
  - Se usan punzos/taladros para perforar la base de la lesión con 3-4 mm de separación; lleva células madre mesenquimatosas, factores de crecimiento y citocinas al defecto.
  - El coágulo de fibrina sana en el defecto y con el tiempo se convierte en fibrocartílago (cartílago tipo I), el cual rellena el vacío, pero carece de la estructura organizada del cartílago hialino (cartílago tipo II).
  - El fibrocartílago tiene características inferiores en cuanto a desgaste inferior comparado con el cartílago hialino.
- **Restauración de cartílago:**
  1. Trasplante de autoinjerto o aloinjerto osteocondral (OATS).
  2. Implante autólogo de condrocitos (IAC).
  3. Los tapones OATS son cilindros de cartílago articular/hueso tomados del mismo paciente, por lo regular de la porción de la rodilla que no carga peso.
     - Se colocan en una lesión DOC recién desbridada con una técnica de ajuste por presión.
     - Se han utilizado en pacientes con lesiones altamente quísticas o en forma secundaria después de un procedimiento inicial fallido; se aconsejan para defectos más grandes.
  4. El IAC usa condrocitos autólogos cultivados implantados por debajo de un parche perióstico o sintético para estimular el crecimiento de cartílago parecido al hialino. Se pueden cultivar/trasplantar en matriz de colágena, pero no está aprobada por la FDA.
     - El IAC sólo restablece la superficie condral y no es adecuado para lesiones profundas.
     - La desventaja del IAC es que se requieren dos procedimientos; sin embargo, el OATS requiere dos sitios quirúrgicos distintos.
     - Ambos tienen la ventaja sobre las técnicas de estimulación de la médula ósea, ya que involucran el trasplante de cartílago hialino o similar al hialino.

TÉCNICA QUIRÚRGICA

- Artroscopia de tobillo (anterior) → muchas indicaciones, incluyendo tratamiento de DOC.
  - Se han descrito abordajes anterior y posterior; el anterior es el más común.
  - Contraindicaciones: infección, cambios degenerativos severos.
  - La función de la artroscopia diagnóstica de tobillo sin un diagnóstico preoperatorio es limitado; sólo 26-43% de los pacientes se benefician del procedimiento, comparados con más de 75-80% de éxito después del tratamiento artroscópico de lesiones DOC.

- Posicionamiento:
  - Posición supina con un bulto bajo el glúteo ipsilateral.
  - Se coloca un torniquete alrededor de la parte superior del muslo y el talón del pie descansa sobre el extremo de la mesa.
  - Distracción fija vs. flexión plantar para abrir la articulación: controversial y típicamente preferencia del cirujano.
- Técnica quirúrgica:
  - Se emplean dos puertos primarios para la artroscopia anterior:
    1. Anteromedial.
    2. Anterolateral.
  - Se pueden utilizar también puertos accesorios anterior y posterolateral, si están indicados.
  - Primero se hace el puerto anteromedial, justo medial al tendón del tibial anterior, sobre la línea articular.
  - Al utilizar un dispositivo de distracción, con frecuencia se usa un artroscopia más pequeña, por ejemplo de 2.7 mm.
    - Una vez que se introduce el artroscopio, se introduce solución salina en la articulación y se realiza el puerto anterolateral bajo visualización directa empleando una aguja para columna.
    - Se coloca lateral al tendón del tercer peroneo, teniendo cuidado de evitar el nervio peroneo superficial.
    - Después de establecer ambos puertos, se evalúan las articulaciones, se localizan los DOC y se aborda la patología mediante una o más de las técnicas antes descritas.

COMPLICACIONES

- La tasa reportada de complicaciones varía de manera amplia en la literatura, pero se piensa que es baja.
- Éstas incluyen lesión neurovascular, lesión iatrogénica a la superficie articular, fístula sinovial, infección, síndrome de dolor regional complejo. El nervio peroneo superior es el que tiene más riesgo y la lesión de este nervio se relaciona con el puerto anterolateral.
- De las complicaciones reportadas, 50% son neurológicas.

REHABILITACIÓN POSOPERATORIA Y EXPECTATIVAS

- Los protocolos posoperatorios varían, pero por lo general incluyen un periodo inicial de no cargar peso durante 4-6 semanas.
  - Se fomentan la flexión plantar y dorsiflexión activas una vez que las heridas han cicatrizado.
  - La mayoría de los autores fomentan la progresión a carga de peso para las 6 semanas, con terapia física formal si se requiere para trabajar en el rango de movimiento y el fortalecimiento.
  - Las actividades de carrera por lo común se evitan al menos durante 12 semanas y los deportes de salto durante 4-6 meses.
- Estudios recientes han mostrado que los resultados a mediano plazo del tratamiento artroscópico de las lesiones DOC del astrágalo se mantienen con el paso del tiempo.
  - Factores pronósticos propuestos incluyen el tamaño del defecto, la edad del paciente, IMC, antecedente de traumatismo y duración de los síntomas.
  - Hasta ahora, sólo el tamaño del defecto ha mostrado alguna vinculación con el resultado clínico. No existen estudios a largo plazo sobre los resultados después de la microfractura y no hay estudios de nivel 1 que comparen las diversas técnicas quirúrgicas.
  - Algunos estudios reportan tasas de éxito de 85% con la microfractura en el corto-mediano plazo.

BIBLIOGRAFÍA

Bonasia DE, Rossi R, Saltzman CL et al. The role of arthroscopy in the management of fractures about the ankle. J Am Acad Orthop Surg. 2011;19:226-235.

Ferkel RD, Zanotti RM, Komenda GA et al. Arthroscopic treatment of chronic osteochondral lesions of the talus: long-term results. Am J Sports Med. 2008;36:1750-1762.

Hannon CP, Baksh N, Newman H et al. A systematic review of the reporting of outcome data in studies on autologous osteochondral transplantation for the treatment of osteochondral lesions of the talus. Foot Ankle Spec. 2013;6:226-231.

Hannon CP, Murawski CD, Fansa AM et al. Microfracture for osteochondral lesions of the talus: A systematic review of reporting of outcome data. Am J Sports Med. 2013;41: 689-695.

Murawski CD, Kennedy JG. Current concepts review: Operative treatment of osteochondral lesions of the talus. *J Bone Joint Surg Am.* 2013;95:1045-1054.

Perry, M. OKU 10 Foot & Ankle Reconstruction. *AAOS.* 2011.

Richardson D. Chapter 42: Ankle injuries. *Campbell's operative orthopaedics* -11th edition.

van Bergen CJ, Kox LS, Maas M et al. Arthroscopic treatment of osteochondral defects of the talus: Outcomes at eight to twenty years of follow-up. *J Bone Joint Surg Am.* 2013;95:519-525.

van Dijk CN, van Bergen CJ. Advancements in ankle arthroscopy. *J Am Acad Orthop Surg.* 2008;16:635-646.

Woelfle J, Reichel H, Nelitz M. Indications and limitations of osteochondral autologous transplantation in osteochondritis dissecans of the talus. *Knee Surg Sports Traumatol Arthrosc.* 2013;21:1925-1930.

DISFUNCIÓN DEL TTP/TRASTORNO DE PIE PLANO ADQUIRIDO DEL ADULTO

MICHAEL MERZ • ALAN LEAGUE

ANATOMÍA Y FUNCIÓN DEL TENDÓN TIBIAL POSTERIOR

El tendón tibial posterior (TTP) tiene su origen en el compartimento posterior profundo de la pierna en la tibia, membrana interósea y peroné. Es la estructura más anteromedial que corre en una escotadura en la cara posterior del maléolo medial. El tendón se divide entonces en tres partes: la cara anterior se inserta en el hueso navicular y el cuneiforme medial; la medial se inserta en el segundo y quinto metatarsianos, cuneiformes medio y lateral, y el cuboides; la parte posterior se inserta en *Sustentaculum tali*. El tendón está inervado por el nervio tibial y recibe su aporte sanguíneo de la arteria tibial posterior. Actúa como inversor del pie y flexor plantar del tobillo, además de ayudar a crear rigidez en la parte medial del pie para la elevación de los dedos durante la marcha.

TRASTORNO DE PIE PLANO ADQUIRIDO DEL ADULTO

- La disfunción del TTP es la principal causa de trastorno de pie plano adquirido del adulto (PPAA), ya que es el principal apoyo dinámico del arco.
- El TTP por lo general se afecta 2-6 cm proximal al navicular, el cual es una región de vertiente sanguínea.
- La disfunción del ligamento calcáneo-navicular también contribuye al pie plano adquirido del adulto.
- Es importante determinar si el pie plano es rígido o flexible, ya que esto guiará el tratamiento.

HISTORIA CLÍNICA

- La mayor incidencia del PPAA es durante la quinta-séptima décadas de la vida, y es más común en mujeres. De inicio, los pacientes presentan dolor medial e inflamación sobre el TTP.
- Se presenta la deformidad, con subluxación lateral y dorsal del pie alrededor del astrágalo.
- La parte posterior del pie se deforma hacia una posición en valgo, lo que puede causar atrapamiento y dolor lateral en el tobillo.
- Los tobillos también tendrán abducción de la parte anterior del pie y puede desarrollar contracturas en el tendón de Aquiles.

EXPLORACIÓN FÍSICA

- Los pacientes con enfermedad avanzada tienen colapso del arco medial, valgo del pie posterior, abducción del pie anterior y contractura del tendón de Aquiles.
  - Las siguientes pruebas son útiles para realizar el diagnóstico:
    - Pararse en una sola pierna con elevación del talón:
      - Explore al paciente desde atrás mientras se para en un pie y eleva el talón del piso con la rodilla recta.
      - La parte posterior del pie debe regresar a neutral o varo en una prueba normal.
      - El fracaso para elevar el talón y la inclinación hacia varo indica disfunción del TTP.
    - Signo de muchos dedos:
      - Explore al paciente de pie desde atrás.
      - Si ve más dedos en el pie del lado afectado que en el no afectado, la prueba es positiva.

ESTUDIOS DE IMAGEN

- En carga:
  - Se deben obtener radiografías AP, lateral y oblicua.
  - Los métodos más confiables y reproducibles para medir el pie plano en las radiografías son:
    - Inclinación del calcáneo:
      - En la radiografía lateral, la intersección de una línea a lo largo del borde inferior de calcáneo y la línea desde la cara más inferior del calcáneo hasta la parte más inferior de la cabeza del quinto metatarsiano.
      - Normal: 18-20°.
    - Ángulo astragalometatarsiano (Meary):
      - En la radiografía lateral, la intersección de una línea a través del eje medial del astrágalo y una línea a través del eje medial del quinto metatarsiano.
      - Pie plano cuando es menor de $-4°$.
    - Ángulo de cobertura astragalonavicular:
      - En la radiografía AP, la intersección de una línea a través de la superficie articular del astrágalo y una línea a través de la superficie articular del navicular.
      - Lo normal es $<7°$.
- Una radiografía AP del tobillo con el paciente de pie puede evaluar la competencia del ligamento deltoideo, el cual está laxo en la etapa IV.
- La RM no es necesaria para el diagnóstico, pero puede ofrecer información adicional que no es aparente en la exploración física o en las radiografías en carga como:
  - Severidad de la lesión del TTP.
  - Lesión del ligamento calcáneo-navicular.
  - Síndrome del seno tarsal.
  - Fascitis plantar.
  - Fallo del ligamento deltoideo.

CLASIFICACIÓN

- La clasificación de la disfunción del TTP como causa de PPAA ayuda a guiar las opciones de tratamiento.
- Etapa I: sinovitis del TTP y dolor, pero sin deformidad de PPAA y el paciente puede elevar el talón al estar de pies sobre una sola pierna.
- Etapa II: deformidad de pie plano flexible; puede tener dificultad o no ser capaz de elevar el talón al estar de pie sobre una sola pierna.
  - a. <40% de no cobertura astragalonavicular.
  - b. >40% de no cobertura astragalonavicular.
  - c. Parte anterior del pie fija en supinación y varo.
- Etapa III: deformidad de pie plano rígida, incapaz de realizar elevación del talón al estar de pie sobre una sola pierna, posible artrosis subastragalina.
- Etapa IV: deformidad de pie plano rígida, tobillo en valgo, artritis de tobillo.

MANEJO NO QUIRÚRGICO

- Existe evidencia que apoya los diferentes tipos de manejo no quirúrgico.
- La mayor parte aconsejan una prueba con tratamiento no quirúrgico antes de una intervención quirúrgica.
- Algunos métodos son terapia física, arneses, ortopedia, medicamentos antiinflamatorios, reposo ya sea con una bota removible o con una escayola corta durante 1-3 meses.
- La inyección de corticoesteroides es controversial debido al riesgo de rotura del TTP.

INDICACIONES QUIRÚRGICAS

- Para todas las etapas de enfermedad del TTP, el tratamiento quirúrgico está indicado si el dolor persiste a pesar de un manejo conservador adecuado.

TÉCNICA QUIRÚRGICA

- Las metas del tratamiento quirúrgico son disminuir los síntomas, incrementar la funcionalidad del paciente y restablecer el pie y el tobillo a una posición normal.
  - Siempre evalúe la presencia de contracturas del gastrocnemio o del tendón de Aquiles, ya que también puede estar indicada una recesión o alargamiento.
- Etapa I:
  - Tenosinovectomía, reparación del tendón o transferencia de tendón.
  - Controversial incluir una osteotomía medializadora del calcáneo.

- Etapa II:
  - Transferencia del tendón del flexor largo de los dedos al navicular para reforzar y compensar la disfunción del TTP.
    a. Osteotomía medializadora del calcáneo.
    b. Alargamiento de la columna lateral a través de una osteotomía distal en el calcáneo +/− osteotomía medializadora del calcáneo si se requiere corrección adicional.
    c. Si el navicular está alineado con la primera articulación tarsometatarsiana, osteotomía abierta dorsal en cuña del cuneiforme medial (Cotton).
      - Si el navicular no está alineado, entonces fusione la primera articulación tarsometatarsiana y/o la articulación navicular-cuneiforme.
      - También deben realizarse los procedimientos listados para las etapas Ia o IIb con base en el porcentaje de no cobertura astragalonavicular.
- Etapa III:
  - Artrodesis triple de las articulaciones subastragalina, astragalonavicular y calcaneocuboidea o con menor frecuencia, fusión selectiva de sólo 1 o 2 articulaciones de la parte posterior del pie.
- Etapa IV:
  - La literatura es limitada, pero el consenso general es que cuando exista artritis tibioastragalina presente y la inclinación lateral no es corregible, se debe llevar a cabo una artrodesis plantar.
  - Si el espacio articular tibioastragalino está conservado y la inclinación lateral se puede corregir en forma pasiva, se puede intentar una reconstrucción deltoidea además de la artrodesis triple.

REHABILITACIÓN POSOPERATORIA Y EXPECTATIVAS

- Todos los procedimientos que involucran osteotomía, artrodesis o transferencia de tendón son seguidos por un periodo de no soporte de peso o soporte sólo hasta el toque de los dedos, por lo general por 6-10 semanas, seguido de progresión del soporte de peso, estiramiento y fortalecimiento.
- A los pacientes tratados con artrodesis triple se les debe dar seguimiento por la posibilidad de artritis tibioastragalina o de la parte media del pie.
- El dolor por lo general se resuelve y el paciente regresa a actividades de bajo impacto para los 6-12 meses después de la cirugía.

BIBLIOGRAFÍA

Ahmad J, Pedowitz D. Management of the rigid arthritic flatfoot in adults: triple arthrodesis. *Foot Ankle Clin N Am.* 2012;17:309-322.

Bowring B, Chockalingam N. Conservative treatment of tibialis posterior tendon dysfunction-A review. *Foot (Edinb).* 2010;20:18-26.

Chhabra A, Soldatos T, Chalian M et al. 3-Tesla Magnetic Resonance Imaging Evaluation of Posterior Tibial Tendon Dysfunction with relevance to Clinical Staging. *J Foot Ankle Surg.* 2011;50:320-328.

Deland JT. Adult-acquired flatfoot deformity. *J Am Acad Orthop Surg.* 2008;16:399-406.

Ellington JK, Myerson MS. The use of arthrodesis to correct rigid flatfoot deformity. *Instr Course Lect.* 2001;60:311-320

Gentchos CE, Anderson JG, Bohay DR. Management of the rigid arthritic flatfoot in the adults: alternatives to triple arthrodesis. *Foot Ankle Clin N Am.* 2012;17:323-335.

Kou JX, Balasubramaniam M, Kippe M et al. Functional results of posterior tibial tendon reconstruction, calcaneal osteotomy, and gastrocnemius recession. *Foot Ankle Int.* 2012;33(7):602-611.

Lieberman J et al. Comprehensive orthopaedic review. *AAOS.* 2009. 1165-1170.

Lin JS, Myerson MS. The management of complications following the treatment of flatfoot deformity. *Instr Course Lect.* 2011;60:321-334

Lo HC, Chu WC, Wu WK et al. Comparison of radiological measures for diagnosing flatfoot. *Acta Radiol.* 2012;53:192-196.

Miller MD, Thompson SR, Hart, JA. *Review of Orthopaedics.* 6th ed. Philadelphia, PA: W.B. Saunders; 2012:451-458.

Vulcano E, Deland JT, Ellis SJ. Approach and treatment of the adult acquired flatfoot deformity. *Curr Rev Musculoskelet Med.* 2013;6(4):294-303.

Zaw H, Calder JD. Operative management options for symptomatic flexible adult acquired flatfoot deformity: a review. *Knee Surg Sports Traummatol Arthrosc.* 2010;18:135-142.

HALLUX VALGUS

RYAN M. CARR • ALAN LEAGUE

ANATOMÍA Y ANATOMOPATOLOGÍA

La etiología exacta no está determinada; sin embargo, es multifactorial con factores intrínsecos como extrínsecos. Los primeros incluyen predisposición genética, laxitud ligamentosa y deformidades estructurales como el pie plano y una cabeza convexa de metatarsiano. Los segundos incluyen el uso de tacones altos y zapatos con punta estrecha.

EVALUACIÓN CLÍNICA

- Evaluar si los síntomas del paciente se relacionan con cosmesis o dificultad al usar zapatos o dolor y metatarsalgia postransferencia.
- La ocupación del paciente y su involucro en actividades deportivas también deben ser evaluadas antes de tomar cualquier decisión quirúrgica.

EXPLORACIÓN FÍSICA

- Evalúe el alineamiento general de la extremidad inferior, el dedo gordo y su relación con los demás dedos al estar de pie.
- Determine el RDM del dedo gordo durante la flexión plantar y dorsiflexión, y busque inestabilidad.
- Evalúe la segunda articulación MCF en busca de cualquier deformidad.
  - Esta articulación a menudo está involucrada y es sintomática.

ESTUDIOS DE IMAGEN

- Deben ser en carga para evaluar la severidad de la deformidad.
  - Ángulo del *Hallux valgus*: se determina midiendo el ángulo entre los ejes largos de la falange proximal y el primer metatarsiano. Lo normal es <15°.
  - Ángulo intermetatarsiano: representa el ángulo entre el primero y segundo metatarsianos. Lo normal es <9°.
  - Ángulo articular metatarsiano distal (AAMD): representa el ángulo entre la superficie articular distal y el eje largo del primer metatarsiano. Lo normal es <10°.
- **Toma de decisiones**
  - Determine el grado de deformidad, presencia de artrosis y si la articulación MTF es congruente o no (falange proximal paralela a la cabeza del metatarsiano).
  - La severidad de la deformidad determinará la naturaleza del procedimiento.
    - Leve: AHV <30 °, IM <13°.
      - Tx: osteotomía metatarsiana distal de Chevron.
    - Moderada: AHV <40°, IM >13°.
      - Tx: osteotomía proximal, o artrodesis TMT de Lapidus.
    - Severa: AHV >40°, IM >20°.
      - Tx: osteotomía proximal, o artrodesis TMT de Lapidus.

MANEJO NO QUIRÚRGICO

- El tratamiento inicial debe incluir un zapato con la punta ancha. Los pacientes que siguen insatisfechos o sintomáticos pueden considerar la cirugía.

MANEJO QUIRÚRGICO

- Procedimiento de Akin (osteotomía falángica proximal).
  - Indicaciones:
    - Congruencia de la eminencia medial grande de la articulación, AMD <10°.
    - Utilizado principalmente para tratar *Hallux valgus* interfalángico o ayudar en la reducción cuando se combina con procedimientos adicionales.
    - Este procedimiento nunca se usa en forma aislada para tratar *Hallux valgus*.
- Procedimiento de Chevron:
  - Indicaciones: deformidad leve, AHV <30°, IM <13°.
  - Contraindicaciones: AHV >35°, IM >15°.
  - Complicaciones: corrección incompleta, sobrecorrección, rigidez, necrosis avascular.
  - Aspectos técnicos: combine con osteotomía medial en cuña para cierre si el AMD es >10°.

- Procedimiento distal en tejidos blandos más osteotomía metatarsiana proximal (osteotomía proximal en media luna).
  - Indicaciones: AHV >30°, AIM >13°.
  - Contraindicaciones: artrosis.
  - Complicaciones: *Hallux varus*, recurrencia del *Hallux valgus*, dorsiflexión de la osteotomía metatarsiana, no unión o mala unión en dorsiflexión en el sitio de osteotomía.
- Procedimiento de Lapidus (artrodesis de la primera articulación tarsometatarsiana con procedimiento distal de tejidos blandos).
  - Indicaciones: AHV >30°, IMA >13°.
  - Contraindicaciones: incapacidad para permanecer sin soportar peso.
  - Complicaciones: sobrecorrección, infracorrección, no unión.
- *Hallux valgus* juvenil.
  - Difiera la cirugía hasta que se alcance la madurez esquelética, a menos que el paciente esté sintomático.
  - El tratamiento se basa en el grado de deformidad, como se describió antes.
  - Evite operar a través de la fisis para prevenir alteraciones en el crecimiento.

BIBLIOGRAFÍA

Canale PB, Aronsson DD, Lamont RL et al. The Mitchell procedure for the treatment of adolescent hallux valgus. *J Bone Joint Surg Am*. 1993;75:1610-1618.

http://www.wheelessonline. A ronsson DD, Lamont RLcom/ortho/keller_procedure

http://www.wheelessonline.com/ortho/mitchell_bunion_procedure

Mann RA. Disorders of the first metatarsophalangeal joint. *J Am Acad Orthop Surg*. 1995; 3:34-43.

Miller MD, Thompson SR, Hart J. *Review of Orthopaedics*. 6th ed. An imprint of Elsevier; Philadelphia, PA: Copyright 2012.

Wiesel SW, eds. *Operative Techniques in Orthopaedic Surgery*. Philadelphia, PA: Lippincott Williams & Wilkins; 2011.

DISFUNCIÓN DE LOS DEDOS MENORES

MICHAEL MERZ • ALAN LEAGUE

INTRODUCCIÓN

Los dedos menores son del segundo al quinto dedos del pie. Estas deformidades pueden considerarse flexibles o rígidas dependiendo de si pueden o no corregirse en forma pasiva. Las deformidades son causadas por desequilibrio entre fuerzas musculares intrínsecas y extrínsecas sobre los dedos.

- Los músculos intrínsecos (flexor corto de los dedos [FCD], lumbricales e interóseos) tienen un efecto neto de flexión de la articulación metatarsofalángica (MTF) y extensión de la articulación interfalángica proximal (IFP) y la articulación interfalángica distal (IFD).
- Los músculos extrínsecos (extensor largo de los dedos [ELD], extensor corto de los dedos [ECD] y flexor largo de los dedos [FLD]) tienen un efecto neto de extensión de la articulación MTF y flexión de las articulaciones IFP e IFD. Existen múltiples causas que conducen a un desequilibrio, como causas neuromusculares, congénitas, artropatía inflamatoria, traumatismo y por lo regular el uso de zapatos inadecuados.
- Las deformidades de los dedos menores, en particular del segundo dedo, pueden también ser causadas por deformidades del dedo gordo, como *Hallux valgus*.

DEFORMIDADES DE LOS DEDOS MENORES

Dedo en martillo

Anatomía y anatomopatología

Es por lo general una deformidad en flexión de la articulación IFP con hiperextensión de la IFD, más común en posición neutral o extensión de la articulación MTF y puede ser causado por un ELD hiperfuncional. Es la deformidad que más se presenta en los dedos menores, y con frecuencia se observa con otras deformidades, en particular con inestabilidad de la articulación MTF. A la exploración física se pueden encontrar callos en el dorso de la articulación IFP.

Exploración física

- La prueba de «empuje» es una maniobra en la que se aplica presión dorsal sobre la cabeza del metatarsiano del dedo afectado.
- Si la deformidad se corrige con la prueba de empuje, entonces es flexible.

- El tratamiento conservador consiste en acojinar la articulación IFP además de utilizar zapato con punta alta y ancha.

Técnica quirúrgica
- El tratamiento quirúrgico de la deformidad flexible por lo regular consiste en transferencia del tendón del FLD a los extensores.
- El tratamiento quirúrgico de las deformidades rígidas requiere artroplastia de resección o artrodesis de la articulación IFD con o sin tenotomía del FLD.

Dedo en garra
Anatomía y anatomopatología
La deformidad primaria es extensión de la articulación MTF con hiperflexión de la articulación IFP e IFD. Similar a la mano en garra, es causada por una debilidad de los músculos intrínsecos. La condición es con frecuencia bilateral y en múltiples dedos, en particular cuando se conjunta con una enfermedad neuromuscular como la enfermedad de Charcot-Marie-Tooth. Por lo común relacionada con metatarsalgia y depresión de la cabeza del metatarsiano que conduce a queratosis plantar, así como a la formación de callos en la superficie dorsal de la articulación IFP.

Tratamiento no quirúrgico
- El tratamiento conservador consiste en acojinar la articulación IFP y un cojinete plantar metatarsiano además de zapatos con punta alta y ancha.

Técnica quirúrgica
- La deformidad flexible se trata de forma quirúrgica con transferencia del tendón del FLD al ELD, alargamiento del tendón del ELD y ECD y liberación capsular de la articulación MTF.
- Las deformidades rígidas se tratan además con artroplastia de resección o artrodesis de la articulación IFP con o sin osteotomía de Weil del metatarsiano.

Dedo en mazo
Anatomía y anatomopatología
Deformidad aislada en flexión de la articulación IFD con la MTF e IFP en posición neutral. Causado por contractura del FLD o rotura del ELD en la IFD. Se forman callos en el dorso de la articulación IFD, así como en la punta del dedo.

Tratamiento no quirúrgico
- El tratamiento conservador consiste en aliviar la presión sobre la punta del dedo, que con frecuencia es la parte más dolorosa, acojinando y empleando un zapato con punta alta y tacón bajo.
- Para las deformidades flexibles, el tratamiento quirúrgico consiste en tenotomía del FLD o transferencia del tendón al dorso de la falange.
- La deformidad rígida requiere tratamiento con artroplastia de resección o artrodesis de la articulación IFD.

Clinodactilia
Anatomía y anatomopatología
Deformidad en flexión de las articulaciones IFD e IFP con la MTF en posición neutral o flexión, a menudo con un componente rotacional. La deformidad es por lo usual bilateral, congénita y se presentan en el quinto dedo. Es causada por contracturas del FLD y el FCD.

Tratamiento no quirúrgico
- Por lo general basta con el tratamiento conservador, pero si se vuelve doloroso o deforma la uña, se realiza tenotomía o alargamiento de los tendones flexores del dedo.

Inestabilidad MTF y dedo cruzado
Anatomía y anatomopatología
Ocurre con más frecuencia en el segundo dedo, seguido del tercero. Una prueba de cajón de la articulación MTF en el plano dorsal-plantar genera dolor y subluxación de la articulación. La inestabilidad también puede estar en el plano medial-lateral, lo que más a menudo causa un dedo cruzado y es típicamente concomitante con *Hallux valgus*. Inclusive el dedo cruzado tiene contractura en flexión de la articulación IFP y se distingue del dedo en martillo por tener también deformidad en el plano axial. Estas condiciones se relacionan con insuficiencia o disrupción de la cápsula plantar. La evaluación con ultrasonido musculoesquelético puede confirmar el diagnóstico y descartar un neuroma de Morton.

Tratamiento no quirúrgico
- El tratamiento conservador consiste en vendaje del dedo en posición neutral.
- Además un cojinete metatarsiano puede ayudar a aliviar el dolor plantar de la articulación MTF.

Técnica quirúrgica
- El tratamiento quirúrgico para los casos leves consiste en transferencias del tendón flexor al extensor con liberación del ligamento colateral medial para el dedo medial cruzado.
- Los casos más graves se tratan con osteotomías de Weil del metatarsiano distal con o sin reparación de la placa plantar.
- La corrección quirúrgica del dedo cruzado debe coincidir con el tratamiento quirúrgico del *Hallux valgus* cuando esté presente.

Quinto dedo en varo (juanete de sastre)
Anatomía y anatomopatología
Definido como la prominencia lateral de la parte distal de la cabeza del quinto metatarsiano.

Clasificación
- La clasificación se basa en la radiografía en carga AP del pie.

Tratamiento no quirúrgico
- El tratamiento conservador para todos los tipos consiste en un zapato más acomodativo y acojinar la prominencia.

Técnica quirúrgica
- Por lo común no se requiere tratamiento quirúrgico.
- Tipo I:
  - Cabeza agrandada del quinto metatarsiano y alineamiento normal.
  - El tratamiento quirúrgico es la condilectomía lateral.
- Tipo II:
  - Arqueo lateral de la diáfisis del quinto metatarsiano.
  - El tratamiento quirúrgico es la osteotomía distal de Chevron.
- Tipo III:
  - Arqueo lateral del quinto metatarsiano con un ángulo incrementado entre el cuarto y quinto metatarsianos (>8°).
  - El tratamiento quirúrgico es una osteotomía oblicua diafisiaria rotacional.

Enfermedad de Freiberg
Anatomía y anatomopatología
Por lo general afecta la cara dorsal de la cabeza del segundo metatarsiano. La enfermedad se debe a microtraumatismo recurrente o necrosis avascular, que al final conduce a colapso subcondral. Los pacientes presentan dolor localizado que empeora al soportar peso.

Tratamiento no quirúrgico
- Consiste en liberar de inicio la carga de la cabeza del metatarsiano con una suela rígida o una barra metatarsiana y con carga de peso protegida.

Técnica quirúrgica
- El tratamiento quirúrgico está dentro de un espectro que va de acuerdo con:
  - La severidad de la enfermedad, desde desbridamiento de la articulación a través de una incisión dorsal.
  - Osteotomía metafisiaria cerrada en cuña (para reorientar el cartílago plantar conservado hacia el espacio articular).
  - Resección parcial de la cabeza.

Neuroma interdigital (neuroma de Morton)
Anatomía y anatomopatología
Neuropatía poco comprendida del nervio digital común, por lo general en el espacio entre el tercer y cuarto metatarsianos. Se piensa que es causada por aumento del espesor, que causa compresión en un interespacio estrecho y traumatismo repetitivo que por último causan la formación de un neuroma. A la exploración, hay dolor localizado en la superficie plantar del interespacio afectado y la mayoría de los pacientes experimentan dolor que se irradia a los dedos afectados. Los síntomas empeoran con la actividad y el uso de zapatos apretados.

Diagnóstico diferencial
- El diagnóstico se lleva a cabo mediante la historia clínica y la exploración física y puede confirmarse mediante ultrasonido musculoesquelético.
- El signo de Mulder es útil, aplicando presión mediolateral (apretando) a los metatarsianos, lo cual reproduce el dolor del paciente, mientras que al mismo tiempo se palpa el interespacio distal/plantar en busca de un «clic».

Tratamiento no quirúrgico
- El cambio de calzado a uno con punta más ancha y el uso de un cojinete metatarsiano es el mejor tratamiento conservador.
- El cojinete debe colocarse 2-3 cm proximal al sitio de dolor.

- El tratamiento quirúrgico consiste en transección del nervio digital común, incluyendo sus ramas, 3 cm proximal al ligamento metatarsiano transverso, permitiendo la retracción del muñón y una menor tasa de formación de neuroma del muñón.

TRASTORNOS DE LOS TEJIDOS BLANDOS

Callos

Anatomía y anatomopatología

Lesiones hiperqueratósicas causadas por presión externa sobre los dedos, que por lo general se subdividen en tipos «duros» y «blandos». Los callos duros se encuentran en la cara dorsal o lateral del quinto dedo y se deben a un cóndilo prominente.

Los callos blandos son lesiones maceradas que se presentan más entre el cuarto y quinto dedos y también son por cóndilos prominentes.

Tratamiento no quirúrgico
- El tratamiento conservador para ambas condiciones consiste en un zapato más cómodo y acojinamiento sobre los callos.
- Los callos duros pueden rasparse extrayendo la semilla del callo.
- Para los casos recalcitrantes, se pueden resecar las prominencias óseas.

Queratosis plantar

Anatomía y anatomopatología

Tejido hiperqueratósico en la superficie plantar del pie debido a un aumento de la presión por debajo de la cabeza del metatarsiano. El tipo leve es localizado y se debe más a un sesamoideo tibial o cóndilo peroneo prominente. El tipo difuso se debe a presión en toda la cabeza del metatarsiano.

Tratamiento no quirúrgico
- El manejo conservador para ambos tipos consiste en acojinamiento y raspado del callo.

Técnica quirúrgica
- El tratamiento quirúrgico consiste en resecar la prominencia ósea causal o una osteotomía acortante o en dorsiflexión del metatarsiano.

BIBLIOGRAFÍA

Carmont MR, Rees RJ, Blundell CM et al. Current concepts review: Freiberg's disease. *Foot Ankle Int.* 2009;30(2):167-176.

Coughlin MJ et al. Surgery of the Foot and Ankle. 8th ed. 2007;Volume 1, Chapter 7.

Coughlin MJ. Lesser toe abnormalities. *Instr Course Lect.* 2003;52:421-444.

DiGiovanni CW, Greisberg J eds. et al. Foot and Ankle: Core Knowledge in Orthopaedics. Elsevier Health Sciences; 2007:129-146.

Kitaoka H. Master Techniques in Orthopaedic Surgery:The Foot and Ankle. Lippincott Williams & Wilkins; 2013:119-138.

Lieberman J et al. Comprehensive orthopaedic review. *Am Acad Orthop Surg.* 2009;1165-1170.

Miller MD, Thompson SR, Hart J. Review of Orthopaedics. 6th ed. 2012: 451-458.

Shirzad K, Kiesau CD, DeOrio JK et al. Lesser toe deformities. *J Am Acad Orthop Surg.* 2011;19(8):505-514.

Smith BW, Coughlin MJ. Disorders of the lesser toes. *Sports Med Arthrosc Rev.* 2009;17(3):167-174.

Thordarson DB et al. Foot and Ankle. 2nd ed. 2012:144-174.

ARTRITIS/OSTEONECROSIS DEL PIE Y EL TOBILLO

LESLIE SCHWINDEL • ALAN LEAGUE

ARTRITIS Y OSTEONECROSIS DEL PIE Y EL TOBILLO

Osteoartritis sintomática

La osteoartritis (OA) sintomática del tobillo ocurre con una frecuencia nueve veces menor que la de la rodilla/cadera, aun cuando el tobillo experimenta una mayor presión por unidad de área de superficie y es la articulación más lesionada en el cuerpo. Otras localizaciones de artritis en el pie y tobillo incluyen las partes media y anterior del pie. La más recurrente es la de la primer articulación metatarsofalángica (MTF) (*Hallux rigidus*). La artritis del pie y el tobillo es predominantemente una artritis secundaria postraumática. La OA primaria, idiopática, sin factores causales aparentes, comprende sólo 10% de los casos de artritis del tobillo. Por el contrario, más de 70% de los casos tienen algún antecedente de traumatismo, incluyendo fractura/dislocaciones, lesiones ligamentosas con inestabilidad crónica o lesión osteocondral. Otras causas de artritis secundaria incluyen trastornos inflamatorios, gota y degeneración neuropática.

Osteonecrosis

La osteonecrosis, también llamada necrosis avascular, afecta más al astrágalo. También puede incluir áreas como el hueso navicular (enfermedades de Kohler, de Muller-Weiss), los metatarsianos (segundo: enfermedad de Freiberg) y los sesamoideos. El traumatismo es la causa más común de osteonecrosis, en particular las fracturas del cuello del astrágalo. Otras causas incluyen uso de corticoesteroides, abuso de alcohol y padecimientos como la enfermedad de Gaucher, anemia drepanocítica, hemofilia, hiperuricemia, linfoma y uso de hemodiálisis.

ANATOMÍA/ANATOMOPATOLOGÍA

La articulación del tobillo está formada por una articulación muy restringida del astrágalo con el plafond tibial y el peroné distal. Al cargar peso, la congruencia entre el sulcus del astrágalo y el plafond tibial proporciona estabilidad en el plano sagital. La lesión de los ligamentos alrededor del tobillo desestabilizan esta articulación altamente congruente y pueden conducir a desequilibrio sagital/coronal. Con el paso del tiempo se daña el cartílago articular y el hueso subcondral, produciendo inflamación, osteofitos, pérdida progresiva de la movilidad y discapacidad funcional. De igual forma, la artritis de las partes media y anterior del pie es causada por un traumatismo. De manera específica, las lesiones de Lisfranc tienen alto riesgo para esto.

- El mecanismo propuesto para la OA primaria del tobillo y la parte media del pie incluye mala alineación intrínseca (p. ej., pie posterior en varo/valgo), así como anormalidades estructurales por pie plano avanzado del adulto. Algunos estudios sugieren que los pacientes con OA primaria tienen radios tibiales y astragalinos más grandes, lo que conduce a una superficie articular más plana y con menor estabilidad, profundidad y contención. La etiología del *Hallux rigidus* es incierta. Se piensa que el traumatismo es la causa principal en pacientes con presentación unilateral. Otras etiologías propuestas incluyen: tensión del tendón de Aquiles, uso de zapatos inadecuados o un primer rayo elevado (*Metatarsus primus elevatus*).
- La osteonecrosis se refiere a la muerte celular dentro del hueso causada por falta de circulación. Esto es resultado de una disrupción mecánica de los vasos o por oclusión, ya sea del flujo arterial o del flujo venoso de salida. El traumatismo es la causa más común de disrupción, pero otras posibles fuentes de oclusión vascular incluyen trombosis, embolismo, uso de corticoesteroides, abuso de alcohol y varias enfermedades médicas, como se describió antes.

HISTORIA CLÍNICA/EXPLORACIÓN FÍSICA

- Los pacientes con artritis/osteonecrosis del tobillo a menudo se quejan de dolor articular, dolor a la palpación, inflamación o atoramiento.
  - Los pacientes con lesión de la parte media del pie pueden presentar dolor al cargar peso sobre las articulaciones mediotarsales.
  - Existe dolor a la palpación y con el rango de movimiento, agravado no sólo durante la marcha normal, sino con actividades que requieren elevar el talón, como subir escaleras.
  - Los pacientes con *Hallux rigidus* tienen dolor sobre la primer articulación MTF con reducción del movimiento sagital.
  - El dolor es más pronunciado en los extremos del movimiento, pero a medida que la enfermedad progresa, el dolor se vuelve continuo a lo largo de todo el arco de movimiento.
  - Por lo general, los pacientes con artritis postraumática tienden a ser más jóvenes que aquellos que presentan OA primaria.
- La presentación clínica de la osteonecrosis del astrágalo está principalmente determinada por la integridad de la superficie articular.
  - Antes del colapso articular, el paciente puede estar asintomático.
  - El dolor y los síntomas mecánicos relacionados con la incongruencia articular típicamente representan las molestias principales.

ESTUDIOS DE IMAGEN

- Los estudios iniciales comprenden radiografías simples: AP, lateral y oblicua del pie en carga, así como proyecciones AP, lateral y en mortaja del tobillo.
- Además, puede ser útil la TC para evaluar los defectos de la superficie articular, cambios articulares degenerativos y localización de osteofitos.
- La RM a menudo se solicita en la osteonecrosis, donde puede ayudar a determinar no sólo su presencia, sino también la extensión del daño y/o pérdida de hueso.

CLASIFICACIÓN/HALLAZGOS IMAGENOLÓGICOS

- Escala de puntaje de Kellgren-Lawrence.
  - Sistema para clasificar la OA con base en la radiografía, buscando específicamente estrechamiento del espacio articular, osteofitos y esclerosis del hueso.
    - Grado I: estrechamiento dudoso del espacio articular y posible presencia de osteofitos.
    - Grado II: presencia definitiva de osteofitos, estrechamiento definitivo del espacio articular.
    - Grado III: osteofitos moderados múltiples, estrechamiento definitivo del espacio articular, algo de esclerosis y posible deformidad del contorno óseo.
    - Grado IV: osteofitos grandes, estrechamiento marcado del espacio articular, esclerosis severa y deformidad definitiva del contorno óseo.
- Existen sistemas de clasificación para casi todas las patologías del pie y el tobillo.
  - Por ejemplo, la clasificación de Coughlin & Shurnas del *Hallux rigidus*, la clasificación de Hawkins para las fracturas del cuello del astrágalo y la clasificación de Smillie para la enfermedad de Feiberg.
  - El sistema de Kellgren-Lawrence es un sistema para clasificación general de la OA que es aplicable a una variedad de condiciones degenerativas en todo el cuerpo.
- Sin importar la causa de la osteonecrosis, el hallazgo radiográfico final sigue siendo el mismo: un incremento relativo en la radiodensidad del hueso.
  - Las radiografías convencionales son útiles para el diagnóstico sólo después del desarrollo de esclerosis, colapso articular o un signo de media luna.
  - La RM puede mostrar edema medular difuso en la osteonecrosis temprana, intensidad de baja señal en las imágenes sopesadas en T1 y señal de alta intensidad en las imágenes sopesadas en T2.
    - En casos avanzados de la enfermedad, las imágenes tanto en T1 como en T2 mostrarán intensidad de señal baja.
    - La lucidez subcondral (p. ej., signo de Hawkins), que se observa a las 6 semanas después de la lesión, es evidencia confiable de revascularización.

TRATAMIENTO NO QUIRÚRGICO

- El tratamiento quirúrgico de la artritis del pie/tobillo debe comenzar así.
- Característica consiste en medicamentos antiinflamatorios, hielo, modificación de actividades, inyecciones intraarticulares, uso de calzado apropiado y ortopedia.
- Se pueden usar zapatos con tacón acojinado y suela rígida en mecedora, y si no son efectivos, se puede emplear inmovilización más intensa con ortopedia moldeada de tobillo-pie o un arnés.
  - Éstas tienden a disminuir la inflamación y el dolor articular restringiendo el movimiento de la articulación del tobillo.

INDICACIONES QUIRÚRGICAS

- Opciones quirúrgicas: consideradas cuando el tratamiento no quirúrgico falla o la deformidad/dolor son severos.
  1. **Artroscopia de tobillo:** se puede evaluar las superficies articulares y llevar a cabo desbridamiento/retiro de cuerpos sueltos, así como resección de osteofitos, artrodesis y otros procedimientos como descompresión central.
  2. **Artrodesis de tobillo:** el estándar de oro para el tratamiento de la artritis terminal de tobillo; puede estar indicada también en la osteonecrosis.
     - *Indicación principal:* dolor/rigidez persistente en el tobillo que es incapacitante y no se alivia con los tratamientos no quirúrgicos.
       - Proporciona alivio del dolor y regreso a las actividades de la vida diaria.
     - *Desventaja:* aumento en el riesgo de artrosis en las articulaciones adyacentes.
     - *Técnicas:* artroscópica, miniabierta, abierta y fusión empleando fijación externa.
       - Existen varios dispositivos de fijación, incluyendo placas, tornillos, clavos intramedulares, placas anguladas.
  3. **Artroplastia de tobillo:**
     a. Artroplastia con distracción (la articulación se distrae de forma intermitente en pequeños incrementos para inducir regeneración condral mediante la respuesta de los condrocitos a la presión hidrostática intermitente).
     b. Artroplastia con aloinjerto.
     c. Artroplastia total de tobillo (alivia el dolor, conserva el movimiento en la articulación astragalocrural).
       - *Contraindicaciones:* infección, disfunción neuromuscular, artropatía de Charcot, osteopenia severa, osteonecrosis del astrágalo y artrodesis previa.
  4. **Artrodesis de estructuras de la parte media del pie:** fusión de las columnas media/medial.

5. **Tratamiento del *Hallux rigidus*:**
   a. Procedimientos que respetan las articulaciones (queilectomía, osteotomías periarticulares).
   b. Procedimientos que destruyen las articulaciones (artrodesis).
   c. Procedimientos que alteran las articulaciones (artroplastia de resección de Keller, artroplastia interposicional, artroplastia articular total, hemiartroplastia).

TÉCNICA QUIRÚRGICA

- La selección de la técnica quirúrgica debe estar basada en el padecimiento subyacente.
  - Como regla general, se prefieren los fijadores externos para los pacientes sometidos a artrodesis para una articulación séptica preexistente y para aquéllos con osteopenia severa.
  - La artrodesis artroscópica o la artrodesis «miniabierta» deben usarse sólo para pacientes con deformidad mínima.
    - La artrodesis abierta es apropiada para pacientes con deformidad significativa del tobillo y mal alineamiento del pie y el tobillo.
- Sin importar la técnica quirúrgica elegida, la posición posoperatoria óptima de la articulación pie-tobillo afectada es la misma.
  - El tobillo debe estar en flexión neutral (0°) con 5-10° de rotación externa y 5° de valgo.
  - Esta posición proporciona el mejor alineamiento de la extremidad y acomodación del movimiento de la cadera y la rodilla.
- Otros procedimientos:
  - Queilectomía: se reseca alrededor de 30% de la superficie articular de la cabeza dorsal del MT +/– osteotomía dorsal en cuña de la falange proximal.
  - Artroplastia de resección de Keller: resección de la base de la falange proximal; descomprime la articulación, incrementa el rango de movimiento; puede causar deformidad en gatillo, debilidad del dedo o metatarsalgia.
  - Artroplastia interposicional: queilectomía, resección de la base de la falange y colocación de un espaciador biológico. Complicaciones: metatarsalgia, disminución de la fuerza del dedo, deformidad del pulgar.

REHABILITACIÓN POSOPERATORIA Y EXPECTATIVAS

- La complicación más común en la cirugía de fusión del tobillo es la no unión; algunos estudios reportan tasas tan altas como 40 por ciento.
  - Otras complicaciones incluyen: infección, lesión neurovascular, mala unión, problemas relacionados con la herida.
  - Después de una cirugía de la parte media del pie, la no unión también es un riesgo (3-7%), con los riesgos añadidos de un neuroma posquirúrgico, hardware sintomático, así como los riesgos descritos antes para la fusión del tobillo.
- Sin importar el tipo de intervención quirúrgica, los pacientes se mantienen sin cargar peso después de la cirugía.
  - Esto va desde un periodo de 6 semanas en las cirugías menores, hasta 3 meses en la artrodesis.
  - En general, se reportan tasas de fusión de 75 a 100%, con un tiempo hasta la fusión de casi 16 semanas.
  - Se han reportado tasas de satisfacción ≥82%, y regreso al trabajo en 80% o más de los pacientes, con mejoría funcional significativa.
  - La artroplastia total de tobillo está mejorando continuamente y existen estudios con seguimiento a corto y mediano plazos, aunque no hay estudios significativos bien diseñados a largo plazo sobre la efectividad y longevidad de los implantes.
  - Las tasas de sobrevivencia a 5 años de las prótesis reportadas están entre 78 y 88 por ciento.

BIBLIOGRAFÍA

Abidi N, Gruen G, Conti S. Ankle arthrodesis: indications and techniques. *J Am Acad Orthop Surg.* 2000;8:200-209.

Chou L, Coughlin MT, Hansen S Jr et al. Osteoarthritis of the ankle: the role of arthroplasty. *J Am Acad Orthop Surg.* 2008;16:249-259.

Deland J, Williams B. Surgical management of hallux rigidus. *J Am Acad Orthop Surg.* 2012;20:347-358.

DiGiovanni C, Patel A, Calfee R et al. Osteonecrosis in the foot. *J Am Acad Orthop Surg.* 2007;15:208-217.

Gougoulias N, Khanna A, Maffulli N. How successful are current ankle replacements? A systematic review of the literature. *Clin Orthop Relat Res.* 2010;468:199-208.

Henricson A, Nilsson J, Carlsson A. 10-year survival of total ankle arthroplasties: a report on 780 cases from the Swedish Ankle Register. *Acta Orthop.* 2011;82:655-659.

Janisse D, Janisse E. Shoe modification and the use of orthoses in the treatment of foot and ankle pathology. *J Am Acad Orthop Surg.* 2008;16:152-158.

Patel A, Rao S, Nawoczenski D et al. Midfoot arthritis. *J Am Acad Orthop Surg.* 2010;18: 417-425.

Schaefer K, Sangeorzan BJ, Fassbind MJ, et al. The comparative morphology of idiopathic ankle osteoarthritis. *J Bone Joint Surg Am.* 2012;94:e181(1-6).

EVALUACIÓN INICIAL Y TRATAMIENTO DE LAS LESIONES VERTEBRALES

FERNANDO TECHY

ANATOMÍA Y ANATOMOPATOLOGÍA

Las fracturas vertebrales por lo general son resultado de traumatismos de alta energía, aunque las osteoporóticas pueden ocurrir por mecanismos de baja energía. Antes de la evaluación por ortopedia o neurocirujía, el paciente debe ser revisado por un cirujano especialista en traumatismo y seguir las guías de ATLS para descartar de forma rápida y precisa otras lesiones potencialmente mortales. Todos los enfermos politraumatizados deben ser tratados de inicio como si tuvieran lesiones inestables de columna, estableciendo de inmediato las precauciones y protocolos de inmovilización en el sitio del incidente. La cabeza y cuello deben ser alineados con el eje del tórax e inmovilizados en esa posición con un collarín cervical rígido. Los niños tienen una relación mayor cabeza-cuerpo y su torso debe ser elevado en la camilla para evitar flexión excesiva del cuello (coloque una toalla bajo los hombros). En los jugadores de fútbol americano, el casco no debe retirarse en el campo para acceder a la vía aérea, ya que esto causará extensión excesiva debido a la presencia de protectores de hombros. En su lugar, la mascarilla debe ser retirada con un desarmador. El casco y protectores de hombros sólo deben ser retirados por personal capacitado.

HISTORIA CLÍNICA Y EXPLORACIÓN FÍSICA

- Luego de la evaluación inicial ATLS, el examen físico consiste en una evaluación neurológica completa.
- Esto incluye una exploración exhaustiva del sistema motor, sensitivo y reflejos.
- Otros signos positivos son:
  - Dolor a la palpación de apófisis espinosas.
  - Presencia de equimosis.
  - Palpar un hueco entre y/o ensanchamiento de las apófisis espinosas, lo que representa una lesión compleja de ligamentos posteriores.

ASEGURANDO LA COLUMNA CERVICAL

Existen cuatro tipos de pacientes politraumatizados que requieren asegurar la columna cervical (cuadro 7-1).

Cuadro 7-1 Clasificación de los pacientes traumatizados que requieren asegurar la columna cervical		
Clasificación	Características importantes	Tratamiento
(1) Asintomático	Despierto y alerta, sin dolor cervical, examen neurológico normal, sin intoxicaciones ni lesiones por distracción	Si no hay dolor cervical y puede hacerse la rotación axial de 45° a izquierda y derecha sin dolor, no se requiere estudio de imagen. Puede asegurarse clínicamente la columna.
(2) Temporalmente no valorable	Asintomático, intoxicado o con lesiones por distracción; se espera resolución en 24-48 h	Mantenga el collarín cervical y precauciones de columna hasta que ceda la intoxicación y/o lesiones por distracción. Entonces revise al paciente. Si está asintomático, puede asegurarse clínicamente la columna cervical. Si existe cervicalgia, mantenga el collarín y refiera al especialista en columna.
(3) Sintomático	Dolor cervical activo o pasivo. Déficit neurológico	Mantenga el collarín cervical y precauciones de columna. Obtenga un estudio de imagen apropiado (de preferencia TAC), refiera o interconsulte al especialista en columna.
(4) Obnubilado	Función cognitiva anormal que interfiere con el examen clínico	Mantenga el collarín cervical y las precauciones de columna. Si se prevé que el paciente permanezca obnubilado más de 48 h, podría requerir IRM para revisión adecuada de la columna cervical.

Anderson PA, Gugala C, Lindsey RW, et al. Clearing the cervical spine in the blunt trauma patient. *JAAOS*. 2010;18:149-59.

ESTUDIOS DE IMAGEN

- Una radiografía lateral de columna cervical es parte del protocolo de ATLS.
- En la actualidad, la mayoría de los pacientes con traumatismo contuso son evaluados con una TAC a su llegada al departamento de urgencias.
  - Esta modalidad ofrece mejor visualización de las uniones cráneo-cervical y cérvico-torácica, que a menudo son difíciles de evaluar en una radiografía simple.
- La RM es útil para evaluar al paciente con daño neurológico y para descartar lesión al complejo ligamentario posterior (ligamentos supraespinoso e interespinoso, ligamento amarillo y cápsulas facetarias).
- Es importante destacar que no todos los pacientes traumatizados requieren estudios avanzados de imagen, y éstos deben realizarse sólo si existe indicación.
- Si hay la posibilidad de inestabilidad, deben llevarse a cabo radiografías de pie con collarín cervical para buscar datos de subluxación/desplazamiento/cifosis.

MANEJO FARMACOLÓGICO DE LAS LESIONES DE MÉDULA ESPINAL

- La base del manejo farmacológico tras una fractura de columna vertebral con déficit neurológico es interrumpir la cascada inflamatoria subsecuente que tiene como objetivo reparar, pero también contribuye a mayor daño.
  - Se han investigado muchas sustancias experimentales, pero pocas han mostrado resultados satisfactorios como para ser aplicadas en ensayos clínicos.
  - La sustancia más estudiada es la metilprednisolona.
  - En tres estudios grandes aleatorizados prospectivos conocidos como Estudios Nacionales de Lesión Medular Aguda (NASCIS, por sus siglas en inglés), ha habido evidencia estadísticamente significativa, aunque con mínima diferencia clínica, que favorece al grupo que recibe esteroides.
- Muchos otros estudios no han mostrado diferencia clínica y sí mayores tasas de complicaciones en el grupo de uso de esteroides.
- Estos resultados hacen muy controversial el uso de esteroides en el manejo actual de las lesiones agudas de médula espinal.
- Otras sustancias que se han experimentado, pero que no han mostrado suficiente beneficio para ser relevantes en el uso clínico incluyen:
  - 21 aminosteroide U 74006 F.
  - Gangliósidos.
  - Tirilazad.
  - Naloxona.

CLASIFICACIÓN

Definiciones de ASIA
(American Spinal Injury Association)

- El **nivel de daño neurológico** es el segmento más caudal de la médula espinal con función motora y sensitiva normal en ambos lados: función motora y sensitiva derecha e izquierda.
- **Lesión completa:** ausencia de función sensitiva y motora en el segmento sacro más inferior.
- **Lesión incompleta:** presencia de función sensitiva o motora en el segmento sacro más bajo, al menos en forma parcial.
- **Sensación perineal:** pruebas de alfiler y tacto fino en S2-S4 (región en silla de montar de parte posterior de muslos, glúteos y recto).
- **Función motora sacra:** contracción voluntaria del esfínter anal.
- Las lesiones incompletas tienen un mejor pronóstico de recuperación.
- **Choque espinal:** pérdida de la función espinal y reflejos distales a la lesión de médula espinal.
  - Éste, por lo general, se resuelve en 24 a 48 h después de la lesión.
  - Luego que se ha resuelto el choque espinal, los reflejos periféricos se recuperan incluso en presencia de lesión espinal completa.
  - Una contracción anal presente cuando se estimula el glande o clítoris indica un reflejo bulbocavernoso positivo y que el choque espinal se ha resuelto.
  - La lesión se clasificará como completa o incompleta, dependiendo de la sensación y función motora a nivel sacro.
  - Si el reflejo bulbocavernoso no está presente, esto significa que el paciente sigue en choque espinal y requiere mayor evaluación para establecer el pronóstico.
- **Choque neurogénico:** hipotensión relacionada con pérdida de las resistencias vasculares periféricas debido a disfunción aguda de sistema nervioso simpático luego de lesión cerebral o de médula espinal.

Manejo quirúrgico

- En general, las indicaciones de cirugía en el contexto de traumatismo de columna son:
  1. Inestabilidad.
  2. Lesión neurológica.
  3. Dolor vinculado con progresión de la deformidad.
- Sigue siendo controversial el mejor momento de la ciugía.
  - Con lo anterior en mente, evidencias recientes sugieren que la descompresión y estabilización tempranas brindan mejores desenlaces que el tratamiento retrasado.
- A pesar de toda la controversia, la mayor parte de los centros realizan cirugías a lesiones inestables (completas o incompletas) en cuanto el paciente se encuentra médicamente estable.
  - Las lesiones incompletas por lo general son descomprimidas y estabilizadas de manera más temprana debido a un mejor pronóstico de recuperación.

Bibliografía

American Spinal Injury Association (ASIA). *Standards for Neurological Classification of Spinal Injury.* Chicago, IL: ASIA; 1996.

Anderson PA, Gugala C, Lindsey RW et al. Clearing the cervical spine in the blunt trauma patient. *J Am Acad Orthop Surg.* 2010;18:149-159.

Apple DF Jr, Anson CA, Hunter JD et al. Spinal cord injury in youth. *Clin Pediat (Philadelphia).* 1995;34(2):90-95.

Bracken MB, Shepard MJ, Holford TR et al. Administration of methylprednisolone for 24 or 48 h in the treatment of acute spinal cord injury: results of the Third National Acute Spinal Cord Injury Randomized Controlled Trial. National Acute Spinal Cord Injury Study (NASCIS). *JAMA.* 1997;277(20)1597-1604.

Heckman JD, Rosenthal RE, Worsing RA et al. *Emergency Care and Transportation of the Sick and Injured.* 4th ed. Park Ridge, IL: AAO S; 1987.

McLain RF, Benson DR. Urgent surgical stabilization of spinal fractures in polytrauma patients. *Spine.* 1999;24(16):1646-1654.

Rechtine GR II, Cahill D, Chrin AM. Treatment of thoracolumbar trauma: comparison and complications of operative vs. nonoperative treatment. *J Spinal Disord.* 1999;12(5):406-409.

TRAUMATISMOS DE LA COLUMNA CERVICAL

JASON W. SAVAGE

Introducción

Las lesiones de columna cervical ocurren en casi 2 a 6% de los pacientes con traumatismo contuso. Se estima que en EUA ocurren cada año 150 000 casos de columna cervical y 11 000 se relacionan con lesión de la médula espinal. Su potencial para causar inestabilidad y/o compromiso neurológico vuelve crítica la detección rápida y manejo juicioso en esta población. Alrededor de dos tercios de todas las fracturas y tres cuartos de todas las dislocaciones ocurren en la columna subaxial (C3-C7). Es indispensable desarrollar un algoritmo para la evaluación y tratamiento de estas lesiones, y ayudará a guiar la valoración inicial y manejo de estos pacientes.

El objetivo del capítulo es brindar al lector una breve revisión de algunos tópicos relevantes en traumatismos de la columna cervical. No pretende ser una fuente exhaustiva para guiar el manejo de estas lesiones complejas.

Anatomía y anatomopatología de la columna cervical superior y subaxial

- La columna cervical superior es una articulación relativamente compleja, formada por tres unidades que incluye los huesos del occipital, atlas (C1) y axis (C2), sus articulaciones sinoviales y estructuras ligamentarias relacionadas.
  - La articulación occipital-C1 brinda cerca de 50% de la capacidad de flexión y extensión cervical.
  - Las articulaciones C1-C2 aportan 50% de la rotación cervical total.
- La mayor parte de la estabilidad mecánica de la unión cráneo-cervical (UCC) la brindan las estructuras ligamentarias periféricas.
  - El *ligamento longitudinal anterior* une el cuerpo anterior del axis, el arco anterior de atlas y el borde inferior del agujero magno. Finaliza como la membrana atlanto-occipital anterior.

- La *membrana tectorial* es una extensión cefálica del ligamento longitudinal posterior y transcurre a lo largo de las superficies posteriores de los cuerpos vertebrales, incluyendo el diente del axis, y se inserta en el borde anterolateral del agujero magno.
  - Es el estabilizador primario de la articulación occipucio-C1 y ayuda a delimitar la extensión.
- El *complejo del ligamento cruzado* está compuesto por componentes vertical y transverso.
- La porción transversa, por lo común llamada el *ligamento atlantoideo transverso* (LAT), la cual transcurre entre partes laterales del atlas posterior al diente de axis.
  - Es el principal ligamento estabilizador del segmento móvil de la articulación atlanto-axoidea y minimiza la flexión, traslación y distracción, pero permite la rotación.
- Los *ligamentos alares* surgen de la porción dorsolateral del diente de axis y se insertan en la parte inferomedial de los cóndilos occipitales y funcionan como estabilizadores importantes de la UCC.
- En general, la columna cervical subaxial puede separarse en cuatro regiones anatómicas distintas.
  - La *columna anterior* consiste en el cuerpo vertebral, los ligamentos longitudinales anterior y posterior, disco intervertebral, apófisis uncinadas (articulaciones de Luschka) y apófisis transversas.
    - Su principal función es soportar las cargas de compresión.
  - La *columna posterior* incluye las apófisis espinosas posteriores, láminas, ligamento amarillo, ligamentos interespinosos y ligamento nucal.
  - Las columnas derecha e izquierda incluyen sus pedículos, masas laterales (porciones óseas localizadas entre las apófisis articulares superior e inferior), articulaciones facetarias y cápsulas articulares.
- Una característica única de la columna cervical son los *orificios transversos*, por los que transcurren las arterias vertebrales.
- En casi 92% de las personas, las arterias vertebrales pasan anteriores a las apófisis transversas de C7 e ingresan al orificio transverso a nivel de C6.
  - Luego viajan dentro del orificio tranverso, en dirección oblicua y medial a la porción superior de arco posterior de C1 e ingresan al orificio magno, donde se unen en la línea media para formar la arteria basilar.

DIAGNÓSTICO DIFERENCIAL

- El dolor de cuello es una queja muy común en la población general.
- En el contexto de traumatismo contuso, debe descartarse una lesión espinal aguda (fractura y/o rotura ligamentaria).
- Otras causas frecuentes de dolor cervical incluyen hernia de disco, contractura de músculos paraespinales y/o espondilosis/artritis cervical de base.
- Causas menos frecuentes de dolor cervical o inestabilidad incluyen infecciones, enfermedad metastásica o neoplasias primarias vertebrales.

Estabilidad de la columna cervical

- La estabilidad de la columna se define como la capacidad de ésta de limitar los patrones de desplazamiento bajo cargas fisiológicas, de manera que no se dañe o irrite la médula espinal o raíces nerviosas y, además, prevenir deformidad o dolor incapacitante debido a cambios estructurales» (White y Panjabi, 1990).
- Históricamente, la inestabilidad espinal se ha descrito como un desplazamiento angular mayor a 11° comparado con la vértebra adyacente o traslación del cuerpo vertebral adyacente mayor a 3.5 mm.
- En general, la columna cervical se considera mecánicamente inestable si existe cualquier cambio significativo en la alineación (traslación, subluxación, rotación, ensanchamiento de articulaciones facetarias, cifosis segmentaria, etc.) o si hay compromiso neurológico (lesión a la médula espinal o raíces nerviosas) debido a un evento traumático.

EVALUACIÓN INICIAL Y EXAMEN FÍSICO

- La exploración del paciente con sospecha de una lesión de médula cervical debe iniciar con apego al protocolo de Apoyo Vital Avanzado en Trauma (ATLS), ya que muchos de éstos tienen otras lesiones, incluyendo lesiones vertebrales no contiguas, lo cual ocurre en cerca de 10% de los pacientes.
- En caso necesario, debe retirarse con cuidado el collarín de inmovilización, y palparse la columna cervical posterior en busca de dolor a lo largo de la línea media y músculos paraespinales.
- Debe notarse cualquier deformidad angular o rotacional (p. ej., en la posición de la cabeza), y evaluar cualquier evidencia de posible escalonamiento entre los procesos espinosos, que pueda indicar lesión ligamentaria.

- Debe llevarse a cabo una exploración física completa motora y sensitiva de las extremidades superiores e inferiores y registrar de inmediato cualquier déficit evidente.
- Además debe documentarse una exploración rectal y perineal, y el explorador debe evaluar datos de falla de médula espinal tratando de causar varios reflejos patológicos (de Hoffman, braquiorradialinvertido, bulbocavernoso, hiperreflexia, clonus, Babinski, etcétera).
- Las lesiones de médula espinal deben categorizarse de acuerdo con la escala de daño de la ASIA, en la cual una lesión ASIA A es una lesión completa de médula espinal, ASIA B hasta ASIA D son lesiones incompletas y ASIA E es normal.
  - El nivel de la lesión se documenta como el segmento más caudal con función motora y sensitiva normal (p. ej., un paciente con cuadriparesia C6 tiene una función normal de C6 y alteración de la función en Y por debajo de C7.

ESTUDIOS DE IMAGEN

- Existen diversas modalidades de imagen para evaluar la columna cervical en el contexto de traumatismo.
- Desafortunadamente, sigue siendo controversial determinar un solo protocolo para su uso.
- En general, una radiografía lateral cruzada que permita visualizar desde el occipucio hasta la unión cérvico-torácica (parte superior de T1) es adecuada para identificar de forma inicial la mayor parte de las lesiones de columna cervical.
- Se ha vuelto popular el empleo de tomografía computarizada (TC) y resonancia magnética (RM) debido a su mayor capacidad para caracterizar la anatomía de tejidos óseos y blandos (complejo ligamentario posterior, discos intervertebrales y elementos neurales, respectivamente).
- La TC es de utilidad para identificar alteraciones óseas sutiles y evaluar la unión cérvico-torácica, que a menudo es difícil de valorar en radiografías simples.
- En todas las modalidades de imagen debe revisarse con cuidado la alineación general sagital y coronal de la columna, así como la relación de las facetas articulares de la columna.
  - Una proyección de Cobb puede usarse para medir la alineación local/segmentaria. Las radiografías con el paciente incorporado (sentado o de pie) inclusive pueden obtenerse para buscar cualquier dato de inestabilidad dinámica.
  - Si existe duda sobre lesiones significativas óseas o ligamentarias, la columna debe ser inmovilizada con un collarín y debe interconsultarse con un especialista para dar manejo definitivo.

DESCARTANDO LESIONES DE COLUMNA CERVICAL

- El principal objetivo de descartar lesiones de la columna cervical es confirmar de forma precisa la ausencia de una lesión de columna cervical.
- En otras palabras, el objetivo es establecer que no existe una lesión.
  - La inmovilización con un collarín cervical debe hacerse en el sitio de la lesión y mantenerse hasta que se ha completado una evaluación completa (examen físico con o sin radiografías).
- Se presenta suficiente evidencia de que el paciente asintomático puede ser dado de alta en forma confiable mediante examen físico, sin necesidad de estudios de imagen.
  - Si el paciente no tiene evidencia de intoxicación o lesión por distracción, no hay dolor a la palpación de la línea media y tampoco existe dolor con los movimientos activos de rotación axial, flexión y extensión, pueden descartarse lesiones de la columna cervical y no es necesario inmovilizar.
- Si el paciente se encuentra intoxicado y/o tiene una lesión por distracción, debe posponerse el egreso hasta que se pueda hacer una evaluación o examen apropiado (por lo general dentro de 48 h).

ESTUDIOS DE IMAGEN

- Si el paciente está sintomático (tiene dolor cervical, dolor a la palpación o síntomas neurológicos), se requieren estudios de imagen.
  - Las opciones incluyen radiografía simple, TC y/o RM.
  - En el contexto de dolor de cuello con una TC negativa, es común mantener al paciente con collarín rígido y solicitar radiografías simples en flexión-extensión en el periodo subagudo (~2 semanas tras la lesión), para descartar rotura oculta de ligamentos.
- El paciente obnubilado a menudo requiere estudios avanzados de imagen (TC y/o RM) para descartar lesiones de columna cervical en forma adecuada, ya que no es posible llevar a cabo un examen físico adecuado debido a la alteración en el estado mental.

- Si hay dudas acerca de si existe o no lesión de la columna cervical, debe mantenerse la inmovilización cervical, y el paciente debe ser referido a un especialista en columna para evaluación definitiva, manejo y alta.

SISTEMA DE CLASIFICACIÓN PARA TRAUMATISMO DE LA COLUMNA CERVICAL

- La clasificación más usada fue propuesta por Allen y Ferguson, e incluye seis tipos de lesiones:
  1. Flexión-compresión.
  2. Compresión vertical.
  3. Flexión-distracción.
  4. Extensión-compresión.
  5. Extensión-distracción.
  6. Flexión lateral-flexión.
- Recientemente se desarrolló el sistema de clasificación de lesiones de columna cervical subaxial (SLIC) y se clasifica según:
  - La morfología de la lesión (fractura por compresión, fractura por estallamiento, lesión por flexión-distracción o lesión rotacional).
  - Integridad del complejo disco-ligamentario.
  - Estado neurológico del paciente.
- Este sistema es muy útil, ya que ayuda a discernir los factores más importantes a considerar en la toma de decisiones clínica, de forma más importante la integridad del complejo ligamentario y el estado neurológico del paciente.

TRATAMIENTO NO QUIRÚRGICO

- Muchas lesiones de columna cervical pueden ser manejadas sin necesidad de cirugía. Si el paciente se encuentra neurológicamente íntegro y no se presenta evidencia de inestabilidad por radiografías simples y/o estudios de imagen avanzados (TC o RM), tal vez el mejor tratamiento es no quirúrgico con una ortesis cervical. Deben solicitarse radiografías de pie antes del egreso para asegurar que no existe inestabilidad dinámica (que significa que no hay cambio en la alineación al aplicar gravedad). En general, no se deben tomar radiografías en flexión y extensión en el contexto agudo. Es necesario el seguimiento estrecho clínico y radiográfico para buscar cualquier signo de inestabilidad o compromiso neurológico tardíos.

INDICACIONES DE CIRUGÍA

- A menudo es complicado decidir entre el manejo quirúrgico y no quirúrgico, y requiere una estrategia racional individualizada.
  - Por lo general es útil considerar las siguientes preguntas:
    1. ¿Existe evidencia de inestabilidad mecánica?
    2. ¿Hay compromiso neurológico que requiera descompresión?
  - Si la respuesta a cualquiera de las preguntas anteriores es sí, entonces es probable que esté justificado el manejo quirúrgico.
  - Si la respuesta a ambas preguntas es no, entonces el tratamiento por lo general consiste en algún tipo de inmovilización cervical durante 6 a 12 semanas (dependiendo de la naturaleza y gravedad de la lesión).
- En otras palabras, si se presenta cualquier evidencia de inestabilidad mecánica (pérdida significativa de altura de los cuerpos vertebrales, traslación o rotación del cuerpo vertebral, ensanchamiento de las articulaciones facetarias, subluxación o dislocación, cifosis segmentaria o algún cambio en general en la alineación) y/o signos de compresión o compromiso neurológico (lesión a raíces nerviosas que condiciona dolor/debilidad/hipoestesia, disfunción de la médula espinal), debe considerarse cirugía.

TÉCNICAS QUIRÚRGICAS

- Se encuentran disponibles múltiples técnicas quirúrgicas para tratar los traumatismos de la columna cervical, cuyos detalles se encuentran fuera del objetivo del capítulo.
- En general, los objetivos de la cirugía son descomprimir los elementos neurales en caso necesario y brindar estabilidad estructural a la columna.
  - Esto con frecuencia puede lograrse mediante un abordaje anterior, posterior o combinado.
  - Esto puede incluir discectomía y artrodesis cervical anterior (DFCA), corpectomía y artrodesis o estabilización posterior (colocación de tornillos en las masas

laterales, tornillos en los pedículos, tornillos en la pars, etc.) con o sin descompresión.
- El plan quirúrgico es dictaminado por muchos factores, incluyendo los métodos específicos de descompresión y artrodesis, y es específico de cada paciente.

REHABILITACIÓN Y EXPECTATIVAS POSOPERATORIAS

- En el contexto de una lesión de médula espinal, se requiere un programa de rehabilitación extenso y dirigido para ayudar al paciente a optimizar su recuperación.
- El apoyo psicosocial es importante durante los primeros 12 meses después de la lesión, ya que la incidencia de depresión es mayor durante este periodo.
- En ausencia de lesión de la médula espinal, el protocolo de rehabilitación por lo general se divide en cuatro fases:
  1. La fase de protección.
  2. La fase de movimiento.
  3. La fase de fortalecimiento.
  4. La fase de retorno a la actividad.
- La progresión de una fase a la siguiente depende de cumplir ciertos criterios y es del todo paciente-dependiente.
- No todos los pacientes que sufren una lesión de la columna cervical requieren un programa formal de rehabilitación y, por tanto, cada caso debe ser considerado en forma individual.

BIBLIOGRAFÍA

Anderson PA, Gugala Z, Lindsey RW et al. Clearing the cervical spine in the blunt trauma patient. *J Am Acad Orthop Surg.* 2010;18:149-159.

Hsu WK, Anderson PA. Odontoid fractures: update on management. *J Am Acad Orthop Surg.* 2010;18:383-394.

Jackson RS, Banit DM, Rhyne AL et al. Upper cervical spine injuries. *J Am Acad Orthop Surg.* 2002;10:271-280.

Kwon BK, Vaccaro AR, Grauer JN et al. Subaxial cervical spine trauma. *J Am Acad Orthop Surg.* 2006;14:78-89.

Vaccaro AR, Hulbert RJ, Patel AA et al. The subaxial cervical spine classification system. A novel approach to recognize the importance of morphology, neurology, and integrity of the disco-ligamentous complex. *Spine.* 2007;32:2365-2374.

ESPONDILOSIS, HERNIACIÓN DEL NÚCLEO PULPOSO Y ESPONDILOLISTESIS CERVICAL

JASON W. SAVAGE

INTRODUCCIÓN

La degeneración del disco intervertebral es una función normal del envejecimiento, y es muy prevalente en la población general. Los pacientes con problemas de columna cervical pueden tener dolor axial del cuello, radiculopatía, mielopatía o combinaciones de ellos. El dolor axial de cuello se refiere a dolor a lo largo de la columna vertebral y los músculos paraespinales relacionados. La radiculopatía cervical a menudo se caracteriza por dolor que se irradia hacia abajo por la extremidad superior en distribución de un dermatoma específico, y puede estar vinculada con déficit motor y/o sensitivo. La mielopatía es el desarrollo de disfunción de la médula espinal debido a un conjunto de condiciones patológicas que culminan en estenosis espinal.

ANATOMÍA Y FISIOPATOLOGÍA

La **espondilosis cervical** es el término genérico empleado para describir los cambios degenerativos que a menudo se encuentran en la columna cervical del anciano. El evento inicial es por lo regular la degeneración del disco intervertebral, que causa alteración en la biomecánica y transmisión de fuerzas. Esto a su vez causa hipertrofia y/o incompetencia de los procesos uncinados, articulaciones facetarias y ligamento amarillo.

El dolor axial de cuello a menudo es causado por degeneración del disco intervertebral, herniación del disco y/o contractura de los músculos paraespinales.

La **radiculopatía cervical** o compresión de raíces nerviosas, puede ocurrir por muchas causas distintas. Primero, el material nuclear de una hernia aguda y de un disco suave puede pellizcar la raíz nerviosa saliente en su salida del canal espinal o a su ingreso al foramen neuronal. Segundo, una hernia de disco crónica o «dura» causada por abombamiento anular con o sin formación de osteofitos, puede comprimir las raíces nerviosas. Por último, los procesos uncinados pueden sufrir hipertrofia y causar estenosis foraminal, ya que conforman el piso de los orificios neurales.

La **mielopatía cervical** a menudo es causada por procesos degenerativos que condicionan estenosis del canal medular (hipertrofia de procesos uncinados y facetarias, formación de osteofitos, engrosamiento del ligamento amarillo y/o herniación de disco), osificación de los ligamentos longitudinales posteriores (OLLP), inestabilidad con o sin cifosis cervical y/o estenosis congénita.

La **espondilolistesis** es un término empleado para describir cuando un cuerpo vertebral se «desliza» o traslada sobre otro (anterolistesis = traslación anterior de la vértebra cefálica, retrolistesis = traslación posterior, laterolistesis = traslación lateral). Es causada ya sea por traumatismos o es resultado de incompetencia de las uniones facetarias debido a procesos degenerativos (que involucran los discos intervertebrales, uniones facetarias, procesos uncinados, ligamentos, etc.). La inestabilidad relacionada con espondilolistesis puede condicionar dolor de cuello axial, así como estenosis central/foraminal.

HISTORIA CLÍNICA

* Los pacientes a menudo se presentan con diversos síntomas, que pueden incluir dolores de cuello, brazo, hipoestesia/parestesia, debilidad, cefalea, problemas de equilibrio y/o dificultad para usar las manos.
* La duración, gravedad y naturaleza de los síntomas debe ser investigada. Es muy importante determinar cuánto dolor tiene el paciente localizado al cuello vs. dolor de brazo, ya que esto ayudará a guiar el tratamiento.
* También debe preguntarse acerca de signos de mielopatía, que incluyen ataxia (problemas del equilibrio para caminar, marcha de base amplia), pérdida de las habilidades motoras finas (incapacidad para abotonarse las camisas, escribir, etc.) y disfunción vesical/intestinal.

DIAGNÓSTICO DIFERENCIAL

* Dolor axial de cuello.
* Radiculopatía cervical.
* Mielopatía cervical.
* Contractura muscular.
* Tumores óseos primarios o metastásicos.
* Discitis.
* Osteomielitis del cuerpo vertebral.
* Absceso epidural.
* Patología de hombro (artritis de la articulación AC, tendinopatía del manguito rotador, etcétera).
* Esclerosis múltiple.
* Síndrome de salida torácica.
* Neuropatías por atrapamiento periférico (síndromes del túnel cubital, y del túnel del carpo, etcétera).

EXAMEN FÍSICO

* El examen físico siempre debe comenzar con la evaluación de la marcha del paciente.
  * Aquellos con mielopatía cervical a menudo tienen marcha atáxica (lenta de base amplia y bamboleante), y tienen dificultades con el equilibrio (incapacidad para llevar a cabo la marcha en tándem o caminar con rapidez).
* El rango de movimiento del cuello debe ser documentado.
  * Los pacientes con espondilosis significativa a menudo tendrán limitación a la flexión y extensión, con o sin dolor.
  * Es positiva una prueba de *Spurling* cuando la extensión del cuello en dirección lateral reproduce el dolor radicular hacia la extremidad afectada en distribución de un dermatoma.
* Debe llevarse a cabo una exploración física motora y sensitiva detallada y graduarse la fuerza (en escala de 0-5) de los músculos deltoides (C5), bíceps (C5, C6), tríceps (C7), prensión (C8) y músculos intrínsecos de la mano (T1).
* Debe tratar de evocarse cualquier reflejo patológico (Hoffman, braquiorradial invertido, hiperreflexia, clonus, Babinski, etcétera).
  * Otros signos de mielopatía incluyen una prueba de Lhermitte positiva (sensación de choque eléctrico que se irradia hacia los brazos y piernas con la flexión o extensión

del cuello), prueba de liberación lenta de la prensión (el paciente debe ser capaz de abrir y cerrar sus manos 20 veces en 10 segundos).
- Inclusive deben hacerse otras pruebas provocativas de neuropatía periférica para descartar posibles diagnósticos confusos (signo de Tinelen el codo y muñeca, prueba de compresión del nervio mediano, etcétera).
- Por último, la exploración de hombro ayudará a descartar patología del manguito rotador como una potencial fuente de dolor confusor.

ESTUDIOS DE IMAGEN

- Los cambios radiográficos de la espondilosis cervical se relacionan con la edad y se observan en la mayoría de las personas mayores de 50 años.
- La radiografía simple debe ser la primera línea de evaluación radiográfica.
  - La proyección AP permite identificar costillas cervicales, escoliosis y el tamaño de la hipertrofia de la unión uncovertebral.
  - La proyección lateral es más útil, ya que muestra el grado de estrechamiento de espacio discal, esclerosis subcondral, el tamaño de los osteofitos de la placa terminal, tamaño del canal medular y presencia de OLLP.
- Las modalidades de imagen avanzadas (TC y RM) a menudo son de utilidad.
  - La TC permite una mejor caracterización de la anatomía ósea (en especial de los complejos disco-osteofitos y uniones uncovertebrales).
  - La RM es muy útil para evaluar las estructuras de tejidos blandos (discos intervertebrales, ligamentos, espacio epidural, etc.), sitios de compresión neurológica y/o alteraciones de la médula espinal.
  - En general, la RM está justificada si el paciente tiene:
    - Dolor cervical o braquial persistente (presente por más de 2 o 3 meses).
    - Hallazgos neurológicos (debilidad o parestesia).
    - Cualquier dato de mielopatía (para evaluar la gravedad de la estenosis y/o evidencia de cambio o disfunción de la médula espinal).
    - Cuadro sintomático en deterioro.

MANEJO NO QUIRÚRGICO

- En ausencia de mielopatía, debe intentarse manejo no quirúrgico por 3 a 6 meses para la mayor parte de las enfermedades degenerativas de la columna cervical.
- Esto puede incluir cualquiera de los siguientes, solos o en combinación:
  - Inmovilización (collarín blando).
  - Tracción.
  - Medicamentos (AINE).
  - Fisioterapia.
  - Manipulación cervical (atención por quiropraxia).
  - Inyecciones de corticoesteroides.
  - Las infiltraciones son en particular útiles, ya que permiten fines diagnósticos y terapéuticos.
  - Por ejemplo, una infiltración exitosa en la raíz derecha de C6 aliviará los síntomas del paciente e identificará el nivel de la patología causante, lo cual en este escenario, sería una herniación de disco C5-C6 del lado derecho.
- En general, los síntomas neurológicos deben determinar la decisión de operar y no la sola presencia de dolor cervical axial.

MANEJO QUIRÚRGICO

- Las indicaciones aceptadas de cirugía incluyen déficit neurológico grave o progresivo (debilidad o hipoestesia) o dolor significativo que no responde al manejo no quirúrgico.
- En general, se dice que se presenta inestabilidad significativa si existe traslación mayor a 3.5 mm en el plano sagital (espondilolistesis) y/o 11° de angulación segmentaria o cifosis.
- Además, si un paciente tiene signos/síntomas de mielopatía cervical a menudo requerirá intervención quirúrgica para tratar de prevenir cualquier progresión de compromiso neurológico.

TÉCNICA QUIRÚRGICA

- Hay muchas opciones quirúrgicas para manejar las condiciones degenerativas de la columna vertebral cervical.
- Decidir entre manejo quirúrgico y no quirúrgico con frecuencia es complicado, y requiere una estrategia de tratamiento individualizada y racional.

- La toma de decisiones por lo general se basa en:
  - La sintomatología del paciente.
  - Los lugares de compresión neurológica (anterior vs. posterior).
  - El número de segmentos vertebrales involucrados (un solo nivel vs. múltiples niveles).
- La siguiente es una breve descripción que describe los pasos clave cuando se llevan a cabo algunos de esos procedimientos.
  - De ninguna forma se pretende ofrecer una referencia definitiva respecto de indicaciones y/o técnicas quirúrgicas.

Abordajes anteriores a la columna cervical
- Discectomía y artrodesis cervical anterior (DFCA, por sus siglas en inglés):
  - En general, la DFCA es el tratamiento de elección en discopatías degenerativas únicas o de dos niveles que causa dolor axial de cuello, radiculopatía y/o mielopatía.
  - *Posicionamiento:* supino con la cabeza en ligera extensión.
  - *Exposición quirúrgica:* abordaje anterior, que emplea el espacio entre el esternocleidomastoideo/vaina carótida y el conjunto músculos/tráquea/esófago.
    - Debe tenerse cuidado para proteger el esófago y la tráquea (mediante retracción medial) y evitar lesionar los nervios laríngeos recurrentes (mantenga los separadores profundos bajo los músculos largos del cuello para evitar esta complicación).
    - Debe tenerse cuidado para no invadir el espacio discal arriba o abajo del nivel enfermo.
  - Discectomía:
    - Primero, el anillo fibroso se incide con un bisturí de hoja 15.
    - La colocación de retractores de aguja en los cuerpos vertebrales arriba y abajo ayudará a tener acceso al espacio discal (hacer tracción suave).
    - Luego se usan curetas pequeñas para desinsertar el disco de los bordes de cartílago.
    - A continuación se utiliza una combinación de pequeñas legras y pinzas sacabocados para descomprimir con cuidado el canal central y orificio neural.
    - A menudo se emplea una fresadora de alta velocidad para retirar cualquier resto de osteofitos sobresalientes, en los cuerpos vertebrales anterior y posterior.
  - *Preparación de la placa terminal:* una vez que se completa la discectomía, debe retirarse el cartílago de la placa terminal, lo cual puede lograrse con una fresadora de alta velocidad y/o legras.
  - *Inserción de injerto:* los tipos de injertos empleados con mayor frecuencia son autoinjerto de cresta iliaca o aloinjerto donado tricortical de cresta iliaca.
    - El injerto se corta de tamaño adecuado usando algunos moldes, y luego se remodela para entrar en el espacio discal preparado.
  - *Instrumentación:* existen varios sistemas de placas y tornillos para asegurar el injerto en su lugar.
  - *Cierre de la herida:* se cierra el platisma (con o sin un drenaje profundo) y las capas de tejido subcutáneo con una sutura absorbible, y se coloca una gasa estéril.
  - *Inmovilización:* no se requiere collarín cervical para la DFCA de un solo nivel.
    - El uso de collarín cervical en DFCA multinivel depende de la decisión del cirujano.
- Artroplastia discal cervical anterior (ADCA):
  - Esta técnica más reciente se utiliza para enfermedad discal degenerativa de un solo nivel.
  - La cirugía es muy similar a la DFCA; sin embargo, en lugar de colocar un implante óseo en el espacio discal para fusionar, se coloca una artroplastia de disco en un intento por restaurar biomecánica normal de la columna y preservar el movimiento.
  - Hasta hoy, la literatura sugiere que no existe diferencia entre la DFCA de un nivel vs. la ADCA, aunque aún no se conocen los resultados a largo plazo.
    - Existe una incidencia de 25% de degeneración sintomática del segmento adyacente en un periodo de 10 años tras la DFCA.

Abordajes posteriores de la columna cervical
- Laminoplastia de «puerta abierta»:
  - Este procedimiento se usa por lo regular para mielopatía espondilítica multinivel cervical con o sin OLLP.
  - Las contraindicaciones incluyen evidencia de inestabilidad cervical (traslación y/o subluxación) y/o cifosis mayor a 10° (se prefiere una alineación neutra lordótica).
  - *Posicionamiento:* en prono con la cabeza asegurada con un sostén de cabezal de Mayfield, pinza de Gardner (con tracción de ~10-15 lb).

- **Técnica quirúrgica:**
  - Se lleva a cabo una incisión en la línea media posterior sobre las apófisis espinosas.
  - Se incide en la fascia cervical profunda y es preciso tener cuidado de mantenerla en la línea media (sobre un rafe avascular) para ayudar a minimizar el sangrado.
  - Identifique las apófisis espinosas bífidas (C2-C6) y use el electrocauterio para exponer la lámina justo sobre el aspecto medial de los pedículos laterales (sin contactar con las facetas articulares).
  - Mantenga intactos los ligamentos supraespinoso e interespinoso.
- **Descompresión:**
  - Se practica una osteotomía bicortical en la lámina sobre el lado de «puerta abierta» de la laminoplastia.
  - Esto por lo general se hace en el lado donde existen los síntomas más graves (p. ej., del lado derecho si el dolor es mayor del brazo derecho que del izquierdo).
  - La osteotomía se practica empleando una fresadora de alta velocidad sobre el sitio de inflexión (donde se unen las masas laterales y lámina).
  - Tenga cuidado de no penetrar en el canal medular o hacer contacto con las caras articulares.
  - Puede utilizar una pequeña pinza de sacabocado para completar la osteotomía en caso necesario.
  - Luego se hace una osteotomía unicortical (justo a través de la corteza dorsal) en el lado contralateral.
  - El ligamento amarillo debe ser desprendido de la superficie inferior de las vértebras cefálica y caudal involucradas en el procedimiento de laminoplastia para «abrir» la puerta y crear el gozne.
    - Una vez logrado lo anterior, se debe levantar con cuidado la lámina hacia el gozne intacto (el lado unicortical de la osteotomía).
    - Esto se logra haciendo presión suave con el dedo pulgar y liberando cualquier adherencia debajo de la lámina con una pequeña cureta.
  - *Instrumentación:* la osteotomía se mantiene abierta con una pequeña placa asegurada con tornillos a la lámina y procesos laterales.
  - *Inmovilización:* se utiliza un collarín blando para mayor comodidad.
    - Se pide al paciente que intente movimientos suaves del cuello y que se concentre en mantener una buena postura.
- **Descompresión y artrodesis posterior:**
  - La descompresión y artrodesis posterior es otra opción quirúrgica, y a menudo se emplea en enfermedad multinivel relacionada con dolor axial cervical grave y/o inestabilidad cervical.
  - El abordaje es similar al de la laminoplastia; no obstante se lleva a cabo una descompresión central formal/laminectomía, y se usan tornillos ya sea en los pedículos o pedículos laterales para fijación posterior.
  - Se utiliza para la artrodesis un injerto local de hueso obtenido de las apófisis espinosas retiradas y la lámina.

COMPLICACIONES

- Las complicaciones potenciales tras una intervención cervical anterior incluyen infecciones, lesión al nervio laríngeo recurrente, hemorragia, seudoartrosis y/o dificultad para deglutir.
- La incidencia de la parálisis de la raíz de C5 es casi de 5% (sin diferencia entre los abordajes anterior vs. posterior).

BIBLIOGRAFÍA

Anderson PA, Subach BR, Riew KD. Predictors of outcome after anterior cervical discectomy and fusion. A multivariate analysis. *Spine (Phila Pa 1976).* 2009;34:161-166.

Emery SE. Cervical spondylotic myelopathy: Diagnosis and treatment. *J Am Acad Orthop Surg.* 2001;9:376-388.

Hilibrand AS, Robbins M. Adjacent segment degeneration and adjacent segment disease: the consequences of spinal fusion? *Spine J* 2004;4:190S-194S.

Matz PG, Anderson PA, Groff MW et al. Cervical laminoplasty for the treatment of cervical degenerative myelopathy. *J Neurosurg Spine* 2009;11:157-169.

Matz PG, Holly LT, Groff MW et al. Indications for anterior cervical decompression for the treatment of cervical degenerative radiculopathy. *J Neurosurg Spine.* 2009;11:174-182.

Rhee JM, Yoon T, Riew KD. Cervical Radiculopathy. *J Am Acad Orthop Surg.* 2007;15:486-494.

FRACTURAS DE COLUMNA TORACOLUMBAR

FERNANDO TECHY

Introducción

Las fracturas toracolumbares son resultado de traumatismos de alta energía. Antes de la evaluación por ortopedia o neurocirugía, el paciente debe ser valorado por el cirujano de traumatismo siguiendo el protocolo de ATLS para descartar otras lesiones potencialmente mortales. Setenta por ciento de estas fracturas son resultado de accidentes automovilísticos o caídas de gran altura. En 15 a 20% de los pacientes con fractura toracolumbar existe daño neurológico.

Anatomía y anatomopatología

- La unión toracolumbar es propensa a las lesiones, ya que se encuentra localizada entre la columna rígida y cifótica del tórax, y la columna lumbar, lordótica y móvil.
- La parte final de la médula espinal, el cono medular, se encuentra localizado por lo general a la altura de L1-L2.
  - Por debajo de este nivel se encuentra la cauda equina, que consiste en las raíces motoras y sensitivas de los mielómeros lumbosacros.
- Las indicaciones para cirugía son:
  1. Inestabilidad.
  2. Progresión de la deformidad.
  3. Compromiso neurológico.

Definiciones de inestabilidad e indicaciones de cirugía

- Modelo de columna Denis 3 (1983):
  - *Columna anterior:* ligamento longitudinal anterior (LLA), mitad anterior del cuerpo y disco vertebral.
  - *Columna media:* mitad posterior del cuerpo y disco vertebral, ligamento longitudinal posterior (LLP).
  - *Columna posterior:* lámina, facetas articulares y ligamentos posteriores (supraespinoso, interespinoso, ligamento amarillo).
  - La inestabilidad se define como dos o más columna alteradas.
- Tipos de fracturas (Denis, 1983):
  - Compresión: alteración de la columna anterior (la mayor parte es estable y sin déficit neurológico).
  - Estallamiento: alteración de las columnas anterior y media (la estabilidad de la columna posterior es variable).
    - Tienen mayor incidencia de compromiso del canal medular y déficit neurológico.
    - Inestabilidad que requiere manejo quirúrgico.
      - Pérdida de la altura del cuerpo vertebral mayor a 50 por ciento.
      - Angulación mayor a 20°.
      - Compromiso del canal mayor a 50 por ciento.
  - Posible (por el cinturón de seguridad):
    - Distracción de la columna posterior y media.
    - La columna anterior se encuentra intacta.
    - Hueso (47% del total): tratada con escayola o arnés en hiperextensión debido a un potencial de curación adecuado.
    - Ligamentaria (11%): requiere artrodesis posterior.
    - Mixta (42%): requiere artrodesis posterior.
  - Fractura con dislocación: las tres columnas se encuentran alteradas.
    - Inestable: 75-100% con déficit neurológico. Requiere cirugía de fijación.
- Otras clasificaciones:
  - McAfee: mecanística.
  - Ferguson y Allen: mecanística.
  - OTA/AO: A = compresión, B = distracción, C = multidireccional.
- Índice de gravedad de lesión toracolumbar (TLICS, por sus siglas en inglés).
  - Es el sistema de clasificación de traumatismo toracolumbar más nuevo (Vacarro et al. Spine 2005).
  - Es muy confiable, puesto que tiene un índice de concordancia de 96% en cuanto al tratamiento entre especialistas en traumatismo de columna.
  - El sistema se basa en tres componentes de la lesión: morfología, integridad del complejo ligamentario posterior (CLP) y estado neurológico del paciente (cuadro 7-2).

Cuadro 7-2 Índice de gravedad de la lesión toracolumbar		
Componente	Calificativos	Puntaje
Tipo morfológico	—	—
Compresión	—	1
—	Estallamiento	1
Traslacional/rotacional	—	3
Distracción	—	4
Daño neurológico	—	—
Intacto	—	0
Raíz nerviosa	—	2
Médula espinal, cono medular	Completo	2
—	Incompleto	3
Cauda equina	—	3
CLP	—	—
Intacto	—	0
Sospecha de lesión/indeterminado	—	2
Lesionado	—	3

CLP; complejo ligamentario posterior.
Vaccaro AR, Lehman RA Jr, Hurlbert RJ et al. Spine (Phila Pa 1976). 2005;30:2325-2333.

- Puntaje TLICS:
  - 0-3: no requiere cirugía (+/− ortesis dependiendo de la lesión).
  - 4: controversial (de acuerdo con la lesión, puede ser manejo quirúrgico o no quirúrgico).
  - 5 o mayor: requiere cirugía.

CONSIDERACIONES DEL TRATAMIENTO

1. Estudios prospectivos aleatorizados han mostrado que las lesiones estables por estallamiento sin déficit neurológico tienen el mismo desenlace cuando se tratan en forma quirúrgica que no quirúrgica.
2. La cirugía posterior (artrodesis instrumentada) se basa en el uso de distracción y ligamentotaxis para reducir y tratar la fractura. Su mejor uso es en las fracturas inestables con las siguientes características:
   - Fractura inestable por estallamiento.
   - Neurológicamente intacto.
   - Sin necesidad de descompresión.
   - Fractura por flexión-distracción con lesión de tejidos blandos.
   - Puede intentarse en los siguientes escenarios:
   - Compromiso leve del canal medular y déficit neurológico en el cual el eje ligamentario puede reducir los fragmentos de forma indirecta.
   - La reducción e instrumentación indirecta debe realizarse dentro de las 72 horas de la lesión.
   - Use constructores más largos sólo en el abordaje posterior (tres arriba, dos abajo).
3. La reconstrucción anterior de la columna podría ser útil cuando se cumple con las siguientes condiciones:
   - Compromiso del canal medular mayor a 67 por ciento.
   - Fractura conminuta extensa del cuerpo vertebral.
   - Deformidad en cifosis mayor a 30°.
   - Retraso en el manejo quirúrgico mayor a 4 días.
   - Herniación traumática del disco que compromete la médula espinal o raíces nerviosas.
   - Los constructores posteriores cortos son aceptables cuando se reconstruye la columna anterior.
   - Es necesaria la fijación posterior suplementaria cuando el CLP no se encuentra intacto.

BIBLIOGRAFÍA

Denis F. The three column spine and its significance in the classification of acute thoracolumbar spinal injuries. Spine (Phila Pa 1976). 1983;8:817-831.

Lee JY, Vaccaro, AR, Lim MR et al. Thoracolumbar injury classification and severity score: a new paradigm for the treatment of thoracolumbar spine trauma. J Spinal Disord Tech. 2005;18:209-215.

Whang PG, Vaccaro AR. Thoracolumbar fracture: posterior instrumentation using distraction and ligamentotaxis reduction. *J Am Acad Orthop Surg.* 2007;15:695-701.

Whang PG, Vaccaro AR. Thoracolumbar fractures: Anterior decompression and interbody fusion. *J Am Acad Orthop Surg.* 2008;16:424-431.

Shen WJ, Liu TJ, Shen YS. Nonoperative treatment versus posterior fixation for thoracolumbar junction burst fractures without neurologic deficit. *Spine (Phila Pa 1976).* 2001;26:1038-1045.

Wood K, Buttermann G, Mehbod A et al. Operative compared with nonoperative treatment of a thoracolumbar burst fracture without neurological deficit. A prospective, randomized study. *J Bone Joint Surg Am.* 2003;85-A(5):773-781.

ESPONDILOLISTESIS LUMBAR

NIKHIL THAKUR

INTRODUCCIÓN

La espondilolistesis o deslizamiento/desplazamiento de una vértebra sobre otra deriva de las palabras griegas *spondilo* (vértebra) y *yolistesis* (movimiento o deslizamiento). Este desplazamiento de la vértebra puede ocurrir hacia adelante (anterolistesis) o hacia atrás (retrolistesis). La espondilolisis deriva de las palabras griegas *spondiloylisis* (lisis) e indica un defecto en la porción interarticular región.

La espondilolistesis por lo general se presenta como dolor de espalda y/o pierna. Los dos tipos más comunes de espondilolistesis son la variedad ístmica y degenerativa. Los defectos ístmicos suceden en la pars y por lo general ocurren en L5, resultando en espondilolistesis entre L5 y S1, mientras que los deslizamientos degenerativos a menudo suceden entre las vértebras L4 y L5 debido a incompetencia de las uniones articulares facetarias, discos intervertebrales, etcétera.

ANATOMÍA Y ANATOMOPATOLOGÍA

- En la columna lumbar lordótica normal, la carga axial se distribuye entre los discos intervertebrales (dos tercios de la fuerza) y las facetas articulares (un tercio de la fuerza).
  - Existen múltiples fuerzas que actúan sobre esas estructuras de soporte que pueden contribuir al deslizamiento de las vértebras.
  - Las facetas en la columna lumbar se encuentran orientadas en forma sagital y brindan resistencia al desgaste anterior en flexión.
  - Además, los ligamentos iliolumbares unen los niveles L5-S1 y ponen un freno adicional para la flexión anterior y movimientos laterales.
    - Sin embargo, esta misma restricción puede causar una tensión adicional al segmento móvil adyacente L4-L5.
  - Más aún, la lordosis de la columna lumbar causa una fuerza continua hacia abajo con dirección hacia adelante en las vértebras lumbares inferiores.
    - El complejo disco-facetario, pars, pedículos y arquitectura ósea normales actúan en contra de estas fuerzas aditivas.

CLASIFICACIÓN

- Los defectos en las estructuras antes mencionadas pueden causar espondilolistesis y forma la base de la *clasificación de Wiltse*.
- La *clasificación de Wiltse* se utiliza por lo común para describir la etiología de la espondilolistesis observada:
  - Tipo I. Displásica o congénita:
    - Debida a anormalidades congénitas del arco posterior de L5 o porción superior del sacro.
  - Tipo II. Ístmica: involucra la zona de la pars articular; se subdivide en:
    - IIA: fractura lítica-por fatiga de la pars.
    - IIB: elongada, pero con la pars intacta.
    - IIC: fractura aguda/traumática de la pars.
  - Tipo III. Degenerativa:
    - Es el tipo más común en la población adulta.
    - *Se deben a cambios degenerativos y artríticos, degeneración del disco y facetas articulares (que a menudo son incompetentes).*
  - Tipo IV. Traumática:
    - Fractura de estructuras óseas distintas a la pars (que se clasificarían como IIC), como fractura de un pedículo, que permite la traslación de segmentos óseos.

- Tipo V. Patológica:
  - Por enfermedad focal o sistémica, ya sea neoplásica o metabólica, que causa defectos óseos.
- *Este capítulo se concentrará principalmente en la espondilolistesis degenerativa e ístmica.*
  - La clasificación de Meyerding caracteriza los grados de deslizamiento de los cuerpos vertebrales.
  - I: 0-24%.
  - II: 25-49%.
  - III: 50-74%.
  - IV: 75-99%.
  - V: 100% olistesis oespondiloptosis.
  - Por tanto, una espondilolistesis degenerativa grado II a nivel de L4-L5 se refiere a una traslación anterior sobre el cuerpo de L4 entre 25 y 49% sobre el cuerpo vertebral de L5.

CUADRO CLÍNICO

- Los pacientes adultos con espondilolistesis degenerativa se presentan con dolor en espalda o pierna, similar a la estenosis del canal medular.
  - Se observa más a menudo a nivel de L4-L5.
  - El dolor de espalda por lo general es mecánico, empeora al sentarse o estar de pie, cuando el segmento involucrado sufre carga y a menudo se alivia cuando el paciente está de pie.
  - Además puede empeorar con la extensión de la columna o al levantarse de la posición sedente.
  - Es importante distinguirlo del dolor discogénico, que empeora con la flexión.
  - El dolor de pierna puede ser radicular o referido en patrón de claudicación neurogénica, y a menudo empeora estando de pie o caminando, y disminuye en la posición supina.
  - La claudicación neurogénica se define como dolor, hipoestesia/pesantez de las extremidades inferiores, que también se alivia en la posición de flexión («signo del carrito de compras»).
  - Es importante interrogar sobre la función digestiva y vesical, que puede indicar un inicio insidioso del síndrome de cauda equina (retención urinaria con incontinencia por rebosamiento, pérdida de control del esfínter anal).
  - Debe distinguirse de la claudicación neurogénica, que también puede presentarse en este grupo poblacional.
- La espondilolistesis ístmica tiene una predominancia hombre:mujer 2:1, y es más frecuente a nivel L5-S1.
  - Se cree que sucede como resultado de factores genéticos y ambientales, y es poco frecuente en individuos de ascendencia afroamericana y, tiene la mayor prevalencia en sujetos inuits de Alaska (26-50%).
  - Los adolescentes y adultos jóvenes a menudo se presentan con dolor de espalda tipo sordo, que es agravado por actividades atléticas que involucran movimientos de flexión/extensión.
  - Los deportistas que se desempeñan como linieros en fútbol americano, gimnastas, levantadores de pesas, entre otros, tienen extensión lumbar excesiva que puede causar espondilolisis.
  - Casi 20% de los pacientes con espondilolisis desarrollan síntomas relacionados con espondilolistesis.

DIAGNÓSTICO DIFERENCIAL

- Incluye enfermedad degenerativa del disco, herniación de disco, estenosis espinal, tumores óseos primarios o metastásicos, claudicación vascular, absceso paraespinal, contractura muscular, discitis, osteomielitis de cuerpos vertebrales, absceso epidural, etcétera.

EXPLORACIÓN FÍSICA

- Primero, es importante evaluar la marcha del paciente en el examen físico.
  - Una postura flexionada al caminar con frecuencia se asume que alivia los síntomas de claudicación, a diferencia de estar de pie.
  - Esta distinción es útil al evaluar cualquier tipo de claudicación vascular, que ocurre a una distancia reproducible y es aliviado al quedarse de pie, lo cual a menudo empeora la claudicación neurogénica.
  - Una marcha bamboleante en un adulto joven con espondilolistesis ístmica puede reflejar rotación vertical de la pelvis para permitir lordosis global y lograr que el paciente camine erguido, a la vez que se toman pasos cortos para compensar la falta de extensión de la cadera.
  - Una marcha encorvada a menudo se ve en casos con alto grado de deslizamiento y acortamiento de músculos isquiotibiales.

- Los análisis de la marcha también ayudan a determinar la fuerza motora, confirmar o descartar estenosis torácica o cervical concomitante (marcha atáxica).
- Debe evaluarse el rango de movimiento de la columna lumbar.
  - Los pacientes con espondilolistesis degenerativa, a diferencia de la espondilolistesis ístmica, pueden tener movilidad normal o aumentada de la columna lumbar en flexión, en ausencia de rigidez. La extensión a menudo puede agravar los síntomas del paciente.
  - Una vértebra desplazada con frecuencia puede observarse como un desplazamiento de alto grado.
- La prueba de fuerza motora y sensibilidad son parte crucial del examen físico.
  - Los pacientes con claudicación neurogénica a menudo tienen una exploración física normal, aunque la debilidad de los músculos tibiales anteriores y/o extensores del dedo pulgar indican compresión de las raíces nerviosas L4 y L5 en el receso lateral o agujero neural.
  - Los reflejos de las extremidades inferiores también deben formar parte de la exploración.
  - La presencia de debilidad motora global y reflejos patológicos debe hacer sospechar una posible lesión torácica o cervical.

ESTUDIOS DE IMAGEN

- Los estudios de imagen deben iniciar con radiografías simples en proyecciones anteroposterior (AP) y lateral en posición de pie.
  - Un segmento con movilidad reducida en posición supina, en especial en el caso de deslizamientos de bajo grado, puede indicar inestabilidad cuando el segmento sufre carga estando de pie, lo que permite visualizar una espondilolistesis sintomática.
  - También las proyecciones en flexión-extensión pueden ayudar a caracterizar el grado y naturaleza dinámica del deslizamiento.
  - En ocasiones se solicita una proyección oblicua/«de perro escocés», ya que puede ayudar a caracterizar un defecto ístmico en la espondilolistesis ístmica.
- Los estudios de imagen avanzados pueden incluir una tomografía computarizada por emisión de positrones (SPECT), que es útil para identificar defectos líticos (espondilolistesis ístmica) y puede emplearse para determinar la cronicidad de la lesión (aguda vs. crónica), aunque no se usa con tanta frecuencia como otras modalidades de imagen avanzadas.
- Otra modalidad empleada con mayor frecuencia es la resonancia magnética (IRM) que inclusive puede delinear la localización y calidad de los defectos líticos de la pars, presencia de quistes sinoviales, patología de discos, identificar la presencia de estenosis central, receso lateral o estenosis del foramen, etcétera.
  - Esto último puede lograrse en las vistas sagitales en T1 y T2; por ejemplo, en una espondilolistesis degenerativa L4-L5 puede observarse estenosis neuroforaminal en el orificio neural L4-L5 que contiene la raíz nerviosa.
- La tomografía computarizada (TC) también es de utilidad para delinear la anatomía ósea.
  - Esto ayuda a cuantificar la arquitectura de las facetas articulares, el tamaño de los pedículos, estenosis neuroforaminal por crecimiento de las facetas articulares (proceso articular superior), calcificación del disco, osificación del ligamento amarillo (OLA), etcétera.
- Tanto la RM como la TC son de gran utilidad para planear la estrategia preoperatoria.

MANEJO NO QUIRÚRGICO

- Los antecedentes que reporta el paciente son vitales para determinar el algoritmo de tratamiento.
  - Los jóvenes con espondilolistesis ístmica pueden ser tratados con una variedad de modalidades no quirúrgicas, incluyendo observación, colocación de férulas o escayola, restricción de la actividad atlética, etcétera.
  - En el pediátrico, las siguientes guías a menudo son de utilidad:
    - Un defecto incidental en la pars puede observarse con radiografías simples anuales en un niño que se encuentra en crecimiento.
    - Deslizamiento ≤25%: radiografías simples semianuales y no restringir la actividad.
    - Deslizamiento ≤50% asintomático: radiografías simples semianuales y posible restricción a actividades físicas de alto riesgo, y evitar trabajos pesados.
    - Deslizamiento ≤50% sintomático: férulas/escayola, fisioterapia, radiografías simples semianuales hasta que se complete el crecimiento y después anuales.
    - >50%: tal vez cirugía.
  - Los pacientes con espondilolistesis degenerativa pueden tratarse de muchas formas:
    - Dolor lumbar o radicular, en un primer episodio, puede manejarse con 1 a 2 días de reposo en cama, seguido por un programa de rehabilitación que incluya fortalecimiento central y de espalda, y modificar la actividad física.
    - Además pueden emplearse antiinflamatorios/esteroides orales.

- El ejercicio de bajo impacto como bicicleta estacionaria, que promueve la flexión, puede ser de utilidad.
- La persistencia o progresión de síntomas radiculares a menudo se maneja con inyección epidural/transforaminal de esteroides, que puede causar resolución completa/temporal de los síntomas.
- Dichas inyecciones son menos efectivas en aquéllos con claudicación neurogénica o lumbalgia.

MANEJO QUIRÚRGICO

- Los pacientes en quienes ha fallado el manejo no quirúrgico, tienen daño neurológico progresivo, progresión radiográfica de un deslizamiento sintomático o un ángulo grande de deslizamiento (el ángulo que se forma entre las placas de dos de las vértebras involucradas) tienen indicaciones razonables para ser sometidos a cirugía.
  - En jóvenes con espondilolisis ístmica sin deslizamiento observado, la reparación de la pars ha dado buenos resultados.
  - Estas técnicas incluyen colocación de injertos y cables desde un abordaje posterior y pueden combinarse con una técnica de inserción directa de tornillos en la pars, para permitir la cicatrización.
  - En sujetos con espondilolistesis radiográfica, la reparación de la pars no se recomienda, y en ellos se requiere cirugía de artrodesis.

TÉCNICA QUIRÚRGICA

- Aborda de posterior a la columna lumbar.
  - La mayor parte de las espondilolistesis ístmicas y degenerativas se tratan con un abordaje quirúrgico posterior.
    - Esta técnica incluye llevar a cabo una incisión en la línea media sobre la zona involucrada de la columna lumbar.
    - Se expone la fascia dorsolumbar con un cauterio de Bovie de manera directa sobre la apófisis espinosa.
    - A continuación, se desinsertan los músculos paraespinales, incluyendo el multífido, semiespinal y dorsal ancho de ambos lados de la apófisis espinosa, láminas y pars.
  - El ancho de la exposición depende de la cirugía que se tenga planeada.
  - Los pacientes con espondilolistesis degenerativa de bajo grado y un deslizamiento de bajo grado que no cambia de posición supina a de pie o con la flexión/extensión, pueden obtener buenos resultados sólo de dicha descompresión.
    - En tal caso, la exposición puede limitarse al borde medial de las facetas articulares de ambos lados, y es importante no invadir las inserciones musculares a la faceta de la cápsula o a la misma cápsula.
    - Esto disminuye la posibilidad de crear inestabilidad iatrogénica, dolor posoperatorio, etcétera.
  - En la espondilolistesis ístmica o degenerativa, a menudo se recomienda fusionar.
    - Existen muchos estudios que reportan mejores desenlaces en los pacientes cuando se lleva a cabo descompresión quirúrgica y artrodesis instrumentada.
    - Para lograrlo, la exposición debe extenderse de forma lateral a las facetas articulares de ambos lados y hacia la apófisis transversa, que se encuentra en el extremo caudal de la faceta articular a nivel del pedículo.
- **Descompresión**
  - La descompresión posterior se lleva a cabo de la siguiente manera: se retira primero la apófisis espinosa de la vértebra craneal al segmento involucrado.
    - A continuación, se diseca con curetas el plano entre el ligamento amarillo (que transcurre entre las láminas vertebrales craneal y caudal) y la lámina craneal.
    - Una vez hecho esto, se hace una laminectomía con pinzas Leksell y Kerrison hacia el margen más craneal de la estenosis observada (típicamente en el margen craneal de la faceta).
    - Entonces se puede descomprimir el receso lateral empleando legras, pinzas de Kerrison y/u osteótomos.
    - Es importante retirar todo el ligamento amarillo de manera dorsal, que a menudo es un importante contribuyente a la estenosis.
  - Así se logra la descompresión foraminal empleando las mismas técnicas en los segmentos involucrados.
  - Este proceso puede repetirse en otros niveles en el caso de estenosis multinivel.
- **Artrodesis**
  - Existen varias técnicas de artrodesis que se han descrito en la literatura.
    - Las técnicas de artrodesis con abordaje posterior varían desde una artrodesis intertransversa no instrumentada, artrodesis intertransversa instrumentada y artrodesis posterior instrumentada entre cuerpos vertebrales, con o sin artrodesis intertransversa.

- Las primeras dos técnicas logran la artrodesis al exponer el hueso esponjoso de las apófisis transversas en las dos vértebras involucradas e implementación de injerto óseo (autoinjerto local, injerto de hueso de cresta iliaca, sustitutos de injerto óseo, etcétera).
- A menudo, los cirujanos agregan una artrodesis transforaminal o posterior lumbar intervertebral (ATLI o APLI).
- El autor de esta obra prefiere el abordaje ATLI.
  - En el abordaje ATLI, la faceta del lado de la radiculopatía más sintomática se retira y el pedículo se esqueletiza.
  - La pars de la vértebra craneal también se retira y se identifican las raíces salientes y transversas.
  - Es importante llevar a cabo lo anterior para evitar las lesiones neurológicas durante la preparación del espacio discal e inserción intervertebral.
  - A continuación se hace una discectomía completa empleando bisturí y curetas.
  - Las guías medidoras se usan para elegir un tamaño apropiado intervertebral.
- También puede emplearse una FPLI para insertar en el espacio intervertebral.
  - En esta técnica se reseca menos hueso para lograr acceder al disco, pero requiere mayor retracción del nervio que el abordaje ATLI.
- La artrodesis instrumentada típicamente involucra técnicas de uso de tornillos y barras.
  - Éstos pueden insertarse con o sin el uso de fluoroscopia.
  - Pueden usarse interconexiones entre las barras para incrementar la rigidez.
  - Recientemente se han utilizado tornillos en la pars para lograr la fijación en distintos niveles, aunque su uso no es generalizado.
  - Si la anatomía ósea impide la inserción de tornillos en los pedículos, puede emplearse la técnica de ganchos y tornillos.
- **Otras técnicas de artrodesis**
  - Existen otros métodos para obtener la artrodesis intervertebral, que pueden emplearse en combinación o de forma adjunta para lograr la descompresión y artrodesis posterior.
  - Estas técnicas incluyen artrodesis anterior lumbar intervertebral (AALI), que se lleva a cabo mediante un abordaje abdominal utilizando una técnica retroperitoneal/transperitoneal para poder accesar el espacio discal L5-L1 o L4-L5.
  - El abordaje retroperitoneal se usa con mayor frecuencia y requiere movilización del peritoneo, al disecarlo de la pared abdominal lateral.
  - A menudo se requiere el apoyo de un cirujano general o vascular para alcanzar la exposición necesaria.
  - Se realiza la discectomía completa y más tarde se emplea uno de los múltiples implantes disponibles de forma comercial para lograr la artrodesis.
  - Se ha reportado recientemente que el uso de proteína morfogénica ósea (BMP)-2 tiene efectos adversos cuando se emplea junto con ATLI, incluyendo eyaculación retrógrada en varones.
- La técnica ATLI puede usarse en espondilolistesis de bajo grado (grado I-II), pero es muy difícil de utilizar en espondilolistesis de grados mayores.
- Una técnica más reciente permite la inserción intervertebral empleando un abordaje lateral, ya sea a través o respetando el músculo psoas (en el comercio se conoce como XLIF/DLIF).
  - En este abordaje, la incisión se practica lateralmente mediante una técnica de mínima invasión, para colocar los separadores a través o anteriores al psoas.
  - También mediante este abordaje es posible llevar a cabo discectomía y colocar prótesis intervertebrales, incluyendo los niveles entre L1-L5.

COMPLICACIONES

- Las tasas de seudoartrosis varían en la literatura entre 0 y 25%, observándose tasas mayores en deslizamientos más graves.
- Otras complicaciones potenciales tras la cirugía lumbar incluyen infecciones, lesión neurológica con incremento de la radiculopatía, hemorragia, síndrome de cola de caballo, fallas del equipo, etcétera.

BIBLIOGRAFÍA

Herkowtiz HN, Kurz LT. Degenerative lumbar spondylolisthesis with spinal stenosis: A prospective study comparing decompression with decompression and intertransverse progressive arthrodesis. *J Bone Joint Surg.* 1991;73:802-808.

Tosteson AN, Tostesson TD, Lurie JD. Comparative effectiveness evidence from the spine patient outcomes research trial: Surgical versus nonoperative care for spinal stenosis, degenerative spondylolisthesis, and intervertebral disc herniation. *Spine (Phila Pa 1976).* 2011;36(24):2061-2068.

Weinstein JN, Lurie JD, Tosteson TD. Surgical versus nonsurgical treatment for lumbar degenerative spondylolisthesis. *N Engl J Med.* 2007;356(22):2257-2270.

Weinstein JN, Lurie JD, Tosteson TD. Surgical compared with nonoperative treatment for lumbar degenerative spondylolisthesis. four-year results in the Spine Patient Outcomes Research Trial (SPORT) randomized and observational cohorts. *J Bone Joint Surg Am.* 2009;91(6):1295-1304.

Zdeblick T. A prospective randomized study of lumbar fusion. *Spine (Phila Pa 1976).*1993;18:983-991.

ESPONDILOSIS, HERNIACIÓN DEL NÚCLEO PULPOSO Y ESTENOSIS DEL CANAL LUMBAR

JASON W. SAVAGE

ANATOMÍA Y FISIOPATOLOGÍA

El disco intervertebral tiene una importante función para mantener la movilidad y estabilidad estructural de la columna vertebral. Consiste de un núcleo gelatinoso interno llamado núcleo pulposo (formado por colágena tipo II y proteoglucanos) y un anillo fibroso externo (formado por colágena tipo I). El proceso de envejecimiento causa modificaciones biomecánicas dentro del disco y lo vuelve propenso a lesiones por cargas de torsión, axiales y flexión. La herniación primaria de disco lumbar puede clasificarse como central, paracentral, foraminal o extraforaminal. Las hernias paracentrales son el tipo más común, puesto que el ligamento longitudinal posterior (LLP) es más grueso en la línea media y tiene una zona débil en la porción posterolateral. La mayor parte de las hernias de disco comprimen las raíces nerviosas transversas (p. ej., una hernia de disco L4-L5 comprime la raíz nerviosa L5). La excepción son las hernias de disco foraminales o extraforaminales, que tienden a comprimir la raíz nerviosa saliente (p. ej., una hernia de disco foraminal L4-L5 comprime la raíz de L4 al pasar por debajo del pedículo de L4). Un disco extruido se refiere a la situación en que el contenido del disco se encuentra dentro del canal, por fuera del anillo fibroso.

La estenosis del canal medular es causada por cambios degenerativos del envejecimiento sobre la columna vertebral. Desde el punto de vista anatómico, es ocasionada por una disminución en el espacio disponible para los elementos neurales. Esto incluye hipertrofia del ligamento amarillo y/o articulaciones facetarias (dolor, parestesia y/o debilidad de manera específica en la cara medial de la faceta articular superior), formación de quistes sinoviales y/o hernias de disco. La estenosis del canal medular también puede relacionarse con otras condiciones degenerativas, en especial con espondilolistesis. La presión sobre el saco tecal (raíces nerviosas) causa irritación mecánica y alteraciones vasculares (isquemia), que condiciona disfunción de las raíces nerviosas, y en consecuencia síntomas de claudicación neurogénica. La estenosis del canal medular puede clasificarse como central, del espacio lateral (subarticular) y/o foraminal. Los movimientos de extensión de la columna lumbar disminuyen el área disponible para los nervios, y por tanto, a menudo empeoran los síntomas.

CUADRO CLÍNICO

- Los pacientes con frecuencia acuden a consultar por dolor de espalda y/o piernas.
  - Una hernia de disco lumbar a menudo causa síntomas radiculares (dolor, parestesia y/o debilidad) en una distribución específica de dermatoma (p. ej., una hernia de disco L4-L5 paracentral causará dolor en distribución del dermatoma L5).
  - Éstos a menudo tienen un componente de lumbalgia, aunque predominan los síntomas en piernas.
  - Los síntomas a menudo empeoran al sentarse y mejoran de modo leve al ponerse de pie.
- Los pacientes con estenosis del canal medular a menudo se quejan de dolor en piernas, sin parestesia y/o debilidad.
  - Estos síntomas clásicamente empeoran al ponerse de pie o caminar y disminuyen al sentarse.
  - Los enfermos a menudo se sienten mejor apoyándose hacia adelante (signo del carrito de compras).
- Es muy importante interrogar sobre la función fecal y urinaria.
  - Las estenosis graves y/o hernias grandes de disco pueden causar síndrome de cauda equina (incontinencia fecal/urinaria, retención urinaria, debilidad o dolor en piernas y/o anestesia en silla de montar).
  - Este síndrome es una urgencia quirúrgica.

DIAGNÓSTICO DIFERENCIAL

- Hernia de disco.
- Estenosis del canal medular.
- Claudicación vascular.

- Tumores de vainas nerviosas.
- Infección.
- Osteoartritis degenerativa de cadera/rodilla.
- Trastornos pélvicos y sacros.
- Neuropatía diabética.
- Neuropatías periféricas por compresión.
- Mielopatía cervical.
- Esclerosis lateral amiotrófica.
- Trastornos desmielinizantes.
- Tumores retroperitoneales.
- Depresión.
- Trastornos conversivos.
- Trastornos ficticios.

EXPLORACIÓN FÍSICA

- El examen físico debe comenzar siempre con la evaluación de la marcha del sujeto e incluir una exploración neurológica completa (de extremidades superiores e inferiores).
- Busque signos/síntomas de mielopatía cervical (ataxia, hiperreflexia, problemas de coordinación, etcétera).
- Los enfermos con estenosis del canal medular pueden caminar con una postura flexionada (lo que incrementa el espacio disponible para los nervios y a menudo ayuda a aliviar los síntomas).
- Busque datos de dolor a la palpación y/o evidencia de espondilolistesis («escalones» en las apófisis espinosas).
- Debe hacerse una exploración física detallada motora y sensitiva, graduando la fuerza en escala de 0 a 5 para los músculos iliopsoas (L1-L2), cuádriceps (L3-L4), tibial anterior (L4), extensor del primer dedo del pie (L5) y complejo gastrocnemios-sóleo (S1).
- Deben tratar de obtenerse reflejos anormales en la extremidad inferior (clonus, Babinski, etcétera).
- Una elevación de pierna recta (signo de tensión de raíz nerviosa) refleja una posible hernia de disco (esto se hace extendiendo en forma pasiva la rodilla con el individuo sentado).

ESTUDIOS DE IMAGEN

- Los cambios radiográficos en espondilosis lumbar son relacionados con la edad y suceden en la mayoría de los mayores de 50 años de edad.
- Las radiografías simples deben ser la primera elección en estudios de gabinete.
  - La proyección AP permite evaluar la alineación coronal y buscar cualquier evidencia de colapso asimétrico de espacios discales (una potencial causa de escoliosis degenerativa y/o estenosis foraminal).
  - La proyección lateral es útil, ya que muestra el grado de estrechamiento del espacio discal, esclerosis subcondral, tamaño de los osteofitos de la placa terminal, grosor del canal medular y presencia de inestabilidad (espondilolistesis).
  - La columna lumbar debe tener casi 40 a 60° de lordosis.
- A menudo son útiles las modalidades avanzadas de imagen (TAC y IRM).
  - La TAC permite mejor caracterización de la anatomía ósea.
  - La IRM es excelente para evaluar las estructuras de tejidos blandos (discos intervertebrales, ligamentos, espacio epidural, etc.) y sitios de compresión neurológica.
- En general, la IRM está justificada si un paciente tiene dolor persistente en pierna (presente por más de 2 a 3 meses), hallazgos neurológicos (debilidad o parestesia), disfunción fecal o vesical, o cuadro clínico en deterioro.

MANEJO NO QUIRÚRGICO

- En ausencia de síndrome de cauda equina y/o déficit neurológico significativo, deben intentarse 6 a 12 semanas de manejo no quirúrgico en la mayor parte de los casos de hernia de disco y/o trastornos degenerativos de la columna lumbar.
- Las opciones incluyen:
  - AINE.
  - Fisioterapia (ejercicios de extensión para hernias de disco y de flexión para estenosis del canal medular).
  - Manipulación (quiropraxia).
  - Infiltración de corticoesteroides.
- Alrededor de 65-70% de los pacientes con hernia de disco lumbar aguda tendrá resolución de sus síntomas en un periodo de 3-6 meses.

- La infiltración (epidural, transforaminal o bloqueo selectivo de raíces nerviosas) es en
  especial útil para aquéllos con estenosis del canal medular, ya que cumple una función
  diagnóstica y terapéutica (p. ej., una infiltración exitosa de la raíz derecha de L5 aliviará
  los síntomas del paciente e identificará el nivel de la patología causante, que en este caso,
  podría ser estenosis foraminal derecha de L5).
- La infiltración no es en particular útil para tratar las hernias de disco agudo.
- En general, la presencia de síntomas neurológicos debe ayudar en la toma de decisión de
  cirugía y no la sola presencia de lumbalgia.

MANEJO QUIRÚRGICO

- Las indicaciones aceptadas de cirugía incluyen:
  - Déficit neurológico grave o progresivo (debilidad o hipostesia).
  - Dolor importante de pierna que no responde al manejo no quirúrgico.

TÉCNICA QUIRÚRGICA

- Se presentan muchas opciones quirúrgicas para tratar las condiciones degenerativas de la
  columna lumbar.
- A menudo es complicado decidir entre el manejo quirúrgico y no quirúrgico y se requiere
  una estrategia de manejo individualizada y racional.
- El proceso de toma de decisión a menudo gira alrededor de la sintomatología del paciente,
  los sitios de compresión neurológica y el número de segmentos vertebrales involucrados
  (un solo nivel vs. multinivel).
- La siguiente es una descripción breve que subraya los pasos clave en la realización de algunos
  procedimientos. De ninguna forma pretende ser una referencia definitiva acerca de las
  indicaciones y/o técnicas quirúrgicas.

HERNIA DE DISCO LUMBAR

- Microdiscectomía:
  - En general, una microdiscectomía es el tratamiento de elección para el paciente
    con radiculopatía persistente y/o debilidad que no responde al manejo no quirúrgico
    durante 6 a 8 semanas.
  - *Posicionamiento*: en prono (base de Andrew o Wilson, mesa de Jackson).
  - *Exposición quirúrgica*:
    - Primero se identifica el nivel correcto con una radiografía portátil en el quirófano
      (esto puede hacerse previo a la incisión marcando una apófisis espinosa con una
      aguja espinal calibre 18 o tras la exposición inicial).
    - Se lleva a cabo una incisión en la línea media incidiendo en la fascia lumbodorsal, sobre
      la apófisis espinosa correspondiente (del lado derecho de L5 para una hernia de
      disco derecha L5-S1).
    - Use un elevador de Cobb para poner en tensión los músculos paraespinales
      y disecar en forma subperióstica desde la apófisis espinosa hasta la porción inferior
      de la lámina (sobre L5 para una discectomía L5-S1).
    - Luego coloque los separadores (p. ej., de McCullough). Identifique el espacio interlami-
      nar (entre L5-S1 para una discectomía L5-S1) y localice el ligamento
      amarillo (se inserta en el borde de la lámina caudal y por debajo o en la superficie
      ventral de la lámina cefálica).
    - En este punto, ingrese con cuidado al espacio epidural/canal medular (hay
      varias formas de lograr esto, pero todas incluyen seccionar una parte del
      ligamento amarillo). A nivel L5-S1, a menudo no es necesario retirar la
      lámina.
    - En niveles más cefálicos, suele ser necesario llevar a cabo una pequeña
      laminotomía para crear un sitio que permita trabajar con seguridad dentro
      del espacio epidural.
- Discectomía:
  - Es muy importante identificar el aspecto lateral de saco dural y raíz nerviosa
    transversa.
  - Con cuidado movilice la raíz nerviosa transversa (S1 para una microdiscectomía
    L5-S1) y retráigala de manera medial.
  - Entonces, busque la hernia de disco.
  - Si no se observa rotura en el anillo fibroso, emplee un bisturí de hoja 15 e incida
    sobre una pequeña zona de dicho anillo.
  - Entonces use una pinza de pituitaria para retirar los fragmentos
    herniados.
  - No es necesario retirar el disco completo.
- Cierre de la herida:
  - Cierre la fascia, tejido subcutáneo y piel en capas.
  - Asegure una excelente hemostasia antes del cierre.

- Si existe la posibilidad de rotura dural iatrogénica, pida al anestesiólogo que provoque una maniobra de Valsalva sostenida.

ESTENOSIS DEL CANAL MEDULAR

- Laminectomía lumbar:
  - En general, una laminectomía o descompresión lumbar es el tratamiento de elección para la estenosis del canal medular que causa claudicación neurogénica.
  - Existen diversas formas de lograr una descompresión adecuada (laminectomía tradicional, laminotomías bilaterales con o sin foraminotomías, microdescompresión, etcétera).
- El posicionamiento y exposición quirúrgica son similares a los de la microdiscectomía.
- Sin embargo, para la laminectomía debe exponerse la lámina a la derecha e izquierda de la apófisis espinosa.
- La exposición debe hacerse a nivel de la parsinterarticularis, pero sin ingresar a las cápsulas facetarias.
- Con cuidado, ingrese al espacio epidural y emplee una combinación de pinzas de Kerrison para retirar la lámina (la cantidad de hueso a retirar depende de la localización y gravedad de la estenosis).
- En general, asegúrese de descomprimir de manera adecuada el canal central, espacios laterales (estenosis subarticular) y foramen neural.

COMPLICACIONES

- Las complicaciones potenciales incluyen una o más de las siguientes:
  - Hematoma epidural posquirúrgico.
  - Lesión a raíces nerviosas.
  - Radiculitis.
  - Hernia de disco recurrente.
  - Infección (discitis, absceso epidural, osteomielitis).
  - Inestabilidad iatrogénica (rotura de la pars o de las facetas, etcétera).

BIBLIOGRAFÍA

Atlas SJ, Keller RB, Chang Y et al. Surgical and nonsurgical management of sciatica secondary to lumbar disc herniation. Five-year outcomes from the maine lumbar spine study. *Spine (Phila Pa 1976)*. 2001;26:1179-1187.

Hilibrand AS, Rand N. Degenerative lumbar stenosis: Diagnosis and management. *J Am Acad Orthop Surg*. 1999;7:239-249.

Lee JK, Amorosa L, Cho SK et al. Recurrent lumbar disk hernation. *J Am Acad Orthop Surg*. 2010;18:327-337.

Weinstein JN, Tosteson TD, Lurie JD et al. Surgical versus nonsurgical therapy for lumbar spinal stenosis. *N Engl J Med*. 2008;358:794-810.

CIFOSIS Y ESCOLIOSIS EN EL ADULTO

KATHRYN MCCARTHY • BENJAMIN MUELLER

ANATOMÍA Y ANATOMOPATOLOGÍA

La deformidad de la columna vertebral del adulto, definida por la Sociedad de Investigación en Escoliosis, puede ser de cualquier etiología en un sujeto esqueléticamente maduro. La escoliosis es una deformidad en el plano coronal mayor a 10° a partir de la línea vertical dibujada desde el centro de la pelvis (eje o línea sacra central vertical). Se han descrito dos tipos: 1) escoliosis idiopática del adulto (existía en la infancia o adolescencia y ha continuado), y 2) escoliosis degenerativa del adulto o escoliosis «de novo» (aparece en la vida adulta). La segunda es debida a enfermedad degenerativa de los discos intervertebrales y el estrechamiento asimétrico subsecuente de la altura discal, con rotación o traslación del cuerpo vertebral debido a la inestabilidad resultante.

La cifosis es una deformidad en el plano sagital debida a artrodesis fallida, traumatismo, espondilitis anquilosante, cifosis congénita, enfermedad de Scheuermann, fracturas por compresión, infecciones o neoplasias, así como otras etiologías menos comunes. La cifosis y escoliosis a menudo son enfermedades concomitantes. Estos factores, junto con la hipertrofia del ligamento amarillo y sobrecrecimiento de las facetas articulares, pueden resultar en estenosis, y a su vez en síntomas como claudicación neurogénica o radiculopatía. El dolor radicular a menudo puede atribuirse al estrechamiento del foramen neural sobre la concavidad de la curva en los niveles lumbares superiores. Esto produce dolor del muslo y pierna en la región anterior. El dolor posterior de la pierna que se irradia al pie es causado por tracción de las raíces nerviosas sobre la convexidad de la curva en los niveles lumbares bajos. La deformidad de la columna vertebral del adulto se presenta dentro de un rango desde leve hasta grave, y puede ser estable o progresiva. La sintomatología y desenlaces del tratamiento no han demostrado relacionarse con la gravedad de la deformidad, y cada paciente debe ser evaluado y tratado en forma individualizada.

CUADRO CLÍNICO

- La mayoría de aquéllos con cifosis o escoliosis se presentan con dolor lumbar.
- Otros síntomas motivo de consulta incluyen dolor en pierna, hipoestesia, parestesias o calambres. En algunos casos, también se presenta debilidad.
- En general, el cuadro clínico es típicamente consistente con el de estenosis lumbar, lumbalgia y deterioro funcional resultante.
- Los pacientes pueden tener alivio temporal al inclinarse sobre un objeto con la columna vertebral flexionada, tienen dolor tras caminar una distancia especificada y mejoran al acostarse o reposar.
- En mayores de 40 años de edad, el dolor por lo general se relaciona con dolor radicular y claudicación neurogénica.
  - Por el contrario, en los menores de 40 años con escoliosis del adulto se presenta como lumbalgia, principalmente.
  - Las curvaturas con magnitud menor a 40° tienen una probabilidad de progresión menor que aquéllos con magnitudes mayores a 40°.
  - Los factores de riesgo relacionados con progresión de la curvatura incluyen:
    - Ángulo de Cobb >30°.
    - Rotación apical mayor al grado II de la clasificación Nash-Moe.
    - Listesis lateral >6 mm.
    - Espacio intercrestal a través de o por debajo del espacio discal L4/5 (Pritchett).

DIAGNÓSTICO DIFERENCIAL

- Es importante determinar la etiología del dolor y la deformidad.
- Con mayor incidencia se debe a cambios degenerativos o preexistentes (de la infancia) a nivel de la columna vertebral.
- Sin embargo, deben considerarse otras etiologías, en especial en la población de adultos mayores.
  - Estas opciones incluyen tumores (quizá metastásicos).
    - Infección.
    - Traumatismos menores (en especial fracturas por compresión en hueso osteoporótico).
    - Antecedente de cirugía que condicionó deformidad (síndrome de espalda plana).
    - Seudoartrosis.
    - Espondilolistesis.
    - Espondilitis anquilosante y degeneración de las articulaciones principales circundantes o contracturas (caderas, rodillas, hombros).
  - En gran medida, el plan de tratamiento dependerá de la etiología.

EXPLORACIÓN FÍSICA

- Es esencial llevar a cabo una exploración física completa, incluyendo evaluación de:
  - Condición física general.
  - Localización del dolor.
  - Equilibrio sagital y coronal de pie.
  - Oblicuidad de la pelvis y hombros.
  - Flexibilidad de la deformidad espinal.
  - Discrepancia en miembros pélvicos.
  - Contracturas de cadera y rodilla.
  - Condición de la piel en los potenciales sitios quirúrgicos.
- Un examen neurológico completo incluye evaluación de:
  - Marcha.
  - Equilibrio.
  - Fuerza en miotomos individuales.
  - Sensibilidad (con alfiler).
  - Propiocepción.
  - Reflejos, incluyendo de pared abdominal.
  - Signos de neurona motora superior.
  - Tono muscular/espasticidad.

- Deben evaluarse las contracturas de articulaciones de miembros pélvicos y dolor con los rangos de movimiento.
  - Un cambio en la deformidad de la posición de pie a sentado puede deberse a contracturas de miembros inferiores o discrepancia en miembros pélvicos.

ESTUDIOS DE IMAGEN

- **Radiografías simples:**
  - Las radiografías PA y laterales de columna de pie de 36 pulgadas son esenciales en el diagnóstico, ya que aportan una evaluación global de la deformidad.
  - Las radiografías son necesarias para monitorear la progresión de la deformidad y planear el tratamiento.
  - Para alcanzar a apreciar la magnitud completa de la deformidad vertebral, las rodillas del paciente deben estar por completo extendidas, con ayuda si es necesario.
    - Además pueden obtenerse proyecciones especiales para las regiones cervical, torácica, lumbar o lumbosacra.
    - A su vez, las deformidades se clasifican en flexión, extensión, flexión lateral y tracción para evaluar la flexibilidad o rigidez de una curvatura.
  - Una radiografía permite una evaluación cualitativa estimada de la densidad ósea.
    - Cuando sea posible, deben obtenerse las imágenes en carga (de pie en caso posible), para analizar la deformidad en su máxima extensión y, tal vez, la posición más dolorosa.
  - La valoración del equilibrio no sólo coronal sino también sagital es esencial, ya que muestra la línea sacra central y la de plomada a nivel de C7.
  - La evaluación de la oblicuidad de pelvis y hombros es de utilidad para planear la cirugía.
    - La medición de parámetros pélvicos completos (incidencia pélvica, pendiente sacra e inclinación pélvica) definirá la gravedad de la deformidad y ayudará a guiar la corrección quirúrgica.
  - La radiografía AP de la columna debe incluir parte de las articulaciones de la pelvis y se solicitan estudios de imagen de extremidades inferiores sólo en casos especiales.
- **IRM:**
  - La resonancia magnética no contrastada en supino permite evaluar los elementos neurales y compresión tanto del canal medular central como de los recesos laterales y forámenes, en especial en aquellos que han tenido cirugía previa de descompresión.
  - La IRM permite un análisis más detallado de la degeneración articular, calidad del disco y tejidos blandos circundantes.
  - Además es posible una valoración más detallada de alteraciones tisulares, incluyendo tumores.
  - La IRM es de mayor utilidad en el caso de deformidades menores, ya que la imagen puede entrar y salir de plano en caso de deformidades mayores.
  - Es esencial contar con reconstrucciones sagital y coronal.
  - Las mejores imágenes se obtienen cuando la alineación es coaxial con el plano de la deformidad.
- **TC:**
  - La tomografía computarizada se usa para una revisión más detallada de la anatomía ósea y cambios degenerativos del hueso.
  - De modo adicional, la selección del instrumental puede depender del tamaño de los pedículos, así como de otros cambios óseos por cirugías previas, como laminotomías/ laminectomías, que se identifican con facilidad.
- **Mielo TC:**
  - La inyección intratecal de contraste radioopaco previo a la TAC permite evaluar los elementos neurológicos en pacientes en quienes no es posible llevar a cabo IRM (portadores de marcapasos/desfibriladores, estimuladores de médula espinal o cerebrales profundos, etcétera).
  - Tal vez la TC sea menos susceptible a artefactos por implantes que la IRM.
  - La mielo es de utilidad para valorar estenosis del canal medular con deformidad de mayor magnitud.
  - Es esencial obtener reconstrucciones en los planos sagital y coronal.
- **Otros métodos de imagen:**
  - El gammagrama óseo, por lo general no es de utilidad para planear el manejo de deformidades, pero es una valiosa herramienta para tamiaje de patología focal si se sospechan condiciones como infecciones o tumores.
  - En ocasiones es necesaria la evaluación de la densidad ósea por DEXA, ya que optimizar en forma preoperatoria esta densidad puede disminuir las complicaciones relacionadas con el uso de implantes (como fracturas, extrusión de ganchos o tornillos) y permite una mejor planeación de la cirugía (p. ej., el uso de tornillos cementados en los pedículos).

PREVENCIÓN

- A la fecha, no existe un método clínicamente comprobado para la prevención de escoliosis del adulto ocasionada por deformidad preexistente en la niñez o por cambios degenerativos.
- El uso de corsé en los casos de escoliosis de la infancia puede disminuir la magnitud de la deformidad en la edad adulta y, por tanto, ayudar a prevenir o retrasar el deterioro clínico en la adultez.
- El tratamiento médico y prevención de la osteoporosis puede disminuir la incidencia de fracturas por compresión y deformidad resultante.

MANEJO NO QUIRÚRGICO

- Deben agotarse los medios no quirúrgicos para controlar el dolor y mantener la condición física, puesto que son la base del tratamiento, y sólo entonces proceder a considerar cirugía en ausencia de deformidad vertebral progresiva o compromiso neurológico.
- Las modalidades disponibles incluyen fisioterapia y control del dolor.
- El manejo médico involucra analgésicos no narcóticos y antiinflamatorios.
  - Deben emplearse los AINE y otros medicamentos de venta libre.
  - Periódicamente, pueden emplearse inyecciones epidurales de corticoesteroides para dolor radicular o síntomas relacionados con claudicación neurogénica.
  - Los bloqueos a nivel de articulaciones facetarias y sacroiliaca pueden aliviar el dolor lumbar axial.
  - Las inyecciones en puntos desencadenantes son de utilidad en casos de entesitis y dolor muscular.
  - Durante los periodos de exacerbación del dolor es posible emplear relajantes musculares no sedantes.
- Es preferible que el tratamiento del dolor crónico lo maneje el médico de primer contacto o un especialista en tratamiento del dolor.
  - El empleo de órtesis a menudo no es bien tolerado por los adultos mayores, y no ha demostrado aliviar el dolor o impedir la progresión de la deformidad; no obstante puede usarse en casos seleccionados.

INDICACIONES DE CIRUGÍA

- Fracaso del manejo no quirúrgico que resulta en dolor intratable o funcionalidad en deterioro.
- Progresión de la deformidad (desequilibrio del plano sagital y/o coronal).
- Deterioro neurológico.
- Deformidad o compromiso neurológico inminente (p. ej., fracturas posibles debido a presencia de tumores).

TRATAMIENTO QUIRÚRGICO

- Es esencial la planeación preoperatoria.
  - La cirugía de escoliosis en el adulto es compleja desde el punto de vista técnico, anestésico, médico y posoperatorio.
  - Sólo debe ser llevada a cabo por cirujanos con experiencia en este tipo de cirugías.
  - La atención perioperatoria requiere un equipo multidisciplinario, y las complicaciones deben ser anticipadas en cada paso.
  - La evidencia sugiere que los pacientes con desacondicionamiento físico pueden recuperarse con mayor rapidez si se hacen cirugías por etapas (p. ej., exposición, instrumentar primero y en una fecha posterior proceder a la corrección de la deformidad y artrodesis).
- Área preoperatoria:
  - Complete una historia clínica y examen físico antes de realizar la cirugía.
  - Defina si la radiculopatía es unilateral y cuál pierna es más sintomática.
  - Esté al pendiente del plan de anestesia y uso de antibióticos.
  - Obtenga el consentimiento informado y marque el sitio de la cirugía.
- Posicionamiento:
  - Con mayor incidencia se coloca al paciente en prono y otras posiciones menos comunes, incluyendo decúbito supino o lateral, dependiendo del abordaje quirúrgico que se hará a nivel vertebral.
  - Ya que los pacientes a menudo son adultos mayores, a veces en estado nutricional subóptimo, y que pueden tener deformidades, debe ponerse especial atención en proteger la piel y prominencias óseas.
  - El abdomen debe colgar de manera libre en la posición prona para minimizar la resistencia al retorno venoso, que a su vez, puede incrementar la hemorragia vertebral.
  - Puede evitarse la presión prolongada en la cara empleando hojas de Gardner-Wells o apoyos de Mayfield.

- Puede emplearse tracción para corregir parcialmente la deformidad.
  - Los brazos y piernas deben estar posicionados para evitar presión o estiramiento nervioso, a la vez que se permita el acceso a anestesia, y sin restringir el empleo de catéteres venosos o líneas arteriales.
- **Localización:**
  - Tras exponer la columna, es esencial llevar a cabo una radiografía intraoperatoria para determinar el nivel vertebral.
  - Esto evita llevar a cabo la cirugía a una altura incorrecta.
  - El nivel que se quiere incluir en la cirugía debe ser marcado con diversos métodos, los cuales incluyen el empleo de un objeto radiopaco.
  - Deben retirarse de la herida todas las esponjas, otros instrumentos, separadores o cables o venoclisis para no interferir con la interpretación de la imagen.
- **Abordaje:**
  - Existen múltiples abordajes para la columna, y su empleo depende de la deformidad y plan quirúrgico.
  - En general, los abordajes anteriores requieren el apoyo de un cirujano vascular o de tórax y brinda acceso a los cuerpos vertebrales anteriores y espacios discales.
  - Los abordajes anteriores incluyen toracotomía o exposición abdominal en un plano transperitoneal o retroperitoneal.
  - Los abordajes posteriores se hacen mediante disección perióstica de los músculos para acceder a los elementos posteriores de la columna y espacio discal, en caso necesario.
- **Cuidado anestésico:**
  - El monitoreo intraoperatorio de la médula espinal requiere el empleo de anestesia no inhalada, no paralizante, totalmente intravenosa (TIVa, por sus siglas en inglés).
  - La hemorragia puede ser extensa, en especial cuando se llevan a cabo osteotomías, y es de esperarse la transfusión intraoperatoria de paquetes globulares, plaquetas, plasma fresco congelado y coloides.
  - Las cirugías prolongadas pueden requerir dosis de antibióticos, continuar el apoyo ventilatorio posoperatorio y monitoreo en la unidad de cuidados intensivos.

Monitoreo de la médula espinal
- La integridad de la médula espinal puede monitorizarse empleando TIVa.
- Los técnicos o neurólogos pueden revisar potenciales evocados somatosensoriales (SSEPs), electromiografía y potenciales evocados motores.
- Existe controversia sobre el costo-efectividad y utilidad del monitoreo de la médula espinal.
  - Si se presentan cambios en la señal del monitoreo más allá de un cierto umbral, se notifica al cirujano.
  - Entonces se inicia una serie de pasos que incluyen revisión de los anestésicos administrados, niveles de hemoglobina, presión arterial media, temperatura central y reversión de los pasos que se han tomado de manera reciente para corregir la deformidad.
- El estándar de oro en la vigilancia neurológica intraoperatoria sigue siendo la prueba de despertar de Stagnara.
- **Técnicas de artrodesis:**
  - Las cirugías de artrodesis pueden realizarse con o sin instrumentación, que consiste con mayor frecuencia de ganchos y tornillos pediculares.
  - La instrumentación sirve para estabilizar la columna hasta que ocurra la artrodesis, que antes se lograba con el uso prolongado de corsé posoperatorio.
  - La artrodesis posterolateral (APL) entre las apófisis transversas de los cuerpos vertebrales es el estándar de oro.
  - También puede llevarse a cabo artrodesis posterior a lo largo de las láminas.
  - En muchos casos es de utilidad el apoyo de la columna anterior, ya sea mediante artrodesis anterior intervertebral (AAI), artrodesis posterolateral intervertebral (APLI) o artrodesis lateral distal o transforaminal intervertebral (ATFI) para asegurar el apoyo y artrodesis, así como para contribuir a corregir la deformidad.
  - Pueden tomarse injertos óseos autólogos de cresta iliaca o retirar hueso local durante la descompresión o bien emplear aloinjertos.
  - El tipo de injerto disponible más osteogénico sigue siendo la cresta iliaca autóloga.
  - Se están estudiando varios sustitutos biológicos para estimular la artrodesis, pero su costo es elevado.

REHABILITACIÓN POSOPERATORIA Y EXPECTATIVAS

- **Lo más importante:** la recuperación de cirugía por escoliosis en el adulto es prolongada y difícil.

- Debe discutirse con el enfermo en detalle esta situación, así como el proceso de rehabilitación.
  - En general, la velocidad y grado de convalecencia depende del estado físico preoperatorio del sujeto
- La mayoría de los pacientes son egresados a un centro de rehabilitación antes de volver a casa.
  - Es de vital importancia insistir en lo siguiente, ya que ambos pueden interferir con la artrodesis:
    - Dejar de fumar preoperatoria y posoperatoria.
    - Emplear analgésicos no esteroideos en el periodo posoperatorio inmediato.
      - Es esencial el seguimiento estrecho en el periodo posoperatorio temprano, prolongando los intervalos más tarde.

BIBLIOGRAFÍA

Daubs M, Adult Spinal Deformity: OKU 10. Ed: Flynn J AAO S; 2011.

Glassman SD, Berven S, Bridwell K et al. Correlation of radiographic parameters and clinical symptoms in adult scoliosis. *Spine (Phila Pa 1976)*. 2005;30(6):682-688.

Glassman SD, Schwab FJ, Bridwell KH et al. The selection of operative versus nonoperative treatment in patients with adult scoliosis. *Spine (Phila Pa 1976)*. 2007;32(1):93-97.

Pritchett JW, Bortel DT. Degenerative symptomatic lumbar scoliosis. *Spine (Phila Pa 1976)*. 1993;18:700-703.

Tribus CB. Degenerative lumbar scoliosis: Evaluation and management. *J Am Acad Orthop Surg*. 2003;11:174-183.

Weistroffer JK, Perra JH, Lonstein JE et al. Complications in long fusions to the sacrum for adult scoliosis. *Spine*. 2008;33(13):1478-1483.

Whitaker C, Hochschuler S. The pocket spine. Quality medical publishing. St. Louis, MO; 2006.

INFECCIONES DE LA COLUMNA VERTEBRAL

GREGORY D. SCHROEDER

INTRODUCCIÓN

Históricamente, las infecciones de la columna vertebral han causado importante morbilidad y mortalidad. Sin embargo, al evolucionar los antibióticos y las técnicas quirúrgicas, han mejorado de manera significativa los resultados del manejo de estas infecciones.
- Las infecciones de la columna vertebral pueden clasificarse en tres categorías principales:
  - Infecciones piógenas.
  - Infecciones granulomatosas.
  - Abscesos epidurales.
- Además puede ser de utilidad clasificar la infección como:
  - Aguda (menos de 3 semanas).
  - Subaguda (3 semanas a 3 meses).
  - Crónica (más de 3 meses).
- La presentación y algoritmo del tratamiento a menudo varía de forma significativa para los distintos tipos de infecciones.

OSTEOMIELITIS VERTEBRAL PIÓGENA

Epidemiología y etiología
- La osteomielitis de cuerpos vertebrales representa 2-7% de todos los casos de osteomielitis.
- Los factores de riesgo incluyen:
  - Pacientes mayores de 60 años de edad.
  - Género masculino.
  - Uso de drogas intravenosas.
  - Pacientes inmunocomprometidos como aquellos con diabetes, VIH o que consumen esteroides.
- El sitio con mayor incidencia de localización de abscesos vertebrales piógenos es la columna lumbar y el agente causal más común es *Staphylococcus aureus*.
  - Si bien *S. aureus* representa 36 a 55% de los casos, en una serie de más de 100 casos, 37% fueron causados por microorganismos considerados de baja virulencia.

- La osteomielitis puede surgir por extensión local hacia el hueso (p. ej., a partir de un absceso del psoas o intraabdominal), por diseminación hematógena y/o por extensión a partir de la placa terminal como consecuencia de discitis.

Cuadro clínico
- El síntoma más común de presentación es el dolor de cuello o espalda, que se presentan hasta en 92% de los casos.
- Si bien el dolor a menudo es grave, otras características del dolor incluyen:
  - Dolor acompañado de contracturas de músculos paraespinales.
  - Dolor en reposo que no se relaciona con la actividad.
  - Dolor nocturno que despierta al paciente.
  - Si bien el dolor de espalda y/o cuello es el síntoma más frecuente, cerca de 15% de los sujetos se presentan con dolor atípico, de tórax o abdomen.
- Otros síntomas incluyen debilidad, pérdida de peso y fiebre.
  - Es importante saber que la fiebre se presenta sólo en 50% de los pacientes y a menudo está ausente en infecciones indolentes.
- El cuadro clínico también será distinto de acuerdo con la localización de la infección, factores propios del huésped y virulencia del patógeno.
- Los individuos con infecciones lumbares a menudo se presentan con un signo positivo de elevación de la pierna, dificultad para cargar peso, irritación del psoas e isquiotibiales y pérdida de la lordosis lumbar.
- Las infecciones de columna cervical pueden presentarse como torticolis.
- Alrededor de 17 a 25% de los pacientes se presentará con déficit neurológico ya sea debido a compresión medular o pinzamiento de raíces nerviosas.
- El tiempo hasta establecer el diagnóstico varía, pero en un estudio reciente el tiempo promedio desde el inicio de los síntomas al diagnóstico fue de 1.8 meses.

Diagnóstico diferencial
- La evaluación inicial consiste en ambos estudios:
  - Radiografías AP y laterales.
  - Estudios de la laboratorio, incluyendo:
    - Velocidad de sedimentación globular (VSG).
    - Biometría hemática con diferencial (BH).
    - Proteína C reactiva (PCR) (véase más adelante).
- El diagnóstico diferencial siempre debe incluir enfermedad metastásica.
- Por tanto, deben enviarse a patología muestras del tejido, así como a microbiología.

Estudios de imagen
- La evaluación inicial debe consistir en radiografías AP y laterales.
- El hallazgo radiográfico más temprano y consistente es el estrechamiento del espacio discal, pero puede estar ausente en más de 20% de los pacientes al momento de la presentación.
  - Por lo general tras 3 a 6 semanas, pueden verse lesiones líticas destructivas en el cuerpo vertebral anterior y placas terminales.
  - Otros signos tardíos que pueden estar presentes incluyen esclerosis y pérdida de la alineación normal.
- Históricamente, se han empleado estudios con radionúclidos para ayudar al diagnóstico temprano, pero hoy día la resonancia magnética (IRM) con contraste se ha convertido en la modalidad de elección.
  - La IRM tiene una sensibilidad de 96% y especificidad de 92% para identificar la osteomielitis vertebral.
  - De forma importante, también la IRM puede ayudar a diferenciar entre osteomielitis piógena y osteomielitis granulomatosa.

Estudios de laboratorio
- La evaluación inicial debe consistir en estudios de laboratorio, incluyendo:
  - Velocidad de sedimentación globular (VSG).
  - Biometría hemática con diferencial (BH).
  - Proteína C reactiva (PCR).
    - La VSG se encuentra elevada en casi todos los pacientes, no obstante la leucocitosis se encuentra sólo en 30% de los casos.
- Una vez que se ha identificado la lesión, es necesaria la biopsia para guiar el tratamiento.
- Los antibióticos deben ser administrados hasta haber obtenido la biopsia.
- La biopsia guiada por TAC es capaz de determinar el patógeno en casi 70% de los casos.
- Es importante enviar la muestra al laboratorio para que se realice:
  - Tinción de Gram.
  - Tinción ácido-alcohol resistente.
  - Cultivos para microorganismos aerobios, anaerobios, hongos y tuberculosis.
- Los cultivos bacterianos deben ser observados durante 10 días para detectar microorganismos de baja virulencia.

Tratamiento

- Una vez que el patógeno ha sido identificado, el tratamiento antibiótico puede ser ajustado al microorganismo específico.
  - Los pacientes deben ser tratados por al menos 4 semanas con antibióticos IV y luego seguidos por un curso de antibióticos orales.
  - Los tratamientos IV con duración menor a 4 semanas se relacionan con altas tasas de falla.
  - Debe interconsultarse con el especialista en infectología para ayudar a ajustar el tipo y duración del manejo antibiótico.
- Si bien la mayoría de los pacientes pueden ser tratados sin cirugía, *las indicaciones quirúrgicas incluyen:*
  - Biopsia cerrada inconclusa.
  - Un absceso que condicione enfermedad sistémica.
  - Falla del tratamiento médico prolongado.
  - Déficit neurológico debido a compresión de la médula espinal o cauda equina.
  - Deformidad o inestabilidad significativa de la columna vertebral.
- En todos los enfermos deben obtenerse radiografías en bipedestación para descartar inestabilidad.
  - Es importante mencionar que los pinzamientos de raíces nerviosas lumbares no son una indicación de manejo quirúrgico, puesto que el resultado del tratamiento es a menudo similar con o sin cirugía.
- Son posibles múltiples abordajes quirúrgicos, pero el abordaje anterior a menudo permite una debridación más completa.
- A diferencia de otras infecciones en ortopedia, a menudo se practica instrumentación en las infecciones vertebrales.
  - La caja de titanio con aloinjerto y/o instrumentación posterior ha demostrado ser segura en el contexto de una infección vertebral; ninguna de las dos incrementa el riesgo de infecciones crónicas.

INFECCIONES GRANULOMATOSAS

Epidemiología y etiología

- Las infecciones granulomatosas de la columna vertebral son causadas por tuberculosis la mayor parte de las veces; sin embargo, otros microorganismos, como hongos, espiroquetas y otras bacterias también pueden causar esta condición.
- La Organización Mundial de la Salud (OMS) estima que existen más de 800 000 casos de espondilitis tuberculosa a nivel mundial, también conocida como enfermedad de Pott.
- Alrededor de 1 a 2% de los casos de tuberculosis desarrollan involucro esquelético y 50% de esos casos ocurren en la columna vertebral.
- Los factores de riesgo para la espondilitis tuberculosa incluyen pacientes:
  - Con un familiar con tuberculosis.
  - Visitantes de albergues para personas sin hogar o prisiones.
  - Originarios del sureste de Asia o Sudamérica.

Cuadro clínico

- Comparados con osteomielitis vertebral piógena, los pacientes con espondilitis por tuberculosis a menudo tienen una presentación crónica indolente.
- El dolor es el signo de presentación más común y a menudo se ubica en la columna torácica.
- Los pacientes con espondilitis tuberculosa por lo general se presentan con diaforesis nocturna, malestar general y pérdida de peso.

Estudios de laboratorio

- El abordaje de la espondilitis tuberculosa es el mismo que para la osteomielitis piógena.
- Sin embargo, no es infrecuente tener cuenta leucocitaria y VSG normal en el caso de tuberculosis.
- Además puede ser útil la prueba de Mantoux (intradermorreacción).
- Es importante mencionar que esta prueba puede ser falsamente negativa en individuos inmunocomprometidos.
- Si el médico tiene alta sospecha de tuberculosis, pueden hacerse pruebas de PCR en el espécimen de biopsia para identificar con rapidez microorganismos resistentes.

Estudios de imagen

- A todos los pacientes se les deben solicitar radiografías, MRI contrastada y biopsia.

Tratamiento

- Una vez que se ha establecido el diagnóstico definitivo de espondilitis tuberculosa, el tratamiento es principalmente médico.
- Se han empleado distintas combinaciones de medicamentos, incluyendo:
  - Isoniazida.
  - Rifampicina.
  - Pirazinamida.
  - Etambutol.

- La duración del tratamiento es a menudo de 6 o más meses.
- Los pacientes tienden a tener mejoría del dolor y síntomas neurológicos con un tratamiento médico adecuado.
- La cirugía se limita a sujetos con:
  - Inestabilidad de la columna vertebral.
  - Deformidad grave.
  - Mielopatía.
  - Sepsis grave.
  - Abscesos clínicamente significativos o con drenaje al exterior.
- El abordaje quirúrgico se basa en la localización de la lesión.

ABSCESO EPIDURAL

Epidemiología y etiología
- Los abscesos epidurales rara vez ocurren de forma aislada y por lo general son secuela de osteomielitis de cuerpos vertebrales.
- Cerca de 7% de los casos de osteomielitis vertebral piógena llevarán al desarrollo de un absceso epidural.
- Los factores de riesgo incluyen:
  - Diabetes mellitus.
  - Traumatismos.
  - Uso de drogas intravenosas.
  - Alcoholismo.
  - Inyecciones epidurales.
  - Cirugía de columna vertebral.
  - *S. aureus* es el patógeno más común.

Cuadro clínico
- Los síntomas más frecuentes son dolor y fiebre, pero en el caso de los abscesos epidurales son mucho más comunes los síntomas neurológicos que en osteomielitis piógena o espondilitis tuberculosa.
- En un metaanálisis grande de más de 900 casos.
  - Veinte por ciento de los pacientes presentaba dolor radicular.
  - Veintiséis por ciento tenía debilidad.
  - Veinticuatro por ciento tenía incontinencia fecal o urinaria.
- Es increíblemente importante hacer un diagnóstico exacto y oportuno, ya que un paciente con absceso epidural puede tener progresión rápida de los síntomas neurológicos.
- Treinta y uno por ciento de los pacientes en la revisión mencionada desarrolló paraparesia o paraplejia.

Estudios de laboratorio e imagen
- El abordaje de un absceso epidural es similar a otras infecciones de la columna.
- Sin embargo, muchos de éstos se presentan con síntomas neurológicos.
- Dado el alto riesgo de síntomas neurológicos progresivos, debe hacerse de urgencia IRM con gadolinio.

Tratamiento
- A diferencia de otras infecciones vertebrales, el tratamiento del absceso epidural es casi siempre drenaje quirúrgico.
- De forma similar a otras infecciones, la localización de la lesión determinará el abordaje quirúrgico.
- Los pacientes que pueden ser tratados sin cirugía incluyen casos:
  - Sin déficit neurológico.
  - Con alto riesgo quirúrgico (en quienes no se espera que sobrevivan a la cirugía).
  - O si la parálisis ha estado presente por más de 48 horas, de forma que es dudosa la mejoría neurológica.
- Éstos deben ser tratados con antibióticos intravenosos de forma similar a la osteomielitis piógena.

BIBLIOGRAFÍA

Carragee EJ. Pyogenic vertebral osteomyelitis. *J Bone Joint Surg Am.* 1997;79(6):874-880.

Khoo LT, Mikawa K, Fessler RG. A surgical revisitation of Pott distemper of the spine. *Spine J.* 2003;3(2):130-145.

Reihsaus E, Waldbaur H, Seeling W. Spinal epidural abscess: a meta-analysis of 915 patients. *Neurosurg Rev.* 2000;23(4):175-204.

Sapico FL, Montgomerie JZ. Pyogenic vertebral osteomyelitis: Report of nine cases and review of the literature. *Rev Infect Dis.* 1979;1(5):754-776.

Tay BK, Deckey J, Hu SS. Spinal infections. *J Am Acad Orthop Surg.* 2002;10(3):188-197.

Zimmerer SM, Conen A, Muller AA *et al.* Spinal epidural abscess: Aetiology, predisponente factors and clinical outcomes in a 4-year prospective study. *Eur Spine J.* 2011;20(12):2228-2234.

INTRODUCCIÓN A LOS TUMORES: ABORDAJE INICIAL

JAMES M. SAUCEDO

CUADRO CLÍNICO

- Los pacientes pueden presentarse con síntomas muy diversos.
  - Algunos pueden reportar dolor progresivo, dolor por la noche o en reposo, dolor que inició tras una lesión, pero no mejora o incluso dolor crónico molesto.
  - Otros pueden presentarse con aumentos de volumen (con o sin dolor) o con estudios positivos a «hallazgos incidentales».
  - También pueden presentarse con fracturas que ocurrieron secundarias a un mecanismo de baja energía.
- Cuando se inicia el abordaje de tumores musculoesqueléticos deben tomarse las siguientes consideraciones:
  - Edad (algunos tumores primarios ocurren con mayor frecuencia en ciertos grupos de edad).
  - Antecedente personal de cáncer o enfermedad sistémica (algunos cánceres primarios tienen alta predilección por metástasis al hueso, mientras que otras condiciones, como la enfermedad de Paget, pueden predisponer a los pacientes a desarrollar algunos sarcomas).
  - Velocidad de progresión de los síntomas (una tumoración de lento crecimiento sugiere un proceso menos invasivo, mientras que un tumor de crecimiento rápido podría implicar un peor pronóstico).

EXPLORACIÓN FÍSICA

- El examen físico podría iniciar con la extremidad involucrada, pero siempre debe incluir una exploración completa del paciente.
- Al palpar un tumor de tejidos blandos, se deben determinar las características del tumor:
  - ¿Es móvil o fijo?
  - ¿Es blando o firme?
  - ¿Está caliente o pulsátil?, lo cual puede sugerir un tumor hipervascularizado.
- Deben buscarse tumores adicionales en otros sitios, así como indagar adenomegalias.
- Ya que algunos tumores y/o lesiones óseas pueden deberse a enfermedad metastática, también es importante examinar potenciales sitios de enfermedad primaria (p. ej., revisión de mamas en mujeres y de próstata en hombres).
- Por último, también debe llevarse a cabo una exploración neurológica cuidadosa para descartar compromiso neurológico (algunos tumores tienen predilección por la columna vertebral).

ESTUDIOS DE LABORATORIO

- Los estudios deben incluir:
  - BH con diferencial (la cual puede ser anormal en condiciones como linfoma o mieloma múltiple).
  - Química sanguínea completa, incluyendo albúmina y fosfatasa alcalina (p. ej., la elevación de fosfatasa alcalina sugiere incremento en el recambio óseo).
  - VSG y PCR (valores anormales sugieren un proceso infeccioso o alguna otra condición inflamatoria).
  - Electroforesis de proteínas séricas y electroforesis de proteínas en orina (p. ej., para mieloma múltiple).

ESTUDIOS DE IMAGEN

- Los estudios iniciales siempre deben incluir radiografías simples con proyecciones ortogonales de la lesión.
  - Para aquellas lesiones que involucran huesos largos, es importante obtener imágenes del hueso en su totalidad para buscar lesiones anexas mas no contiguas (p. ej., además de solicitar una radiografía de rodilla para una lesión del fémur distal, también debe obtenerse una imagen del fémur completo).
- Al evaluar una lesión ósea, debe caracterizarse la naturaleza de la lesión y tratar de determinar qué tan agresiva es.
  - Para este fin, Enneking sugirió una evaluación basada en cuatro preguntas:
    1. ¿Dónde se localiza la lesión? (p. ej., en la epífisis vs. diáfisis; excéntrica vs. central; etcétera).

2. ¿Qué efecto tiene la lesión sobre el hueso? (La radiolucidez sugiere un proceso lítico, mientras que la radioopacidad sugiere un proceso blástico).
3. ¿Cómo se comporta el hueso respecto a la lesión?, (p. ej., ¿hay reacción perióstica?, ¿la lesión tiene bordes bien o mal definidos?)
4. ¿Cuál es la naturaleza de la lesión? (p. ej., basado en las preguntas previas, ¿parece ser un proceso benigno o agresivo? ¿Existen otras pistas sobre su naturaleza?)
    • Preguntar y responder estas preguntas puede ayudar a limitar el diagnóstico diferencial.
    • Por ejemplo, ciertos procesos neoplásicos tienen aspecto radiográfico característico y tienden a ocurrir en ciertas localizaciones.
• Para mejor caracterización de la lesión, puede considerarse hacer estudios tridimensionales como TAC o RMN.
    • La TAC es útil para determinar la mineralización dentro de tumores (p. ej., en el encondroma) y calcular el grado de lesión cortical (en especial si existe la preocupación de fractura inminente).
    • La RMN es en especial útil para definir tumores de tejidos blandos, extensión extramedular de tumores óseos primarios, evaluar en huesos largos lesiones discontinuas y para mejor definición de tumores pélvicos y de columna vertebral.
    • El gammagrama óseo puede ser útil para evaluar más a fondo lesiones sospechosas encontradas por radiografía simple, así como para detectar metástasis a distancia; sin embargo, este estudio es mejor para detectar actividad osteoblástica y pudiera no detectar enfermedades como mieloma múltiple.
• Si existe sospecha de un proceso sistémico como mieloma múltiple, una serie ósea puede ayudar a determinar la extensión de la enfermedad.
    • Además, debe considerarse obtener TAC de tórax, abdomen y pelvis para evaluar sitios de tumores primarios o sitios de metástasis a distancia.

INDICACIONES DE BIOPSIA

• No todas las lesiones requieren biopsia.
    • Las lesiones de aspecto benigno y con características típicas al examen físico y en los estudios de imagen (p. ej., lipomas o quistes óseos unicamerales) pueden mantenerse en observación, siempre y cuando el enfermo esté asintomático y la lesión no parezca estar creciendo.
    • Debe considerarse la biopsia para lesiones grandes, profundas, en crecimiento o que causan dolor.
• Existen tres tipos de biopsia: aspiración con aguja fina, biopsia en sacabocado y biopsia abierta.
    • La aspiración con aguja fina (busca células individuales) requiere un citopatólogo con experiencia para establecer un diagnóstico definitivo y es tal vez la técnica con menor rendimiento diagnóstico.
    • Hoy día la biopsia en sacabocado es la que se usa con mayor frecuencia.
        • Su principal ventaja es que es menos invasiva, pero su utilidad es limitada por el potencial error de muestreo.
    • La biopsia abierta sigue siendo el estándar de oro para la mayor parte de las lesiones.
        • Las biopsias abiertas incluyen biopsia incisional (marginal), biopsia escisional o escisión primaria amplia.
• Puede considerarse la biopsia incisional para lesiones mayores de 3-4 cm y en áreas donde las estructuras alrededor son de alto riesgo de contaminación.
    • Esto incluye incidir de manera directa en la lesión sin retirarla del todo.
• La biopsia escisional es una alternativa a la biopsia incisional, en la cual se retira la lesión completa.
    • Se considera una escisión marginal a menos que se tome una zona de manguito de tejido normal junto con la biopsia.
    • La ventaja es que una muestra de mayor tamaño permite una mayor exactitud, y si se trata de una lesión benigna, el tratamiento se brinda al mismo tiempo con esa biopsia.
    • Sin embargo, si la biopsia no se practica con cuidado, puede haber contaminación significativa del tejido circundante y márgenes insuficientes, que incrementan el riesgo de tener que sacrificar tejido blando sano al momento de la cirugía definitiva si la lesión resultara maligna.
• Debe considerarse la escisión primaria extensa para lesiones muy sospechosas de malignidad e involucra resecar la lesión con un borde de tejido sano.
    • Este abordaje debe ser considerado con cuidado, ya que puede existir morbilidad importante relacionada con este tipo de biopsia.
    • Los riesgos de una lesión potencialmente maligna deben sobrepasar las consecuencias funcionales y cosméticas de una biopsia escisional amplia.
• Los principios de una toma de biopsia exitosa incluyen:
    • Hacer incisiones que no impidan llevar a cabo en el futuro los procedimientos reconstructivos o de rescate.

- Emplear incisiones longitudinales.
- Mantener el instrumental, guantes y esponjas que se usaron cerca del tumor en un contenedor separado.
- Si se va a realizar otro procedimiento en el mismo paciente, éste y el equipo deben ser de nuevo lavados y colocarse campos estériles nuevos, y debe emplearse instrumental nuevo.
- Si se utiliza un torniquete, no debe exanguinarse el miembro afectado.
- Debe optarse por el abordaje más directo a la lesión y atravesar compartimentos en lugar de pasar entre ellos para evitar contaminación de los otros compartimentos.
- Debe evitarse el empleo de colgajos.
- Asegure hemostasia meticulosa a lo largo del procedimiento.
- Por último, si existe la posibilidad de un hematoma posoperatorio, debe usarse un drenaje y colocarlo cerca de la herida quirúrgica sobre la incisión.

BIBLIOGRAFÍA

Athanasian EA. Biopsy of musculoskeletal tumors. *Orthopaedic Knowledge Update: Musculoskeletal Tumors*. American Academy of Orthopaedic Surgeons; 2002:29-34.

Gilbert TJ. Imaging of musculoskeletal tumors. *Clinical Orthopaedics, 1st Ed.* Edward Craig, Answorth Allen, eds. Philadelphia, PA: Lippincott Williams & Wilkins; 1999:965-971.

Heck RK. General principles of tumors. *Campbells Operative Orthopaedics 11th Ed.* Terry Canale, James Beaty, eds. Philadelphia, PA: Mosby Elsevier; 2008:775-781.

Initial evaluation of patients with musculoskeletal tumors. *Orthopaedic Oncology: Diagnosis and Treatment.* Ernest U. Conrad. New York, NY: Thieme; 2009:3-5.

Weber KL. Evaluation of the adult patient (aged > 40 years) with a destructive bone lesion. *J Am Acad Orthop Surg.* 2010;18:169-179.

ENFERMEDAD METASTÁSICA

BRIAN CHILELLI

INTRODUCCIÓN

La enfermedad ósea metastásica es frecuente y puede afectar en forma significativa la calidad de vida del paciente. Después del pulmón e hígado, el hueso es el sitio más común de metástasis. Los tipos de cáncer que con mayor incidencia metastatizan a hueso son mama, pulmón, tiroides, riñón y próstata. Los sitios comunes de metástasis incluyen el esqueleto axial y porciones proximales de huesos largos de extremidades torácicas y pélvicas. Los pacientes con enfermedad metastásica con frecuencia cursan con dolor. La edad es un factor importante al evaluar la enfermedad metastásica ósea. El carcinoma metastásico es el diagnóstico más frecuente de lesiones líticas en pacientes mayores de 40 años de edad.

HISTORIA CLÍNICA Y EXPLORACIÓN FÍSICA

- El dolor es el síntoma de presentación más frecuente en el paciente con enfermedad metastásica a hueso.
- Deben evaluarse:
  - Síntomas constitucionales como fatiga, cambios en el apetito o pérdida de peso.
  - También es importante preguntar por historia familiar o personal de cáncer.
- Debe obtenerse un antecedente familiar detallado sobre cáncer.
- También en el examen físico es muy importante y debe concentrarse en la evaluación de:
  - Edema/aumento de volumen.
  - Cambios en la piel.
  - Masas de tejidos blandos.
  - Rangos de movimiento.
  - Crepitación.
  - Dolor.
  - Examen neurológico completo.

ESTUDIOS DE LABORATORIO

- El abordaje de un paciente con sospecha de enfermedad metastásica debe concentrarse en identificar el sitio del tumor primario, así como determinar la extensión local y a distancia de la enfermedad.
- Los estudios de laboratorio que son de utilidad incluyen:

- Biometría hemática.
- Química sanguínea completa.
- Fosfatasa alcalina.
- Velocidad de sedimentación globular.
- Proteína C reactiva.
- Al evaluar un posible mieloma múltiple puede ser de utilidad la electroforesis de proteínas en suero y orina.

ESTUDIOS DE IMAGEN

- La tomografía computada de tórax, abdomen y pelvis ayudará a identificar el sitio del tumor primario.
- El gammagrama óseo es de utilidad para identificar sitios adicionales de metástasis, pero puede ser falsamente negativo en pacientes con mieloma múltiple o carcinoma de células renales.
- Por último, deben obtenerse radiografías del hueso afectado en su totalidad.
  - Deben revisarse con cuidado las radiografías para evaluar:
    - Fracturas patológicas.
    - Cantidad de destrucción de hueso cortical.
    - Localización de la lesión.
    - Aspecto del hueso involucrado (lítico, blástico o mixto).
- No siempre es necesaria la TAC y/o RMN del hueso afectado, pero puede ser de utilidad para la planeación preoperatoria en casos seleccionados.

DIAGNÓSTICO DIFERENCIAL

- Como se mencionó, la enfermedad ósea metastásica es el diagnóstico más común en un adulto mayor de 40 años de edad con una lesión osteolítica.
- Sin embargo, otras posibilidades incluyen mieloma múltiple, linfoma, tumores primarios de hueso, osteomielitis u otras condiciones óseas no neoplásicas.

Cuándo tomar biopsia

- El tumor primario puede identificarse en 85% de los casos mediante la combinación de antecedente clínico, exploración física, estudios de laboratorio, radiografías, gammagrama y TAC de tórax, abdomen y pelvis.
- La biopsia por lo general se obtiene para el diagnóstico, ya sea en forma intraoperatoria con cortes congelados o preoperatoria cuando no existe un tumor primario identificable.
- Tratar de estabilizar una supuesta metástasis ósea puede causar la pérdida de ese miembro si el diagnóstico de base es en realidad un tumor maligno primario de hueso.
- Los tipos de biopsias incluyen aspiración con aguja fina, biopsia en sacabocado y biopsia incisional abierta.
- Sin importar el tipo de biopsia que se usa deben seguirse los principios básicos oncológicos al llevar a cabo el procedimiento.

TRATAMIENTO

- Los objetivos del tratamiento son disminuir el dolor, mejorar la función y prevenir fracturas patológicas.
- El tratamiento requiere un abordaje multidisciplinario e incluye:
  - Cirujano ortopedista.
  - Médicos generales.
  - Oncólogos.
  - Radiooncólogos.
  - Radiólogos.
  - Especialistas en rehabilitación física.

MANEJO NO QUIRÚRGICO

- Existen opciones de tratamiento quirúrgico y no quirúrgico, dependiendo del contexto.
- Las opciones no quirúrgicas incluyen:
  - Analgésicos.
  - Protectores para carga de peso.
  - Ferulización.
  - Quimioterapia.
  - Terapia hormonal.
  - Radiación de fuente externa.
  - Isótopos radiactivos.
  - Bifosfonatos.

INDICACIONES DE CIRUGÍA

- Cuando se opta por cirugía, el tipo de fijación depende de la localización de la lesión, diagnóstico y pronóstico.
- Se han descrito varias escalas de puntaje para predecir el riesgo de fractura patológica.
  - El sistema de puntuación de Mirels fue desarrollado para servir como guía para cirujanos ortopedistas en la toma de decisiones quirúrgicas, en caso de fractura patológica inminente.
    - Este sistema incluye la evaluación de cuatro variables:
      - Localización de la lesión.
      - Patrón de destrucción ósea.
      - Tamaño de la lesión.
      - Presencia de dolor vinculado.
  - Cada variable recibe un puntaje de 1 a 3 y se suman para obtener un puntaje combinado, que se correlaciona con el riesgo de fractura patológica.
    - Se recomienda fijación profiláctica para totales mayores a ocho y debe considerarse para puntajes de ocho.
    - Sin embargo, existen variaciones subjetivas cuando se emplea este sistema de puntuación y, por tanto, es mejor emplearlo como una guía junto con el juicio clínico.
- **Húmero:**
  - Las lesiones sintomáticas de bajo riesgo para fractura patológica pueden tratarse en forma conservadora con radiación de fuente externa.
  - Las lesiones de alto riesgo para fractura patológica deben ser tratadas con colocación de clavo intramedular.
  - Las fracturas patológicas de húmero tienden a no sanar bien y pueden causar importante dolor, por tanto, debe considerarse la colocación de clavo intramedular.
  - La fijación con placas es aceptable si puede lograrse un agarre óptimo de los tornillos, pero de forma profiláctica es insuficiente para estabilizar el húmero en su totalidad.
  - Puede emplearse metilmetacrilato para elevar el agarre de los tornillos y fuerza de fijación.
  - Las endoprótesis de húmero proximal son otra opción para las fracturas patológicas proximales de húmero con pérdida significativa de hueso.
- **Fémur:**
  - Aquellas lesiones sintomáticas con bajo riesgo de fractura patológica pueden ser tratadas de forma no quirúrgica con radiación de fuente externa.
  - Las lesiones de alto riesgo para fractura patológica deben ser tratadas con fijación interna y, dependiendo del sitio de la enfermedad, es preferible un dispositivo largo cefalomedular que comprenda todo el hueso.
  - Las opciones para fracturas intertrocantéricas incluyen:
    - Clavos cefalomedulares.
    - Artroplastia de reemplazo del calcar.
    - Placa lateral extramedular y tornillos en cadera con o sin metilmetacrilato.
  - Las fracturas patológicas y fracturas inminentes de la cabeza y cuello femoral deben tratarse con artroplastia de reemplazo.
- **Columna vertebral:**
  - Puede emplearse radioterapia para tratar el dolor cuando no existe compromiso mecánico.
  - Otras opciones que también brindan alivio del dolor en fracturas patológicas por compresión y sin inestabilidad son la vertebroplastia y cifoplastia.
  - La cirugía está indicada por enfermedad avanzada o con inestabilidad que condiciona déficit neurológico progresivo.
  - Los objetivos de la cirugía son:
    - Descomprimir las estructuras neurales.
    - Brindar estabilidad.
    - Corregir deformidades.
    - Disminuir el dolor.
  - En la columna cervical baja (C3-C7) pueden llevarse a cabo corpectomía anterior y reconstrucción con metilmetacrilato cuando están involucrados 1 o 2 niveles.
  - Puede ser necesaria la descompresión e instrumentación posterior para enfermedad avanzada que se extiende a lo largo de varios niveles.
  - El tratamiento de lesiones en C2 depende del grado de inestabilidad, destrucción y compromiso neurológico.
  - Los tratamientos incluyen desde radioterapia e inmovilización con ortesis cervical hasta fusión y/o descompresión posterior.

- El cuerpo vertebral es el sitio más común de lesión a nivel de columna torácica y lumbar.
  - Por tanto, con frecuencia suele realizarse descompresión y fusión anterior para enfermedad de 1 a 2 niveles.
  - Si están involucrados más de dos niveles, debe llevarse a cabo estabilización posterior adicional para aumentar la estabilidad mecánica.
  - Podría ser necesaria la descompresión combinada anterior y posterior para casos con enfermedad circunferencial.

BIBLIOGRAFÍA

Eastley N, Newey M, Ashford RU. Skeletal metastases – The role of orthopaedic and spinal surgeon. Surg Oncol. 2012;21(3):216-222. doi:10.1016/j.suronc.2012.04.001

Frassica FJ, Frassica DA. Metastatic disease of the humerus. J Am Acad Orthop Surg. 2003; 11:282-288.

Menendez LR. OKU Musculoskeletal Tumors. AAOS. 2002.

Mirels H. Metastatic disease in long bones: a proposed scoring system for diagnosing impending pathological fractures. Clin Orthop Relat Res. 1989;249:256-264.

Rougraff BT, Kneisl JS, Simon MA. Skeletal metastasis of unknown origin. J Bone Jt Surg. 1993;75 A;1276-1281.

Swanson KC, Pritchard DJ, Sim FH. Surgical treatment of metastatic disease of the femur. J Am Acad Ortho Surg. 2000;8:56-65.

Weber K. Metastatic bone disease, in Lieberman JR, ed: AAOS Comprehensive Orthopaedic Review. Rosemont, IL: American Academy of Orthopaedic Surgeons; 2009:477-489.

Weber KL, Lewis VO, Randall RL et al. An approach to the management of the patient with metastatic bone disease. Instr Course Lect. 2004;53:663-676.

Weber KL. Evaluation of the adult patient (aged > 40 years) with a destructive bone lesion. J Am Acad Orthop Surg. 2010;18:169-179.

TUMORES ÓSEOS

BRIAN M. WEATHERFORD

TUMORES BENIGNOS DEL HUESO

Osteoma osteoide

Epidemiología
- Estas lesiones pueden presentarse a cualquier edad, pero son más comunes en jóvenes entre los 5 y 30 años.

Historia clínica
- Los pacientes presentan dolor cada vez más intenso y pueden tener dolor nocturno.
- Por lo regular, el dolor se alivia con AINE, ya que los osteomas osteoides producen prostaglandinas.
- El dolor puede referirse a una articulación adyacente cuando la lesión es intracapsular.
- El tumor puede causar escoliosis dolorosa, alteración del crecimiento y contractura en flexión.
  - Las localizaciones comunes incluyen:
    - Fémur proximal.
    - Diáfisis tibial.
    - Elementos posteriores de la columna.

Diagnóstico diferencial
- Osteoblastoma.
- Osteomielitis.
- Fractura por estrés.

Estudios de imagen
- RX:
  - Hueso intensamente reactivo o esclerosado alrededor de un foco radiolúcido.
  - El foco debe ser menor de 1.5 cm; de otra forma la lesión de seguro representa un osteoblastoma.
- TC:
  - Es la modalidad de imagen de elección si no se ve en las radiografías simples.

- La TC proporciona mejor contraste entre el foco y el hueso reactivo circundante que la RM.

Histología
- Existe una clara separación entre el foco y el hueso reactivo circundante.
- El foco se observa como una red entrelazada de trabéculas osteoides con mineralización variable.
- El patrón trabecular es desorganizado y la mayor mineralización está en el centro de la lesión.

Manejo
- Los pacientes pueden ser manejados de forma no quirúrgica con AINE, ya que son lesiones benignas y autolimitadas.
- Alrededor de 50% de los pacientes no requerirán mayor intervención, y los síntomas se resolverán con el tiempo en 2-3 años, una vez que la lesión se apague.
- Si se elige la intervención, entonces las opciones consisten en ablación con radiofrecuencia (ARF) guiada por TC o escisión abierta.
  - La ARF es la forma más común de tratamiento, y casi 90% de los pacientes son tratados de manera exitosa con este procedimiento.
  - La escisión quirúrgica abierta puede estar indicada cuando la lesión está adyacente a una estructura vital, como los osteomas osteoides encontrados en los elementos posteriores de la columna.

Osteoblastoma
Epidemiología
- Estas lesiones pueden presentarse en todas las edades, pero de forma similar a los osteomas osteoides, son más comunes entre los 5 y 30 años de edad.

Historia clínica
- Los pacientes presentan dolor cada vez más fuerte y pueden tener dolor nocturno.
- A diferencia del osteoma osteoide, el dolor no se alivia con AINE y puede haber síntomas neurológicos a medida que la masa crece.
- El tumor puede causar escoliosis dolorosa, alteración del crecimiento y contractura en flexión.
- Los más comunes son los elementos posteriores de la columna o el sacro; sin embargo, las lesiones también pueden presentarse en el húmero proximal y la cadera.

Diagnóstico diferencial
- Osteoma osteoide.
- Osteomielitis.
- Osteosarcoma.

Estudios de imagen
- RX:
  - Destrucción ósea, quizá sin el hueso reactivo observado en el osteoma osteoide.
  - La destrucción ósea puede tener un aspecto de «carcomido por polillas» similar a una lesión maligna o metastásica.
  - El foco radiolúcido debe ser mayor de 2 cm.

Histología
- Existe una separación bien definida entre el foco y el hueso reactivo circundante.
- El foco muestra osteoide inmaduro y osteoblastos con núcleos de aspecto regular y citoplasma abundante.
- La lesión se une con el hueso trabecular circundante.
- Puede haber células gigantes presentes.

Manejo
- A diferencia del osteoma osteoide, el osteoblastoma no es un proceso autolimitado.
- Es una lesión benigna, pero localmente agresiva.
- El tratamiento consiste en curetaje o escisión marginal y por lo general se complementa con un agente adyuvante como el fenol.
- Las tasas de recurrencia local son de 10-20 por ciento.

TUMORES MALIGNOS DEL HUESO

Osteosarcomas
Etiología
- Las neoplasias malignas de células espiculadas que producen osteoide y hueso se clasifican como osteosarcoma.
- La mayor parte (85%) de los osteosarcomas se presentan *de novo*, y se conocen como osteosarcomas primarios.
- Los osteosarcomas primarios pueden diferenciarse con base en sus características clínicas, radiográficas e histológicas en subtipos intramedular y superficial.

- Los subtipos intramedulares incluyen:
  1. Intramedular de alto grado (clásico o convencional).
  2. Intramedular de bajo grado.
  3. Telangiectásico.
- Los subtipos superficiales incluyen:
  1. Paróstico.
  2. Perióstico.
  3. Superficial de alto grado.
- Adicionalmente, pueden presentarse osteosarcomas secundarios dentro de lesiones patológicas previas, y por lo general se presentan en pacientes mayores.
- Las formas más comunes de osteosarcoma secundario incluyen:
  - Osteosarcoma de enfermedad de Paget.
  - Osteosarcoma pos radiación.

Genética

- La mayor parte de los casos de osteosarcoma son esporádicos; sin embargo, casi 70% de los osteosarcomas muestran una anormalidad cromosómica.
- Se ve predisposición genética en pacientes con mutaciones en los genes supresores tumorales como el síndrome de Li-Fraumeni (gen $p53$) y el retinoblastoma (gen $RB1$).

Epidemiología

- El osteosarcoma intramedular de alto grado o clásico representa 80% de todos los casos reportados de osteosarcoma, y se presenta en niños y adolescentes en áreas de rápido crecimiento óseo con un pico de incidencia durante la segunda década de la vida.
- La localización más común es en la metáfisis de los huesos largos, en especial en el fémur distal o la tibia proximal.
- El osteosarcoma intramedular de alto grado también puede presentarse en:
  - Fémur proximal.
  - Húmero proximal.
  - Pelvis.
  - Esqueleto axial.

Historia clínica

- Los pacientes presentan dolor intenso no específico que puede interrumpir el sueño.
- Puede haber una masa, disminución del movimiento articular o calos o eritema local.
- Casi 5-10% de los pacientes presentarán una fractura patológica.
- Las metástasis son clínicamente detectables en 10-20% de los pacientes en la presentación inicial.
- Los osteosarcomas metastatizan por vía hematógena, y por lo común viajan al pulmón (80-85%) o al hueso.
- La etapa más común de presentación es la IIB (alto grado, extracompartimental).

Diagnóstico diferencial

- Sarcoma de Ewing.
- Carcinoma metastásico.
- Osteomielitis.
- Quiste aneurismal de hueso (subtipo telangiectásico).
- Displasia fibrosa (subtipo de bajo grado).

Estudios de imagen

- RX:
  - Intramedular de alto grado:
    - Lesión agresiva con destrucción cortical.
    - Bordes mal definidos.
    - Características osteoblásticas, osteolíticas o mixtas y una masa de tejido blando relacionada.
  - Telangiectásico:
    - Lesión excéntrica, osteolítica que se expande o altera la metáfisis.
    - Puede semejar un quiste aneurismal de hueso.
    - Alta tasa de fractura patológica (25%).
  - Bajo grado:
    - Apariencia menos agresiva con características líticas, blásticas o mixtas.
    - Puede haber septos osificados o esclerosis.
    - Puede semejar una displasia fibrosa.
  - Paróstico:
    - Masa lobulada, densamente osificada, que se origina por lo general del fémur distal/tibia proximal respetando el canal medular
  - Perióstico:
    - Masa radiolúcida que por lo usual respeta el canal medular.
    - Comúnmente vinculada con patrón de «sol naciente» o «triángulo de Codmantriangle».

- Superficial de alto grado:
  - Lesión agresiva con mineralización parcial y extensión del tumor hacia los tejidos blandos circundantes con disrupción de la corteza subyacente.
- RM:
  - Parte crítica de la evaluación del osteosarcoma.
  - Muestra con claridad:
    - La extensión o invasión del tumor a los tejidos blandos circundantes.
    - Lesión neurovascular.
    - La extensión de la afectación de la médula ósea.
    - La presencia de metástasis discontinuas o distantes.
- Gammagrama óseo:
  - Importante en la evaluación inicial.
  - Mostrará sitios de actividad metabólica aumentada con sospecha de metástasis.
- TC:
  - Se realiza TC de tórax para propósitos de estadificación, para evaluar la presencia de metástasis pulmonares.

Pruebas de laboratorio
- No son diagnósticas, pero son útiles una vez que se ha establecido el diagnóstico.
- Los niveles de fosfatasa alcalina (FA) y de lactato deshidrogenasa (LDH) evalúan el aumento de la actividad osteoblástica u osteoclástica, y los niveles elevados se relacionan con peor pronóstico.

Histología
- Intramedular de alto grado:
  - Células mesenquimales malignas con núcleos pleomórficos y ocasionales figuras mitóticas.
  - Debe haber el hueso o la producción de osteoide sin osteoblástica rimming.
  - Clasifican con base en la matriz extracelular dominante (osteoblástica, condroblástica o fibroblástica).
- Telangiectásico:
  - Múltiples cavidades hemorrágicas, pequeñas cantidades de la sustancia osteoide de alto grado y células de osteosarcoma dentro de la membrana.
  - Las células gigantes pueden estar presentes.
- Grado bajo:
  - Células bien diferenciadas dentro del tejido trabecular y estroma fibroso con pequeñas cantidades de la sustancia osteoide, la atipia y mitosis.
- Parosteal:
  - Baja calidad, estroma fibroso bien diferenciado con componentes óseos.
  - Trabéculas paralelas o patrón de «lana de acero tirado». Puede tener un tapón cartilaginoso.
- Periostio:
  - Grado intermedio con una matriz cartilaginosa principalmente y pequeñas cantidades de osteoide.
- La superficie de alto grado:
  - Al igual que el osteosarcoma intramedular convencional o de alto grado.

Administración:
- La gestión comienza con un diagnóstico de tejido a través de la biopsia.
- La biopsia debe realizarse bajo la supervisión del cirujano tratante y tener en cuenta los principios oncológicos básicos de que el tracto necesita ser extirpado si con la biopsia la masa se determina que es un sarcoma.
- Una vez establecido el diagnóstico, el tratamiento consiste en:
  - Quimioterapia preoperatoria (neoadyuvante) durante 8-12 semanas.
  - Amplia escisión quirúrgica y la quimioterapia postoperatoria (adyuvante) para 6-12 meses.
- La resección amplia podrá consistir de:
  - Amputación o la integridad física de rescate con la reconstrucción a través de la prótesis.
  - Aloinjerto o alguna combinación, dependiendo de la ubicación, la participación neurovascular y la contaminación antes del sitio del tumor.
  - Osteosarcomas parosteales y osteosarcomas intramedulares de bajo grado pueden ser removidos sólo con resección amplia.

Pronóstico
- Las tasas de supervivencia de 10 años para los pacientes con osteosarcoma localizado son 60-78 por ciento.
- Las tasas de supervivencia disminuyen de 20-30% en los pacientes con metástasis clínicamente evidente en presentación.
- Los factores de mal pronóstico incluyen:
  - Tumor primario en el esqueleto axial.
  - Elevados niveles de LDH o ALP.

- Una mala respuesta a la quimioterapia neoadyuvante (<90% de necrosis tumoral).
- Metástasis distantes.

HISTIOCITOMA FIBROSO MALIGNO DE HUESO

Epidemiología
- El histiocitoma fibroso maligno (HFM) es un tumor raro que representa sólo 5% de los tumores malignos de hueso.
- El HFM puede estar vinculado con:
  - Una anormalidad ósea preexistente como un infarto óseo.
  - Enfermedad de Paget o displasia fibrosa en hasta 20% de los casos.
  - Puede presentarse en hueso irradiado.
- Este tumor puede afectar a pacientes de todas las edades; sin embargo, afecta más a adultos entre la tercera y sexta décadas de la vida.

Historia clínica
- Los pacientes presentan dolor en aumento con o sin inflamación de la extremidad afectada.
- La fractura patológica es común al momento de la presentación.
- El HFM es por lo general encontrado en la metáfisis de los huesos largos, en especial el fémur distal y la tibia proximal.

Diagnóstico diferencial
- Osteosarcoma.
- Tumor de células gigantes de hueso.
- Osteomielitis.
- Adenocarcinoma metastásico.

Estudios de imagen
- RX:
  - Lesión excéntrica con un aspecto osteolítico o permeable y una amplia zona de transición.
  - Se observa poca o nula reacción perióstica que pueda ayudar a diferenciar este tumor de un osteosarcoma.
  - Por lo común se observa una masa relacionada de tejidos blandos.

Histología
- Las características del HFM incluyen:
  - Haces de fibras.
  - Células espiculadas similares a fibroblastos arregladas en patrón de rueda de carreta.
  - Células gigantes e infiltrado de células inflamatorias, predominantemente linfocitos.

Manejo
- El manejo comienza con el diagnóstico mediante biopsia tisular, usando los principios antes descritos.
- Una vez que se ha establecido el diagnóstico, el tratamiento consiste en:
  - Quimioterapia preoperatoria (neoadyuvante).
  - Escisión quirúrgica amplia.
  - Quimioterapia posoperatoria (adyuvante) durante 6-12 meses, similar al osteosarcoma.
- La resección amplia puede consistir en salvar la extremidad con reconstrucción o amputación.

Pronóstico
- Las tasas de sobrevivencia a 10 años para los pacientes con HFM son de casi 40-45 por ciento.
- Los pacientes con márgenes quirúrgicos inadecuados, lesiones en el esqueleto axial y mayor edad al momento de la presentación, tienen un mal pronóstico.

BIBLIOGRAFÍA

Atesok KI, Alman BA, Schemitsch EH et al. Osteoid osteoma and osteoblastoma. *J Am Acad Orthop Surg.* 2011;19(11):678-689.

Messerschmitt PJ, Garcia RM, Abdul-Karim FW et al. Osteosarcoma. *J Am Acad Orthop Surg.* 2009;17(8):515-527.

Nishida J, Sim FH, Wenger DE et al. Malignant fibrous histiocytoma of bone. A clinicopathologic study of 81 patients. *Cancer.* 1997;79(3):482-493.

Weber KL. Evaluation of the adult patient (aged >40 years) with a destructive bone lesion. *J Am Acad Orthop Surg.* 2010;18(3):169-179.

TUMORES BENIGNOS DEL CARTÍLAGO

Encondromas

Epidemiología
- Es el segundo tumor benigno más común del cartílago. La incidencia es desconocida, ya que la mayor parte de las lesiones se identifican de forma incidental.
- Éstas pueden presentarse a cualquier edad, pero se observan por lo regular en adolescentes y adultos (10 y 60 años de edad).

Etiología
- Relacionada con una osificación endocondral incompleta con condroblastos que migran desde la fisis hacia la metáfisis y proliferan durante el crecimiento del esqueleto.

Historia clínica
- Estas lesiones son asintomáticas y a menudo se encuentran de forma incidental.
- Más de la mitad de estos tumores se observan en huesos tubulares pequeños, y la mayor parte se presentan en la mano (60%).
- Otras localizaciones incluyen las metáfisis o diáfisis de huesos largos como el húmero proximal, el fémur distal y la tibia.
- Las lesiones pueden ser dolorosas después de una fractura patológica, en particular si ocurren dentro de la mano o el pie.
- Los encondromas pueden alterar la epífisis y, por tanto, causar acortamiento y deformidades angulares.

Diagnóstico diferencial
- Infarto óseo.
- Condrosarcoma de bajo grado.

Estudios de imagen
- RX:
  - Lesión intramedular radiolúcida bien definida.
  - Apariencia clásica que muestra anillos y calcificaciones («aspecto de palomita de maíz») dentro de la lesión.
  - La apariencia radiográfica es más importante que la histología para diferenciar al encondroma de un condrosarcoma de bajo grado.
- RM:
  - No es necesaria para el diagnóstico, pero la lesión en T2 es brillante y lobular, sin edema de la médula ósea o presencia de reacción perióstica.
  - A veces puede haber una franja de cartílago desde la lesión, a la que se le denomina «huellas de trineo».

Histología
- Hipocelular con cartílago hialino y pequeñas células condroides en el espacio lacunar.
- El análisis a bajo poder muestra lóbulos de cartílago hialino maduro separados de la médula normal.
- Las lesiones de la mano son más hipercelulares, con abundante matriz extracelular, pero sin componente mixoide.

Manejo
- Por lo general, esta lesión se trata con observación con radiografías seriadas para ver si hay crecimiento.
- A las fracturas patológicas iniciales de la mano se les debe permitir cicatrizar con inmovilización.
- El curetaje y el injerto de hueso deben reservarse para cualquier lesión que muestre cambios en las radiografías seriadas.

Condiciones relacionadas
- Enfermedad de Ollier:
  - Encondromas unilaterales múltiples en la diáfisis de los huesos largos.
  - La deformidad del hueso es una característica frecuente que causa discrepancia en la longitud de las extremidades, estatura corta y arqueamiento de las extremidades.
  - El tratamiento está enfocado en la corrección de estas deformidades.
  - Existe una probabilidad de 10-30% de transformación maligna a un condrosarcoma.

- Síndrome de Maffucci:
  - Encondromas múltiples con angiomas de tejidos blandos.
  - Cien por ciento de probabilidad de transformación maligna a un condrosarcoma.
  - Aumento del riesgo de malignidades viscerales como malignidades GI y astrocitomas.

Osteocondroma

Epidemiología
- Es el tumor benigno de hueso más común.
- La incidencia se desconoce, ya que la mayor parte de las lesiones son asintomáticas.
- La mayor parte de las lesiones se identifican en las primeras dos décadas de la vida.

Etiología
- Se piensa que esta lesión se origina de la placa de crecimiento que se hernia a través de la corteza ósea y más tarde comienza a crecer por osificación endocondral justo por debajo del periostio.

Historia clínica
- Estas lesiones son asintomáticas y crecen en tamaño hasta que el paciente alcanza la madurez ósea.
- Cuando están cerca de la superficie de la piel, pueden ser descritas como masas firmes y móviles.
  - Pueden causar incomodidad dependiendo del tamaño y localización, ya que pueden comprimir nervios, irritar la bursa o se puede fracturar el tallo.
  - Se presentan por lo común cerca de la rodilla sobre la superficie ósea o en los sitios de inserción de los tendones, presentándose las lesiones por lo general en el fémur distal y la tibia proximal, así como en el húmero proximal y la pelvis.
- Adicionalmente, puede haber exostosis subungueal por debajo de la uña de la falange distal en adolescentes y adultos jóvenes.

Diagnóstico diferencial
- Osteosarcoma paróstico.
- Miositis osificante.

Estudios de imagen
- RX:
  - Masa sésil o pedunculada en la superficie del hueso, con lesión cerca de la placa de crecimiento.
  - La cavidad medular del hueso es continua con el tallo de la lesión y la corteza del hueso subyacente es continua con la corteza del tallo.
  - El capuchón de cartílago es radiolúcido y con el tiempo disminuye de tamaño.
- RM:
  - Es importante obtener una resonancia en pacientes con síntomas progresivos por un osteocondroma para evaluar el tamaño del capuchón de cartílago y si existe alguna inquietud de transformación maligna-condrosarcoma secundario.
  - No existe un valor preestablecido, pero debe sospecharse si el capuchón tiene más de 1 cm de grosor en un adulto o si hay un incremento documentado mayor de 2 cm.

Histología
- Los condrocitos dentro de la lesión tienen un aspecto uniforme sin pleomorfismo o núcleos múltiples.
- El tallo consiste en hueso cortical y trabecular.
- El capuchón de cartílago consiste en cartílago hialino que está organizado como una placa de crecimiento.

Manejo
- Tratamiento no quirúrgico: lesiones asintomáticas o enfermos que aún están creciendo.
- Indicaciones relativas para escisión quirúrgica incluyen:
  1. Síntomas por irritación de tejidos blandos.
  2. Síntomas por lesión traumática frecuente.
  3. Síntomas por irritación nerviosa o vascular.
  4. Deformidad cosmética significativa.
  5. Preocupación por transformación maligna.
- La escisión se lleva a cabo en la base del tallo, ya que la resección del pericondrio sobre el capuchón de cartílago permite una menor posibilidad de recurrencia.

Condiciones relacionadas
- Exostosis múltiple hereditaria:
  - Displasia ósea caracterizada por osteocondromas múltiples con un patrón de herencia autosómico dominante causado por mutaciones en los genes EXT1, EXT2 y EXT3.
  - Los pacientes tienen articulaciones deformadas y estatura corta con deformidades esqueléticas similares, radiográfica e histológicamente, a los osteocondromas solitarios.

- Las deformidades incluyen:
  - Arqueamiento y acortamiento del antebrazo.
  - Desviación cubital de la mano.
  - Subluxación/dislocación de la cabeza del radio.
- La escisión quirúrgica debe reservarse para estas situaciones, ya que la escisión puede mejorar el movimiento en estos pacientes.
- El riesgo de transformación maligna es de 5-10 por ciento.

Condroblastoma

Epidemiología
- Es una lesión predominantemente epifisiaria en pacientes jóvenes y 80% son menores de 25 años de edad. M:F-2:1.

Etiología
- Se piensa que se origina de la placa cartilaginosa epifisiaria.
- Categorizados como tumores de cartílago debido a la presencia de matriz condroide; sin embargo, el colágeno tipo II no se expresa en estas células tumorales.
- Existe un posible componente genético, ya que el paciente puede tener anormalidades genéticas en los cromosomas 5 y 8.

Historia clínica
- Estas lesiones por lo general se encuentran cerca de la rodilla, y la mayor parte de los condroblastomas están en el fémur distal o la tibia proximal.
- Otros sitios de lesión incluyen el húmero proximal y el fémur, así como en el calcáneo.
- Los pacientes con frecuencia presentan dolor progresivo en el sitio del tumor, así como disminución del rango de movimiento con atrofia muscular alrededor de la articulación afectada.
- Debido a la proximidad de la lesión con las articulaciones de la rodilla y del hombro, es común la sinovitis.

Diagnóstico diferencial
- Tumor de células gigantes.
- Osteomielitis.
- Condrosarcoma de células claras.

Estudios de imagen
- RX:
  - Lesión lítica epifisiaria, bien circunscrita, localizada de manera central con un borde esclerosado delgado.
  - La lesión a menudo cruza la epífisis hacia la metáfisis con posible expansión cortical en el hueso afectado.
  - La extensión a tejidos blandos es rara.
- RM:
  - Es útil para el diagnóstico de este tumor, ya que las imágenes sopesadas en T2 son hipointensas con edema significativo.

Histología
- Esta lesión es altamente celular con células redondas o poliédricas con núcleos muy grandes.
- Las calcificaciones tienen una configuración en «tela de gallinero» o patrón empedrado, con presencia ocasional de células gigantes multinucleadas, y esto ayuda a confirmar el diagnóstico.

Manejo
- Curetaje intralesional extenso e injerto óseo con tratamiento adyuvante (nitrógeno líquido, fenol o coagulación con láser argón) a fin de disminuir la recurrencia local.
- En general, la tasa de recurrencia es de 10-15 por ciento.
- Cabe destacar la rara ocurrencia de metástasis pulmonares (2% de los pacientes).
  - Ésta es una indicación de resección quirúrgica.
  - No se ha demostrado que la quimioterapia sea efectiva para los condroblastomas benignos.

Fibromas condromixoides

Epidemiología
- Es el tumor benigno de cartílago más raro, que se presenta en la segunda y tercera décadas de la vida (M > F).

Etiología
- Se piensa que se origina a partir de remanentes de la placa de crecimiento.
- Posible involucro genético con rearreglo del cromosoma 6 en la posición q13.

Historia clínica
- Los pacientes presentan dolor e inflamación alrededor del sitio de la lesión.
- Las localizaciones más comunes son los huesos largos de la extremidad inferior, en particular la metáfisis de la tibia.
- A veces se puede localizar en los huesos de la mano y el pie.

- Quiste aneurismal de hueso (QAH).
- Condrosarcoma.
- Fibroma no osificante (FNO).
- Encondroma.
- Condroblastoma.

Estudios de imagen
- RX:
  - Lesión lítica bien definida y demarcada que está excéntrica dentro de la metáfisis.
  - En ocasiones puede tener aspecto de burbuja de jabón.
  - También este tumor puede adelgazar la corteza y causar expansión del hueso.
  - Rara vez se observan calcificaciones dentro de las lesiones.

Histología
- El examen a bajo poder revela lóbulos de tejido fibromixoide con hipercelularidad periférica; por otro lado, cuando se examina a alto poder se observa un estroma mixoide con células esteladas.
- Las células gigantes multinucleadas son una característica de los FCM.

Manejo
- El tratamiento consiste en curetaje intralesional e injerto de hueso.
- No se han reportado metástasis en casos de FCM; sin embargo, la recurrencia local es de casi 20-30 por ciento.
- La resección en bloque con reconstrucción se reserva para los tumores FCM que recurren o son localmente agresivos.

TUMORES MALIGNOS DEL CARTÍLAGO

Condrosarcomas
Epidemiología
- Se presentan en pacientes de mayor edad (40-75 años), con ligero predominio en hombres.

Etiología
- Pueden presentarse en forma primaria o secundaria, a partir de una lesión benigna en el cartílago.
- El condrosarcoma primario incluye:
  1. Bajo grado-grado 1 o 2 (85% de los condrosarcomas).
  2. Alto grado-grado 3.
  3. Condrosarcoma desdiferenciado, lesiones de alto grado que se desarrollan a partir de una lesión condroide de bajo grado.
  4. Condrosarcoma mesenquimal, variante bifásica rara que se presenta en pacientes más jóvenes y puede ocurrir en varios sitios discontinuos, así como en los tejidos blandos.
  5. Condrosarcoma de células claras, tumor maligno inmaduro del cartílago que se presenta con dolor gradual durante la tercera o cuarta década de la vida. Se aparece como una lesión epifisiaria que puede confundirse con un condroblastoma, por lo regular se ve en el fémur proximal.
- El condrosarcoma secundario incluye:
  1. Osteocondroma (<1% de riesgo de transformación maligna).
  2. Encondromas (<1% de riesgo de transformación maligna).
  3. Exostosis múltiple hereditaria (1-10% de riesgo de transformación maligna).
  4. Enfermedad de Ollier (25-40% de riesgo de transformación maligna).
  5. Síndrome de Maffucci (de riesgo de transformación maligna).

Historia clínica
- El dolor sordo que persiste durante un periodo prolongado es el síntoma más común.
- También los pacientes presentan una masa que crece lento o problemas intestinales/de vejiga secundarios a una masa pélvica.
- Las localizaciones más comunes de las lesiones incluyen la pelvis, el fémur proximal y la cintura escapular.
- La agresividad está determinada por el grado del tumor.

Estudios de imagen
- RX:
  - Las lesiones de bajo grado son similares a los encondromas con engrosamiento cortical adicional /expansión con erosión endóstica.
  - Las lesiones de alto grado están menos definidas, con destrucción cortical y una masa en tejidos blandos.

- El condrosarcoma desdiferenciado muestra signos de lesiones de bajo como de alto grado, con lesiones intramedulares calcificadas y lesiones destructivas líticas adyacentes.
- Gammagrafía ósea:
  - Todos los grados de condrosarcoma típicamente son brillantes.
  - TC/RM:
    - No son necesarias para el diagnóstico, pero son útiles para determinar la destrucción cortical, el daño de la médula ósea, cualquier masa en tejidos blandos y para la planeación quirúrgica.

Histología
- Las lesiones de bajo grado muestran pocas figuras mitóticas con apariencia histológica simple.
- Las lesiones de alto grado presentan estroma condroide hipercelular con focos de cartílago que infiltran las trabéculas óseas.
- También se observan algunas veces características atípicas con condrocitos binucleados dentro de las lagunas, lo cual es diagnóstico.
- Los condrosarcomas desdiferenciados son bifásicos con un componente condroide de bajo grado y un componente de células espiculares de alto grado.

Manejo
- Grado 1:
  - Curetaje intralesional; sin embargo, si la lesión se encuentra en la pelvis, requiere una escisión amplia.
  - La recurrencia local es 10%, y las lesiones tienen 10% de probabilidad de aumentar de grado.
- Grado 2, 3:
  - Resección quirúrgica extensa ni quimioterapia, no radiación.
- Condrosarcomas desdiferenciados:
  - Resección quirúrgica extensa.
  - La quimioterapia para los condrosarcomas desdiferenciados es controversial.
  - Se ha observado que la tasa de recurrencia se correlaciona con un aumento de la actividad de la telomerasa en el condrosarcoma.

Pronóstico
- La sobrevivencia se basa en el grado de lesión:
  - Grado 1: 90%.
  - Grado 2: 60-70%.
  - Grado 3: 30-50%.
  - Desdiferenciado: 10%.

BIBLIOGRAFÍA

Donati D, El Ghoneimy A, Bertoni F, et al. Surgical treatment and outcome of conventional pelvic chondrosarcoma. *J Bone Joint Surg Br.* 2005;87(11):1527-1530.

Marco RA, Gitelis S, Brebach GT et al. Cartilage tumors: evaluation and treatment. *J Am Acad Orthop Surg.* 2000;8(5):292-304.

Martin JA, DeYoung BR, Gitelis S et al. Telomerase reverse transcriptase subunit expression is associated with chondrosarcoma malignancy. *Clin Orthop Relat Res.* 2004;(426):117-124.

Riedel RF, Larrier N, Dodd L et al. The clinical management of chondrosarcoma. *Curr Treat Options Oncol.* 2009;10(1-2):94-106.

Ryzewicz M, Manaster BJ, Naar E et al. Low-grade cartilage tumors: Diagnosis and treatment. *Orthopaedics.* 2007;30:35-46.

Sandell LJ. Multiple hereditary exostosis, EXT genes, and skeletal development. *J Bone Joint Surg Am.* 2009;91(Suppl 4):58-62.

Skeletal Lesions Interobserver Correlation Among Expert Diagnosticians (SLICED) Study group. Reliability of histopathologic and radiologic grading of cartilaginous neoplasms in long bones. *J Bone Joint Surg Am.* 2007;89:2113-2123.

Stieber JR, Dormans JP. Manifestations of hereditary multiple exostoses. *J Am Acad Orthop Surg.* 2005;13:110-120.

Weiner SD. Enchondroma and chondrosarcoma of bone: clinical, radiologic, and histologic differentiation. *Instr Course Lect.* 2004;53:645-649.

TUMORES FIBROSOS

RONAK M. PATEL

DEFECTOS FIBROSOS METAFISIARIOS

1. Fibromas no osificantes (FNO).
2. Defectos corticales fibrosos (DCF).

Epidemiología

- Son las lesiones benignas más comunes del sistema esquelético.
- La incidencia es de 30-40% en pacientes con inmadurez ósea y con frecuencia se encuentran de forma incidental.
- Estas lesiones se presentan con más incidencia en hombres comparados con las mujeres (2:1) y tienen un pico durante la segunda década de la vida.

Etiología

- La etiología sigue siendo desconocida.
- No hay metaplasia ósea.
- Los FNOs **no** hacen hueso, sino que son reemplazados por hueso con el paso del tiempo.

Historia clínica

- Asintomáticos y con frecuencia encontrados de forma incidental.
- Síntomas ocasionales con dolor, inflamación o dolor a la palpación que puede verse en la exploración, secundario a una fractura por estrés o una fractura desplazada.
- No existe masa de tejidos blandos relacionada.

Diagnóstico diferencial

- DCF:
  - Osteomasosteoides.
  - Abscesos intracorticales.
  - Fracturas por estrés.
  - Osteosarcoma intracortical.
- FNO:
  - Quistes óseos aneurismales.
  - Fibroma condromixoide.
  - Displasia fibrosa (DF).
  - Fibroma desmoplásico.

Estudios de imagen

- Rara vez se requiere gammagrafía ósea, TC o RM.
- Las radiografías, junto con la historia clínica y la exploración física, siguen siendo las piedras angulares del diagnóstico.
- Hallazgos radiográficos:
  - DCF:
    - Pequeñas (1-3 cm) lesiones líticas redondas-ovoides localizadas de forma excéntrica en la metáfisis o en la unión metafisiaria-diafisiaria.
    - Intracorticales o yuxtacorticales con un aro periférico de esclerosis.
    - Subperiósticos.
    - Sin comunicación con el hueso intramedular.
  - FNO:
    - Lesiones (1-7 cm) líticas, excéntricas, localizadas en la corteza que involucran el canal medular en grados variables.
    - Aro periférico esclerótico frecuentemente festoneado-puede adelgazar, pero no penetra la corteza que lo cubre.
    - Puede tener un aspecto interno «burbujeante» resultado de septos finos.
    - Se presenta en las metáfisis y parece migrar a la diáfisis a medida que el hueso crece.
- La TC puede detectar cambios en el tamaño y determinar la integridad cortical.
- Las lesiones en la RM son hipointensas en T1 con variabilidad en T2; útil para distinguir las lesiones quísticas si el cuadro clínico no es clásico.

Patología

- Macroscópica:
  - Ambos tipos de lesión muestran tejido friable, café-rojizo, con focos de decoloración amarillenta.
- Microscópica:
  - Tejido altamente celular con células fibrohistiocíticas espiculadas que no llaman la atención (no son características las células atípicas) configuradas en un patrón estoriforme con células gigantes multinucleadas.
  - Son típicos los depósitos de hemosiderina y los linfocitos diseminados.

Manejo

- Manejo no quirúrgico con carga de peso completa, observación y radiografías seriadas para ver el crecimiento con el paso del tiempo.
  - La mayor parte sufren regresión espontánea al alcanzar la madurez ósea (los FNO toman más tiempo, ya que son de mayor tamaño que los DCF).
  - Las fracturas patológicas pueden ser tratadas con inmovilización con escayola hasta que la fractura haya sanado; de forma subsecuente, se pueden llevar a cabo biopsia, curetaje e injerto óseo en un esfuerzo por reducir el riesgo de refractura.
- A los FNO sintomáticos grandes y las lesiones atípicas también se les debe realizar biopsia seguida de curetaje e injerto.

- Injerto: injerto autólogo de hueso vs. sustituto (aloinjerto de hueso, matriz ósea desmineralizada y cerámica); todos son eficaces.

Asociaciones
- Los FNO multifocales están presentes hasta en 10% de los casos, más frecuentes en pacientes con neurofibromatosis (enfermedad de von Recklinghausen) o síndrome de Jaffe-Campanacci (manchas café con leche, retraso mental, hipogonadismo, criptorquidia, así como anormalidades oculares y cardiovasculares).

DISPLASIA FIBROSA

Epidemiología
- Lesión relativamente común, de crecimiento lento, por lo común formada por hueso y tejido fibroso, pero a veces con focos de cartílago.
- Se puede presentar a cualquier edad, pero ~75% se presenta en pacientes <30 años y ~75% son monostóticos (vs. poliostóticos).

Etiología
- Se consideraba una anormalidad del desarrollo, pero recientes hallazgos de mutaciones activas en la subunidad alfa de la proteína G estimulante (GNAS1) sugieren que es una neoplasia benigna.
- La incapacidad para producir hueso lamelar maduro deja áreas con trabéculas mineralizadas de forma deficiente.

Historia clínica
- Asintomática, y a menudo se encuentra de forma incidental.
- El fémur, tibia, cráneo (y cara) o las costillas son los afectados de manera más común. Se vuelven sintomáticos con fracturas patológicas.
- Puede haber deformidad como resultado de fracturas menores de repetición en un hueso largo (deformidad de Shepherd clásica del fémur proximal).

Diagnóstico diferencial
- Osteosarcoma intramedular de bajo grado.

Estudios de imagen
- RX:
  - Lesión lítica central bien definida, con un aro esclerosado menos prominente localizado en la región diafisiaria/metafisiaria.
  - Aspecto en «vidrio esmerilado», con adelgazamiento cortical causado por la expansión.
- Gammagrafía ósea: aumento de la captación.

Patología
- Macroscópica:
  - Tejido blanquecino de consistencia firme y granular.
- Microscópica:
  - Tejido fibroso inmaduro, mineralizado de forma deficiente, rodeando islotes de trabéculas irregulares de hueso.
  - Aspecto de «letras chinas» o «sopa de letras».
  - Cambios reactivos secundarios: cartílago, células gigantes, hemosiderina, histiocitos espumosos, callo de fractura.
  - No existe borde osteoblástico del osteoide.

Manejo
- Manejo no quirúrgico con carga completa de peso, observación y radiografías seriadas para las lesiones asintomáticas.
- El tratamiento médico con bisfosfonatos puede proporcionar alivio del dolor.
- Las indicaciones quirúrgicas incluyen:
  1. Lesiones dolorosas.
  2. Fractura patológica inminente/aguda.
  3. Deformidad severa.
  4. Compromiso neurológico.
     - Curetaje e injerto óseo de la lesión con aloinjerto cortical (el autoinjerto de hueso esponjoso puede ser reemplazado por hueso displásico).
     - Fijación interna para lograr control del dolor (clavo IM > placa).
     - Osteotomías para las deformidades, para restablecer el eje mecánico y reducir el atrapamiento.

Asociaciones
- Síndrome de Mazabraud.
  - Mixoma intramuscular de tejido blando vinculado.
- Síndrome de Albright-McCune.
  - Involucro poliostótico con manchas café con leche.

- Parche de costa de Maine.
- Estatura corta.
- Endocrinopatías (pubertad precoz).
- Mutación de línea germinal en el gen *GNAS1*.
- La transformación sarcomatosa es rara.
  - Por lo usual secundario a radiación.

DISPLASIA OSTEOFIBROSA

Epidemiología
- Se observa más a menudo en niños pequeños, se comporta de forma menos agresiva a medida que el niño se vuelve mayor.

Etiología
- De inicio se consideraba una variante de displasia fibrosa; sin embargo, la DOF es una entidad distinta.
- Relación genética entre la DOF y el adamantinoma.

Historia clínica
- Tumores corticales indoloros, pero que crecen con rapidez, casi de manera exclusiva encontrados en la tibia y/o el peroné.
- Puede ocurrir deformidad como resultado de fracturas menores repetidas o tumores.

Diagnóstico diferencial
- Displasia fibrosa.
- Adamantinoma.

Estudios de imagen
- RX:
  - Osteólisis intracortical excéntrica con adelgazamiento de la corteza suprayacente.
  - Las lesiones por lo usual son extensas, involucrando la corteza anterior de la diáfisis o la metáfisis; pueden causar arqueamiento de la tibia.

Patología
- Microscópica:
  - Espículas irregulares de hueso trabecular alineadas con osteoblastomas que pueden producir un borde de hueso lamelar en un lecho de estroma de colágeno.
  - Típicamente, negativo para queratina (a diferencia del adamantinoma).

Manejo
- Manejo no quirúrgico con carga de peso completa; el arnés algunas veces puede ayudar con la deformidad.
- Seguimiento con observación y radiografías seriadas para las lesiones asintomáticas.
- Puede requerirse intervención quirúrgica para corrección de la deformidad, que consiste en curetaje e injerto de hueso.

Asociaciones
- Trisomías 7, 8, 12, 21.

ADAMANTINOMA

Epidemiología
- Se ve más a menudo en adultos entre 20 y 30 años de edad. M > F.

Etiología
- Células epitelioides fuertemente positivas para queratina.
- Se piensa que la displasia osteofibrosa (DOF) es un precursor de esta lesión.
- Malignidad de grado bastante bajo que es localmente invasiva, pero con metástasis tardías en 20% de los casos.

Historia clínica
- Neoplasia rara, de lento crecimiento, del hueso largo, > 90% localizadas en la diáfisis tibial.
- Los pacientes presentan dolor de inicio insidioso e inflamación.

Diagnóstico diferencial
- DOF.
- Displasia fibrosa.
- Carcinoma metastásica.

Estudios de imagen
- RX: lesión osteolítica multicística bien circunscrita con un borde de esclerosis con adelgazamiento cortical de la corteza anterior de la diáfisis tibial.

Patología

- Microscópica: nidos de células epitelioides entrelazadas con células productoras de colágeno de aspecto espiculado.
- Macroscópica: bien circunscrita y de textura como hule.

Manejo

- Biopsia adecuada para prevenir la confusión con otras lesiones.
- Requiere escisión amplia para prevenir la recurrencia; si existen lesiones satélite significativas adyacentes a la lesión principal, puede requerirse resección radial.

BIBLIOGRAFÍA

Betsy M, Kupersmith LM, Springfield DS. Metaphyseal fibrous defects. *J Am Acad Orthop Surg.* [Review]. 2004;12(2):89-95.

Bullough PG. *Orthopaedic pathology.* 5th ed. Philadelphia, PA: Mosby/Elsevier; 2009.

Most MJ, Sim FH, Inwards CY. Osteofibrous dysplasia and adamantinoma. *J Am Acad Orthop Surg.* [Review]. 2010;18(6):358-366.

Parekh SG, Donthineni-Rao R, Ricchetti E, et al. Fibrous dysplasia. *J Am Acad Orthop Surg.* [Review]. 2004;12(5):305-313.

MASAS DE TEJIDOS BLANDOS

JAMES CAMERON

INTRODUCCIÓN

- Las masas benignas de tejidos blandos sobrepasan por mucho la ocurrencia de masa malignas de estos tejidos.
- La mayor parte de los sarcomas de tejidos blandos (STB) se observan en pacientes mayores de 40 años de edad.
- Los STB rara vez se presentan con otros síntomas diferentes a un «bulto», lo que hace difícil el diagnóstico.

EVALUACIÓN CLÍNICA

- Edad del paciente.
- Duración.
- Fluctuación en el tamaño.
- Síntomas neurogénicos.
- Cualquier historia previa de cáncer.
- Antecedentes familiares de cáncer/masas.

EXPLORACIÓN FÍSICA

- Las masas profundas mayores de 5 cm de diámetro deben ser consideradas malignas hasta no demostrar lo contrario.
- Considere con fuerza la evaluación por un oncólogo ortopédico después de haber obtenido los estudios de imagen apropiados.

DIAGNÓSTICO DIFERENCIAL DE UNA MASA BENIGNA EN LA EXTREMIDAD

- Lipoma.
- Quiste sinovial.
- Hemangioma.
- Absceso.
- Mixoma intramuscular.
- Fibromatosis (desmoide).
- Neurofibroma.
- Neurilemoma.
- Hematoma.
- Lipoma:
  - Tumor graso benigno común.
  - Alta señalización en T1 y T2.
  - El lipoma profundo tiene una incidencia de 5% de conversión a liposarcoma.
  - Observe vs. reseque.
- Quiste sinovial:
  - Tamaño fluctuante.
  - Masas paraarticulares, transiluminan.
  - Reseque si son sintomáticos o cosméticamente inaceptables.

- Hemangioma:
  - Masa superficial común en niños.
  - Dolor intenso que tiende a empeorar con el ejercicio.
  - De tamaño fluctuante.
  - El dolor a menudo está influenciado por cambios hormonales (mujeres jóvenes y sus ciclos menstruales o que toman anticonceptivos orales).
  - Observe y trate con modificación de actividades y AINE en vez de resección (alta tasa de recurrencia).
- Abscesos:
  - Rojos.
  - Inflamados.
  - Calientes.
  - Dolorosos.
  - Trate con descompresión quirúrgica/drenaje y terapia con antibióticos.
- Mixoma intramuscular:
  - Dos tercios de los pacientes afectados son mujeres.
  - Se presenta casi siempre entre los 40-70 años de edad.
  - Tumor homogéneo bien definido.
  - Baja señal en T1, aumento de señal en T2, pero no refuerza con contraste.
  - El tratamiento típico es con resección quirúrgica.
- Fibromatosis (tumor desmoide):
  - Tumor benigno común.
  - Relacionado con síndrome de Gardner.
  - Asemeja tejido cicatrizal.
  - Baja señal en T1 y T2.
  - Alrededor de 50% de recurrencia después de la resección debido a su naturaleza infiltrante, y es difícil obtener márgenes negativos.
  - Trate con resección amplia; +/– radiación; +/– quimioterapia.
- Neurofibroma:
  - Vinculado con enfermedad de von Recklinghausen (neurofibromatosis tipo I).
  - No tiene cápsula, por tanto, es difícil de resecar; puede involucrar a un nervio periférico, lo que impide la escisión (neurofibroma plexiforme); la lesión solitaria que puede resecarse tiene un buen pronóstico.
  - Las lesiones en pacientes con enfermedad de von Recklinghausen pueden volverse malignas y convertirse en un tumor maligno de la vaina de un nervio periférico; tienen una sobrevivencia deficiente a 5 años.
- Neurilemoma:
  - Tumor benigno, encapsulado, de la vaina del nervio.
  - Signo de Tinel positivo; aumento de la señal en T2, conocido como «signo en tiro al blanco» con una lesión que involucra a un nervio periférico.
  - Trate con escisión, si es sintomático.
- Masas de tejidos blandos relacionadas con cáncer:
  - El cáncer de pulmón y de células renales puede dar metástasis a tejidos blandos.
  - El linfoma y el mieloma múltiple tienen un componente de tejidos blandos.

SARCOMAS DE TEJIDOS BLANDOS

INTRODUCCIÓN

- Malignidad rara que se origina de tejido mesodérmico.
- Es el doble de común en la extremidad inferior vs. la extremidad superior.
- Existen más de 50 tipos diferentes de sarcoma, pero los más comunes incluyen liposarcoma, leiomiosarcoma, sarcoma sinovial, fibrosarcoma y sarcoma indiferenciado pleomórfico de alto grado (SIPAG).
- Las metástasis hematógenas al pulmón son las más comunes; ciertos subtipos tienen una mayor propensión a diseminarse a través del sistema linfático (p. ej., angiosarcoma, sarcoma sinovial).

FACTORES DE RIESGO

- Ciertos químicos (p. ej., herbicidas).
- Exposición a radiación con haz externo.
- Linfedema.

DIAGNÓSTICO

- Exploración física: los STB por lo regular son no dolorosos, bien circunscritos y de consistencia firme (los sarcomas superficiales típicamente se descubren, por obvias razones, cuando son de pequeño tamaño).
- Examine en busca de linfadenopatía regional.

ESTUDIOS DE IMAGEN

- Radiografías ortogonales.
- RM con contraste con gadolinio.
- Radiografía de tórax y TC de tórax para propósitos de estadificación.

OPCIONES DE BIOPSIA

- Aspiración con aguja fina, biopsia central con aguja y biopsia abierta se discuten en el apartado de introducción a los tumores.
- Hoy día se emplean múltiples marcadores inmunohistoquímicos para propósitos diagnósticos.
  - Ejemplos incluyen:
    - S100 para tumores benignos de la vaina nerviosa.
    - MDM2 para liposarcoma.
    - Actina de músculo liso (SMA) para leiomiosarcoma.

CLASIFICACIÓN

- Existen muchos sistemas de estadificación, pero los dos más comunes son el sistema de estadificación de la *Musculoskeletal Tumor Society* y el del *American Joint Committee on Cancer* (AJCC).
- En ambos se utiliza el grado del tumor como la presencia de metástasis.
- Ninguno de los sistemas ha sido sujeto nunca a pruebas de validación estadísticas. El rabdomiosarcoma tiene su propio sistema de estadificación.

TRASLOCACIONES COMUNES OBSERVADAS EN LOS SARCOMAS DE TEJIDOS BLANDOS

- Rabdomiosarcoma alveolar: t(2;13).
- Sarcoma de Ewing: t(11;22).
- Liposarcoma mixoide: t(12,16).
- Sarcoma sinovial: t(X; 18).

TRATAMIENTO

- Los STB superficiales pequeños de bajo o alto grado pueden manejarse sólo con cirugía.
- Radioterapia:
  - Los estudios muestran que mejora el control local.
  - Se debe emplear radiación cuando se presentan bordes positivos histológicamente.
  - Existe debate acerca de su utilización en otras circunstancias, así como sobre si debería ser empleada en forma preoperatoria o posoperatoria.
- Quimioterapia:
  - Los medicamentos utilizados son la doxorrubicina (una antraciclina) y la ifosfamida (agente alquilante).
  - Un metaanálisis por Pervaiz y cols. mostró una eficacia marginal para los STB localizados resecables.
  - Sin embargo, en pacientes con enfermedad avanzada, la mayoría de los médicos apoyan su utilización.

NOTAS IMPORTANTES

- Liposarcoma: malignidad de tejidos blandos más común en adultos.
- Rabdomiosarcoma alveolar: STB más común en niños.
- El sarcoma epitelioide/sinovial típicamente se presenta en las extremidades distales (manos y pies, respectivamente).
- Sarcoma sinovial:
  - Se asemeja histológicamente al tejido sinovial; es el STB que por lo común muestra calcificación en los estudios de imagen.
  - Puede ocurrir cerca de una articulación, pero por lo regular no dentro de ella.
- Fibrosarcoma: patrón de crecimiento histológico en espina de pescado.
- STB que pueden diseminarse por vía linfática:
  - Rabdomiosarcoma.
  - Angiosarcoma.

- Sarcoma de células claras.
- Sarcoma epitelioide.
- Sarcoma sinovial.

BIBLIOGRAFÍA

Casali P, Picci P. Adjuvant chemotherapy for soft tissue sarcoma. *Curr Opin Oncol.* 2005; 17:361-365.

Damron, T, Beauchamp C, Rougraff B *et al.* Soft tissue lumps and bumps. *J Bone Joint Surg Am.* 2003;85-A(6):1142-1155.

Gilbert, N *et al.* Soft-tissue sarcoma. *J Am Acad Orthop Surg.* 2012;20(3):40-47.

Lewis, V. What's new in musculoskeletal oncology. *J Bone Joint Surg Am.* 2009;91:1546-1556.

Peabody T, Gibbs CP Jr, Simon MA. Evaluation and staging of musculoskeletal neoplasms. *J Bone Joint Surg Am.* 1998;80-A(8):1204-1218.

Pisters P, Pollock RE, Lewis VO *et al.* Long-term results of prospective trial of surgery alone with selective use of radiation for patients with T1 extremity and trunk soft tissue sarcomas. *Ann Surg.* 2007;246(4):675-682.

TUMORES QUÍSTICOS

T. SEAN LYNCH

QUISTE ANEURISMAL DE HUESO

Epidemiología
- Los quistes aneurismales de hueso (QAH) representan 1-6% de todos los tumores primarios de hueso, con una distribución igual entre sexos.
- Esta lesión por lo usual se presenta durante las primeras dos décadas de la vida, con una edad promedio de 11.1 años.
- Dos tercios de los QAH son lesiones primarias, mientras que el tercio restante se forma de manera secundaria a partir de otro tumor primario, como por ejemplo un tumor de células gigantes (TCG) (el más común), osteoblastomas, angiomas y condroblastomas.

Etiología y fisiopatología
- Existe mucho debate en relación con la causa de estas lesiones.
- Las hipótesis actuales incluyen:
  1. Vascular-malformación ósea AV que causa una lesión reactiva.
  2. Cambios hemodinámicos óseos que incrementan la presión venosa y dilatan los lechos vasculares.
  3. Traumática-traumatismo óseo con un proceso de reparación anormal que causa lesión.
  4. Genético-mutación somática, que causa translocación del gen de caderina-11 de osteoblastos *(CDH11)* en el cromosoma 16q22, con una secuencia codificadora del gen de proteasa específica de ubiquitina *(USP6)* en el cromosoma 17p13.
- La progresión de los QAH se ha dividido en cuatro etapas:
  1. Fase inicial-osteólisis de la parte marginal del hueso con elevación discreta del periostio.
  2. Fase de crecimiento-destrucción progresiva de hueso.
  3. Fase de estabilización-el aspecto estereotípico de los QAH se presenta en esta fase, como una lesión expansible con una coraza ósea bien definida y separaciones óseas.
  4. Fase de cicatrización-osificación progresiva de la lesión.

Historia clínica
- Lesión benigna, típicamente relacionada con dolor, inflamación de tejidos blandos o la presencia de una masa palpable expansible.
- El dolor es atribuido a microfractura del hueso en el sitio de la lesión; sin embargo, la fractura patológica como síntoma de presentación es rara.
  - Estos quistes se desarrollan principalmente cerca de la rodilla; por lo común en la región metafisiaria del fémur, tibia, húmero y peroné.
  - Otros sitios incluyen el cráneo y elementos posteriores de la columna.

Diagnóstico diferencial
- Incluye lesiones benignas como quistes unicamerales de hueso, fibroma condromixoide, condroblastoma, TCG u osteoblastomas.
- Los QAH deben ser diferenciados de un osteosarcoma telangiectásico, dadas su similitudes radiográficas e histológicas.

Estudios de imagen

- **RX:**
  - Lesión quística, radiolúcida, bien definida, con septos óseos (aspecto «burbujeante») dentro de la porción metafisaria del hueso, típicamente en una posición excéntrica.
  - La masa por lo general permanece contenida por una delgada coraza de corteza, pero tiene la capacidad de elevar el periostio y a veces puede extenderse hacia los tejidos blandos.
- **RM:**
  - Niveles llenos de fluido clásicos que muestran formación de niveles de componentes sérico y sanguíneo dentro de las áreas quísticas de la lesión.
  - Este hallazgo es muy sugerente de QAH, pero no es patognomónico, ya que el osteosarcoma telangiectásico, TCG y los QAH secundarios también pueden demostrar estos niveles.

Histología

- Los hallazgos consisten en dos componentes:
  - Espacio cavernoso lleno de sangre con un revestimiento no endotelial que consiste en células gigantes benignas.
  - Células espiculadas con delgadas hebras de hueso en septos de tejido fibroso.

Manejo

- Si no se tratan, los QAH pueden progresar con destrucción ósea continua que provoca dolor y fractura potencial.
  - El objetivo del tratamiento es erradicar por completo las lesiones al tiempo que se preserva la mayor cantidad de hueso normal posible del huésped.
  - Se recomienda la intervención temprana consistente en biopsia abierta con cortes congelados y tratamiento definitivo después de que se ha confirmado el diagnóstico.
- La principal opción de tratamiento incluye curetaje intralesional e injerto de hueso.
  - El objetivo del curetaje es remover el tumor completo, así como el revestimiento de la pared del quiste a fin de prevenir la recurrencia.
  - Al compararla con una pequeña fenestración en el hueso, se ha visto que una ventana cortical grande incrementa las posibilidades de remover el tumor y por tanto disminuye la posibilidad de recurrencia.
  - Una vez que se ha retirado el tumor, se coloca el injerto de hueso para rellenar el vacío y ayudar a la cicatrización.
- Otras opciones incluyen:
  - Crioterapia.
  - Escleroterapia.
  - Ablación con radionúclido.
  - Resección en bloque (por lo general reservada para lesiones en sitios prescindibles, como el peroné y la clavícula, que pueden realizarse sin afectar la cosmesis o la función).

Recurrencia

- La tasa de recurrencia local es casi de 20% y se relaciona con una menor edad (menos de 12 años) y placas de crecimiento abiertas.
- La mayor parte de las recurrencias se presentan en los primeros 24 meses después de la cirugía; por tanto, se requiere vigilancia radiográfica durante 2 años después de la cirugía.
- La histología puede proporcionar algo de información sobre la recurrencia, ya que las biopsias con un componente principalmente osteoide tienen un buen pronóstico, pues esto sugiere que el quiste se encontraba en fase de cicatrización.
- Para la recurrencia local, está indicado repetir el curetaje y el injerto.

QUISTE UNICAMERAL DE HUESO

Epidemiología

- Los quistes unicamerales de hueso (QUH) comprenden cerca de 3% de todos los tumores de hueso biopsiados. M > F.
- Estas lesiones se observan durante las primeras dos décadas de la vida.

Patogénesis

- Se conoce poco acerca del desarrollo de los QUH, aunque se piensa que involucra un defecto en el crecimiento o alteración de la formación de hueso medular cerca de o a nivel de la placa de crecimiento, lo que conduce a la formación de estos quistes.
- Con base en los hallazgos en la microscopia electrónica, se han propuesto varias teorías para la patogénesis de los QUH:
  1. Traumatismo: se han observado áreas displásicas que se piensa son resultado de un evento traumático.
  2. Vascular: formación de quistes como respuesta a una oclusión venosa en el espacio intramedular.
  3. Quistes sinoviales intraóseos.

Historia clínica

- Estas lesiones son benignas y los síntomas a menudo son generados por traumatismo, con cerca de 50% de estos pacientes buscando atención por una fractura patológica.
- Los tejidos blandos alrededor del quiste pueden estar inflamados y calientes.
- Estos quistes se desarrollan principalmente en el húmero proximal o el fémur proximal, pero también pueden presentarse en el hueso ilíaco y el calcáneo.
- Estas lesiones por lo general se presentan en la región metafisiaria del hueso adyacente a o involucrando la placa de crecimiento.
- A medida que el paciente se acerca a la madurez ósea, los QUH disminuirán de tamaño y pueden cicatrizar después de que se ha completado el crecimiento.

Diagnóstico diferencial

- Incluye lesiones benignas como los QAH, displasia fibrosa y osteosarcoma telangiectásico.
- Los QAH son más expansivos que los QUH, ya que estos últimos por lo general no son más anchos que la fisis.

Estudios de imagen

- RX:
  - Lesiones quísticas radiolúcidas, bien definidas, dentro de la porción metafisiaria del hueso, localizadas en forma central con adelgazamiento simétrico de las cortezas.
  - Sin lesión de tejidos blandos.
  - El signo de la «hoja caída» es patognomónico y consiste en un fragmento de la pared del quiste que se fractura y cae hacia la cavidad de fluido del quiste.
  - La expansión ósea no excede el ancho de la fisis.
- RM: zona bien definida de señal brillante uniforme en las imágenes en T2.

Histología

- Las paredes de los quistes están revestidas por una membrana fibrosa delgada de células gigantes, células inflamatorias y hemosiderina.
- No se presentan células endoteliales en el revestimiento.

Diagnóstico

- El diagnóstico puede confirmarse mediante aspirado; sin embargo, las radiografías con frecuencia son diagnósticas.
- La historia natural de los QUH es que la lesión se llene con hueso a medida que el paciente alcanza la madurez ósea.
  - Esto requiere un seguimiento cercano mientras esté en la fase activa (quiste adyacente a la fisis) debido al riesgo de recurrencia o fractura.

Manejo

- El manejo incluye inyección intralesional de esteroides, sulfato de calcio o matriz de hueso desmineralizada con aspirado de médula ósea, dependiendo de la proximidad a la placa de crecimiento.
- Después de una fractura aguda, la lesión se llenará con hueso nativo en cerca de 15% de las lesiones.
- Si la lesión incluye al fémur proximal, con o sin fractura, el curetaje con injerto de hueso y fijación interna es una opción.
- Esto debe evitarse en las lesiones activas, ya que puede conducir a un arresto del crecimiento.

BIBLIOGRAFÍA

Basair K, Pis¸kin A, Güçlü B et al. Aneurysmal bone cyst recurrence in children: a review of 56 patients. *J Pediatr Orthop*. 2007;27(8):938-943.

Campanacci C, Capanna R, Picci P et al. Unicameral and aneurysmal bone cysts. *Clin Orthop Relat Res*. 1986;204:25-36.

Cottalorda J, Bourelle S. Current treatments of primary aneurysmal bone cysts. *J Pediatr Orthop B*. 2006;15(3):155-167.

Dormans JP, Pill SG. Fractures through bone cysts: unicameral bone cysts, aneurismal bone cysts, fibrous cortical defects, and nonossifying fibromas. *Instr Course Lect*. 2002;51:457-467.

Lin PP, Brown C, Raymond A et al. Aneurysmal bone cysts recur at juxtaphyseal locations in immature patients. *Clin Orthop Relat Res*. 2008;466:722-728.

Marcove R, Sheth DS, Takemoto S et al. The treatment of aneurysmal bone cyst. *Clin Orthop Relat Res*. 1995;311:157-163.

Rapp TB, Ward JP, Alaia MJ. Aneurysmal bone cysts. *J Am Acad Ortho Surg*. 2012;20:233-241.

Steffner RJ et al. Aneurysmal Bone Cyst. *Orthopaedic Knowledge Online*. 2009.

Wilkins R. Unicameral bone cysts. *J Am Acad Ortho Surg*. 2000;8:217-224.

ANDRE R. SPIGUEL

ENFERMEDADES DE LA SINOVIAL

Introducción
- La membrana sinovial normal se encuentra revistiendo las articulaciones, tendones y bursas.
- Proporciona lubricación, nutrición para el cartílago articular y media el intercambio de materiales entre la sangre y el líquido sinovial; un ultrafiltrado compuesto por ácido hialurónico, proteinasas, colagenasas y prostaglandinas.

Sinovitis vellonodular pigmentada

Historia clínica
- Proliferación vellosa y/o nodular del sinovio con deposición de grasa y hemosiderina.
- Afecta a hombres y mujeres por igual, y se observa por lo común en la tercera o cuarta décadas de la vida.
- Por lo normal monoarticular y localizada dentro de la articulación, y es típicamente benigna, pero localmente agresiva.
- La rodilla es la articulación que con más frecuencia es afectada, seguida de la cadera, hombro y codo.
- Los síntomas aparecen y desaparecen e incluyen inflamación significativa de la articulación, dolor, inestabilidad, atoramiento, rigidez y limitación en el RDM.
- Clásicamente, los pacientes describirán aspirados repetidos con efusión sanguinolenta.

Diagnóstico diferencial
- Sinovitis crónica.
- Osteoartritis.
- Artritis reumatoide.
- Hemangioma sinovial.
- Lipoma arborescente.
- Condromatosis sinovial.
- Hemofilia.

Estudios de imagen
- RX:
  - Inflamación de tejidos blandos y tal vez erosiones yuxtaarticulares y bordes esclerosados, cambios degenerativos tempranos.
- RM:
  - Es el estudio más diagnóstico.
  - Señal de baja intensidad en las imágenes sopesadas en T1 y T2 como resultado de la deposición de hemosiderina.

Histología
- Inflamación crónica del sinovio con células espumosas (histiocitos llenos de lípidos) o células gigantes ocasionales.
- Grandes cantidades de hemosiderina.

Manejo
- La cirugía es la piedra angular del tratamiento, con sinovectomía completa, que puede llevarse a cabo de forma abierta o artroscópica.
- Tasas altas de recurrencia, hasta 50 por ciento.
- También se usa la radioterapia adyuvante para la enfermedad residual; además se han utilizado radioisótopos intraarticulares.

Condromatosis sinovial

Etiología
- Causada por metaplasia de células mesenquimatosas indiferenciadas en el sinovio a nódulos de cartílago hialino.

Historia clínica
- Afecta a los hombres con el doble de frecuencia que a las mujeres, y por lo general se presenta entre la tercera y quinta décadas de la vida.
- Es excesivamente rara y por lo regular se presenta en articulaciones grandes (50% cadera o rodilla), pero puede ocurrir en las manos y pies.
- Se presenta con dolor, inflamación, limitación en el movimiento y algunas veces incluso cuerpos sueltos palpables.

Estudios de imagen
- RX/RM:
  - Múltiples cuerpos sueltos calcificados de varios tamaños, puede haber calcificaciones espiculadas.
  - Usualmente la lesión tiene médula en el interior rodeada de hueso.

Histología
- Nódulos discretos de cartílago desorganizado en el sinovio.
- El cartílago puede mostrar atipia celular, hipercelularidad con apiñamiento; se puede confundir con un condrosarcoma sin el cuadro clínico.

Manejo
- El tratamiento de elección es la escisión quirúrgica de los cuerpos sueltos y la sinovectomía total.
- La recurrencia es común dado que es difícil realizar una sinovectomía total.

Tumor de células gigantes de la vaina del tendón

Historia clínica
- Considerada la neoplasia más común de la mano.
- Puede presentarse a cualquier edad, pero por lo general se observa en pacientes de entre 30-50 años.
- Las mujeres se ven afectadas dos veces más que los hombres.
- Típicamente se presentan como tumores nodulares a lo largo de las vainas de los tendones.
- A la exploración, es una masa solitaria, firme, lobulada y no dolorosa.

Diagnóstico diferencial
- Fascitis nodular.
- Xantomas tendinosos.
- Lesiones granulomatosas.
- Fibroma de la vaina del tendón.
- Sarcoma epitelioide (sarcoma más común de tejidos blandos de la mano).

Estudios de imagen
- RX: puede mostrar cambios degenerativos en la articulación adyacente y en 10% de los pacientes pueden observarse erosiones óseas.
- Se evalúa mejor con RM.

Histología
- De modo histológico similar a la sinovitis vellonodular pigmentada (SVNP), aunque tiende a ser más sólido y nodular.
- Presencia de células xantomatosas (espumosas).
- Células gigantes multinucleadas.
- Estroma de colágeno.
- Zonas hipocelulares colagenosas.
- Láminas de histiocitos poliédricos o redondos.

Manejo
- Escisión marginal con una tasa de recurrencia de hasta 10 por ciento.

Tumor de células gigantes del hueso

Historia clínica
- Lesión localmente agresiva que por lo regular se presenta con dolor.
- Más común en mujeres con madurez ósea en la segunda a cuarta décadas de la vida.
- Usualmente epifisiario, se observa por lo regular en:
  1. Fémur distal.
  2. Tibia proximal.
  3. Radio distal.
- De 3 a 4% de las veces pueden metastatizar a los pulmones, lo cual requiere resección.

Estudios de imagen
- Por lo común excéntrico y yuxtaarticular, que se extiende hacia el hueso subcondral.
- Puede parecer destructivo y expandible, extendiéndose hacia los tejidos blandos.

Histología
- Células gigantes multinucleadas de apariencia benigna dispersadas de forma pareja a través de un mar de células mononucleares, redondas-ovales homogéneas.
  - Estas células mononucleares se asemejan a los núcleos de las células gigantes.
- El comportamiento clínico no puede predecirse a partir de la histología.
- Puede tener degeneración maligna con atipia celular y mitosis aumentadas.

Manejo
- Clásicamente se usa el curetaje con injerto óseo, con una tasa de recurrencia de 50 por ciento.
- Las técnicas actuales involucran:
  - Curetaje.

- Fresado mecánico con un instrumento de alta velocidad.
- Tratamiento adyuvante (fenol, criocirugía o coagulación con láser argón).
- Estabilización con metilmetacrilato con tasas de recurrencia de 25 por ciento.
- La resección marginal se lleva a cabo cuando hay lesiones múltiples recurrentes, hueso prescindible o destrucción ósea extensa.
- Algunas veces se emplea radioterapia, con un riesgo de 10% de transformación maligna.

Cordoma
Historia clínica
- Tumores malignos primarios de hueso, de bajo grado, indolentes, que se piensa se originan a partir de remanentes notocordales y, por tanto, se presentan a lo largo de la línea media desde la base del cráneo (clivus) hasta el sacro (50% de las veces).
- Uno a cuatro de todos los tumores primarios de hueso afectan a los hombres el doble de las veces que a las mujeres; la edad promedio al momento del diagnóstico es de 58.5 años de edad.
- El dolor es el síntoma de presentación más regular, y son comunes los déficits neurológicos dependiendo del nivel de compresión de la médula espinal o raíces nerviosas.
- Debido a su crecimiento lento y síntomas con frecuencia no específicos, típicamente se diagnostican en etapas tardías.

Estudios de imagen
- Clásicamente se observa como una lesión osteolítica centrada en la línea media relacionada con una masa grande de tejidos blandos.
- RX: lesión lítica en la línea media, parece destructiva y con bordes mal definidos; a menudo se pasa por alto.
- Se visualiza mejor con TC o RM.
- Muestra reforzamiento prominente con el contraste tanto en la TC como en la RM.
- RM:
  - Baja intensidad de señal en las imágenes sopesadas en T1 e hiperintensidad en las imágenes en T2.
  - Por lo regular invaden el disco intervertebral.

Diagnóstico diferencial
- Enfermedad metastásica.
- Mieloma múltiple.

Histología
- La mayor parte de los condromas muestran inmunorreactividad a S-100.
- Las células fisalíferas (burbuja de jabón) son patognomónicas de estos tumores; citoplasma vacuolado eosinofílico abundante con los núcleos empujados hacia los lados.
- Los núcleos son pequeños, redondos, y tiñen bastante, y muestran cantidades moderadas de pleomorfismo nuclear con pocas figuras mitóticas.

Manejo
- La cirugía, con resección amplia en bloque curativa sigue siendo el tratamiento de elección dada su naturaleza de bajo grado.
  - Es clave obtener márgenes amplios libres de tumor; aunque no siempre es posible dada su localización y la anatomía regional.
- Se puede emplear terapia con radiación como tratamiento adyuvante para el cordoma con resección incompleta o márgenes positivos, aunque estos tumores son relativamente radiorresistentes.
- La terapia con rayo de protones también parece ofrecer algo de mejoría en el tratamiento.
- La quimioterapia por lo general no es efectiva.

Granuloma eosinofílico
Historia clínica
- Uno de tres síndromes clínicos clásicos que se piensa son variantes de la misma enfermedad: histiocitosis de células de Langerhan (antes conocida como histiocitosis X).
- Trastorno benigno, tal vez inflamatorio reactivo, que puede ser focal o sistémico, y el sitio más común de involucro es el hueso (80% de las veces).
- La etiología es desconocida, y cualquier hueso puede verse involucrado, aunque existe una predilección por los huesos planos.
- La médula ósea es reemplazada por células de Langerhan que se originan en la médula y pueden tener una función en la respuesta inmune.
- El granuloma eosinofílico (GE) tiene el mejor pronóstico, y es la forma mejor diferenciada de la enfermedad con una lesión ósea aislada.
- Si existen múltiples lesiones óseas, la enfermedad se denomina enfermedad de Hand-Schuller-Christian y también está relacionada con exoftalmos y diabetes insípida.
- Los pacientes por lo usual tienen entre 10-20 años de edad, y presentan dolor, inflamación y por lo general una masa de tejidos blandos.

Estudios de imagen
- RX:
  - Lesión radiolúcida, puede tener márgenes bien o mal definidos, y con frecuencia tiene un aspecto agresivo, haciendo difícil diferenciarla de una malignidad.
  - Puede haber festoneamiento endóstico y una reacción perióstica sin rotura. En la columna puede haber colapso vertebral uniforme, denominado *vértebra plana*.
- También por lo regular se obtienen TC y RM para delinear mejor la lesión.

Diagnóstico diferencial
- Sarcoma de Ewing.
- Linfoma.
- Leucemia.
- Metástasis.
- Osteomielitis.

Histología
- Numerosos eosinófilos y células de Langerhan; núcleos indentados con aspecto de frijol, cromatina con patrón punteado.
- Nucléolos pequeños.
- Gránulos de Birbeck (cuerpos de inclusión con aspecto de raqueta en el citoplasma observados en la microscopia electrónica).

Manejo
- El tratamiento no está estandarizado.
- Las lesiones aisladas por lo general se resuelven de forma espontánea con el tiempo, y pueden ser observadas.
- Debido a la apariencia con frecuencia agresiva de la lesión, a menudo se lleva a cabo biopsia abierta.
- Si se descarta un proceso maligno, algunos cirujanos proceden con curetaje abierto e injerto de hueso.
- En pacientes con lesiones óseas múltiples, a menudo se utiliza la quimioterapia y disminuye las recurrencias significativamente.

Sarcoma de Ewing
Historia clínica
- Aunque es raro, es el tercer sarcoma primario de hueso más frecuente, después del osteosarcoma y condrosarcoma.
- Es el segundo tumor de hueso más común en niños y adolescentes, representando 3% de todas las malignidades pediátricas.
- También puede encontrarse rara vez en los tejidos blandos.
- Se diagnostica por lo común en la segunda década de la vida, y es infrecuente en afroamericanos y asiáticos.
- La tasa hombre a mujer es 1.5:1.
- Los pacientes por lo regular presentan dolor e inflamación local, y puede haber síntomas sistémicos de fiebre y anemia, con estudios de laboratorio no específicos (leucocitosis y elevación de la VSG).

Estudios de imagen
- Lesión ósea destructiva, con bordes mal definidos, típicamente con una masa grande de tejidos blandos.
- Usualmente mal definida y con aspecto de estar carcomida por polillas, con reacción perióstica significativa y un aspecto laminado en «piel de cebolla».
- Tiende a surgir a partir de la diáfisis o metáfisis y puede afectar a cualquier hueso; los huesos largos y los huesos planos están afectados por igual.
- Se usa la RM para evaluar la masa de tejidos blandos y la extensión intramedular de la enfermedad.

Histología
- Células uniformes, pequeñas, redondas, indiferenciadas y azules, con un índice núcleo: citoplasma elevado.
- Por lo común se observa necrosis extensa en el tumor debido a que el rápido crecimiento excede al aporte sanguíneo.
- Puede requerirse inmunohistoquímica y citogenética para diferenciar entre otros tumores de células pequeñas, redondas y azules.
- El CD99 se expresa casi de manera universal (95% de las células).
- A nivel genético está definido por la translocación genética 11;22, rearreglos de fusión genéticos EWS-ETS (translocación EWS-FL1 detectada en 80-95% de los casos).

Manejo
- El tratamiento involucra quimioterapia con múltiples agentes, +/– cirugía y/o +/– radiación.
- El sarcoma de Ewing es extremadamente radiosensible y las indicaciones para radioterapia son madurez ósea y huesos no prescindibles (columna y pelvis, si está involucrado el acetábulo).

- Las indicaciones para cirugía son:
  - Huesos prescindibles.
  - Resección/reconstrucción con sólo pérdida leve de la función.
  - Amputación para los tumores distales en pacientes a quienes aún les resta una cantidad significativa de crecimiento.
- Efectos secundarios del tratamiento con radiación:
  - Arresto del crecimiento.
  - Fractura patológica (fémur hasta 50%).
  - Fibrosis y contractura de tejidos blandos.
  - Recurrencia local (20%).
  - Entre 2 a 3% de riesgo de osteosarcoma inducido por radiación, con un pronóstico muy malo.

BIBLIOGRAFÍA

Azouz EM, Saigal G, Rodriguez MM et al. Langerhans' cell histiocytosis: pathology, imaging and treatment of skeletal involvement. *Pediatr Radiol.* 2005;35:103115.

Maheshwari AV, Cheng EY. Ewing Sarcoma Family of Tumors. *J Am Acad Ortho Surg.* 2010;18:94-107.

Adelani MA, Wupperman RM, Holt GE. Benign synovial disorders. *J Am Acad Ortho Surg.* 2008;16:268-275.

Menendez LR. OKU Musculoskeletal Tumors - MSTS. AAOS. 2002.

Sciubba DM, Cheng JJ, Petteys RJ et al. Chordoma of the sacrum and vertebral bodies. *J Am Acad Ortho Surg.* 2009;17:708-717.

KEITH DOUGLAS BALDWIN • CORINNA C. FRANKLIN

ETIOLOGÍA Y EPIDEMIOLOGÍA

- El traumatismo es la causa más común de muerte en niños mayores de 1 año de edad.
- La lesión neurológica es la causa más común de morbilidad y mortalidad.
- Específicamente, las dos causas más comunes de politraumatismo son los accidentes de vehículos de motor y las caídas.

DIFERENCIAS ENTRE EL TRAUMATISMO EN EL ADULTO Y EL TRAUMATISMO PEDIÁTRICO

- Periostio activo y grueso.
  - Permite la asistencia y mantenimiento de la reducción y hace que el tratamiento cerrado sea más exitoso en un niño comparado con un adulto.
- Fisis abiertas.
  - Limitan la utilidad del hardware ortopédico, pero permite la remodelación ósea, en particular en niños más pequeños y cuando la lesión está más cerca a la placa de crecimiento.
- Quizá por abuso infantil.
  - El ortopedista lo debe considerar, en particular ante la presencia de ciertos patrones.
- Cabeza grande.
  - Crea una flexión inaceptable de la columna cervical si se usa una tabla de inmovilización para adulto.
  - Por tanto, se debe emplear una tabla pediátrica para columna con un receso para la cabeza.
- Índice; área de superficie corporal a masa elevado.
  - Incrementa la probabilidad de hipotermia debido a pérdida de sangre.
- Menor volumen sanguíneo.
  - Los niños pueden mantener durante más tiempo la estabilidad hemodinámica, pero se pueden descompensar de modo súbito debido a su incapacidad de alterar el volumen latido como lo hacen los adultos.

HISTORIA CLÍNICA

- Puede ser difícil de obtener la historia clínica en un niño lesionado.
- Los cuidadores pueden ser una fuente adicional de información.
- El médico debe estar alerta para detectar inconsistencias en las historias de lesión en las poblaciones vulnerables.
- Una fractura de fémur en un niño que aún no camina es muy sospechosa de abuso infantil.
- Se debe documentar la intensidad de la lesión, al igual que el mecanismo de la lesión, ya que esto puede brindar pistas para ayudar a manejar y reducir las fracturas.

DIAGNÓSTICO DIFERENCIAL

- El principal diagnóstico diferencial en el contexto de traumatismo pediátrico ortopédico es entre traumatismo accidental vs. no accidental.
- Son posibles otros diagnósticos, como enfermedades óseas metabólicas (raquitismo) o genéticas (osteogénesis imperfecta), pero son menos comunes que las lesiones accidentales como no accidentales.
  - Aunque el traumatismo no accidental es un diagnóstico clínico, puede tener consecuencias severas, tanto si se pasa por alto o si no se diagnostica.
  - Por tal motivo, muchos hospitales tienen equipos especializados designados para ayudar a manejar esta difícil situación.
  - Los ortopedistas deben estar alerta sobre una historia sospechosa (historias cambiantes, una «caída» en un niño que aún no camina o una lesión no presenciada/que se presenta tarde a buscar atención, lesiones múltiples o lesiones antiguas).
  - Las lesiones clásicas de abuso infantil son fracturas de la esquina metafisiaria y posteriores de las costillas, aunque las fracturas transversas del fémur son más comunes.

EXPLORACIÓN FÍSICA

- **Evaluación primaria**
  - La vía aérea, respiración, circulación, discapacidad y exposición son revisadas en la evaluación primaria con una exploración básica.
- **Evaluación secundaria**
  - Se lleva a cabo una exploración completa de cabeza a pies con el paciente desnudo.

- Se realiza maniobra de rodamiento de tronco para explorar la columna.
  - Esto requiere un mínimo de cinco personas:
    - Un explorador.
    - Uno para la cabeza.
    - Tres para el cuerpo.
  - Se puede hacer una exploración rectal después de la exploración de la espalda.
- Palpe todos los huesos de forma sistemática.
- Explore la cabeza en busca de lesiones, cortes y heridas.
- Evalúe el rango de movimiento, presencia de crepitación, heridas, sensación y función motora si la condición médica del paciente lo permite.
- Si existe posibilidad de lesión abdominal, se pueden realizar un ultrasonido FAST, lavado peritoneal diagnóstico o una TC para evaluar la presencia de lesión intraabdominal.
- **Evaluación terciaria**
  - La evaluación terciaria se lleva a cabo después de cualquier manejo inicial y/o cirugía.
  - En general, el momento de la evaluación terciaria debe ser al menos 24 horas después de la presentación inicial.
  - La evaluación terciaria es una exploración completa de cabeza a pies, que debe identificar todas las lesiones previamente ignoradas.
  - Se debe evaluar cualquier punto doloroso con dos proyecciones ortogonales de la extremidad involucrada y si están indicados, estudios de imagen avanzados.

ESTUDIOS DE IMAGEN

- Es indispensable obtener dos proyecciones radiográficas ortogonales de cualquier extremidad lesionada.
  - Además se deben obtener imágenes de las articulaciones que se encuentran por encima y por debajo de la lesión.
  - A veces se toman radiografías de la extremidad no lesionada para comparación, para ayudar al diagnóstico de lesiones sutiles.
- En una situación de politraumatismo, se debe obtener una serie de columna cervical con proyección AP, proyección lateral con visualización de hasta al menos C7 y una proyección odontoidea con la boca abierta.
  - La seudosubluxación de C2-C3 o C3-C4 está presente hasta en 40% de los niños en la radiografía lateral.
  - Esto debe distinguirse de una verdadera subluxación.
- También se deben obtener radiografías de pelvis y de tórax en pacientes politraumatizados o en aquéllos involucrados en accidentes severos (colisión de vehículo de motor, automóvil vs. peatón, caída de gran altura).
- Si en la exploración inicial se sospechan lesiones internas más severas o lesiones medulares se debe obtener TC.
  - La TC también se usa para:
    - Fracturas intraarticulares.
    - Después de la recolocación de una cadera dislocada.
    - Fracturas acetabulares y lesiones esternoclaviculares, antes y después de la reducción.
- La RM se utiliza de inicio para las lesiones de la médula espinal sin anormalidad radiográfica y puede obtenerse en forma diferida si se sospecha clínicamente lesión ligamentosa o de los tejidos blandos.

PREVENCIÓN

- La prevención de la lesión es importante en poblaciones pediátricas.
- La *American Academy of Pediatrics* recomienda que los siguientes artículos no sean empleados por niños:
  - Trampolines.
  - Todos los vehículos de terreno.
  - Herramientas eléctricas.
- Adicionalmente, las características de los sitios de juego, como la profundidad de la superficie y la firmeza del terreno, pueden contribuir a una mayor probabilidad de lesión.
- Se deben seguir las siguientes recomendaciones para los asientos de auto:
  - Un asiento con el respaldo hacia adelante para niños menores de 2 años de edad.
  - Un asiento con el respaldo hacia atrás para niños pequeños y preescolares.
  - Asientos de elevación para niños de edad escolar.
  - Un asiento con cinturón para niños mayores.
- Siempre se debe utilizar casco al patinar o andar en bicicleta.

MANEJO NO QUIRÚRGICO

- Es más probable que se dé y que sea exitoso en niños que en adultos.
- También los niños deben ser seguidos por más tiempo que los adultos.
  - Puede ocurrir deformidad tardía cuando se lesiona la placa de crecimiento.

- Si existe acortamiento o alargamiento excesivos debido a estimulación de la fisis, se puede considerar una epifisiodesis a medida que el niño alcanza el final de su crecimiento.
- Si se presenta una deformidad angular, debe ser manejada de igual forma.
- En general, es más probable que las fracturas más cercanas a la fisis y en niños más pequeños se remodelen hacia una posición anatómica.

INDICACIONES QUIRÚRGICAS

- En niños, la cirugía se considera en:
  - Politraumatismo.
  - Fracturas abiertas.
  - Incapacidad para mantener una reducción satisfactoria de forma cerrada.
- Las fracturas cerradas únicas son manejadas con base en la historia natural de la fractura.

SITUACIONES ESPECIALES

- Fracturas abiertas.
  - Las fracturas abiertas se manejan de forma similar a las fracturas en adultos.
  - Requieren antibióticos IV al momento de la presentación.
    - Las fracturas tipos I y II reciben cefazolina.
    - Las fracturas tipo III reciben gentamicina, además de la cefazolina.
    - Las lesiones en granjas requieren una dosis adicional de penicilina.
  - Los antibióticos se mantienen durante un periodo de 48 horas.
  - Las fracturas abiertas deben ser irrigadas y desbridadas de forma urgente al momento de llegar al hospital.
  - La estabilización inmediata es una opción, si la herida está limpia y puede cerrarse.
- **Síndrome compartimental**
  - Éste puede ser más difícil de evaluar en niños que en adultos, y puede tener una presentación atípica.
  - El requerimiento cada vez mayor de narcóticos es con frecuencia el signo más temprano de un síndrome compartimental.
  - El síndrome compartimental es un diagnóstico clínico, y si se sospecha se debe actuar de forma urgente.
  - Está indicada la liberación quirúrgica de todos los compartimientos afectados.

REHABILITACIÓN POSOPERATORIA Y EXPECTATIVAS

- Aunque las lesiones traumáticas únicas en niños por lo general sanan sin dejar secuelas, puede ocurrir morbilidad a largo plazo hasta en un tercio de los pacientes pediátricos politraumatizados.
  - Estas morbilidades por lo regular se deben a lesiones en la cabeza o traumatismo ortopédico.
- El cirujano tratante debe manejar al niño como si se esperara una recuperación completa.
  - Los niños pueden tener mejorías hasta 1 año después de sufrir lesiones en la cabeza, de modo que se requiere tener mucho cuidado para prevenir contracturas musculoesqueléticas y la deformidad resultante.

BIBLIOGRAFÍA

Baldwin K, Pandya N, Hosalkar H et al. Femur Fractures in Children: Accident or Abuse? Clin Orthop Relat Res. 2011;469(3):798-804.

Bautista SR, Flynn JM. Trauma prevention in children. Pediatr Ann. 2006;35(2):85-91.

Bull MJ, Engle WA; Committee on Injury, Violence, and Poison Prevention and the Committee on Fetus and Newborn; American Academy of Pediatrics. Safe transportation of preterm and low birth weight infants at hospital discharge. Pediatrics. 2009;123;1424-1429.

Flynn JM, Bashyal RK, Yeger-McKeever M et al. Acute traumatic compartment syndrome of the leg in children: diagnosis and outcome. J Bone Joint Surg Am. 2011;93(10):937-941.

Kay RM, Skaggs DL. Pediatric polytrauma management. J Pediatr Orthop. 2006;26:268-277.

Pandya N, Baldwin K, Wolfgruber H et al. A Comparison of characteristics of accidental and non accidental orthopaedic trauma a 15 Year experience at a level I pediatric trauma center. J Pediatric Orthop. Am. 2009;29(6):618-625.

Park MJ, Baldwin K, Weiss-Laxer N et al. Composite playground safety measure to correlate the rate of supracondylar humerus fractures with safety: an ecologic study. J Pediatr OrthopAm. 2010;30(2):101-105.

Stewart DG, Kay RM, Skaggs DL. Open fractures in children principles of evaluation and management. J Bone Joint Surg Am. 2005;87:2784-2798.

LINDSAY ANDRAS

FRACTURAS PROXIMALES DEL HÚMERO

Anatomopatología

Este tipo de fracturas representan menos de 5% de todas las fracturas pediátricas y se observan más en neonatos (traumatismo al nacer), o adolescentes (lesiones deportivas). Por lo general son fracturas de tipo fisiario o metafisiario. El potencial de remodelación es alto dado que 80% del crecimiento del húmero viene de la fisis proximal.

- La deformidad aceptable depende de la edad:
  - 1-4 años de edad = 70° de angulación y casi 100% de desplazamiento.
  - 5-12 años de edad = 45° de angulación, menos de 50% de desplazamiento.
  - Más de 12 años de edad = 20° de angulación, menos de 30% de desplazamiento.

Tratamiento

- La mayoría se tratan de forma cerrada con un cabestrillo y una banda inmovilizadora.
  - Los niños menores de 4 años por lo general requieren inmovilización durante 7-10 días, mientras que los mayores de 5 años se inmovilizan durante 2-3 semanas.
- Si se requiere tratamiento quirúrgico, por lo regular involucra reducción cerrada y fijación con alambres J o clavos de Steinman.
  - El nervio axilar está en riesgo con este procedimiento, y está a menos de 5 cm de la punta del acromion, lateralmente.

FRACTURAS DE LA DIÁFISIS HUMERAL

Tratamiento

- La mayor parte de las fracturas de la diáfisis humeral pueden ser tratadas en forma cerrada, ya que hasta 40° de mala alineación no parecen afectar la función del hombro o del codo.
  - Inmovilice con cabestrillo y banda, una escayola o un arnés compresivo durante 4-6 semanas.
- El tratamiento abierto está reservado para:
  - Fracturas abiertas.
  - Compromiso neurovascular.
  - Pacientes politraumatizados con otras lesiones en las extremidades.
- Si el niño es menor de 3 años de edad, esta lesión puede estar vinculada con abuso infantil y se debe considerar un abordaje para traumatismo no accidental.
- Las lesiones del nervio radial relacionadas con fracturas de la diáfisis humeral por lo regular son contusiones y pueden ser tratadas de forma conservadora.
- Si la parálisis del nervio radial no se resuelve en 3 meses, están indicados los estudios de conducción y la EMG.

FRACTURAS SUPRACONDÍLEAS

Anatomopatología

Se presentan por lo común en niños menores de 8 años (después de esta edad, las dislocaciones del codo se vuelven más comunes). Estas fracturas pueden deberse a una caída sobre un brazo extendido o a un golpe directo. Una caída sobre el brazo extendido causa una fractura de tipo extensión y se relaciona con lesión del NIA (nervio interóseo anterior). El traumatismo directo causa la fractura tipo flexión, mucho más rara y se relaciona con lesión del nervio cubital. El NIA inerva al flexor largo del pulgar y al flexor propio del índice. Por tanto, una lesión en el NIA provoca incapacidad para hacer la señal de «OK» con el pulgar y el índice.

Diagnóstico diferencial

- Es imperativo evaluar el pulso y la perfusión en los niños con este tipo de fractura, ya que hasta 20% pueden presentar ausencia del pulso radial.
  - Los brazos lesionados con frecuencia se ferulizan en extensión antes de la valoración, lo que empeora la situación.
- Si el pulso está ausente, ferulice el brazo en 30° de flexión y lleve al paciente de inmediato a quirófano para una reducción cerrada.
- El arteriograma está contraindicado, ya que se desconoce el nivel de la lesión.
- El pulso a menudo mejora con la reducción de la fractura.
- Si existe una lesión relacionada del nervio mediano o si la reducción se siente «como hule», entonces la arteria braquial puede estar atrapada en el sitio de fractura.

- En este caso, está indicada la reducción abierta si el pulso no ha regresado.
- Los casos en los que el pulso no regresa caen dentro de dos categorías:
  1. Rosa y sin pulso (la mano está bien perfundida con un llenado capilar rápido aun en ausencia de pulso), que pueden manejarse con observación.
  2. Perfundida de manera deficiente (fría, pálida o azul), que requiere exploración abierta de la arteria braquial.
- En casos donde no existen problemas vasculares, el tratamiento quirúrgico por lo usual puede esperar al día siguiente.
- Se deben hacer excepciones a esta guía ante la presencia de cualquiera de los siguientes:
  - Equimosis marcada.
  - Edema significativo.
  - Deformación de la piel por el fragmento proximal de la fractura.
  - Cualquier signo de síndrome compartimental en evolución.

Estudios de imagen
- Radiografías: clasificación de Gartland:
  - Tipo I: no desplazada.
  - Tipo II: corteza anterior desplazada, pero corteza posterior intacta.
  - Estas fracturas por lo regular están anguladas en forma posterior y la línea anterior humeral NO está centrada en el *capitellum*.
  - Tipo III: desplazamiento completo, por ejemplo disrupción tanto de la corteza anterior como posterior.
  - La presencia de traslación en la radiografía AP indica una fractura de tipo III.
  - Inclusive se ha descrito un tipo IV, pero es un diagnóstico intraoperatorio en el que la fractura está inestable tanto en flexión como en extensión.

Tratamiento
- Tratamiento de fracturas tipo I = escayola larga de brazo.
- Tipo II = reducción cerrada y fijación con clavos percutáneos (RCCP) con dos clavos laterales.
- Antes, las fracturas tipo III se trataban con reducción cerrada seguida de clavos cruzados, lo que resultaba en una incidencia de 5% de lesión iatrogénica al nervio cubital.
  - Se puede evitar en la mayor parte de los casos el uso de clavos cruzados colocando clavos laterales divergentes adicionales.
  - Evaluación de la reducción:
    - Revise que la línea humeral anterior se centre en el *capitellum*.
    - El ángulo de Baumann esté en valgo (más de 10°).
    - Que haya contacto considerable de las columnas medial y lateral.
  - Se puede aceptar algo de traslación si se cumplen estos criterios.
  - Los clavos y/o el yeso por lo general se retiran a las 3 semanas, momento en el que se inician los ejercicios de rango de movimiento.

FRACTURAS DEL CÓNDILO LATERAL

Anatomopatología
Involucran la superficie articular y, por tanto, se debe obtener y mantener un alineamiento anatómico. Las fracturas previas de codo que han cicatrizado en varo cubital pueden tener mayor riesgo de fracturas del cóndilo lateral. Éstas tienen alta tasa de complicaciones, incluyendo: no unión, desplazamiento tardío de la fractura y cúbito en varo.

Tratamiento
- Son necesarias tres proyecciones para el diagnóstico, ya que el desplazamiento máximo por lo usual se observa en la proyección interna oblicua.
- En general:
  - Las fracturas con menos de 2 mm de desplazamiento se tratan con una escayola larga para brazo.
  - Las de 2-4 mm de desplazamiento pueden tratarse con RCCP seguido de un artrograma para confirmar que la superficie articular está bien reducida.
  - Las fracturas con más de 4 mm de desplazamiento requieren reducción abierta y colocación de clavos percutáneos.
- El artrograma es menos difícil de llevar a cabo si la aguja se inserta en forma posterior, en la fosa del olécranon (a diferencia de la forma clásica en el triángulo lateral).
- Durante la reducción abierta, es crucial evitar la disección posterior, ya que esto puede dañar el aporte sanguíneo al fragmento de fractura y resultar en necrosis avascular (NAV).
  - El desarrollo de NAV puede presentarse con dolor y causa la deformidad en cola de pescado que se observa en las radiografías.

FRACTURAS DEL EPICÓNDILO MEDIAL

Anatomía y anatomopatología

- En general, es indispensable conocer el orden de los centros de osificación en el codo para poder diagnosticar fracturas de codo, específicamente las fracturas del epicóndilo medial.
- La aparición es como sigue: CRMTOL (*capitellum*, cabeza del radio, epicóndilo medial, tróclea, olécranon y cóndilo lateral).
  - Si se ven centros de osificación más tardíos (tróclea/olécranon), se necesita identificar el epicóndilo medial.
  - Si no está en su posición habitual, puede estar incarcerado dentro de la articulación.
- Alrededor de 50% de estas fracturas están relacionadas con una dislocación de codo.
- También es indispensable descartar fracturas concomitantes; las fracturas aisladas del epicóndilo medial por lo regular no tienen un cojinete adiposo posterior presente.
  - Si está incarcerado, algunas veces puede ser extraído de la articulación en forma cerrada: abra el codo aplicando presión en valgo y extienda la muñeca para colocar tensión a lo largo de los flexores de la muñeca (maniobra de Robert).

Tratamiento

- Las indicaciones para el tratamiento quirúrgico son controversiales.
- Los resultados son aceptables con el manejo conservador, aun en fracturas con desplazamiento significativo (hasta 15 mm).
- Quienes aconsejan el tratamiento quirúrgico argumentan mayor tasa de unión y la necesidad de prevenir inestabilidad tardía.
- El tratamiento quirúrgico está relacionado con mayor tasa de síntomas de nervio cubital.

FRACTURAS DEL OLÉCRANON

- Más de 50% de las fracturas del olécranon se vinculan con otras fracturas del codo.
- También se relacionan con osteogénesis imperfecta.
- Las fracturas mínimamente desplazadas (<2 mm) se tratan de forma cerrada con inmovilización.
- Aquéllas con más de 2 mm de desplazamiento se tratan con reducción abierta y armado con banda de sutura tensada.

FRACTURAS DEL CUELLO RADIAL

Anatomopatología

La principal complicación con estas fracturas es la pérdida de pronación/supinación. Es común la disminución del RDM aun con el tratamiento apropiado. Menos de 30° de angulación y 3 mm de traslación constituyen una reducción aceptable.

Tratamiento

- Si es posible, evite la reducción abierta.
- Intente una reducción cerrada flexionando el codo a 90° y aplicando presión sobre la cabeza del radio al tiempo que supina/prona el antebrazo.
  - Si esto falla, se puede insertar el extremo romo de un alambre K o un elevador libre en forma percutánea y emplearlo para reducir la fractura.
  - Con esta técnica se tiene el riesgo de lesionar el NIP.
- Comience el RDM después de una semana si no se requirió reducción, y a las 2-3 semanas si se llevó a cabo reducción.

FRACTURAS DE MONTEGGIA

Clasificación

- Estas fracturas se definen por una dislocación de la cabeza del radio junto con una deformación plástica o fractura del cúbito.
- Se usa la clasificación de Bado.
  - Tipo I: la más común, la dislocación de la cabeza del radio y el ápex de la fractura del cúbito son ambos anteriores.
  - Tipo II: la dislocación de la cabeza del radio y el ápex de la fractura cubital son ambos posteriores/posterolaterales.
  - Tipo III: dislocación lateral/anterolateral de la cabeza del radio y fractura metafisaria del cúbito.
  - Tipo IV: dislocación anterior de la cabeza del radio con fractura de ambos huesos del antebrazo.

Tratamiento

- Reduzca el tipo I con supinación del antebrazo y flexión del codo.
  - Este tipo de fracturas necesitan revisarse cada semana para evaluar la presencia de redislocación tardía de la cabeza del radio.

- La clave para mantener la cabeza del radio en su sitio es la reducción y estabilización de la fractura cubital.
- Si la reducción es:
  - Estable: trate en forma cerrada.
  - Inestable:
    - Para fracturas transversas u oblicuas cortas del cúbito, trate con fijación intramedular.
    - Para fracturas oblicuas largas o conminutas, trate con RAFI con placas y tornillos.
- Son comunes las parálisis del nervio cubital y el NIP (en especial en las lesiones tipo III).

FRACTURAS DIAFISIARIAS DEL RADIO Y EL CÚBITO (FRACTURAS DE AMBOS HUESOS DEL ANTEBRAZO)

Tratamiento
- Éstas representan 20% de todas las fracturas pediátricas del antebrazo y son mucho menos indulgentes que las fracturas distales (ya que les lleva más tiempo cicatrizar y tienen menos remodelación).
- Existe controversia en relación con la reducción aceptable.
  - Sin embargo, en general, hasta 20° de angulación y aposición en bayoneta son aceptables en niños menores de 8 años de edad.
  - Hasta 10° de angulación son aceptables en niños de 8-10 años de edad.
- La mala unión puede causar pérdida permanente de la pronación/supinación.
- Aunque la deformidad angular puede remodelarse, la malrotación no se remodela.
  - Existe una incidencia de 5% de refractura.
  - Por tanto, se emplea la inmovilización con escayola durante un mínimo de 6 semanas para reducir este riesgo.
- Evalúe el RDM pasivo de los dedos después de una reducción cerrada, ya que puede haber restricción del flexor profundo de los dedos después de una fractura cubital.
  - Si la reducción no es aceptable, la mayor parte se tratan con reducción cerrada y clavos intramedulares flexibles.
- La fijación con placas está indicada para:
  - Fracturas con conminución severa.
  - Pérdida segmentaria de hueso.
  - Adolescentes cercanos a la madurez ósea.
  - Es indispensable la técnica apropiada.
    - Específicamente, durante la colocación de clavos intramedulares, abra el sitio de fractura después de tres intentos de pasar el clavo, ya que los intentos múltiples se relacionan con un incremento en el riesgo de síndrome compartimental iatrogénico.

FRACTURAS DISTALES DEL RADIO Y EL CÚBITO

Tratamiento
- La clave al tratar estas fracturas es comprender el potencial de remodelación: es mayor en el plano de movimiento (p. ej., la angulación volar o dorsal se pueden remodelar con más facilidad que la inclinación radial).
  - En niños pequeños se aceptan hasta 20° de angulación volar o dorsal y 10° de desviación radiocubital.
  - La aposición en bayoneta es aceptable si el niño tiene menos de 8 años de edad.
  - La malrotación no se remodelará bien.
- Las lesiones al radio distal son la lesión fisiaria más común en la infancia, pero la tasa de detención del crecimiento es baja (casi 4%).
- La tasa de detención del crecimiento en las fracturas de la fisis del cúbito se acerca a 50 por ciento.
  - La mayor parte se tratan con una escayola corta o larga para brazo (controversial). Las indicaciones para el tratamiento quirúrgico (por lo usual alambre K oblicuo para estabilización) incluyen:
    - Fracturas inestables.
    - Lesiones abiertas.
    - Codo flotante.
    - Compromiso neurovascular.
    - Lesión/edema de tejidos blandos que impide la colocación de una escayola.

BIBLIOGRAFÍA

Abel M. Orthopaedic knowledge update: pediatrics. 3rd ed. *AAOS*. 2006; Rosemont, IL. Bould M, Bannister GC. Refractures of the radius and ulna in children. *Injury.* 1999;30(9): 583-586.

Farsetti P, Potenza V, Caterini R et al. Long-term results of treatment of fractures of the medial humeral epicondyle in children. *J Bone Joint Surg Am.* 2001;83A(9):1299-1305.

Beaty JH, Kasser JR, eds. *Rockwood and Wilkins' Fractures in Children.* Philadelphia, PA:LWW; 2010.

Weiss JM, Graves S, Yang S et al. A new classification system predictive of complications in surgically treated pediatric humeral lateral condyle fractures. *J Pediatr Orthop.* 2009;29(6):602-605.

TRAUMATISMO PEDIÁTRICO EN LA EXTREMIDAD INFERIOR

MATTHEW D. MILEWSKI

FRACTURAS PEDIÁTRICAS DEL CUELLO FEMORAL

Clasificación
- Estas fracturas son raras en niños en comparación con los adultos, y por lo regular son resultado de mecanismos de alta energía.
- Clasificados mediante la clasificación de Delbet:
  - Tipo I: transfisiaria (el riesgo de NAV se acerca a 100%).
  - Tipo II: transcervical (riesgo de NAV 50%).
  - Tipo III: basicervical/cervicotorácica (riesgo de NAV 20-30%).
  - Tipo IV: intertrocantérea (riesgo de NAV 10-15%).

Tratamiento
- Los tipos I-III requieren reducción abierta y fijación interna de urgencia, dado el riesgo de NAV.
- Las tipo IV también requieren reducción abierta y fijación interna.
- Por lo general se requiere fijación a través de la fisis con clavos lisis en niños pequeños y clavos con rosca o tornillos en niños más grandes.
  - Con frecuencia requieren inmovilización con escayola tipo espica en el posoperatorio.
  - Se pueden complicar con NAV y arresto fisiario.

FRACTURAS PEDIÁTRICAS DE LA DIÁFISIS FEMORAL

Introducción
Éste es el patrón más común de fractura femoral en niños, con una distribución bimodal con un pico entre los 2 y 4 años de edad y luego otro pico en la adolescencia. También debe sospecharse abuso infantil en niños menores de 1 año de edad y aquellos que aún no caminan.

Tratamiento
- El tratamiento se basa en el desplazamiento y patrón de la fractura y en la edad del niño.
- Se puede usar un arnés de Pavlik en niños menores de 6 meses.
- Se puede emplear la reducción con escayola de spica para niños menores de 6 años.
- Se pueden utilizar clavos intramedulares flexibles para niños entre 5 y 11 años de edad que no tienen obesidad y con patrones de fractura simples sin acortamiento significativo.
- Se pueden usar placas submusculares en este rango de edad para fracturas con conminución y acortamiento significativos.
- Se pueden emplear clavos intramedulares con entrada trocantérica o lateral en niños de mayor edad.
- Siempre debe evitarse la lesión del piriforme con el clavo para reducir el riesgo de NAV.
- Se puede utilizar la fijación externa en fracturas abiertas y en pacientes hemodinámicamente inestables o politraumatizados.

Complicaciones
- Las complicaciones incluyen:
  - Mala unión (la rotación no se remodela) y discrepancia en la longitud resultado de sobrecrecimiento (común en niños menores de 10 años).
  - Acortamiento (hasta 20 mm de acortamiento son aceptables en niños pequeños al momento del tratamiento).

FRACTURAS PEDIÁTRICAS DE LA FISIS FEMORAL DISTAL

Introducción
- Éstas son más comunes en la adolescencia.
- Las fracturas desplazadas por lo común son fracturas Salter-Harris tipo II, con el fragmento de Thurston-Holland en el lado de la compresión y la fisis en el lado de tensión.
  - Las fracturas de Salter-Harris tipo III se relacionan con alta incidencia de lesión en el ligamento cruzado.

- Algunos pacientes pueden tener también una lesión por estiramiento en los ligamentos cruzados, con inestabilidad tardía de la rodilla.
- La fisis femoral distal es ondulante, de modo que las fracturas involucran múltiples capas de fisis y conducen a alta tasa de arresto en el crecimiento.

Tratamiento
- Las fracturas no desplazadas pueden tratarse con escayola.
- Las fracturas desplazadas e intraarticulares requieren fijación quirúrgica.
- En niños pequeños se pueden colocar clavos lisos a través de la fisis.
- Es común la fijación del fragmento de Thurston-Holland, pero el brazo largo de la palanca distal puede requerir fijación adicional a través de la fisis.

FRACTURAS PEDIÁTRICAS DE LA FISIS TIBIAL PROXIMAL

Clasificación
- Las más comunes son las fracturas de la espina tibial o la tuberosidad tibial.
- Las fracturas completas de la fisis proximal tibial son menos comunes, pero se relacionan con una alta tasa de lesión vascular.
- Las fracturas de la espina tibial son similares a las roturas del LCA.
- Pueden ser clasificadas (Meyers y McKeever) con base en la radiografía lateral:
  - Tipo I: no desplazadas.
  - Tipo II: con bisagra anterior.
  - Tipo III: completamente desplazadas.

Tratamiento
- El tratamiento no quirúrgico es apropiado para las fracturas tipos I y II que se reducen con hiperextensión.
- En las fracturas tipos II y III no reducidas anatómicamente se requiere reducción abierta o reducción asistida con artroscopia y fijación interna con tornillos o fijación con sutura.
- Es común el atrapamiento de meniscos o del ligamento intrameniscal.
  - Las complicaciones incluyen:
    - Artrofibrosis.
    - Pérdida de extensión.
    - Inestabilidad tardía.
  - Las fracturas de la tuberosidad tibial son comunes en adolescentes mayores.
    - El tubérculo tibial y la fisis tibial proximal se cierran de posterior a anterior. Se debe evaluar la extensión intraarticular.
  - Las fracturas desplazadas se tratan con RAFI.
  - La extensión intraarticular puede evaluarse mediante artrotomía y artroscopia.
  - Las complicaciones incluyen síndrome compartimental debido al atrapamiento de la arteria tibial anterior en su entrada al compartimiento anterior en forma proximal.

FRACTURAS DE LA CONCHA PATELAR

Anatomopatología
Aunque las fracturas patelares son menos comunes en la adolescencia, en este grupo de edad se observan patrones de fractura únicos, como la avulsión de la concha patelar.

Estudio de imagen
- Las radiografías pueden mostrar sólo una rótula alta junto con pequeños fragmentos de hueso distales a la rótula.
- Una gran porción de cartílago se ha avulsionado junto con el tendón patelar.
- Aunque esto involucra por lo común el polo inferior de la rótula, se ha descrito también en forma superior, lateral y medial acompañando a una dislocación lateral de la rótula.

Tratamiento
- El tratamiento por lo general es quirúrgico para las fracturas desplazadas con disrupción del mecanismo extensor.
- La técnica empleada para reparar estas fracturas depende del tamaño del fragmento de la fractura:
  - Para fragmentos pequeños: sutura y tensión con alambre.
  - Para fragmentos óseos más grandes: se usa fijación con tornillos.

FRACTURAS PEDIÁTRICAS DE LA DIÁFISIS TIBIAL

Anatomopatología
Las fracturas de la diáfisis tibial son comunes en este grupo de edad. Los niños más pequeños a menudo tienen un patrón de fractura metafisaria proximal que puede presentarse con deformidad en valgo tardío denominada fenómeno de Cozen; el cual por lo regular se resuelve de forma espontánea.

Tratamiento
* En general, las fracturas de la diáfisis tibial en niños pueden tratarse de forma no quirúrgica con escayola larga para pierna.
* El manejo quirúrgico está indicado para:
  * Fracturas abiertas.
  * Desplazamiento de más de 5° en valgo o angulación posterior.
  * Desplazamiento de más de 10° en varo o angulación anterior.
* Las complicaciones incluyen:
  * Discrepancias en la longitud de las piernas.
  * Deformidad angular
  * Síndrome compartimental.

FRACTURAS PEDIÁTRICAS DEL TOBILLO

Clasificación
Las lesiones de la fisis tibial distal son muy comunes y son la segunda lesión más común. La fisis tibial distal se cierra de central a medial y por último anterolateral. Este patrón de cierre resulta en patrones únicos: fracturas de Tillaux y triplanares.
Las fracturas de Tillaux son fracturas de Salter-Harris tipo III con un fragmento epifisiario anterolateral.
Las fracturas triplanares son fracturas de Salter-Harris tipo IV con extensión epifisiaria intraarticular aparente en las proyecciones coronal o AP y con extensión metafisiaria aparente en las proyecciones sagital o lateral.

Tratamiento
* Las fracturas no desplazadas se pueden tratar con inmovilización.
* Más de 2 mm de desplazamiento intraarticular requieren intervención quirúrgica con reducción cerrada y fijación percutánea con tornillos o RAFI.

Complicaciones
* Las complicaciones incluyen:
  * Arresto en el crecimiento (es menos importante con las fracturas de Tillaux o triplanares, ya que el fisis ha comenzado a cerrarse).
  * Deformidad angular (por arresto parcial o el crecimiento del peroné distal).
  * Artritis postraumática.

FRACTURAS PEDIÁTRICAS DEL PIE

Anatomopatología
Las fracturas pediátricas del pie son raras hasta que los pacientes son lo suficientemente mayores como para que los precursores cartilaginosos de los huesos tarsales se hayan osificado. Las fracturas falángicas son las más comunes, y por lo general pueden ser tratadas de forma no quirúrgica a menos que haya un desplazamiento intraarticular significativo.
La base del quinto metatarsiano es la que más se fractura. Al igual que en adultos, puede tomar más tiempo para cicatrizar debido a la deficiente vascularización junto con la fuerza deformante de avulsiones del peroneo corto y el abductor del dedo meñique.

Tratamiento
* Aunque la mayor parte pueden ser tratadas de forma no quirúrgica, pueden requerir inmovilización prolongada o reducción abierta y fijación interna si el manejo conservador falla.
* Las fracturas del cuello del astrágalo y las fracturas-dislocaciones tipo Lisfranc también pueden presentarse en poblaciones pediátricas, y por lo general requieren patrones de tratamiento similares a los de las fracturas y dislocaciones en adultos.
* Quizá las lesiones pediátricas más devastadoras en el pie involucran lesiones por podadoras de césped.
  * Éstas pueden comprender:
    * Fractura.
    * Dislocación.
    * Defecto de tejidos blandos.
    * Lesión neurovascular.
  * Se requerirá un abordaje conjunto para el tratamiento de estas lesiones e incluye especialistas:
    * Ortopedia.
    * Cirugía plástica.
    * Cirugía vascular.
    * Terapia física.
    * Un ortesista.

BIBLIOGRAFÍA

Eid AM, Hafez MA. Traumatic injuries of the distal femoral physis. Retrospective study on 151 cases. *Injury*. 2002;33(3):251-255.

Kay RM, Tang CW. Pediatric foot fractures: evaluation and treatment. *J Am Acad Orthop Surg*. 2001;9:308-319.

Micheli LJ, Gerbino P. Tibial eminence fractures in children: prevalence of meniscal entrapment. *Am J Sports Med*. 2003;31(3):404-407.

Beaty JH, Kasser JR, eds. *Rockwood and Wilkins' Fractures in Children*. Philadelphia, PA: LWW; 2010.

Schnetzler KA, Hoernschemeyer D. The pediatric triplane ankle fracture. *J Am Acad Orthop Surg*. 2007;15:738-747.

TRASTORNOS PEDIÁTRICOS DE LA CADERA

MICHELLE CAMERON WELBORN • AIMEE BRASHER

DISPLASIA DE CADERA DEL DESARROLLO

Introducción

El riesgo de displasia de cadera del desarrollo (DCD) es 1/1 000 para la dislocación franca. La subluxación de cadera es mucho más común, con una incidencia de casi 1/100 niños, siendo 20% de los casos bilaterales. Muchos casos de subluxación de cadera se resolverán en las primeras 3-4 semanas de vida, cuando la laxitud ligamentosa debida a la influencia de las hormonas maternas se resuelve y el tono muscular aumenta.

La DCD se relaciona con tortícolis y *Metatarsus adductus*. Factores de riesgo incluyen ser primogénito, posición de nalgas, oligohidramnios y antecedentes familiares positivos; 80% de los pacientes son de sexo femenino y 60% involucran la cadera izquierda. Por último, la tasa de DCD está incrementada en nativos americanos y tribus nórdicas.

Exploración física

- Los pacientes con dislocaciones unilaterales de cadera pueden tener pliegues cutáneos asimétricos y un signo de Galeazzi positivo: altura desigual de las rodillas cuando se colocan los pies sobre la mesa de exploración con las rodillas flexionadas a 90°.
- Puede haber limitación en la abducción de la cadera del lado afectado, aunque puede no presentarse hasta por varios meses hasta que la laxitud vinculada con las hormonas maternas se resuelve.
- Las caderas dislocadas pueden tener un signo de Ortolani positivo: un «clunk» palpable por recolocación de la cadera con la abducción y elevación del fémur.
- Los pacientes con caderas inestables tienen un signo de Barlow positivo: un «clunk» palpable cuando la cadera se disloca con aducción y depresión del fémur.

Diagnóstico clínico

- El diagnóstico se lleva a cabo principalmente mediante la exploración física, aunque el ultrasonido es el estudio de elección para confirmar el diagnóstico en niños menores de 6 meses de edad.
- Las radiografías son de uso limitado en la presentación inicial, ya que la cabeza femoral no se osifica hasta los 4-6 meses de edad.
- La osificación de la cabeza femoral puede retrasarse hasta 1 año en pacientes con DCD.
- En niños mayores, las radiografías mostrarán una discontinuidad en la línea de Shenton: una línea trazada a lo largo del borde medial del cuello femoral y el borde superior del agujero obturador.
  - También se puede evaluar la lateralización de la cadera por la intersección de:
    - La línea de Hilgenreiner: una línea horizontal trazada a través del cartílago trirradiado.
    - La línea de Perkin: una línea perpendicular a la línea de Hilgenreiner en el borde lateral del acetábulo (figura 9-1).
  - En caderas normales, la cabeza femoral debe localizarse en el cuadrante inferior interno.
- El ángulo centro borde lateral de Wibergs (ACB) se usa para evaluar la severidad de la DCD.
  - Típicamente se forma después de la fusión del cartílago trirradiado (edad promedio 12 años en niñas y 14 en niños).
  - Este ángulo se mide a través de una línea trazada desde el centro de la cabeza femoral al borde externo del techo acetabular y una línea vertical trazada a través del centro de la cabeza femoral.
    - 25°: normal.
    - 20°: displasia severa.
    - 16°: predictivo de osteoartritis temprana.

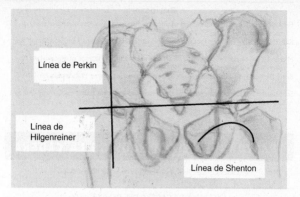

Figura 9-1 Derecha: intersección de las líneas de Shenton, de Perkin y de Hilgenreiner. Utilizada para diagnosticar DCD.

- El índice acetabular se usa por lo común como medida en niños pequeños antes de que se haya fusionado el cartílago trirradiado.
- Se mide mediante el ángulo entre la línea de Hilgenreiner y la inclinación acetabular.
- En un lactante, el valor normal es 27.5° y más de 35° es indicativo de displasia.
- Existe variación significativa en el índice acetabular, y algunos aconsejan emplear estándares relacionados con la edad (figura 9-2).

Tratamiento

- Si no se trata, los músculos alrededor del acetábulo se contraen, el techo acetabular no se desarrolla por completo y el acetábulo se llena con tejido fibrograso o pulvinar.
- Las caderas subluxadas pueden monitorearse por 3-4 semanas y muchas se resuelven de forma espontánea.
- Los niños de 0-6 meses de edad se tratan con arnés de Pavlik, el cual es un arnés dinámico que coloca al paciente en casi 100° de flexión y 60° de abducción.
- La reducción debe confirmarse por ultrasonido en las primeras 2-3 semanas después de la colocación del arnés.
- Se debe tamizar a los pacientes cada 1-2 semanas durante la duración de su tratamiento.
- Los pacientes deben llevar el arnés de tiempo completo durante 6 semanas y luego tiempo parcial durante otras 6 semanas, aunque esto puede durar más en niños de mayor edad al inicio del tratamiento.
- Si al final del tiempo de utilización del arnés no existe evidencia de displasia, el paciente puede suspender el uso del arnés y ser monitoreado.
- Si se presenta algo de displasia residual, se continúa el uso del arnés, o si el niño camina se recomienda un arnés en abducción con seguimiento cercano.
- Aunque el seguimiento puede variar, a las caderas que se reducen exitosamente se les da seguimiento con radiografías.
  - Cada 4 meses durante 12 meses.
  - Cada 6 meses durante 24 meses.
  - Después cada año hasta los 5 años de edad.
- Alrededor de 2% de los pacientes tratados de forma exitosa con arnés de Pavlik desarrollarán evidencia radiográfica de displasia recurrente de cadera y pueden requerir intervención quirúrgica en el futuro.
- Si la cadera no se reduce para las 3-4 semanas, debe suspenderse el empleo del arnés para disminuir los riesgos de enfermedad de Pavlik u osteonecrosis de la cabeza femoral.
  - En las caderas que no responden al tratamiento con arnés de Pavlik se puede intentar una prueba con arnés en abducción.
  - Si esto tampoco es exitoso, estas caderas requieren reducción cerrada bajo anestesia en el quirófano y una escayola de spica.
  - Es crítico el posicionamiento de la cadera en la escayola de spica, ya que la abducción excesiva puede causar osteonecrosis y la flexión excesiva puede causar parálisis del nervio femoral, erosión de la pelvis superior al acetábulo u osteonecrosis de la cabeza femoral.
  - Los niños de entre 6 meses y 2 años de edad que no responden a la reducción cerrada o aquéllos mayores de 18 meses al momento de la presentación, requieren reducción abierta con escayola de spica.

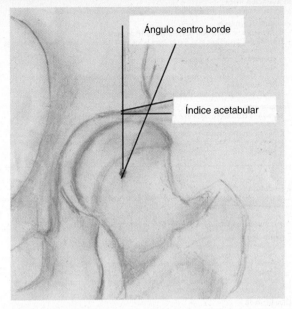

Ángulo centro borde

Índice acetabular

Figura 9-2 Izquierda: ángulo centro borde lateral de Wilbergs (ACB), empleado para evaluar la severidad de la DCD.

- Los bloqueos a la reducción incluyen:
  - Tendón del iliopsoas.
  - Pulvinar, cápsula inferomedial de la cadera.
  - Ligamento acetabular transverso.
  - Un labrum invertido.
- Todos los pacientes deben enyesarse durante al menos 12 semanas después de la reducción.
- A los pacientes mayores de 2 años de edad se les deben practicar osteotomías ya sea femorales o pélvicas, según esté indicado por su patología particular.
- La reducción por lo general está contraindicada en niños con DCD bilateral de más de 5 años de edad o DCD unilateral mayores de 8 años.

COXA VARA

Introducción

Consiste en un ángulo diáfisis-cuello reducido y de 1/3-1/2 son bilaterales. Típicamente el ángulo cervicofemoral es de 35° en la infancia y se incrementa a 45° cuando se alcanza la madurez ósea. La coxa vara se refiere a un incremento en el ángulo cervicofemoral o a una disminución en el ángulo de inclinación. Puede ser congénita, del desarrollo, displásica o traumática. La coxa vara congénita se relaciona con fémur corto congénito, rotación externa del fémur y *Genu valgum*.

La deformidad **no** se resuelve de manera espontánea. El porcentaje de acortamiento permanece constante desde la infancia hasta la edad adulta. La coxa vara displásica se vincula con raquitismo resistente a vitamina D, displasia fibrosa, displasias generalizadas, enfermedad de Paget y osteopetrosis. Las formas displásicas con frecuencia se benefician de la intervención quirúrgica.

La coxa vara traumática se desarrolla después de lesiones a la placa de crecimiento femoral proximal, como fracturas, NAV, infección o enfermedad de Perthes. En estos casos, el trocánter mayor continúa creciendo mientras que la fisis no lo hace, lo que resulta en coxa vara.

Exploración física
- Los pacientes pueden presentar una marcha tambaleante o una cojera indolora.

Estudios de imagen
- El diagnóstico se lleva a cabo con radiografías AP de pelvis.
- El ángulo de Hilgenreiner es el ángulo entre la línea de Hilgenreiner y una línea a través de la fisis femoral proximal.
- Los pacientes con un ángulo de Hilgenreiner.
  - <45°, tienden a corregirse de manera espontánea.
  - De 45-60°, deben ser observados, ya que muchos se corrigen también de forma espontánea.
  - 60°, por lo general requieren cirugía.

Tratamiento
- Se requiere tratamiento quirúrgico cuando la deformidad es progresiva o se relaciona con discrepancia en la longitud de las piernas o cojera.
- Esto involucra una osteotomía femoral proximal en valgo con o sin desrotación.
- Las formas traumáticas con frecuencia se tratan con epifisiodesis o avance del trocánter mayor.

ENFERMEDAD DE LEGG CALVE PERTHES

Introducción
Se presenta por lo común en pacientes de 4-8 años de edad que refieren dolor de rodilla y presentan cojera. Los niños se ven afectados 5-4 veces más que las niñas, 10-20% son bilaterales y con una incidencia de casi 0.2-19.1/100 000. La etiología exacta es desconocida, aunque se relaciona con un antecedente familiar positivo y bajo peso al nacer.

Exploración física
- Los pacientes demuestran una marcha de Trendelemburg y limitación en el RDM de la cadera, dependiendo de la etapa.
- El primer signo a menudo es disminución de la rotación interna de la cadera del lado afectado.
- De forma crónica, puede haber atrofia de los músculos del muslo y una ligera discrepancia en la longitud de las extremidades.

Clasificación
- Los sistemas de clasificación más utilizados son las clasificaciones de Catterall y del pilar lateral.
- El sistema de Catterall es:
  - Clasificado de I-IV.
  - Y se basa en qué proporción de la cabeza está involucrada: anterior, central, lateral y metafisiaria.
    - Grado I: sin colapso y daño sólo de la epífisis anterior.
    - Grado II: afección más anterior, con colapso de la cabeza femoral y secuestro del área colapsada.
    - Grado III: sólo existe una pequeña porción de la epífisis que no está involucrada, con colapso central y algo de preservación de las caras medial y lateral.
      - También se observan cambios metafisiarios generalizados.
    - Grado IV: daño total de la cabeza con cambio metafisiarios extensos.
  - Los signos de riesgo de Catterall son indicadores de pronóstico deficiente. Estos signos de riesgo incluyen:
    - Colapso lateral que resulta en una placa de crecimiento lateral.
    - El signo de Gage, el cual es un secuestro en forma de «V».
    - Calcificaciones laterales a la placa de crecimiento.
    - Subluxación lateral de la cabeza femoral.
- La clasificación del pilar lateral.
  - Divide la cabeza en tres pilares: medial, central y lateral.
  - Se gradúa con base en la extensión de la pérdida de altura del pilar.
    - Grado A: sin daño del pilar lateral y sin colapso.
    - Grado B: menos de 50% de pérdida de altura.
    - Grado B-C: existe un pilar lateral delgado, osificado de forma deficiente con 50% de pérdida de altura.
    - Grado C: está conservado menos de 50% del pilar lateral.
  - Esta teoría se basa en la idea de que el pilar lateral es fundamental para el soporte de la cabeza femoral y que su pérdida desestabiliza la cabeza.
- La progresión de la enfermedad se determina de manera radiográfica.
  - Waldenstrom describió cuatro etapas de progresión:
    - Etapa 1: aumento inicial de la densidad y borramiento fisiario.
    - Etapa 2: fragmentación y colapso de la cabeza.
    - Etapa 3: la reosificación comienza en forma central.
    - Etapa 4: cicatrizada.

Tratamiento

- Existen varios algoritmos diferentes de tratamiento basados en una combinación de factores, incluyendo:
  - La edad del paciente.
  - Su clasificación de Catterall o del pilar lateral.
  - Su etapa de la enfermedad.
- Los pacientes que presentan etapas más tempranas se tratan con:
  - Reposo.
  - Antiinflamatorios.
  - Terapia física.
- En casos más graves o en niños de mayor edad, se puede intentar una intervención temprana con procedimientos de contención para redirigir la cabeza y minimizar su fragmentación.
- Una vez que la cabeza ha cicatrizado, se pueden hacer otras intervenciones para lidiar con las secuelas de la enfermedad, como:
  - Osteotomías de reducción de la cabeza.
  - Osteoplastia.
  - Avance trocantérico.
  - Osteotomías acetabulares o femorales.

DESLIZAMIENTO DE LA EPÍFISIS FEMORAL CAPITAL

Introducción

La epífisis femoral capital deslizada (EFCD) es básicamente una fractura de Salter-Harris tipo 1 a través de la zona hipertrófica de la fisis proximal femoral. Esta deformidad resulta cuando la cabeza femoral permanece en el acetábulo y el cuello se desplaza antes o se rota de forma externa.

Epidemiología

- Se presenta en 0.2-10/100 000 pacientes y más a menudo ocurre durante periodos de crecimiento rápido, en niñas de 10-13 años de edad y en niños de 12-15 años de edad.
- La incidencia está incrementada en:
  - Afroamericanos.
  - Niños con obesidad.
  - En aquéllos con trastornos endocrinos como hipotiroidismo e hipopituitarismo.
- La presencia de EFCD en una cadera incrementa de modo significativo el riesgo de un deslizamiento contralateral.
- A los niños menores de 10 años se les debe realizar un abordaje endocrinológico.

Presentación

- En la presentación inicial se debe examinar de manera cuidadosa la extremidad contralateral y obtener radiografías de la misma, ya que 18-50% de los casos son bilaterales.
- Los pacientes con deslizamientos estables son capaces de deambular con o sin muletas.
- Los pacientes con deslizamientos inestables no son capaces de sostener peso o deambular con la extremidad afectada.
- Los deslizamientos pueden ser crónicos, agudos o agudos sobre crónicos.
- Los deslizamientos agudos y los agudos sobre crónicos con frecuencia son precipitados por traumatismo.

Exploración física

- Los pacientes con frecuencia muestran una marcha rotada externamente y atrofia del muslo.
  - Se quejarán de dolor en la cadera, muslo o rodilla.
  - La rotación externa obligada con la flexión de la cadera es patognomónica.

Estudios de imagen

- El diagnóstico se lleva a cabo con radiografías de pelvis AP y lateral de ancas de rana.
- Siempre se deben tomar radiografías de la pelvis cuando un niño se presenta con dolor en la rodilla, ya que el dolor de cadera a menudo se refiere a la rodilla.
- La línea de Klein es una línea trazada a lo largo del cuello femoral anterosuperior, se traza en las radiografías de pelvis AP y lateral en ancas de rana.
- En la EFCD, la línea de Klein estará en la epífisis o la epífisis estará por debajo de ella.
- Es necesaria la proyección lateral en ancas de rana, ya que los desplazamientos sutiles pueden estar presentes sólo en esta proyección.
- El ángulo de deslizamiento se mide con el ángulo de desplazamiento de la epífisis respecto de la metáfisis.
  - <1/3 representa enfermedad leve.
  - 1/3-1/2 enfermedad moderada.
  - >1/2 enfermedad severa.

Tratamiento

- Aunque el tratamiento sigue siendo controversial, los deslizamientos típicamente se tratan con fijación in situ con tornillos acanalados.

- Algunos cirujanos recomiendan la reducción cerrada *vs.* abierta con fijación con tornillos para los deslizamientos inestables a fin de disminuir la mala unión.
  - Sin embargo, la reducción del deslizamiento se relaciona con más riesgos, en particular el aumento significativo en el riesgo de NAV.
  - Se recomienda un tornillo para minimizar el riesgo de penetración y osteonecrosis subsecuente.
  - Los deslizamientos muy inestables pueden requerir dos tornillos.
- Muchos aconsejan la aspiración de cadera o capsulotomía al momento de colocar los clavos para descomprimir el hematoma y por tanto disminuir la presión intracapsular.
- El momento de la cirugía también es controversial, aunque la mayoría está de acuerdo en que la cirugía debe llevarse a cabo en forma temprana y de manera ideal al día siguiente de la presentación después de un deslizamiento inestable.
- En forma posoperatoria, los pacientes con deslizamientos inestables pueden soportar peso a tolerancia 1 a 2 días después de la cirugía, en tanto que los pacientes con deslizamientos agudos inestables no soportan peso durante 6-8 semanas.
- Los deslizamientos agudos inestables tienen un alto riesgo de NAV que va de 2-64%, en tanto que el riesgo es cercano a 0% en las EFCD estables.
- Después de que un deslizamiento ha cicatrizado, se pueden hacer osteotomías en el cuello femoral para mejorar el alineamiento de la cabeza femoral y para minimizar el atrapamiento femoroacetabular.
- La localización de la osteotomía es controversial.
  - Las osteotomías de la base de la cabeza resultan en una mayor corrección, pero también tienen mayor riesgo de NAV.
  - Las osteotomías en la base del cuello o intertrocantéricas proporcionan menor corrección, pero también tienen menor riesgo de NAV.

ANTEVERSIÓN FEMORAL

Introducción
La anteversión femoral consiste en aumento de la rotación interna del fémur. Por lo común se presenta en niños de 3-6 años de edad y es más frecuente en mujeres. Cuando se relaciona con torsión tibial, también puede haber mal desplazamiento de la rodilla o problemas patelofemorales.

Exploración física
- Los pacientes a menudo se sientan en posición de «W» y deambulan con un ángulo de progresión del pie hacia adentro o marcha en «dedos de paloma».
- La rotación de la cadera se mide en posición prona con las rodillas flexionadas 90°.
- Estos pacientes muestran una rotación interna excesiva de la cadera.

Diagnóstico clínico
- El diagnóstico clínico se basa en la diferencia angular entre el eje del cuello femoral y el eje transcondilar de la rodilla.
- Determine esto palpando la parte más prominente del trocánter mayor y midiendo su posición respecto a la posición de la diáfisis tibial.
- La anterversión femoral normal es 30-40° al nacimiento y disminuye a un promedio de 8-14° en adultos.

Tratamiento
- Ochenta por ciento se corregirán de manera espontánea para los 10 años de edad.
- El nivel de torsión se basa en el grado de rotación interna:
  - Torsión leve: entre 70 y 80°.
  - Moderada: 80-90°.
  - Severa: > 90°.
- Los casos más severos y sintomáticos se pueden tratar con osteotomías destorsionales intertrocantéricas después de los 10 años de edad.

DEFICIENCIA FOCAL FEMORAL PROXIMAL

Introducción
La deficiencia focal femoral proximal es un padecimiento muy raro que afecta a 1/52 000 nacidos vivos, y es bilateral en 10-15% de los pacientes. Por lo común se relaciona con otras anormalidades musculoesqueléticas y 50% de las extremidades ipsilateral y 26% de las contralaterales tienen anormalidades. Éstas incluyen hemimelia peronea (la más común), ausencia de la rótula, *Genu valgum*, rodillas inestables, malformaciones en los pies, defectos cubitales y enfermedad de Pierre Robin.

Debe diferenciarse del fémur hipoplásico congénito, en el que la cadera y la rodilla son funcionales, a diferencia de la DFFP. De modo histológico, la placa de crecimiento femoral proximal, específicamente la zona proliferativa, está desorganizada, con células aplanadas. Se relaciona con uso materno de talidomida.

Exploración física

- Los pacientes tienen un fémur extremadamente corto con la cadera y la rodilla mantenidas en flexión al nacimiento.
- Más aún, con frecuencia existen contracturas de la cadera en flexión, abducción y rotación externa y contracturas de la rodilla en flexión.
- Puede haber una rótula alta.
- Un mecanismo abductor inadecuado conduce a una marcha de Trendelemburg en pacientes que deambulan.

Diagnóstico

- El diagnóstico va de un arqueamiento leve a ausencia total de la parte proximal del fémur y el acetábulo.
- El fémur está retrovertido y el cóndilo femoral lateral es hipoplásico.
- Existen varios sistemas de clasificación, incluyendo la clasificación de Aitken, la cual se divide en tipos A-D.
  - Tipo A: cobertura acetabular suficiente, *coxa vara*, una diáfisis femoral corta y seudoartrosis subtrocantérica.
  - Tipo B: cobertura acetabular suficiente y presencia de cabeza femoral, osificación retardada de la cabeza femoral, no se presenta conexión entre la cabeza femoral y la diáfisis, deformidades severas en varo y posible seudoartrosis.
  - Tipo C: acetábulo severamente displásico, ausencia de cabeza femoral, fémur severamente acortado.
  - Tipo D: ausencia de cabeza femoral, displasia severa del acetábulo, fémur severamente acortado.
- La clasificación de Gillespie se divide en tipos 1 y 2, donde el fémur puede ser funcional en el tipo 1, pero no en el tipo 2.

Tratamiento

- Los casos leves requieren osteotomías en valgo y alargamiento femoral con epifisiodesis contralateral.
- Los casos más severos pueden requerir rotacionoplastia, megaprótesis o amputación de Symes con fusión de la rodilla y ajuste de prótesis.
- Las megaprótesis pueden tener una tasa de rechazo alta y su colocación requiere una articulación de la cadera estable.
- La rotacionoplastia es duradera y se relaciona con poder estar de pie durante más tiempo.

BIBLIOGRAFÍA

Aronsson DD, Loder RT, Breur GJ et al. Slipped capital femoral epiphysis: current concepts. J Am Acad Orthop Surg. 2006;14:666-679.

Beals RK. Coxa vara in Childhood: evaluation and management. J Am Acad Orthop Surg. 1998;6:93-99.

Cashman JP, Round J, Taylor G et al. The natural history of developmental dysplasia of the hip after early supervised treatment in the pavlik harness. J Bone Joint Surg Br. 2002;84-B: 418-425.

Dezateux C, Rosendahl K. Developmental dysplasia of the hip. Lancet. 2007;369:1541-1552.

Boden SD, Fallon MD, Davidson R et al. Proximal femoral focal deficiency. Evidence for a defect in proliferation and maturation of chondrocytes. J Bone Joint Surg Am. 1989;71:1119-1129.

Gillespie R, Torode P. Classification and management of congenital abnormalities of the femur. J Bone Joint Surg Am. 1983;65-B(5):557-568.

Guille JT, Pizzutillo PD, MacEwen GD. Developmental dysplasia of the hip from birth to six months. J Am Acad Orthop Surg. 2000;8(4):232-242.

Hopyan S. Function and upright time following limb salvage, amputation, and rotationplasty for pediatric sarcoma of bone. J Pediatr Orthop. 2006;26:405-408.

Joseph B. Natural history of early onset and late-onset legg-calve-perthes disease. J Pediatr Orthop. 2011;31:S152-S155.

Kim HK, Herring JA. Pathophysiology, classifications, and natural history of perthes disease. Orthop Clin North Am. 2011;42:285-295.

Larson AN, Sierra RJ, Yu EM et al. Outcomes of slipped capital femoral epiphysis treated with in situ pinning. J Pediatr Ortho. 2012;32:125-1302.

Manoff EM, Banffy MB, Winell JL. Relationship between body mass index and slipped capital femoral epiphysis. J Pediatr Orthop. 2005;25(6):744-746.

Ogden JA. Skeletal injury in the child. Philadelphia, PA: Lea & Febiger; 1982:24.

Rattey T, Piehl F, Wright JG. Acute slipped capital femoral epiphysis. Review of outcomes and rates of avascular necrosis. J Bone Joint Surg Am. 1996;78:398-402.

Ruwe PA, Gage JR, Ozonoff MB, et al. Clinical determination of femoral anteversion: a comparison with established techniques. J Bone Joint Surg Am. 1992;74-A(6):820-830.

Sankar WN, Weiss J, Skaggs DL. Orthopaedic conditions in the newborn. J Am Acad Orthop Surg. Feb 2009;17(2):112-122.

Staheli LT, Corbett M, Wyss C et al. Lower-extremity rotational problems in children: normal values to guide management. *J Bone Joint Surg Am.* 1985;67-A(1):39-47.

Stevens PM, Arms D. Postaxial hypoplasia of the lower extremity. *J Pediatr Orthop.* 2000;20(2)166-172.

Tokmakova KP, Stanton RP, Mason DE. Factors influencing the development of osteonecrosis in patients treated for slipped capital femoral epiphysis. *J Bone Joint Surg Am.* 2003;85-A:798-801.

Weinstein JN, Kuo KN, Millar EA. Congenital coxa vara: a retrospective review. *J Pediatr Orthop.* 1984;4:70-77.

Weinstein SL. Developmental hip dysplasia and dislocation. In: Morrissy RT, Weinstein SL, eds. *Lovell and Winter's Pediatric Orthopaedics.* 5th ed. Philadelphia, PA: Lippincott Williams & Wilkins; 2001:905-935.

Wenger DR, Hosalkar HS. Principles of treating the sequelae of perthes disease. *Orthop Clin N Am.* 2011;42:365-372.

TRASTORNOS PEDIÁTRICOS DE LA RODILLA

MICHELLE CAMERON WELBORN • AIMEE BRASHER

ENFERMEDAD DE BLOUNT

Introducción

- La enfermedad de Blount se divide en tres tipos diferentes: infantil, juvenil y del adolescente, los cuales se basan en la edad del paciente al momento del diagnóstico.
    - La forma infantil se presenta entre 1 y 3 años de edad, por lo regular es bilateral y típicamente resulta en las deformidades tibiales más severas de los tres tipos.
    - La forma juvenil se presenta entre los 4 y 10 años de edad.
    - La forma adolescente se presenta después de los 11 años y con frecuencia éstos tienen deformidad significativa en varo del fémur.
- Al final, todas las formas resultan en una deformidad tridimensional compleja de la tibia proximal, que consiste en varo, procurvatum y depresión fisiaria medial.

Etiología

- Hoy día se desconoce la etiología de la enfermedad de Blount, aunque todos los tipos están significativamente aumentados en afroamericanos y pacientes con índice peso-estatura elevado, donde la mayoría excede el percentil 95 para su edad.
- Recientemente se ha determinado que la forma adolescente es siete veces más común en pacientes con deficiencia de vitamina D.
- Por último, la enfermedad de Blount debe ser distinguida del varo fisiológico, que tiene un pico entre 1 y 3 años de edad y se resuelve de forma espontánea.

Exploración física

- Los pacientes son a menudo muy obesos.
- Hay *Genu varo* significativo, predominantemente de origen tibial, en especial en pacientes más jóvenes.
- Los pacientes con deformidad más severa muestran un empuje lateral al deambular.

Diagnóstico

- El diagnóstico se basa por lo general en las radiografías.
    - La radiografía AP de cadera a tobillo muestra un eje mecánico en varo.
    - La radiografía AP de rodilla muestra deformidad en pico de la metáfisis tibial medial, que es en especial prominente en la forma infantil y una depresión en la meseta medial.
    - Un ángulo metafisario diafisario, que consiste en una línea trazada perpendicular al eje mecánico de la diáfisis tibial y otra paralela a la metáfisis tibial proximal, mayor de 16°, se considera diagnóstico.
- El grado de severidad se basa en la clasificación de Langenskiöld, la cual se deriva de las radiografías AP.
    - Estadifica la deformidad de I-VI con base en el grado de deformidad metafisaria en pico, depresión de la línea articular y fragmentación de la metáfisis tibial medial.
        - Etapa I: irregularidad de la fisis tibial proximal con deformidad en pico mínima.
        - Etapa II: inclinación leve de la fisis tibial y aumento de la deformidad en pico.
        - Etapa III: aumento de la depresión metafisaria medial, sin depresión epifisiaria.
        - Etapa IV: epífisis deprimida.

- Etapa V: depresión significativa de la línea articular medial.
- Etapa VI: formación de barra ósea fisiaria medial.

Tratamiento
- El tratamiento por lo regular se basa en la edad y la severidad de la enfermedad.
- Los pacientes menores de 3 años de edad se tratan de inicio con ORTP (ortosis de rodilla-tobillo-pie).
- Los pacientes con menor clasificación de Langenskiöld con frecuencia se tratan con placas en figura ocho o grapas fisiarias laterales.
- En pacientes con enfermedad moderada a severa, a menudo se hacen osteotomías en valgo o del domo con o sin fijación externa para corregir el alineamiento en varo.
  - Éstas pueden combinarse con osteotomías mediales en cuña para abrir, para corregir la depresión de la línea articular, si es severa.
- Hoy día no existe un estándar de oro para el tratamiento de la enfermedad de Blount.
- Todas las formas de tratamiento están relacionadas, desafortunadamente, con altas tasas de recurrencia, en especial si se llevan a cabo en pacientes muy jóvenes.

DEFORMIDAD EN VALGO

Introducción
El *Genu valgo* es una deformidad común de la rodilla. Se clasifica como fisiológico, idiopático o patológico. La mayor parte se resuelve de forma espontánea, ya que el valgo fisiológico tiene un pico entre los 3 y 6 años de edad.

Etiología
- Las formas idiopáticas involucran principalmente la metáfisis femoral distal.
- Las formas patológicas pueden estar vinculadas con:
  - Raquitismo.
  - Seudoacondroplasia.
  - Mucopolisacaridosis.
  - Síndrome de Ellis-van Creveld.
  - Osteopetrosis.
  - Enfermedad de Ollier.
  - Exostosis hereditaria múltiple (EHM).
    - En 70-98% de los pacientes con EHM tienen afección tibial.
    - De 8-33% tienen *Genu valgo*.
    - Los pacientes con EHM también tienden a tener peronés desproporcionadamente cortos.

Exploración física
- Los pacientes a menudo se presentan a la clínica con dolor anterior en la rodilla.
- Tienen rodillas que chocan entre sí y la angulación en valgo puede ser predominantemente tibial o femoral, dependiendo de la etiología.
- Los casos más severos están relacionados con un empuje medial al deambular.
- Los pacientes también pueden tener inestabilidad patelofemoral o laxitud medial de la rodilla.

Diagnóstico
- Se usan radiografías en carga de longitud completa para evaluar el grado y localización de la deformidad.
- Se han empleado varias medidas radiográficas distintas para determinar el grado de severidad, incluyendo:
  - La desviación del eje mecánico (una línea trazada desde el centro de la cabeza femoral al tobillo, que debe caer dentro de 50% central de una rodilla normal).
  - El ángulo tibial-femoral (el ángulo formado entre una línea trazada de la espina ilíaca antero-superior y al centro de la rótula al centro de la articulación del tobillo).
  - Este ángulo es alrededor de:
    - De 15° de varo al nacimiento.,
    - Se sobrecorrige a 10-20° de valgo a los 1.5-2 años de edad.
    - Se asienta a 5-6° de valgo a los 7 años de edad, y en general permanece constante hasta la edad adulta.
    - El ángulo lateral femoral distal (el ángulo formado por una línea trazada desde el centro de la cabeza femoral a un punto medio entre los cóndilos femorales y una paralela a los cóndilos femorales distales, que en promedio es de 85-90°).
    - El ángulo medial tibial proximal (el ángulo formado por una línea trazada hacia la diáfisis tibial y una paralela a la meseta tibial, que es de casi 87°).

Tratamiento
- Se debe considerar la corrección quirúrgica cuando la distancia intermaleolar (la cual es la distancia entre los maléolos mediales en un paciente de pie cuando sus rodillas se están tocando) es de 8 cm o más.

- En pacientes jóvenes se pueden usar placas en figura ocho, grapas o epifisiodesis para corregir poco a poco la deformidad.
- El momento es importante a fin de prevenir la sobrecorrección y para ayudar a minimizar cualquier retraso en el crecimiento.
  - Por tanto, a menudo se realiza en pacientes idiopáticos donde la deformidad tiende a progresar más lentamente.
- Las deformidades patológicas por lo común progresan con más rapidez y, por tanto, requieren una corrección más temprana.
- La mayoría de los pacientes tratados con placas en figura ocho o grapas requieren retiro del hardware una vez que se han corregido.
  - El no retirar el hardware puede conducir a sobrecorrección, rotura del hardware, migración del hardware o hardware sintomático.
- A pesar de estas complicaciones, aun los pacientes con deformidad severa pueden beneficiarse de las placas en figura ocho, grapas o epifisiodesis para ayudar a minimizar la deformidad, haciendo que las osteotomías subsecuentes sean menos difíciles de llevar a cabo.
  - Estos pacientes requieren un seguimiento cercano hasta que alcancen la madurez ósea a fin de evaluar la presencia de deformidad recurrente, sobrecorrección o discrepancia en la longitud de las extremidades.
  - Los pacientes con deformidad recurrente o aquellos que no han sido tratados al momento de alcanzar la madurez ósea pueden requerir osteotomías para lograr una corrección aceptable de la deformidad.

DISLOCACIONES CONGÉNITAS DE LA RODILLA

Introducción
Las dislocaciones congénitas de la rodilla son raras, se presentan en 0.17/1 000 nacidos vivos. Entre 40-100% tienen anormalidades musculoesqueléticas relacionadas, incluyendo DCD, que por lo general es ipsilateral y pie equino.

Etiología
- Este tipo de dislocaciones pueden ser idiopáticas o patológicas.
- Las formas patológicas pueden ser causadas por:
  - Artrogriposis.
  - Enfermedad de Larsen.
  - Ehlers Danlos.
  - Oligohidramnios.
  - Posición de nalgas prolongada.
- Son causadas principalmente por contracturas fibrosas del cuádriceps y de la cápsula anterior de la rodilla.
- Se relacionan con adelgazamiento o ausencia de los ligamentos cruzados de la rodilla.

Exploración física
- Los pacientes se presentan al nacimiento con *Genu recurvatum* irreductible.
- Tienen extensores de la rodilla tensos y contraídos, que impiden la flexión de la rodilla.
- El cóndilo femoral puede ser palpable en la fosa poplítea.

Diagnóstico
- El diagnóstico por lo regular se basa en los hallazgos de la exploración física.
- Se pueden emplear las radiografías de rodilla o el ultrasonido para confirmar el diagnóstico.

Tratamiento
- De forma ideal se realiza reducción cerrada en las primeras 24 horas después del nacimiento colocando tracción sobre la extremidad y trasladando suavemente el fémur hacia anterior.
- Una vez que los cóndilos femorales entren en la meseta tibial, flexione con cuidado la rodilla y coloque una escayola.
- Se debe llevar a cabo colocación secuencial de escayolas cada 1-2 semanas hasta que se logren 90° de flexión.
- Si los métodos conservadores fallan, se realizan alargamiento del cuádriceps y capsulotomías, seguidos de reducción y colocación de escayola.
- Cuando se vincula con DCD, se trata primero la dislocación de la rodilla, ya que no se puede colocar de manera apropiada un arnés de Pavlik hasta que la rodilla alcance 90° de flexión.

DISLOCACIÓN CONGÉNITA DE LA RÓTULA

Introducción
- Las dislocaciones congénitas de la rótula son muy raras.
- Son mucho más comunes las dislocaciones progresivas de la rótula, las cuales se relacionan con:

- Artrogriposis.
- Síndrome de Down.
- Kabuki.
- Ellis-van Creveld.
- Síndrome de clavo-rótula.
- Ya que la dislocación se presenta después del nacimiento y por tanto son del desarrollo y no congénitas.
- Las dislocaciones congénitas de la rótula pueden tener anormalidades de las extremidades vinculadas, incluyendo:
  - Contracturas de la rodilla.
  - Trastornos rotatorios femorotibiales.
  - *Genu valgum.*
  - Torsión tibial externa.
  - Calcáneo en valgo.
  - Talipes equinovarus.
  - Astrágalo vertical congénito.

Exploración física
- Con frecuencia, la presentación inicial es con alguna alteración de la marcha.
- La rótula no está bien desarrollada, es difícil de palpar y yace lateral al cóndilo femoral.
- A menudo está inmóvil y adherida al fémur.
- El cuádriceps es corto, contraído y desviado en forma lateral.
- La banda IT es gruesa y tubular y se inserta en el cóndilo lateral en forma profunda a la rótula, en lugar del tubérculo de Gerdy.
- El mecanismo extensor dislocado es inadecuado, conduciendo a falta de extensión activa de la rodilla más allá de los 90°.

Diagnóstico
- Las dislocaciones congénitas de la rótula pueden ser difíciles de diagnosticar debido a que la rótula no se osifica hasta los 3-5 años de edad.
- Se pueden emplear el ultrasonido o la RM para hacer el diagnóstico en niños pequeños; la TC rara vez se utiliza.
- En niños mayores, la proyección oblicua de la rodilla mostrará una muesca vacía y estrecha y una rótula posicionada en forma lateral.

Tratamiento
- Las dislocaciones patelar se tratan con:
  - Liberación extensa de las adherencias al cuádriceps.
  - Liberación lateral.
  - Plicatura medial con o sin desrotación.
  - O alargamiento en v-y del tendón del cuádriceps.
- Las contracturas de la rodilla vinculadas se tratan de forma subsecuente con escayolas seriadas.
- El tratamiento debe realizarse en forma temprana para minimizar los cambios relacionados con una rótula dislocada y para prevenir la progresión de la deformidad.

Osgood Schlatter
OSTEOCONDROSIS TIBIAL

Introducción
- La enfermedad de Osgood Schlatter es un trastorno común que se presenta hasta en 21% de los niños deportistas en comparación con 4.5% de los controles no deportistas, y 20-30% de los casos son bilaterales.
- Es una apofisitis por tracción causada por microtraumatismo repetido al tubérculo tibial por el jalón del tendón patelar.
- Típicamente se presenta en los picos de crecimiento:
  - 12-15 años de edad en niños.
  - 8-12 años en niñas.

Exploración física
- Los pacientes tienen dolor a la palpación sobre el tubérculo tibial, el cual puede ser prominente o estar inflamado.

Diagnóstico
- El diagnóstico se basa en la exploración clínica.
- Las radiografías AP y lateral muestran:
  - Prominencia del tubérculo tibial.
  - Irregularidad de la apófisis.
  - Separación de la tuberosidad tibial en la etapa temprana de la enfermedad y en etapas más tardías se observa fragmentación.

TRATAMIENTO

- El tratamiento conservador típicamente comienza con modificación de actividades hasta que los síntomas se resuelvan.
  - En particular en casos severos, se puede utilizar un inmovilizador de rodilla o una escayola cilíndrica.
  - Esto es seguido de terapia para restablecer la flexibilidad y la fuerza del cuádriceps.
- Los pacientes pueden regresar al deporte una vez que su fuerza sea adecuada.
- La resolución completa de los síntomas puede tomar hasta 12-24 meses y los síntomas pueden persistir hasta que la fisis se cierre.

SÍNDROME DE SINDIG LARSEN JOHANSSON

Introducción

El síndrome de Sindig Larsen Johansson es una osteocondritis patelar debida a una apofisitis por tracción y sobreutilización del tendón patelar y su sitio de inserción en la rótula. El inicio es por lo regular entre las edades de 10 y 12 años.

Exploración física

- Los pacientes presentan dolor a la palpación sobre el polo inferior de la rótula.
- Los casos crónicos pueden tener calcificaciones palpables en el polo inferior.

Diagnóstico

- Las radiografías AP y lateral de la rodilla muestran calcificaciones de la inserción proximal del tendón patelar.
- El tendón patelar puede aparentar estar parcialmente avulsionado.

Tratamiento

- La mayor parte de los casos se resuelven en un periodo de 1 año.
- El tratamiento consiste principalmente en reposo y modificación de actividades, seguido de fortalecimiento del cuádriceps, estiramiento y entrenamiento.

TORSIÓN TIBIAL

Introducción

- La torsión tibial interna es la causa más común de tener los dedos hacia adentro y se piensa que es secundaria a moldeamiento intrauterino.
- A menudo es bilateral y 1/3 de los pacientes tiene *Metatarsus adductus*.
  - Por lo normal la tibia tiene 5° de torsión tibial interna al nacimiento, que progresa a 15° de torsión tibial externa al alcanzar la madurez.
  - La torsión tibial interna se corrige con el tiempo, en tanto que la torsión tibial externa empeora.
- La torsión tibial externa causa posición de los dedos hacia afuera, y por lo general se presenta en niños pequeños.

Exploración física

- Con frecuencia hay incremento del ángulo de progresión del pie durante la marcha, el cual es el ángulo formado por el eje largo del pie y una línea recta trazada a lo largo del camino por el que el paciente está caminando.
- Se relaciona con alto grado de variabilidad y el rango normal va de 3° de torsión tibial interna a 20° de torsión tibial externa.
- También existe un incremento en el ángulo muslo-pie, el cual es el ángulo formado entre el muslo y el pie medido en posición prona con la rodilla flexionada a 90°.
- El ángulo muslo-pie normal va de 5° de torsión tibial interna a 30° de torsión tibial externa.

Diagnóstico

- El diagnóstico típicamente se lleva a cabo con base en la exploración clínica.
- Aunque se pueden usar radiografías de longitud completa con el paciente de pie para determinar si existe otra patología vinculada.

Tratamiento

- La mayor parte de los casos se resuelven de forma espontánea y, por tanto, rara vez se tratan quirúrgicamente.
- Los enfermos que se desvían del promedio en más de dos desviaciones estándar pueden ser considerados para intervención quirúrgica en caso de estar sintomáticos.
- A los pacientes de mayor edad con más de 10° de torsión tibial interna o más de 35° de torsión tibial externa se les puede realizar una osteotomía supramaleolar para corregir la rotación.

Introducción

- La seudoartrosis congénita de la tibia es un padecimiento raro que se presenta en 1/150 000 nacidos vivos.
- Se relaciona con neurofibromatosis tipo 1 en 55% de los casos y el peroné está afectado en 1/3–1/2 de los casos.
- Se caracteriza por seudoartrosis al nacimiento o una fractura patológica en un hueso arqueado.
- Existen dos formas principales:
  - Seudoartrosis primaria, la cual está presente al nacimiento.
  - Seudoartrosis secundaria, en la que la fractura patológica ocurre cuando el niño comienza a caminar.

Exploración física

- Los pacientes tienen angulación anterolateral de la tibia.
- La tibia está acortada y el pie con frecuencia está invertido.
- Cuando existe fractura, puede haber un callo palpable, crepitación o dolor a la palpación.

Diagnóstico

- Las radiografías AP y lateral de la tibia muestran deformidad.
- Las radiografías presentan seudoartrosis atrófica o hipertrófica.
- La tibia puede mostrar cambios quísticos o distróficos.

Clasificación

- El sistema de clasificación más usado para el arqueamiento anterior es la clasificación de Crawford.
  - Tipo I: médula estrecha.
  - Tipo II: médula estrecha y esclerosada.
  - Tipo III: cambios quísticos.
  - Tipo IV: fractura o seudoartrosis.

Tratamiento

- El tratamiento es controversial.
- La meta es resecar la porción fibrosa de la tibia con o sin resección del peroné (si está involucrado), seguida de estabilización de la tibia, ya sea con clavo intramedular, fijación de Ilizarov o un injerto libre vascularizado de peroné.
- Se considera la amputación si se presentan deformidades significativas del pie, si la discrepancia en la longitud de las extremidades es significativa, o si no se puede lograr la unión.
- El valgo de tobillo es una complicación frecuente de la enfermedad y puede resultar en un crecimiento asimétrico.
  - Más aún, el valgo de tobillo puede incrementar la tasa de refractura de la tibia, así como causar inestabilidad tibiotarsal.
- En general, la tasa de refractura de la tibia es alta y los resultados son más deficientes si la tibia no está unida para los 6 años de edad.
- Las discrepancias en la longitud de las extremidades son comunes y con frecuencia requieren epifisiodesis contralateral o alargamiento de las extremidades una vez que la tibia se ha unido y se puede estimar la discrepancia final.

ARQUEAMIENTO POSTEROMEDIAL CONGÉNITO

Introducción

El arqueamiento posteromedial congénito es una condición benigna que se presenta al nacimiento y que afecta por lo común al lado izquierdo y tiende a corregirse de forma espontánea. La deformidad de calcáneo en valgo, que puede estar presente, también se resuelve espontáneamente. El arqueamiento posteromedial se relaciona con acortamiento de la extremidad que no se corrige con el tiempo. El grado de acortamiento de la extremidad se correlaciona con la severidad del arqueamiento.

Exploración física

- Existe arqueamiento posteromedial de la tibia, dorsiflexión limitada del tobillo o debilidad con la flexión plantar, la cual se relaciona con la severidad de la discrepancia en la longitud de la pierna.
- El pie puede ser más pequeño en el lado afectado.

Diagnóstico

- Se emplean las radiografías AP y lateral para determinar el grado de arqueamiento diafisiario.
- Los dos sistemas más utilizados son los de Malhorta y Shapiro.

- Sistema de clasificación de Malhorta:
  - Tiene grados de 1-3.
  - Se basa en la posición de la placa de crecimiento de la tibia vs. el peroné, a medida que la fisis del peroné se mueve más proximal.
  - Por lo regular la fisis distal del peroné está al nivel del plafond tibial.
    - Grado 1: la fisis peronea está por encima del plafond, pero por debajo de la fisis tibial.
    - Grado 2: las fisis peronea y tibial están al mismo nivel.
    - Grado 3: la fisis femoral está por encima de la fisis tibial.
- Sistema de clasificación de Shapiro:
  - Se basa en el grado de acuñamiento de la epífisis tibial distal.
  - En condiciones normales no existe acuñamiento.
    - Grado 1: acuñamiento leve de la porción central de la epífisis tibial distal, sin daño significativo de la parte lateral de la epífisis.
    - Grado 2: acuñamiento moderado, con la epífisis tibial distal inclinada hacia la fisis en su borde lateral.
    - Grado 3: acuñamiento severo con la epífisis tibial distal inclinada hacia el 1/3 lateral de la fisis.

Tratamiento

- El tratamiento del arqueamiento posteromedial congénito es triple: primero corregir cualquier arqueamiento residual; segundo, corregir cualquier discrepancia en la longitud de las extremidades; y tercero, corregir cualquier calcáneo valgo residual.
- Se hace osteotomía correctiva si el arqueamiento es:
  - >25° en ambos planos entre los 1.5 y 3 años de edad.
  - >20° en cualquiera de los planos después de los 3 años de edad.
- La discrepancia en la longitud de las extremidades se trata con epifisiodesis, al igual que el calcáneo valgo no resuelto (hemiepifisiodesis).

HEMIMELIA TIBIAL

Introducción

- La hemimelia tibial es una anormalidad congénita rara que ocurre alrededor de 1/1 000 000 nacidos vivos y se relaciona con ausencia o deficiencia de la tibia.
- Es bilateral en casi 30% de los casos.
- El peroné tiende a estar parcial o completamente íntegro.
- En 75% de los pacientes hay anormalidades anatómicas relacionadas, incluyendo:
  - Dislocación congénita de la cadera.
  - Deficiencia femoral proximal focal.
  - Coxa valga.
  - Inestabilidad de la rodilla.
  - Discrepancia en la longitud de las extremidades.
  - Pie equino varo.
  - Fusiones subastragalina y de la parte media del pie.
  - Sindactilia de la mano o el pie.
  - Dedos hipoplásicos o ausentes en la mano o el pie.
  - Mano en pinza de langosta.
  - Displasia radial.
  - Vértebras hipoplásicas o hemivértebras.
  - Hipospadias.
  - Paladar hendido.
  - Ano imperforado.
- Puede relacionarse con trastornos autosómicos dominantes, que causan deformidad en mano hendida, bifurcación femoral o defectos cubitales.

Exploración física

- La extremidad inferior está arqueada y acortada y el pie se mantiene en supinación rígida.
- Puede haber inestabilidad de la rodilla.

Diagnóstico

- El diagnóstico es radiográfico.
- Se clasifica empleando la clasificación de Jones.
  - Tipo 1a: tibia ausente con un fémur distal hipoplásico.
  - Tipo 1b: tibia rudimentaria con un fémur casi normal.
  - Tipo 2: tibia proximal casi normal.
  - Tipo 3: segmento amorfo de la tibia, ya sea proximal o distalmente.
  - Tipo 4: deficiencia principalmente distal y diástasis del tobillo.

Tratamiento

- Las formas más severas son tratadas con desarticulación de la rodilla.
- La centralización del peroné bajo el cóndilo femoral (procedimiento de Brown) con frecuencia se relaciona con procedimientos adicionales y a menudo hay inestabilidad significativa de la rodilla.
- Las formas moderadas a severas pueden ser tratadas con sinostosis de la tibia al peroné.
- Las formas menos severas se tratan con amputaciones de Syme o de Chopart.

HEMIMELIA PERONEA

Introducción

- La hemimelia peronea es una anomalía congénita rara que consiste en deficiencia o ausencia del peroné.
- Es la forma más común de ausencia o hipoplasia de hueso largo; típicamente es unilateral y ocurre de manera esporádica, con una incidencia más alta en niños en comparación con las niñas.
- Con frecuencia se relaciona con:
  - Deficiencia de la cara lateral del pie y el peroné distal.
  - Deficiencia femoral focal proximal.
  - Hipoplasia femoral.
  - Coalición tarsal.
  - Discrepancia en la longitud de las extremidades.
  - Arqueamiento anteromedial de la tibia.
  - Tobillo en bola y socket.
  - Ausencia de huesos tarsales o rayos del pie.
- Hasta 95% de los pacientes con hemimelia peronea tienen ausencia del LCA.

Exploración física

- La mayoría de los pacientes tienen evidencia clínica de ausencia del LCA.
- También pueden tener:
  - Retroversión femoral.
  - Inestabilidad patelar.
  - Inestabilidad de la rodilla.
  - Arqueamiento tibial anteromedial.
  - Anormalidades de los pies.

Diagnóstico

- Las radiografías muestran la deficiencia del peroné y una fisis tibial distal en forma de cuña.
- Existen varios sistemas de clasificación.
  - La de Achterman y Kalamchi se basa en la morfología del peroné:
    - Tipo Ia: acortamiento leve secundario a una epifisis peronea proximal que está distal y una epifisis peronea distal que está proximal, con valgo significativo del tobillo.
    - Tipo Ib: acortamiento más severo del peroné con acortamiento tibial relacionado.
    - Tipo II: ausencia de peroné.
  - Stanitski y Stanitski desarrollaron un sistema expandido de clasificación que toma en consideración:
    - La morfología del peroné y de la articulación tibioastragalina.
    - La presencia de coalición tarsal.
    - El número de rayos además del tamaño del peroné.
      - Peroné I: peroné casi normal.
      - Peroné II: peroné pequeño.
      - Peroné III: ausencia completa del peroné.
    - A continuación se clasifica la morfología tibioastragalina como: horizontal, en valgo o esférica.
    - Se documenta la presencia o ausencia de coalición tarsal, junto con el número de rayos presente, de 1-5.

Tratamiento

- El tratamiento se basa en la extensión de la deformidad con amputación de Syme para pacientes con menos de tres rayos.
- En pacientes con tres o más rayos, por lo común se realizan liberación posteromedial de tejidos blandos, alargamiento del tendón de Aquiles y de los tendones peroneos y alargamiento de la extremidad.
- En casos más severos, también se lleva a cabo una artrodesis tibioastragalina.
- Los pacientes a menudo requieren ortosis además de la intervención quirúrgica.

BIBLIOGRAFÍA

Achterman C, Kalamchi A. Congenital deficiency of the fibula. *J Bone Joint Surg Br.* 1979;61-B(2):133-137.

Boero S, Michelis MB, Riganti S. Use of the eight-plate for angular correction of knee deformities due to idiopathic and pathologic physis: initiating treatment according to etiology. *J Child Orthop.* 2011;5:209-216.

Changulani M, Ali F, Mulgrew E et al. Outcome of limb lengthening in fibular hemimelia and a functional foot. *J Child Orthop.* 2010;4(6):519-524.

Cheeme JI, Grissom LE, Harcke HT. Radiographic characteristics of lower-extremity bowing in children. *Radiographics.* 2003;23:871-880.

Courvoisier A, Eid A, Merloz P. Epiphyseal. Stapling of the proximal tibia for idiopathic genu valgum. *J Child Orthop.* 2009;3:217-221.

Crawford AH Jr, Bagamery N. Osseous manifestations of neurofibromatosis in childhood. *J Pediatr Orthop.* 1986;6:72-88.

Ghanem I, Wattincourt L, Seringe R. Congenital dislocation of the patella part I: pathologic anatomy. *J Pediatr Orthop.* 2000;20:812-816.

Ghanem I, Wattincourt L, Seringe R. Congenital dislocation of the patella part II: orthopaedic management. *J Pediatr Orthop.* 2000;20:817-822.

Green NE, Swiontkowski MF, eds. *Skeletal Trauma in Children.* Vol 3. Philadelphia, PA: WB Saunders; 1994:369-395.

Hefti F, Bollini G, Dungl P et al. Congenital pseudarthrosis of the tibia: history, etiology, classification, and epidemiologic data. *J Pediatr Orthop B.* 2000;9:11-15.

Hofmann A, Wenger DR. Posteromedial bowing of the tibia. Progression of discrepancy in leg lengths. *J Bone Joint Surg Am.* 1981;63:384-388.

http://bestpractice.bmj.com/best-practice/monograph/748/diagnosis/step-by-step.html. August 25, 2011.

Ko JY, Shih CH, Wenger DR. Congenital dislocations of the knee. *J Pediatr Orthop.* 1999;19(2):252-259.

Krengel WF 3rd, Staheli LT. Tibial rotational osteotomy for idiopathic torsion. A comparison of the proximal and distal osteotomy levels. *Clin Orthop Relat Res.* 1992;(283):285-289.

Langenskiöld A. Tibia vara: a critical review. *Clin Orthop Rel Res.* 1989;246:195-207.

Langenskiöld A. Tibia vara; (osteochondrosis deformans tibiae); a survey of 23 cases. *Acta Chir Scand.* 1952;103(1):1-22.

Medlar RC, Lyne ED. Sindig-Larsen-Johansson disease. *J Bone Joint Surg Am.* 1978;60-A(8):113-116.

Montgomery CO, Young KL, Austen M et al. Increased risk of blount disease in obese children and adolescents with Vitamin D deficiency. *J Pediatr Orthop.* 2010;30:879-882.

Pannier S. Congenital pseudarthrosis of the tibia. *Orthop Traumatol Surg Res.* 2011;97:750-761.

Rask BP, Micheli LJ. Chapter 11: The pediatric knee. In: Scott WN, ed. *The Knee.* Vol 1. St. Louis, MO: Mosby-Year Book; 1994:229-275.

Sabharwal S. Current concepts review: blount disease. *J Bone Joint Surg Am.* 2009;91-A:1758-1776.

Schoenecker PL. Congenital longitudinal deficiency of the tibia. *JBJS,* 1989;71-4(2):278-287.

Scott AC, Kelly CH, Sullivan E. Body mass index as a prognostic factor in development of infantile blount disease. *J Pediatr Orthop.* 2007;27:921-925.

Shah HH, Doddabasappa SN, Joseph B et al. Congenital posteromedial bowing of the tibia: a retrospective analysis of growth abnormalities in the leg. *J Pediatr Orthop B.* 2009;18:120-128.

Staheli LT, Corbett M, Wyss C et al. Lower-Extremity Rotational Problems in Children: Normal Values to Guide Management. *J Bone Joint Surg Am.* 1985;67-A(1):39-47.

Stanitski DF, Stanitski CL. Fibular hemimelia: a new classification system. *J Pediatr Orthop.* 2003;23:30-34.

Stieber JR, Dormans JP. Manifestations of hereditary multiple exostoses. *J Am Acad Orthop Surg.* 2005;13:110-120.

Turker R, Mendelson S, Ackman J et al. Anatomic considerations of the foot and leg in tibial hemimelia. *J Pediatr Orthop.* 1996;16(4):445-449.

Vander Have KL, Hensinger RN, Caird M et al. Congenital pseudarthrosis of the tibia. *J Am Acad Orthop Surg.* 2008;16:228-236.

Vitale MG, Guha A, Skaggs DL. Orthopaedic manifestations of neurofibromatosis in children: An update. *Clin Orthop Relat Res.* 2002;401:107-118.

Wada A, Fujii T, Takamura K et al. Congenital dislocation of the patella. *J Child Orthop.* 2008;2:119-123.

Weiss JM, Jordan SS, Andersen JS et al. Surgical treatment of unresolved osgoodschlatter disease: ossicle resection with tibial tubercleplasty. *J Pediatr Orthop.* 2007;27:844-847.

Zionts LE. Fractures around the knee in children. *J Am Acad Orthop Surg.* 2002;10(5): 345-355.

TRASTORNOS DEL PIE

ABIGAIL ALLEN • JANAY MCKIE

EVALUACIÓN GENERAL

- Observe la piel de la planta del pie.
  - ¿Existen signos de carga excesiva (p. ej., callos)?
- Observe los pies en las posiciones sentada y de pie (incluyendo parándose sobre las puntas de los dedos, de ser posible).
  - Evalúe la posición del talón (el valgo es normal al estar de pie).
  - Evalúe la longitud del arco.
- Valore el RDM de los dedos de los pies y de las articulaciones subastragalina y del tobillo.
- Palpe en busca de puntos dolorosos.

PIE PLANO

Diagnóstico diferencial
- *Pes planus*.
- Pie calcáneo valgo.
- Astrágalo vertical congénito.
- Coalición tarsal.

Pes planus (pie plano)
Etiología
- Es importante determinar si la deformidad es flexible o rígida.
- Un pie plano flexible es aquel en el que el arco se vuelve aparente cuando el pie no está soportando peso (al estar sentado) o al pararse de puntillas.

Tratamiento
- Si el pie es flexible y asintomático, no se requiere tratamiento.
- Si el pie es flexible y sintomático, el tratamiento debe estar enfocado en los síntomas y no en la deformidad.
- Los síntomas pueden ser atribuibles a huesos accesorios u otras condiciones.
  - En esta situación, asegúrese de obtener radiografías en carga.
  - Añada una proyección oblicua externa si se sospecha un navicular accesorio.
  - Añada una proyección oblicua interna si se sospecha coalición calcáneo-navicular.
- La cirugía es la última opción después de que las medidas conservadoras fallan.
  - Las opciones quirúrgicas incluyen:
    - Recesión del gastrocnemio.
    - Artrodesis subastragalina.
    - Osteotomía de alargamiento de la columna lateral.
    - Osteotomías combinadas del pie posterior y medio con base en la extensión de la deformidad ósea o de los tejidos blandos que contribuye al pie plano flexible sintomático.
- Véase más adelante para una discusión sobre la deformidad de pie plano rígido.

Pie calcáneo valgo
Presentación
- El paciente que presenta deformidad de pie calcáneo valgo tiene la parte anterior del pie yaciendo contra la parte anterolateral de la tibia.
- Esta deformidad por lo usual es secundaria a posicionamiento intrauterino y se identifica al nacimiento.

Tratamiento
- Los ejercicios de estiramiento para jalar al pie hacia su posición anatómica (tres veces al día) son el tratamiento general, con la expectativa de que la deformidad del pie se resolverá en un periodo de 3-6 meses.
- Si los ejercicios de estiramiento fallan, investigue otros diagnósticos.

Astrágalo vertical congénito (AVC)

Etiología
- El AVC es una dislocación dorsal irreductible del hueso navicular del astrágalo.
- En casi 50% de los pacientes se relaciona con:
  - Espina bífida.
  - Artrogriposis.
  - Agenesia del sacro.
  - Diastematomielia.
  - Trastornos cromosómicos.

Presentación
- Los pacientes presentan una deformidad en pie plano rígido con una convexidad observada sobre la cara medial del pie.
- Esta convexidad es la cabeza del astrágalo que contribuye a la convexidad palpable en la cara medial de la planta del pie.
- Esta deformidad se denomina «deformidad en mecedora».

Estudios de imagen
- El principal hallazgo en la radiografía lateral del pie es un astrágalo vertical en relación con la tibia.
- Además, es útil una proyección lateral plantar para distinguir un astrágalo vertical congénito verdadero de un astrágalo oblicuo.
- Dado que el hueso navicular no se osifica hasta que el niño tiene alrededor de 3 años de edad, utilice el eje astragalino en relación con el primer metatarsiano (en lugar del hueso navicular).
- Si el eje astragalino se alinea con el primer metatarsiano en flexión plantar lateral, es un astrágalo oblicuo.
  - Si no, es un astrágalo vertical congénito.

Tratamiento
- No existe una función para el tratamiento sólo conservador.
- El tratamiento consiste en una combinación de colocación serial de escayolas seguida de cirugía.
- Las opciones de tratamiento incluyen técnica de enyesado reverso de Ponseti, seguida de reducción abierta y colocación de clavos en la articulación astrágalo-navicular.
- Si se requieren, se llevan a cabo liberaciones de tejidos blandos.
- Antes del tratamiento se deben descartar síndromes relacionados con esta deformidad del pie.
- El astrágalo oblicuo por lo regular no requiere mayor tratamiento que los estiramientos.

Coalición tarsal

Introducción
- Las coaliciones tarsales son fusiones entre los huesos del tarso que conducen a pérdida de los movimientos de inversión y eversión del pie.
- Con el tiempo, estas fusiones pueden generar estrés sobre articulaciones adyacentes y provocar dolor después de haber sido clínicamente asintomáticas.
- Las coaliciones más comunes son las coaliciones calcáneo-navicular y astrágalo-calcánea.
  - Sin embargo, pueden existir otras coaliciones.
  - Las coaliciones son bilaterales en 50-60% de los pacientes y pueden ser heredadas en un patrón autosómico dominante.

Presentación
- El paciente que presenta una coalición tarsal es por lo regular un adolescente: 8-12 años de edad, en el caso de la calcáneo-navicular y mayor de 12 años en las coaliciones subastragalinas.
- Los sujetos tienen antecedentes de dolor relacionado con actividades junto con esguinces recurrentes de tobillo.

Exploración física
- En la exploración del pie se ve disminución del movimiento subastragalino (eversión e inversión).

Estudios de imagen
- Las radiografías estándar AP y lateral del pie pueden ser útiles, pero no siempre muestran una coalición tarsal existente.
- En la radiografía lateral, el signo del «oso hormiguero» (proceso anterior largo del calcáneo) sugiere la presencia de coalición calcáneo-navicular.
  - Además, en la radiografía lateral, el signo de C de Lateur (condensación por debajo de la faceta medial del calcáneo) sugiere la presencia de coaliciones subastragalinas.
- La radiografía oblicua interna del pie puede ayudar a identificar coaliciones calcáneo-naviculares.
- Las coaliciones astrágalo-calcáneas pueden detectarse en una proyección de Harris.
- También la TC/RM del pie pueden ser útiles para diagnosticar coaliciones.

- No confirman el diagnóstico, pero pueden detectar coaliciones adicionales en el pie sintomático.

Tratamiento
- El tratamiento inicial de una coalición tarsal dolorosa es no quirúrgico.
- El tratamiento consiste en una escayola corta de pierna para caminar/ortosis durante 3 semanas para proporcionar alivio sintomático.
- El tratamiento quirúrgico se considera después de que el tratamiento conservador falla.
  - El tratamiento quirúrgico por lo regular es escisión de la coalición con un injerto graso de interposición.
  - Para las coaliciones astrágalo-calcáneas, si más de 50% de la faceta media está involucrada, se considera que la fusión es una mejor opción.

NAVICULAR ACCESORIO

Introducción
Casi 10% de la población general tiene un navicular accesorio. Con frecuencia es bilateral y es más común en niñas que en niños.

Presentación
- Los pacientes presentan dolor y una masa palpable en la cara medial del pie, justo por encima del arco.
- Por lo regular se descubre de forma incidental y se encuentra en asociación con «síndromes de sobreuso» (p. ej., apofisitis por tracción del tendón tibial sobre un navicular inestable).

Tratamiento
- El tratamiento está dirigido al manejo de los síntomas.
- La escisión quirúrgica es el último recurso.

ADUCCIÓN DEL ANTE PIE

- La aducción del ante pie describe a un espectro de deformidades que van desde convexidad de la cara lateral del pie a la abducción dinámica del dedo grueso.
- Los tipos de aducción del ante pie incluyen:
  - *Metatarsus adductus*.
  - *Metatarsus varus*.
  - «Skewfoot».
  - Aducción del dedo grueso.

Metatarsus adductus
- Es una deformidad flexible de la parte anterior del pie secundaria a una deformidad posicional intrauterina tardía.
- El antepie está en aducción (a nivel de la articulación tarsometatarsiana), mientras que la parte posterior del pie mantiene su alineamiento normal.
- En estos pacientes es importante descartar hipoplasia de cadera, ya que 1% de los casos de *Metatarsus adductus* se relaciona con este trastorno.
- *Metatarsus adductus* se resuelve por sí solo.

Metatarsus varus
- Es una deformidad rígida del pie debida a una deformidad posicional intrauterina temprana.
- El antepie está rotado y fijo en el eje largo del pie, de modo que la planta del pie ve hacia la línea media del cuerpo.
- A diferencia de *Metatarsus adductus*, esta deformidad puede persistir sin corrección con escayolas seriadas.

Skewfoot
- Esta compleja deformidad incluye flexión plantar de la parte posterior del pie, abducción de la parte media del pie y aducción del antepie, con o sin un cordón del talón tenso.
- El espectro de severidad de este trastorno del pie va desde idiopático hasta aquéllos relacionados con trastornos neurológicos.
- El tratamiento consiste en una combinación de escayolas seriadas, alargamiento del cordón del talón y osteotomías.

Abducción del dedo grueso
- Ésta se caracteriza por una deformidad dinámica debido a sobreactividad del abductor del dedo grueso del pie.
- Esta condición por lo general se resuelve por sí sola.

PIE CAVO

Introducción
El paciente presenta un arco alto con o sin dedos en garra. Es importante revisar las manos en busca de dedos en garra y/o atrofia de los músculos intrínsecos de la mano. Se utiliza el blo-

que de Coleman para evaluar la flexibilidad de la parte posterior del pie. El pie cavo por lo regular está relacionado con una condición neurológica subyacente.

Tratamiento
- El abordaje a los pacientes con pie cavo está dirigido a la identificación del trastorno neurológico subyacente (estático o progresivo), si es que está presente.
- Después, se puede abordar, si se requiere, la deformidad del pie.
- Si está indicada la cirugía, la decisión entre un procedimiento óseo o en tejidos blandos se basa en la flexibilidad de la deformidad de la parte posterior del pie.

JUANETES
(HALLUX VALGUS JUVENIL)

Introducción
Esta deformidad se caracteriza por prominencia de la cabeza del primer metatarsiano debido a una combinación de un primer metatarsiano en varo (deformidad del desarrollo) y el uso de calzado; por lo general se presenta en adolescentes (en especial en mujeres).

Evaluación/estudios de imagen
- Se debe evaluar el pie en busca de la presencia o ausencia de laxitud articular, contractura del cordón del talón y/o pie plano.
- La deformidad debe cuantificarse con radiografías AP y lateral del pie estando el paciente de pie, en especial si se considera una intervención quirúrgica.

Tratamiento
- El manejo comienza con opciones no quirúrgicas (p. ej., usar zapatos anchos, férulas nocturnas).
- La cirugía se considera cuando las opciones no quirúrgicas fallan.
- La corrección quirúrgica de la deformidad se difiere hasta el final del crecimiento, de ser posible, ya que existe una alta tasa de recurrencia en jóvenes.

ENFERMEDAD DE KOHLER

Introducción
- La enfermedad de Kohler se define como necrosis avascular del navicular.
- Los pacientes por lo regular son niños de 3-6 años de edad que se quejan de dolor inespecífico sobre el hueso navicular.
- Cuando se presenta dolor localizado en la parte dorsomedial del pie, también se observa inflamación localizada.
- Las radiografías muestran esclerosis con posible fragmentación y disminución del tamaño del hueso navicular.
- La enfermedad de Kohler puede ser confundida con una infección.

Tratamiento
- Se trata de una enfermedad autolimitada y puede ser manejada con inmovilización en una escayola corta para caminar, si es sintomática.
- Los síntomas típicamente se resuelven por completo en 7-15 meses.

PIE EQUINO

Introducción
El pie equino o *talipes equinovarus*, es una deformidad compleja del pie que incluye aducción del antepie en combinación con pie posterior equino y varo. Aunque todo el pie está en supinación, el antepie está pronado en relación con la parte posterior del pie, resultando en pie cavo.

Etiología
- La etiología es multifactorial.
- La incidencia general es 1/1 000 nacidos vivos y es bilateral 40% de las veces.
- El pie equino por lo general es idiopático, pero también puede estar relacionado con síndromes neurológicos y anormalidades cromosómicas.

Diagnóstico
- La evaluación mostrará un pliegue en la cara medial de la parte media del pie y un talón pequeño.
- En el caso de la deformidad unilateral de pie equino, el pie deformado es más pequeño y ancho que el pie normal.
- El antepie no puede corregirse de forma pasiva a su posición abducida neutral. Además, la parte posterior del pie no puede bajarse más allá de la posición neutral.
- En las radiografías, el astrágalo y el calcáneo están **paralelos** tanto en las proyecciones AP como lateral.

Historia natural
- Si no se trata, la deformidad de pie equino resulta en una discapacidad progresiva para la marcha.

Tratamiento
- Si se inicia temprano, la colocación seriada de escayolas puede ser muy útil.
- La técnica de enyesado de Ponseti seguida de tenotomía del cordón del talón pueden tratar de forma efectiva la deformidad de pie equino.
- La secuencia de corrección: CAVE= *Cavus, Adductus, Varus, Equinus*.
- La liberación quirúrgica de la deformidad en pie equino se reserva para los casos resistentes o refractarios.
  - Si se lleva a cabo el tratamiento quirúrgico, se recomienda un abordaje «a la carta», a diferencia de una liberación posteromedial completa.
- Cabe destacar que el pie equino secundario a un trastorno neuromuscular puede ser más difícil de tratar que el pie equino idiopático.

BIBLIOGRAFÍA

Dimeglio A, Bensahel H, Souchet P et al. Classification of clubfoot. *JPO.* 1995;4(2):129-136.

Dobbs MB, Purcell DB, Nunley R et al. Early results of a new method of treatment for idiopathic congenital vertical talus. *J Bone Joint Surg Am.* 2006;88:1192-1200.

Drennan JC. Congenital vertical talus. *Instr Course Lect.* 1996;45:315-322.

Groiso JA. Juvenile hallux valgus: A conservative approach to treatment. *J Bone Joint Surg Am.* 1992;74:1367-1374.

Kasser JR. The pediatric foot (Lovell and Winter's Pediatric Orthopedics, 6th edition). 2008.

Lemley F, Berlet G, Hill K et al. Current concepts review: Tarsal coalition. *Foot Ankle Int.* 2006;27:163-169.

Mosca VS. The cavus foot. *J Pediatr Orthop.* 2001;21:423-424.

Mosca VS. Flexible flatfoot and skewfoot. *Instr Course Lect.* 1996;45:347-354.

Ponseti IV. The Ponseti technique for correction of congenital clubfoot. *J Bone Joint Surg Am.* 2002;84-A(10):1889-1890. JBJS. 2002.

Song KM. OKU 4 Pediatrics. *AAOS.* 2011.

Spero CR, Simon GS, Tornetta P 3rd. Clubfeet and tarsal coalition. *J Pediatr Orthop.* 1994;14(3):372-376.

Westberry DE, Davids JR, Pugh LI et al. Clubfoot and developmental dysplasia of the hip: Value of screening radiographs in children with clubfoot. *J Pediatr Orthop.* 2003;23(4):503-507.

ESCOLIOSIS, CIFOSIS, ESPONDILOLISIS/ESPONDILOLISTESIS

LINDSAY ANDRAS

ESCOLIOSIS

Introducción
- La escoliosis se define como una curvatura de la columna de más de 10°.
- Puede ser:
  - Idiopática.
  - Congénita.
  - Neuromuscular.
  - O relacionada con traumatismo, tumor, neurofibromatosis, Marfan, Ehlers-Danlos, distrofia muscular u otros síndromes.
- La escoliosis idiopática es un diagnóstico de exclusión.

Riesgo de progresión
- La progresión depende de:
  - La etiología de la curvatura.
  - La predisposición genética.
  - La magnitud de la curvatura.
  - La cantidad de crecimiento que aún resta.
- El signo de Risser (grado de osificación en la apófisis iliaca) es un indicador del crecimiento restante (figura 9-3).
  - Si no se trata, 68% de los pacientes con Risser 0-1 con una curvatura de 20-29°, progresarán.
  - Aunque sólo 23% de los pacientes Risser 2-4 con una curvatura de la misma magnitud mostrarán signos de progresión.

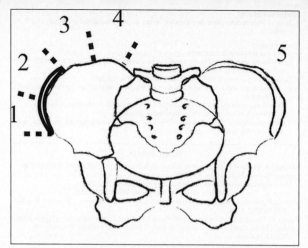

Figura 9-3 Signo de Risser. La apófisis iliaca se osifica de manera predecible, comenzando en forma lateral y progresando hacia medial. La nivelación del ala iliaca se correlaciona con enlentecimiento y finalización del crecimiento de la columna, ocurriendo por lo general en un periodo de 18-42 meses (De Weinstein SL; Flynn JM, Lovell and Winter's Pediatric Orthopaedics Wolters Kluwer; Philadelphia, PA, 2013 con autorización).

Historia clínica
- Los antecedentes familiares con frecuencia son positivos y hasta 11% de los familiares de primer grado están afectados.
- Casi 23% de los pacientes con escoliosis idiopática presentan dolor de espalda.
- Está indicado un abordaje más a fondo si:
  - El dolor es localizado, constante, o empeora de forma progresiva.
  - O se relaciona con síntomas de debilidad, marcha anormal o episodios de incontinencia fecal/urinaria.
- Evalúe la cantidad de crecimiento que resta: edad de la menarca, estatura de los padres y cómo fue que se observó por primera vez la curvatura y si se ha observado progresión desde entonces.

Exploración física
- Revise si los hombros y la pelvis están nivelados y busque la presencia de inclinación del tronco.
- Para evaluar la rotación, se hace la prueba de inclinación hacia adelante de Adams, empleando un escoliómetro.
- La prominencia de las costillas debe estar del mismo lado que la convexidad de la curvatura.
  - Si la prominencia está del mismo lado de la concavidad de la curvatura, por lo regular se relaciona a discrepancia en la longitud de las piernas y no a una curvatura estructural.
- Una lectura del escoliómetro de 5° se considera anormal y se correlaciona con una curvatura de casi 20°, la cual es indicación para solicitar radiografías.
  - El escoliómetro es útil para monitorear las curvaturas leves sin necesidad de solicitar muchas radiografías.
  - Los siguientes hallazgos sugieren que la curvatura no es idiopática:
    - Anormalidad de la marcha (evalúe la capacidad de caminar sobre los talones y saltar de forma independiente sobre cada pie).
    - Cifosis.
    - Deformidad del pie (en especial si es unilateral).
    - Ángulo poplíteo mayor de 50°, reflejos desiguales (en especial abdominales), clonus sostenido.
    - Disminución de la sensibilidad o la fuerza.

Estudios de imagen
- De ser posible, se deben obtener radiografías de pie (para confirmarlo, se debe observar que la burbuja de aire en el estómago sea plana en la parte inferior).
  - Siempre revise las radiografías laterales para buscar espondilolistesis (puede afectar la planeación quirúrgica).

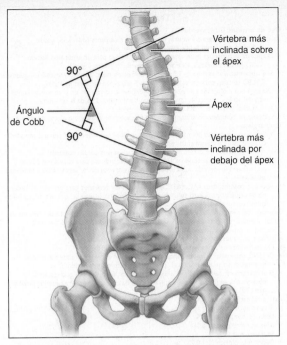

Figura 9-4 Ángulo de Cobb. El ángulo de Cobb es una medición cuantitativa de la curvatura coronal. Se trazan líneas paralelas a las placas terminales de las vértebras. Se trazan dos líneas perpendiculares a éstas. El ángulo que se forma es el ángulo de Cobb. (De Flynn JM, Operative Techniques in Pediatric Orthopaedics Orthopaedics Wolters Kluwer; Philadelphia, PA. 2010 con autorización).

- Se espera hipocifosis de la columna torácica.
  - Identifique el ápex de la(s) curvatura(s) y tome nota del nivel.
  - Identifique las vértebras superior e inferior de cada curvatura (las vértebras más inclinadas).
- Mida el ángulo de Cobb.
  - Éste es el ángulo entre una línea a lo largo de la placa terminal de la vértebra más angulada por encima del ápex de la curvatura y una línea a lo largo de la placa terminal de la vértebra más inclinada por debajo del ápex de la curvatura (figura 9.4).
  - El ángulo de Cobb tiene un promedio de:
    - 5° de variabilidad intraobservador.
    - 7° de variabilidad interobservador.
  - Al determinar los niveles de fusión, cuente para verificar que existan 12 vértebras torácicas y cinco vértebras lumbares y trace la línea sacro-vertebral central (LSVC), la cual es una línea perpendicular a las alas iliacas y una línea que bisecta a L5.
- Tome nota del signo de Risser (osificación de la apófisis iliaca).
- Evalúe en busca de fusión de la apófisis iliaca y si el cartílago trirradiado está cerrado o aún está abierto.
- Indicaciones para RM:
  1. Anormalidad neurológica (debilidad/reflejos anormales).
  2. Dolor severo.
  3. Pacientes jóvenes (menores de 11 años de edad) con curvaturas mayores de 20°.
  4. Patrones atípicos (curvatura torácica del lado izquierdo, escoliosis congénita, curvaturas angulares cortas o deformidad severa/mayor de 70°).
  5. Progresión rápida (más de 1°/mes).

Tratamiento

- **Uso de arneses:** Controversial.
  - Sólo está indicado para curvaturas de 20 a 45° y en quienes todavía les queda un tiempo considerable por crecer (Risser 3 o menor).
  - El ápex de la curvatura debe estar en T7 o por debajo para un arnés tipo Boston (TLSO [ortosis torácica, lumbar y sacra, por sus siglas en inglés]).
  - Si el ápex está por encima de T7, el corsé de Boston no es efectivo y también se requiere CTLSO (ortosis cervical, torácica, lumbar y sacra, por sus siglas en inglés).
  - Obtenga una radiografía con el arnés para evaluar la corrección de la curvatura: con el uso del arnés es deseable una corrección de al menos 25% de la curvatura.
  - A lo mucho, el uso del arnés previene la progresión.
  - Después de completar el tratamiento, con frecuencia se observa un efecto de rebote.
- **Quirúrgico:**
  - Indicado en curvaturas de más de 50° (algunos dicen que más de 45° con una cantidad considerable de crecimiento restante).
  - La fusión posterior de la columna (FPC) es la cirugía más común realizada.
  - La fusión anterior de la columna (FAC) puede estar indicada para curvaturas únicas: permite una fusión más corta y, por tanto, la conservación de segmentos de movilidad adicionales.
  - Antes, se recomendaba FAC + FPC en pacientes muy pequeños para prevenir el fenómeno de cigüeñal, pero esto se ha puesto en entredicho cuando se usan armados pediculados con tornillos.
- Selección del nivel en FPC: si las curvas son compensatorias y no estructurales (menos de 25° al inclinarse), entonces se puede llevar a cabo sólo una fusión selectiva de la curvatura estructural principal.
  - Incluya todos los niveles en los que se midió el ángulo de Cobb.
  - No se detenga en ningún nivel de cifosis (por lo común T6-T8).
  - La LSVC debe pasar a través del cuerpo vertebral en el extremo distal del armado quirúrgico; **no** se detenga en el ápex de la curvatura compensadora.
  - Si el hombro izquierdo está más alto en la exploración o si la clavícula izquierda se observa alta en la radiografía, incluya también la curvatura torácica superior (fusión hasta T2).
- Las complicaciones incluyen:
  - Ilio paralítico (6%).
  - Infección temprana (1-2%).
  - Infección tardía (hasta 5%).
  - Seudoartrosis (3%).
  - Déficit neurológico (0.4-0.7%).
- Si hay cambio en el neuromonitoreo:
  1. Revise si se han cambiado los agentes inhalados de anestesia.
  2. Haga que el personal de neuromonitoreo verifique la posición de los electrodos.
  3. Libere la corrección.
  4. Aumente la presión arterial hasta un promedio de al menos 80 mm Hg.
  5. Transfunda si el hematocrito es bajo.
  6. Verifique que no haya piezas del instrumental que hayan migrado al canal medular.
  7. Retire el instrumental.
  8. Considere administrar esteroides y lidocaína (controversial).

Cifosis

Introducción

- La cifosis se define como un incremento anormal en la curvatura hacia adelante en el plano sagital (joroba).
- Puede ser congénita, postural o de Scheuermann.
  - Los tipos congénitos incluyen:
    - Fallo en la segmentación.
    - Fracaso en la formación.
    - Subluxación rotatoria.
  - La cifosis postural típicamente tiene una curvatura lisa y redonda en la prueba de inclinación hacia adelante de Adam, a diferencia de la angulación aguda observada en la cifosis de Scheuermann.

Historia clínica

- Son relevantes las mismas preguntas descritas antes en la sección de escoliosis (véase después).
- La cifosis de Scheuermann también tiene una predisposición genética y es más común en hombres.

Exploración física

- Se debe llevar a cabo una exploración neurológica completa.
- Consulte la descripción previa en la sección de escoliosis.

Estudios de imagen
- Alineamiento sagital normal:
  - T2-T10 con un ángulo de Cobb de 20-40°.
  - T10-L2 es recto.
  - L2-sacro tiene una lordosis que es de mayor magnitud que la cifosis torácica.
- Más de 45° de cifosis torácica se considera anormal.
- El criterio de Sorensen para el diagnóstico de cifosis de Scheuermann requiere más de 5° de acuñamiento en tres vértebras adyacentes.
- Otros hallazgos radiográficos clásicos incluyen:
  - Irregularidades en las placas terminales.
  - Nódulos de Schmorl.
  - Pérdida de altura en el espacio discal.
  - Asegúrese de obtener radiografías de longitud completa, ya que existe una incidencia de 50% de espondilólisis en pacientes con cifosis de Scheuermann.

Tratamiento
- El tratamiento con corsé es controversial.
  - La mayor parte de los estudios se han llevado a cabo utilizando un corsé de Milwaukee (CTLSO), que tiene alta tasa de apego.
  - Por lo común se usa un corsé de Boston modificado.
  - La evidencia es limitada, pero los pacientes a quienes les resta más de un año de crecimiento y con curvaturas mayores de 75°, se piensa que son buenos indicadores pronósticos del tratamiento exitoso con corsé.
  - El tratamiento requiere un mínimo de 18 meses.
- El tratamiento quirúrgico está indicado para:
  - Curvaturas mayores de 75°.
  - Condiciones neurológicas relacionadas.
  - Dolor significativo.
  - Fracaso en el tratamiento con corsé.
- Obtenga radiografías laterales con el paciente en posición supina sobre una bolsa de arena para evaluar la flexibilidad de la curvatura.
  - Las curvaturas que aún son mayores de 50° sobre una bolsa de arena pueden requerir una liberación anterior en conjunto con FPC (controversial).
  - Revise los isquitibiales en forma preoperatoria, ya que los ángulos poplíteos mayores de 30° se relacionan con mayor riesgo de desequilibrio posoperatorio.
  - **No** utilice instrumental en el ápex de la curvatura.
  - El extremo distal de la fusión debe incluir la vértebra sagital estable ([VSE], el cuerpo vertebral lumbar más proximal tocado por la línea vertical trazada de la esquina posterior-superior del sacro en la radiografía lateral).
- Las complicaciones incluyen:
  - Lesión neurológica.
  - Cifosis de la unión (20-30%).
  - Sobrecorrección.
  - Infección.

ESPONDILOLISIS/ESPONDILOLISTESIS

Introducción
- La espondilosis es una fractura por estrés de la porción interarticular.
- Se presenta en 6% de la población general y 53% de la población esquimal.
- La espondilolistesis es un deslizamiento hacia adelante de una vértebra sobre otra y puede ser:
  - Traumática.
  - Patológica.
  - Ístmica (relacionada con un defecto de la pars).
  - Displásica (deficiencia congénita de la faceta articular).
  - Degenerativa.
- Los tipos ístmico y displásico son los tipos más comunes en niños.

Historia clínica
- Igual que en las secciones previas, pero pregunte acerca de actividades que causen hiperextensión repetitiva y sobre la duración y severidad de cualquier dolor vinculado.

Exploración física
- Exploración neurológica completa.
- Espondilolisis: si hay dolor, por lo general se localiza en el área lumbosacra y se incrementa con la hiperextensión.
- Espondilolistesis: los pacientes tienen hiperlordosis.

Estudios de imagen

- Radiografías simples AP, lateral y oblicua.
- Para la espondilolisis, busque un defecto en la porción interarticular (signo del perrito escocés).
- Si no se detecta, proceda con un escaneo óseo o TC.
- La RM es controversial.
- La espondilolistesis se define de acuerdo con el grado de traslación hacia adelante:
  - Grado 1: 0-25%.
  - Grado 2: 25-50%.
  - Grado 3: 50-75%.
  - Grado 4: 75-100%.
- El ángulo de deslizamiento mide la rotación sagital de L5 y se mide por el ángulo entre las líneas trazadas en forma perpendicular al borde posterior de L5 y S1.
- Existe un riesgo mayor de progresión con una mayor incidencia pélvica.
- La incidencia pélvica se define como el ángulo entre una línea perpendicular a la placa terminal sacra en su punto medio y una línea que conecta el mismo punto con el centro de la cabeza femoral (promedio 47° en niños y 57° en adultos normales).

Tratamiento

- Observe a los pacientes con espondilolisis asintomática.
- Aquéllos con espondilolisis asintomática son tratados de inicio con modificación de actividades y un corsé.
- Si el tratamiento con corsé falla, proceda con una FPC de un solo nivel o reparación de la pars.
  - Antes de proceder con una reparación de la pars, se requiere una RM para revisar la viabilidad de los discos vertebrales (un disco degenerativo se trata mejor con fusión).
  - La espondilolistesis asintomática de bajo grado es seguida con rayos X.
  - Los deslizamientos sintomáticos de bajo grado (1 y 2) se tratan con modificación de actividades +/− corsé.
  - Si el tratamiento conservador falla, lleve a cabo una FPC in situ.
  - Los deslizamientos de alto grado requieren FPC de L4-S1 con posible descompresión (procedimiento de Gill).
  - La reducción de los deslizamientos de alto grado al momento de la fusión se relaciona con un incremento en las lesiones nerviosas iatrogénicas.
  - La lesión neurológica puede darse de forma intraoperatoria o posoperatoria.
  - Incluso se ha descrito síndrome de cola de caballo equina en pacientes sin problemas neurológicos que han sido sometidos a fusiones in situ.
  - El nervio femoral tiene riesgo de lesión por tracción y algunos cirujanos prefieren mantener las rodillas flexionadas durante 2 días después de la cirugía.

BIBLIOGRAFÍA

Abel M. *Orthopaedic Knowledge Update: Pediatrics.* 3rd ed. Rosemont, IL: AAOS; 2006.

Beutler WJ, Fredrickson BE, Murland A *et al.* The natural history of spondylolysis and spondylolisthesis: 45 year follow-up evaluation. *Spine.* 2003;28(10):1027-1035.

Hosman AJ, deKleuver M, Anderson PG. Scheuermann kyphosis: the importance of tight hamstrings in the surgical correction. *Spine.* 2003;28:2252-2259.

Labelle H, Roussouly P, Berthonnaud E *et al.* Spondylolisthesis, pelvic incidence, and spinopelvic balance: a correlation study. *Spine.* 2004;29(18):2049-2054.

Lonstein JE, Carlson JM. The prediction of curve progression in untreated idiopathic scoliosis during growth. *J Bone Joint Surg Am.* 1984;66:1061-1071.

Morrissy RT, Goldsmith GS, Hall EC *et al.* Measurement of the Cobb angle on radiographs of patients who have scoliosis. Evaluation of intrinsic error. *J Bone Joint Surg Am.* 1990;72: 320-327.

Ogilvie JW Sherman J. Spondylolysis in Scheuermann's disease. *Spine.* 1987;12(3):251-253.

Ramirez N, Johnston CE, Browne RH. The prevalence of back pain in children who have idiopathic scoliosis. *J Bone Joint Surg.* 1997;79(3):364-368.

Schoeneker PL, Cole HO, Herring JA *et al.* Cauda equina syndrome after in situ arthrodesis for severe spondylolisthesis at the lumbosacral junction. *J Bone Joint Surg Am.* 1990;72(3):369-377.

Skaggs DL, Flynn JM. *Staying out of Trouble in Pediatric Orthopaedics.* Philadelphia, PA: Lippincott Williams & Wilkins; 2006.

DISPLASIAS ESQUELÉTICAS

ARISTIDES I. CRUZ, Jr

DISPLASIAS ESQUELÉTICAS

Introducción
- Las displasias esqueléticas abarcan varias enfermedades que se caracterizan por trastornos del crecimiento y remodelación del hueso y su precursor cartilaginoso.

Terminología
- El término «enanismo» se refiere a una estatura desproporcionadamente corta.
  - Se define más a fondo como enanismo de **tronco corto** y/o **extremidades cortas** al describir los síndromes clínicos.
- El enanismo de extremidades cortas puede subdividirse en los siguientes tipos:
  - *Rizomélico:* acortamiento de la porción proximal de la extremidad.
  - *Mesomélico:* acortamiento de la porción media de la extremidad.
  - *Acromélico:* acortamiento de la porción distal de la extremidad.

Crecimiento normal
- El crecimiento de los huesos largos se da mediante *osificación endocondral*, en la que el hueso se forma a partir de un precursor cartilaginoso.
- El crecimiento de los huesos planos (p. ej., los huesos del cráneo) se da por *osificación intramembranosa*, en la cual no existe precursor cartilaginoso.
- La placa de crecimiento está formada por varias zonas, cada una de las cuales puede estar involucrada en diferentes procesos de enfermedad:
- Zona de reserva.
- Zona proliferativa.
- Zona hipertrófica.
- Zona de calcificación provisional.

ACONDROPLASIA

Etiología
- La acondroplasia es la displasia esquelética más común, con una incidencia de 1/30 000 a 1/50 000.
- Es causada por mutación en el *FGFR3* (factor de crecimiento fibroblástico-3).
- Es heredada de forma **autosómica dominante**, la mayor parte de los casos se deben a mutación espontánea.
- El proceso patológico subyacente **limita la formación de hueso endocondral en la zona de proliferación** de la fisis.

Características clínicas
- Los huesos con la tasa más alta de crecimiento (p. ej., el fémur distal/húmero proximal) son los más afectados, resultando en un enanismo *rizomélico*.
- Los huesos formados por osificación endocondral (huesos largos, huesos faciales) están afectados (los huesos del cráneo no están afectados).
  - Manifestaciones clínicas:
    - Tronco de tamaño normal.
    - Abombamiento de la frente.
    - Hipoplasia del tercio medio de la cara.
    - Cifosis toracolumbar.
    - Manos en «tridente».
    - Salida pélvica en «copa de champagne glass».
    - Estenosis de la columna lumbar con lordosis y pedículos cortos.
    - *Genu* varum.
    - Subluxación/dislocación posterior de la cabeza.
  - La **estenosis del agujero magno** puede causar apnea del sueño central y debilidad al inicio de la vida.
  - **No** se relaciona con inestabilidad cervical.

Tratamiento
- Los problemas ortopédicos más comunes incluyen el *Genu varum*, la estenosis de la columna lumbar y la cifosis toracolumbar.
- *Genu varum*.
  - El arnés es inefectivo; trate con **osteotomía correctora** con fijación interna o externa.

- También se debe corregir la torsión tibial si es >10-20°.
- Estenosis de la columna lumbar.
  - La mayoría de los pacientes presentarán **claudicación neurogénica**, aunque algunos pacientes presentan sólo debilidad muscular.
  - La estenosis asintomática por lo general se desarrolla durante la tercera década de la vida.
  - El diagnóstico clínico de estenosis de la columna es una indicación inmediata para descompresión quirúrgica.
- Cifosis toracolumbar.
  - Está presente en la mayoría de los niños, presumiblemente debida a:
    - Bajo tono muscular.
    - Laxitud ligamentosa.
    - Cráneo relativamente grande.
  - La cifosis típicamente está centrada sobre la doceava vértebra torácica o la primera lumbar.
    - La mayor parte **mejorará para los 2-3 años de edad** una vez que la fuerza se incremente y la deambulación comience.
    - Prevenga evitando que el niño se siente sin apoyo en las etapas tempranas de la vida.
  - Están indicados los corsés de extensión si:
    - Se acompaña de acuñamiento vertebral anterior.
    - No se reduce por debajo de los 30° en las radiografías en hiperextensión prona.
    - No se resuelve para la edad de 3 años.

SEUDOACONDROPLASIA

Etiología
- La seudoacondroplasia se debe a una mutación en la *proteína oligomérica del cartílago (COMP)* localizada en el cromosoma 19.
- Se hereda como un rasgo *autosómico dominante*.

Características clínicas
- Caracterizado por acortamiento *rizomélico* de las extremidades.
- Existe un *crecimiento normal hasta los 2 años de edad* y los pacientes a menudo no son identificados como con una displasia esquelética al nacimiento.
- Los pacientes tienen *características faciales normales*.

Estudios de imagen
- Epífisis: se osifican de forma tardía y tienen un aspecto irregular.
- Metáfisis: anchas, irregulares en los extremos y acampanadas en los bordes.
- La laxitud ligamentosa resulta en valgo excesivo de las rodillas, o en «rodillas en limpiaparabrisas» (una en varo, otra en valgo).
- **Inestabilidad cervical**: casi 50% tienen hipoplasia o aplasia odontoidea; evalúe con radiografías en flexión/extensión de la columna cervical a intervalos regulares.
- Existe **platispondilia** sin aumento de la incidencia de estenosis de la columna.

Tratamiento
- La inestabilidad cervical (espacio atlanto odontoideo >8 mm, mielopatía/cambios neurológicos) se trata con fusión cervical posterior.
- La deformidad de la rodilla en valgo o varo con frecuencia requiere corrección.
- La elección del procedimiento quirúrgico depende del cirujano y se relaciona con alta tasa de recurrencia.
- Estos pacientes tienen aumento en el riesgo de osteoartritis de temprano inicio.

DISPLASIA DIASTRÓFICA

Etiología
- La displasia diastrófica se debe a un defecto en la **proteína transportadora de sulfato** localizada en el cromosoma 5.
- Se hereda con un patrón **autosómico recesivo**.
- Es una condición relativamente rara, excepto en Finlandia, donde 1-2% de la población es portadora.

Características clínicas
- El enanismo *rizomélico* es evidente desde el nacimiento.
  - Cincuenta por ciento de los pacientes nacen con *paladar hendido*.
  - Características patognomónicas:
    - *Orejas en coliflor* (80-85% de los casos).
    - *Dedo de «autoestopista»* (95% de los casos).

- *Columna cervical:*
  - Arcos posteriores bífidos en las vértebras cervicales inferiores.
  - Hay cifosis cervical en 1/3 de los pacientes.
  - El curso clínico de la cifosis es variable, con resolución espontánea en muchos casos.
- *Escoliosis:*
  - Se desarrolla en >1/3 de los pacientes.
  - Las curvaturas a menudo no progresan más allá de los 50°.
- *Extremidades:*
  - Contracturas persistentes de la cadera en flexión (pueden conducir a un aumento compensador de la lordosis lumbar).
  - Se presenta contractura en flexión de la rodilla y *Genu valgum.*
  - La **subluxación lateral de la rótula** está presente en 25% de los pacientes.
  - Éstos también tienen **osteoartritis de cadera y rodilla** de inicio temprano.
  - Es común en **pie equino rígido o el *skewfoot*.**

Tratamiento
- *Columna cervical:* monitoreo periódico de la cifosis.
  - El comportamiento de la cifosis se relaciona a la severidad de la displasia diastrófica.
  - Está indicada la **observación** si la cifosis no es progresiva y no existe evidencia de compromiso neurológico.
  - Están indicados los **arneses** si la deformidad es progresiva sin evidencia de compromiso neurológico.
  - La *fusión cervical posterior* está indicada si la cifosis continúa progresando a pesar del arnés O si existe evidencia de cambios neurológicos.
- *Caderas:* considere la liberación de tejidos blandos si la contractura en flexión es >40° y no hay evidencia de aplanamiento epifisiario femoral proximal.
  - La *displasia de cadera* es a menudo progresiva y el tratamiento debe individualizarse (osteotomía femoral vs. pélvica/acetabular vs. manejo no quirúrgico).
  - *Consideraciones especiales para artroplastia total de cadera (ATC):*
    - Implantes pequeños o hechos a la medida, considera osteotomía femoral de acortamiento.
    - Con el incremento del arqueamiento femoral anterior, considere liberación de la contractura (aductor, recto femoral, sartorio).
    - Posible aumento en la incidencia de parálisis del nervio femoral.
- *Rodillas:* la corrección completa de las contracturas en flexión a menudo está impedida por la forma de los cóndilos femorales distales.
  - Considere una *osteotomía de extensión femoral* cuando se logre la madurez ósea para la contractura residual.
  - Un procedimiento de *recolocación patelar* puede mejorar el poder de extensión.
  - *Consideraciones especiales para artroplastia total de rodilla:*
    - Liberación lateral extensa/recolocación de la rótula.
    - Utilice implantes con restricción.
    - Emplee vástagos cortos.
- *Pies:* las deformidades de los pies son **rígidas**, haciendo que las escayolas sean inútiles.
  - El objetivo del tratamiento es lograr un pie plantígrado.
  - La cirugía debe diferirse hasta al menos el año de edad (ya que los pies son lo suficientemente grandes para trabajar bien en ellos) y se debe asegurar la estabilidad cervical antes de la cirugía.
  - Se deben hacer liberaciones extensas para corregir por completo la deformidad.
  - La **recurrencia parcial es común**.
  - Los procedimientos de salvamento incluyen astragalectomía, descancelación astrágalo-calcánea y artrodesis.

DISPLASIA CLEIDOCRANEAL

Etiología
- La displasia cleidocraneal afecta por lo regular a los huesos de osificación intramembranosa (p. ej., clavícula, huesos del cráneo).
- Se relaciona con un defecto en el gen *RUNX2/CBFA-1* en el cromosoma 6, el cual codifica un factor de transcripción para la osteocalcina.

Historia clínica
- La manifestación más patognomónica es la ausencia (o ausencia parcial) de las clavículas y un cráneo ensanchado.
- Las clavículas están ausentes en 10% de los casos.
- Los pacientes tienen estatura corta leve a moderada.
- La característica diagnóstica clásica es que los pacientes son capaces de *aproximar los hombros hacia adentro* debido a la ausencia de clavículas.
- También los enfermos tienen una *sínfisis púbica ensanchada* y *Coxa vara.*

Tratamiento

- No hay necesidad de tratamiento para las clavículas ausentes o parcialmente formadas.
- La coxa vara puede tratarse con una osteotomía intertrocantérica que produzca valgo si el ángulo cuello-diáfisis es <100° y el paciente tiene marcha de Trendelemburg.

DISPLASIA EPIFISIARIA MÚLTIPLE

Etiología

- La displasia epifisiaria múltiple (DEM) comprende múltiples epífisis **sin** daño de la columna. Afecta por lo general articulaciones que cargan peso.
- Tiene un patrón de herencia *autosómico dominante*.
- Se han identificado varios genes involucrados:
  - *COMP*.
  - *COL9 A* (que codifica al colágeno tipo IX, cuya función es ligar las fibrillas de colágeno tipo II).

Historia clínica

- La DEM se presenta típicamente en la niñez tardía.
- Los síntomas incluyen:
  - Dolor articular.
  - Alteraciones de la marcha.
  - Disminución del rango de movimiento de las articulaciones.
  - Deformidades angulares de las rodillas.
- Los pacientes tienen estatura algo corta.
- No hay daño de la columna o visceral.
- El pronóstico para la discapacidad del paciente depende de la extensión del daño epifisiario y va de problemas articulares leves a osteoartritis severa.

Estudios de imagen

- Se presenta afección de múltiples epífisis, con mínimo daño de las metáfisis.
  - Las epífisis son pequeñas y fragmentadas.
  - Existe valgo de rodilla con una rótula «en doble capa» en las radiografías laterales.
- *Diferenciando la DEM de la enfermedad de Legg-Calvé-Perthes:*
  - En la DEM hay cambios *sincrónicos* y *asimétricos* en las epífisis femorales proximales.
  - La enfermedad de Perthes bilateral presentará diferentes etapas de fragmentación.
- Las anormalidades acetabulares son más pronunciadas en aquellos con DEM.
- Obtenga radiografías de otras articulaciones cuando sospeche DEM en un paciente.

Tratamiento

- *Genu valgum* progresivo puede tratarse con hemiepifisiodesis temporal u osteotomía.
- La meta del tratamiento de la subluxación de cadera es *mantener la cobertura acetabular.*
- A fin de lograr esto, se usan principalmente procedimientos acetabulares (p. ej., artroplastia de Shelf).
- Los pacientes con frecuencia tienen coxa vara, preexistente, que impide la osteotomía femoral.
- La enfermedad articular degenerativa se trata con:
  - AINE.
  - Terapia física.
  - Artroplastia total de la articulación (para la enfermedad en etapa terminal).

DISPLASIA ESPONDILOEPIFISIARIA

Etiología

- Existen dos tipos de displasia espondiloepifisiaria (DEE), cada uno distinguido por la edad de inicio y la severidad.
- *DEE congénita:* es la forma más grave.
  - La enfermedad es evidente desde el nacimiento y se hereda con un patrón *autosómico dominante*, aunque la mayoría de los pacientes adquieren la enfermedad por una mutación *de novo*.
  - El *COL2A1* codifica al colágeno tipo II y afecta la *zona proliferativa* de la fisis.
- *DEE tarda:* los pacientes tienen un daño menos severo.
  - Esta enfermedad se presenta en la niñez tardía o la vida adulta temprana.
  - Se hereda de forma *dominante ligada al X*; por tanto, los hombres se ven más afectados y en forma más grave que las mujeres.
  - Se relaciona con el gen *SEDL*, que tiene una función desconocida.

Características clínicas/radiográficas

- Ambas formas de DEE se relacionan con *inestabilidad cervical* con os odontoideum o hipoplasia odontoidea.

- Las radiografías de columna muestran *platispondilia* en ambos tipos y existe retraso en la osificación epifisiaria también en ambos tipos.
- *DEE congénita:* relacionada con:
  - Coxa vara.
  - *Genu valgum.*
  - Pes planovalgus.
  - Desprendimiento de retina.
  - Miopía.
  - Pérdida de la audición.
- DEE tarda:
  - Se debe tamizar en busca de inestabilidad atlantoaxial.
  - No se presenta arqueamiento de las extremidades inferiores.
  - No hay subluxación ocasional de la cadera.

Tratamiento

- *Inestabilidad cervical:*
  - Es necesaria la evaluación radiográfica frecuente con radiografías en flexión-extensión.
  - Está indicada la estabilización quirúrgica si existe evidencia de inestabilidad o compromiso neurológico.
- *Escoliosis:*
  - Se pueden emplear corsés si las curvaturas son <40°; sin embargo, no existe evidencia que demuestra la eficacia a largo plazo del uso de corsés.
  - La *fusión posterior de la columna* está indicada para curvaturas progresivas.
  - La *fusión anterior de la columna* está indicada en jóvenes (<1 año de edad) o si el paciente tiene curvaturas rígidas (evaluadas en las radiografías con el sujeto inclinado hacia adelante).
- *Subluxación de cadera:*
  - Está indicada la osteotomía proximal femoral si el ángulo cuello-diáfisis es <100°.
  - Pueden requerirse osteotomías pélvicas y femorales para mantener la cobertura de la cabeza femoral.
  - Es importante evaluar y potencialmente corregir las anormalidades en el alineamiento de las rodillas, ya que esto pude tener efecto a nivel de la cadera.
  - A menudo se requiere ATC.
    - La ATC con frecuencia es difícil de llevar a cabo debido a la rigidez.
    - Necesidad de implantes hechos a la medida.
    - Necesidad de una osteotomía concurrente.

BIBLIOGRAFÍA

Beals RK, Horton W. Skeletal dysplasias: an approach to diagnosis. *J Am Acad Orthop Surg.* 1995;3:174-181.

Einhorn *et al.* (eds.). *Orthopaedic Basic Science, Foundations of Clinical Practice.* 3rd edn. AAOS; 2006.

Lieberman J. *Comprehensive Orthopaedic Review.* AAOS; 2009.

Morrissy RT, Weinstein SL, eds. *Lovell & Winter's Pediatric Orthopaedics.* Lippincott Williams & Wilkins; 2005.

Shirley ED, Ain MC. Achondroplasia: manifestations and treatment. *J Am Acad Orthop Surg.* 2009;17:231-241.

Song KM. *OKU: Pediatrics 4.* AAOS; 2011.

TRASTORNOS MINERALES DEL HUESO

CORINNA C. FRANKLIN

CRECIMIENTO Y COMPOSICIÓN NORMALES DEL ESQUELETO

- Crecimiento óseo:
  - Los huesos *largos* crecen por osificación endocondral, en la que el hueso se forma sobre un molde de cartílago.
  - Los huesos *planos* crecen por osificación intramembranosa, en la que el tejido conjuntivo fibroso es convertido en hueso.

- La formación y remodelación del hueso involucra interacción entre osteoblastos y osteoclastos.
  - Los osteoblastos forman la matriz ósea y depositan hueso durante el crecimiento y la remodelación.
  - Por otro lado, los osteoclastos rompen o resorben el hueso.
  - La tasa a la que los osteoclastos rompen el hueso es regulada por la actividad de los osteoblastos.
  - Los osteocitos son osteoclastos que quedan dentro de la matriz ósea y regulan la homeostasia.
  - La matriz ósea extracelular es:
    - 60-70% matriz mineral, la cual es en gran medida hidroxiapatita y fosfato tricálcico.
    - 20-25% matriz orgánica, la cual es principalmente colágeno tipo I.
- La niñez y la adolescencia son momentos críticos para alcanzar la masa ósea pico.
  - Requerimiento de calcio:
    - 4-8 años de edad: 800 mg/día de calcio.
    - 9 a 18 años de edad: 1 200 mg/día.

METABOLISMO MINERAL

- El calcio es esencial para la salud y mineralización del hueso y también para la función muscular y nerviosa apropiada.
- En general, los huesos son un depósito de calcio, el cual es absorbido en el tracto GI y excretado por los riñones.
- La deficiencia prolongada de calcio resultará en pérdida de hueso debido a la movilización de calcio del hueso, de modo que pueda ser empleada para otras funciones más esenciales.
- La hormona paratiroidea (PTH) regula la producción de vitamina D activa con base en los niveles séricos de calcio (un nivel de calcio bajo conduce a mayor producción de PTH por las glándulas paratiroides).
  - La PTH funciona junto con la vitamina D para incrementar la resorción de calcio en el intestino.
  - También la PTH moviliza calcio de los huesos y disminuye la resorción renal de fosfato.
- La forma activa de la vitamina D es la 1, 25-dihidroxivitamina D.
  - Las fuentes de vitamina D incluyen:
  - Dieta.
  - Suplementos.
  - Exposición a la luz del sol (D_2 y D_3).
  - Esta forma de vitamina D debe ser convertida a 25-hidroxivitamina D en el hígado y luego convertida a 1, 25-dihidroxivitamina D por los riñones.
- La vitamina D regula la homeostasis del calcio.
  - Incrementa la absorción intestinal de calcio y fosfato además de incrementar la resorción de calcio en los riñones.
- Otros factores que afectan la masa ósea incluyen
  - Hormonas como el estrógeno, cuya falta puede conducir a una densidad ósea disminuida y estrés mecánico.
  - El hueso se remodela en respuesta al esfuerzo (ley de Wolff), de modo que la inmovilización o el no soportar peso pueden conducir a pérdida de hueso.

OSTEOGÉNESIS IMPERFECTA

- La osteogénesis imperfecta (OI) se caracteriza por un hueso anormal y débil que predispone al paciente a fragilidad del esqueleto.
- La OI comprende un espectro de enfermedades que están por lo general relacionadas con una producción desordenada de colágeno, ya sea en cantidad o calidad.
  - La mayor parte de los tipos son causados por un defecto en el colágeno tipo I, específicamente involucrando a los genes *COLIA1* y *COLIA2*.
  - Los pacientes pueden presentar:
    - Fracturas múltiples (las fracturas apofisiarias del olécranon son características).
    - Escoliosis.
    - Invaginación basilar.
    - Laxitud articular.
    - Así como escleras azules (no están presentes en todas las formas) y problemas con los dientes y la audición.
- Sillence describió de manera original cuatro tipos de OI.
  - El tipo I es leve:
    - Se caracteriza por colágeno normal insuficiente.
    - Con múltiples fracturas, pero sin deformidades de las extremidades.
    - Sordera presenil.

- El tipo II es la forma más severa, y por lo general conduce a muerte perinatal.
- El tipo III es severo, pero se puede sobrevivir y los pacientes son de estatura corta y tienen deformidades y arqueamiento severo de las extremidades, así como vértebras bicóncavas.
- El tipo IV es moderado:
- Se caracteriza por pacientes de estatura corta con extremidades arqueadas y fracturas múltiples.
- Además de estos cuatro, se están añadiendo o descubriendo nuevos tipos a medida que nuestro conocimiento genético y fenotípico aumenta.

Tratamiento
- La fragilidad ósea puede ser tratada con bifosfonatos.
- El arqueamiento severo de las extremidades o las fracturas recurrentes por lo regular se tratan con fijación intramedular (existen en el mercado opciones expandibles para los niños en crecimiento).
- Los pacientes que presentan fracturas múltiples o de repetición deben ser tamizados por abuso infantil antes de asumir OI.

RAQUITISMO

Introducción
- El raquitismo se define como una mineralización ósea defectuosa y calcificación inadecuada de la matriz cartilaginosa en crecimiento.
- Está relacionada con una homeostasia alterada del calcio/fosfato.
- Este trastorno conduce a deformidad y alteración del crecimiento, que se manifiesta por:
  - Arqueamiento de las extremidades.
  - Ensanchamiento fisiario.
  - Osteopenia.
  - Fracturas.

Estudios de imagen
- El hallazgo clásico en la radiografía con las placas de crecimiento ensanchadas y mal definidas, con una metáfisis en copa.
- El tórax puede tener una apariencia «en rosario raquítico» —aumento de tamaño de la unión osteocondral.

Diagnóstico
- El abordaje básico incluye:
  - Calcio sérico.
  - Fosfato.
  - Vitamina D.
  - Concentraciones de fosfatasa alcalina.

Clasificación
- Tipos específicos de raquitismo:
- **Hipofosfatémico**
  - Éste es un trastorno dominante ligado al cromosoma X y el subtipo más común de raquitismo en Norte América.
  - Es causado por un defecto en el gen *PHEX* y se debe a una resorción renal inadecuada de fosfato.
  - Los laboratorios muestran niveles de fosfato bajos y de fosfatasa alcalina elevados.
  - La presentación incluye raquitismo y estatura corta.
  - El tratamiento es con vitamina D activa y requiere monitoreo metabólico cuidadoso.
- **Deficiencia de vitamina D**
  - Esta forma es un trastorno puramente nutricional.
  - Los valores de laboratorio muestran:
    - Valores bajos de vitamina D, calcio y fosfato.
    - Con concentraciones altas de PTH y fosfatasa alcalina.
  - Esta condición se trata con suplementos de vitamina D.
- **Dependencia de vitamina D**
  - Éste se subdivide en dos tipos: tipo 1 y tipo 2.
  - El **tipo 1** es resultado de un defecto en la conversión renal de la forma inactiva de la vitamina D a la forma activa.
    - Los laboratorios muestran:
      - Valores bajos de calcio y fosfato.
      - Concentraciones altas de PTH y fosfatasa alcalina.
      - Una disminución significativa en el nivel de 1,25-dihidroxivitamina D.
    - Esta condición se trata con reposición de vitamina D activa.
  - El **tipo 2** es resultado de un defecto en el receptor de vitamina D activa.

- Los laboratorios muestran:
  - Niveles bajos de calcio y fosfato.
  - Concentraciones altas de PTH y fosfatasa alcalina.
  - Un aumento significativo en el nivel de 1,25-dihidroxivitamina D.
- Esta condición se trata con dosis altas de vitamina D y calcio.
- **Hipofosfatasia**
  - Éste es un trastorno autosómico recesivo que resulta en una deficiencia de fosfatasa alcalina.
  - Los laboratorios muestran:
    - Concentraciones altas de calcio y fosfato.
    - Niveles bajos de fosfatasa alcalina.
  - La presentación incluye fracturas patológicas y una dentición anormal.
  - No se ha descrito aún un tratamiento médico específico.
- **Osteodistrofia renal**
  - La enfermedad renal terminal conduce a un aclaramiento inadecuado de fosfato, que al final causa hipocalcemia e hiperparatiroidismo.
  - Las características del hiperparatiroidismo incluyen:
    - Erosiones subperiósticas en el radio distal lateral.
    - Cúbito y tibia proximal medial.
  - Los riñones disfuncionales tampoco producen una vitamina D adecuada, conduciendo a raquitismo.
  - El tratamiento incluye:
    - Restricción dietaria de fosfato.
    - Agentes queladores de fosfato.
    - Suplementos de vitamina D.
    - Por último, trasplante renal.

OSTEOPETROSIS

- La osteopetrosis es una displasia ósea esclerosante, en la que una resorción osteoclástica inadecuada conduce a un hueso denso que es frágil y propenso a fracturarse.
- Clínicamente, puede presentarse con:
  - Fracturas.
  - Anemia (dado que el canal medular desaparece, la hematopoyesis disminuye).
  - Pérdida de la audición.
  - Complicaciones en la extracción de piezas dentales.
- Las radiografías muestran un hueso grueso y denso, con metáfisis ensanchadas.
- El tratamiento definitivo es con trasplante de médula ósea.

ESCORBUTO

- La deficiencia de vitamina C conduce a una disminución en la síntesis de colágeno, en particular en las metáfisis.
- Las características clínicas incluyen:
  - Microfracturas.
  - Colapso metafisiario.
  - Hemorragia.
- Las radiografías muestran osteopenia metafisiaria y una banda blanca densa (representando la zona de calcificación provisional).
- El tratamiento es con reposición/suplementación de vitamina C.

BIBLIOGRAFÍA

Patton CM, Powell AP, Patel AA. Vitamin D in orthopaedics. *J Am Acad Orthop Surg.* 2012;20(3):123-129.

Flynn J et al. *Orthopaedic Knowledge Update.* AAOS; 2011.

Lieberman J. *Comprehensive Orthopaedic Review.* AAOS; 2009.

Morrissy R, Weinstein S. *Lovell and Winter's Pediatric Orthopaedics.* 6th ed. Lippincott Williams and Wilkins; 2006.

Tortolani PJ, McCarthy EF, Sponseller PD. Bone mineral density deficiency in children. *J Am Acad Orthop Surg.* 2002;10(1):57-66.

ARISTIDES I. CRUZ Jr

PARÁLISIS CEREBRAL

Introducción

- La parálisis cerebral (PC) es el término general empleado para describir un rango de síndromes clínicos que conducen a una función motora alterada.
  - Esta alteración se debe a una agresión fisiológica al cerebro en desarrollo, cuyas manifestaciones resultan en un trastorno de la postura y del movimiento.
- Por definición, la PC es una **encefalopatía estática**.
  - Sin embargo, la afectación resultante de la función motora es con frecuencia progresiva debido a espasticidad muscular a medida que el paciente crece.
  - Esto resulta en contracturas articulares, anormalidades de la marcha y otros problemas ortopédicos.
  - Además de las manifestaciones motoras, la PC también puede resultar en dificultades en el habla, sensoriales y cognitivas.
- La incidencia es de casi 1-7/1 000 nacidos vivos.
- La prematurez incrementa este riesgo.

Clasificación

- La PC puede ser descrita con base en clasificaciones fisiológicas, anatómicas y funcionales.
- *Fisiológica:*
  - *Tipo espástico:*
    - Resulta en un tono muscular aumentado o rigidez, en especial con el estiramiento rápido.
    - Esto conduce a contracturas articulares y anormalidades de la marcha en las que varias intervenciones ortopédicas son útiles.
  - *Tipo atetoide:*
    - Resulta en movimientos involuntarios de torsión y distonía.
    - El resultado de las intervenciones ortopédicas es impredecible.
  - *Tipo atáxico (lesión cerebelar):*
    - Es raro.
    - Resulta en dificultad con el movimiento coordinado, en especial al caminar.
  - *Tipo mixto:*
    - Resulta en una combinación de síntomas de tipo piramidal y extrapiramidal con grados variables de espasticidad y atetosis.
  - *Anatómico:*
    - *Cuadriplejia:* las cuatro extremidades están dañadas; los niños están afectados de la forma más adversa.
    - *Diplejia:* las extremidades inferiores están involucradas en mayor medida que las extremidades superiores.
    - *Hemiplejia:* un lado del cuerpo está afectado de forma más severa.
  - *Funcional:*
    - Basado en el Sistema de Clasificación Funcional Motor Grueso (GMFCS, por sus siglas en inglés) (figura 9-5).

Manejo no quirúrgico

- La terapia física (TF) y la terapia ocupacional (TO) son las piedras angulares del tratamiento.
  - La meta de la TF es:
    - Prevenir las contracturas articulares mediante programas de estiramiento, ferulización, escayolas seriadas y de posicionamiento.
    - Mejora la marcha y la movilidad funcional del paciente.
  - La TO aborda la función motora fina y las actividades de la vida diaria (alimentarse solos, higiene personal, etcétera).
- Agentes antiespásticos.
  - Baclofeno: puede administrarse en forma oral, pero los efectos secundarios (sedación excesiva) a menudo son mal tolerados.
  - Baclofeno intratecal: administrado a través de una bomba intratecal y se relaciona con menos sedación.
- Toxina botulínica A:
  - Afecta la unión neuromuscular uniéndose de forma irreversible a proteínas en la membrana presináptica necesarias para la liberación de acetilcolina.
  - El botox se usa en contracturas dinámicas (p. ej., no fijas) y a menudo en conjunto con un programa de escayolas seriadas, arneses y TF.
  - También se puede emplear para retardar la cirugía.

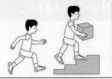

GMFCA nivel I:

Los niños caminan en interiores y en exteriores y suben escaleras sin limitación. Éstos llevan a cabo actividades motoras gruesas, incluyendo correr y saltar, pero la velocidad, el balance y la coordinación están alterados.

GMFCA nivel II:

Los niños caminan en interiores y en exteriores y suben escaleras sujetándose del barandal, pero tienen limitaciones al caminar sobre superficies disparejas e inclinadas y al caminar entre multitudes o en espacios cerrados.

GMFCA nivel III:

Los niños caminan en interiores o exteriores en superficies parejas, con ayuda de un dispositivo auxiliar para la marcha. Además pueden subir escaleras sujetándose del barandal. Los niños pueden impulsar una silla de ruedas de manera manual o son transportados cuando viajan distancias largas o en exteriores sobre superficies disparejas.

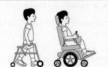

GMFCA nivel IV:

Los niños pueden caminar distancias cortas con ayuda de una caminadora o dependen más de la movilidad sobre ruedas en casa, en la escuela y en la comunidad.

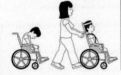

GMFCA nivel V:

La alteración física restringe el control voluntario del movimiento y la capacidad de mantener la cabeza y el tronco en posición. Todas las áreas de la función motora están limitadas. Los niños no tienen capacidad de movilidad independiente y deben ser transportados.

Figura 9.5 Sistema de clasificación funcional motor grueso (GMFCS). (Con autorización de Palisano RJ, Rosenbaum P, Walter S, Russell D, Wood E, Galuppi B: Development and reliability of a system to classify gross motor function in children with cerebral palsy. *Dev Med Child Neurol.* 1997;45:113-120. Ilustrado por Kerr Graham and Bill Reid, The Royal Children's Hospital, Melbourne).

Técnica quirúrgica
- Rizotomía dorsal selectiva.
  - Procedimiento neuroquirúrgico que reduce la espasticidad al cortar de manera selectiva raíces de L1-S1.
- Candidato ideal:
  - Deambula.
  - Dipléjico.
  - 3-8 años de edad.
  - Buen control motor selectivo.
  - Sin contracturas fijas.
  - Espasticidad pura (p. ej., sin síntomas extrapiramidales o cerebelares).
  - Inteligencia «normal».

Problemas específicos y tratamiento
- Columna:
  - La *escoliosis* está relacionada con la severidad del daño de la PC; aquéllos con cuadriplejía son los más severamente afectados.
  - La escoliosis en la cuadriplejía difiere de la escoliosis idiopática:

- Se presenta de forma más temprana en la vida.
- Responde menos al tratamiento con corsé.
- Tiene más probabilidad de progresar aun después de la madurez ósea (en especial si la curvatura es >40°).
- El arnés puede ser benéfico para mejorar el equilibrio al sentarse, pero es poco probable que impida la progresión.
- La *cirugía* (fusión posterior de columna con instrumental) está indicada una vez que la curvatura excede 40-45°.
- La corrección quirúrgica en pacientes con lesión severa puede ser controversial por varias razones:
  - La significativa morbilidad de la cirugía.
  - Mejoría mínima de la función física.
  - Las complicaciones posoperatorias.
- Sin embargo, la mayoría de los padres y cirujanos ortopedistas aún consideran que la cirugía vale la pena debido a la mejoría en el equilibrio al sentarse, el cual mejora la calidad de vida y facilita el cuidado por parte de los padres/cuidadores.
- *Consideraciones quirúrgicas:*
  - La hiperalimentación prequirúrgica (la mayoría de los pacientes están desnutridos) puede requerir la colocación quirúrgica de un tubo de alimentación.
  - Monitoree la pérdida intraoperatoria de sangre y reponga según se requiera.
  - Se deben prevenir los problemas pulmonares posoperatorios con terapia respiratoria y movilización temprana.
  - Armados quirúrgicos largos de la columna torácica superior a la pelvis (si la oblicuidad de la pelvis es >10° y el paciente no deambula).
  - Uso liberal de aloinjerto de hueso para promover la fusión.
- Cadera:
  - La subluxación de la cadera y la progresión a dislocación son problemas comunes debido a:
    - El desbalance y espasticidad muscular (aductores e iliopsoas).
    - Oblicuidad pélvica.
    - Displasia acetabular.
    - Exceso de anteversión femoral.
    - Aumento del valgo del cuello femoral.
    - Falta de soporte de peso.
    - Vectores de fuerza anormales resultantes alrededor de la cadera.
  - Cincuenta por ciento de los pacientes desarrollarán subluxación de la cadera.
    - La dislocación puede provocar:
      - Dolor.
      - Contracturas relacionadas.
      - Úlceras por presión.
      - Desequilibrio al sentarse.
      - Dificultad para el cuidado y la higiene.
  - Tratamiento.
    - La prevención es CLAVE.
    - Se recomienda el tamizaje con radiografía AP de pelvis comenzando a los 18 meses de edad en aquéllos con lesión bilateral.
    - Las radiografías deben repetirse cada 6-12 meses.
    - Cuantifique la subluxación empleando el índice de migración de Reimer (figura 9-6).
  - El tratamiento no quirúrgico puede consistir en:
    - TF para estirar los aductores tensos y los flexores de la cadera.
    - Colocación de arnés en abducción, considerando la inyección de Botox en los aductores tensos.
  - La *cirugía* está indicada si la cadera muestra evidencia de subluxación (índice de Reimer >25%).
  - **Principios**: prevenir la progresión de la subluxación abordando los tejidos blandos (aductores y flexores de la cadera espásticos) y factores óseos (aumento del valgo femoral + anteversión) a fin de facilitar el desarrollo acetabular normal conduciendo a una cadera estable.
- **Liberación de aductor + iliopsoas:**
  - Por sí sola, rara vez detiene la progresión de la subluxación.
  - Utilícela en combinación con procedimientos óseos.
- **Osteotomía desrotacional femoral en varo (ODFV):**
  - Se reduce de forma quirúrgica el ángulo cuello-diáfisis de la cadera (a ~115°) y se desrota la anteversión femoral excesiva (a ~10-20° de anteversión) para prevenir la subluxación posterior.
- **Osteotomía pélvica:**
  - La deficiencia superior y posterior es más común en la PC.
  - Se pueden usar diversas osteotomías para abordar el acetábulo displásico (p. ej., de Salter, Dega, Pemberton, Chiari, Steel, Ganz) dependiendo de la localización de la falta de cobertura acetabular y la madurez ósea del paciente (indicada por el estado del cartílago trirradiado).

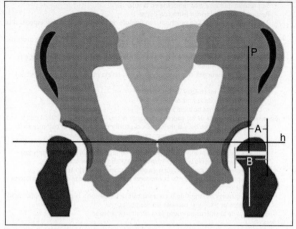

Figura 9-6. Representación esquemática que muestra la forma en la que se mide el porcentaje de migración de Reimer a partir de una radiografía AP. Se trazan las líneas de Hilgenreiner (h) y de Perkin (P). Se divide la distancia A (la distancia desde P hasta el borde lateral de la epifisis femoral) entre la distancia B (la anchura de la epifisis femoral) y se multiplica por 100 para calcular el porcentaje de migración de Reimer (A/B × 100). (Utilizado con autorización de Miller F. Hip. In: Dabney K, Alexander M, eds. Cerebral Palsy. New York, NY: Springer; 2005:532).

- **Disfunción del brazo de palanca**
  - Resulta de la disrupción de la generación de momento de un complejo músculo-articulación (a pesar de una generación de fuerza normal por parte del músculo) debido a un momento o brazo de palanca inefectivo.
  - Esto se manifiesta clínicamente como:
    - Acuclillamiento y pérdida de poder durante la marcha, debido a una combinación de malrotación.
    - Pérdida de rigidez ósea.
    - Pérdida de un punto de apoyo estable.
    - Acortamiento del brazo de palanca.
  - *Pies hacia adentro:*
    - Causa disfunción del brazo de palanca debido a que la malrotación provoca acortamiento efectivo del brazo de palanca para la propulsión hacia adelante.
    - Puede deberse a aumento de la anteversión femoral, incremento de la torsión tibial interna o ambos.
    - Trate con osteotomía desrotacional del fémur o la tibia.
  - *Pie plano valgo:*
    - El pie está rotado en forma externa y los pacientes sostienen el peso en el borde medial del pie.
    - La disfunción del brazo de palanca se debe a malrotación del pie y pérdida de la rigidez ósea para el impulso.
    - Los casos leves pueden ser tratados con arneses (ortosis supramaleolar u ortosis tobillo-pie).
    - Los casos moderados se tratan con:
      - Osteotomía de alargamiento del calcáneo.
      - Alargamiento del peroneo corto.
      - Plicatura medial de los tejidos blandos u osteotomía de deslizamiento calcánea medial.
    - Los casos severos se tratan con fusión subastragalina.
- **Anomalías específicas de la marcha**
  - Las anormalidades de la marcha por lo común encontradas en pacientes que deambulan con diplejía espástica, su causa subyacente y su tratamiento, se resumen en el cuadro 9-1.
    - *Cadera:* rodillas hacia adentro, marcha en tijera, contractura de la cadera en flexión.
    - *Rodilla:* acuclillamiento, marcha en salto, marcha con rodillas rígidas.
    - *Tibia:* rotación interna o externa excesiva.
    - *Tobillo:* marcha sobre los dedos, pie caído, equinovaro, supinación del antepie, pie plano valgo.

Cuadro 9-1 Resumen de los problemas típicos de la marcha, causas primarias y tratamientos			
Nivel articular	**Desviación de la marcha (visual)**	**Problema subyacente**	**Corrección**
Cadera	Rodillas hacia adentro (y algunas veces los pies) con marcha de aspecto en tijera	Anteversión femoral	Osteotomía de desrotación femoral (intertrocantérica)
	Reducción de la extensión de la cadera al final de la marcha y acuclillamiento relacionado	Contractura de la cadera en flexión	Recesión del psoas sobre el borde de la pelvis
	Aumento de la aducción de la cadera o marcha en tijera	Contractura y/o espasticidad del aductor de la cadera	Tenotomía del aductor de la cadera
Rodilla	Aumento de la flexión de la rodilla en el contacto inicial	Contractura y/o espasticidad del isquiotibial	Alargamiento intramuscular de los isquiotibiales (medial)
	Aumento de la flexión de la rodilla durante la marcha (acuclillamiento)	Contractura y/o espasticidad del isquiotibial (primaria). Nota: la causa también puede ser debilidad y longitud excesiva del flexor plantar del tobillo	Alargamiento intramuscular de los isquiotibiales (medial o medial y lateral)
	Extensión rápida de la rodilla en respuesta a la carga e hiperextensión de la rodilla a la mitad de la marcha (marcha en salto)	Contractura y/o espasticidad de los flexores plantares del tobillo	Alargamiento intramuscular de los flexores plantares del tobillo
	Problemas en el movimiento de la pierna relacionados con una disminución y/o retraso en la flexión pico de la rodilla durante el movimiento (marcha con rodilla rígida)	Aumento de la actividad del recto femoral en la parte media del movimiento (se requiere confirmación en electromiografía de superficie). Otras causas pueden ser mala alineación rotacional ósea y debilidad de la extremidad inferior	Transferencia del recto femoral y/o alargamiento intramuscular
Tibia	Aumento de la progresión interna o externa del pie	Aumento de la torsión tibial interna o externa	Osteotomía de desrotación tibial distal externa o interna
	Nota: múltiples rotaciones simultáneas pueden resultar en una progresión normal del pie sin torsiones anormales		
Tobillo	Caminar sobre los dedos o una elevación temprana del talón a la mitad de la marcha	Contractura y/o tensión de los flexores plantares del tobillo	Alargamiento del gastrocnemio
	Nota: caminar sobre los dedos puede ser resultado de una flexióaumentada de la rodilla y una posición normal del tobillo		
	Pie caído durante el movimiento de la pierna (equino excesivo durante el movimiento)	Debilidad del tibial anterior o contractura del flexor plantar del tobillo	Ortosis tobillo-pie o alargamiento del gastrocnemio dependiendo de la causa
	Equinovaro	Deformidad ósea fija y/o contractura espástica del tibial posterior	Corrección de la deformidad ósea con osteotomía de Dwyer; para la deformidad dinámica, alargamiento intramuscular del tibial posterior (Frost)

Cuadro 9-1 Resumen de los problemas típicos de la marcha, causas primarias y tratamiento *(continuación)*			
Nivel articular	**Desviación de la marcha (visual)**	**Problema subyacente**	**Corrección**
	Supinación del antepie	Espasticidad del tibial anterior y/o desbalance entre el tibial anterior y los extensores de los dedos	División y transferencia del tendón tibial anterior (SPLATT, por sus siglas en inglés)
	Pie plano valgo	Deformidad ósea y posible contractura/ espasticidad peronea	Osteotomía calcánea o fusión subastragalina

(Utilizado con autorización de Morrisey RT, Weinstein SL (eds.), Lovell & Winter's Pediatric Orthopaedics, Chapter 15: Cerebral Palsy, Fig. 15-4, p. 575.)

- *Pie: Hallux valgus.*
  - Se presenta con frecuencia en pie plano, plano valgo, equinovaro.
  - Pueden ser útiles las bandas para los dedos de los pies con ortosis tobillo-pie o la ferulización nocturna en valgo.
  - Trate la deformidad severa con fusión de la primera articulación MTF.

MIELODISPLASIA

Introducción
- Es una malformación congénita compleja, no letal, del sistema nervioso central que resulta en disfunción motora y sensorial a largo plazo.
- Es el defecto congénito grave más común, afectando a 0.9 de cada 1 000 nacidos vivos.
- Se debe a fallo en el cierre de la cresta neural a las 3-4 semanas de gestación.
- Las mujeres en edad fértil deben ser aconsejadas a tener una adecuada ingesta de ácido fólico para prevenir este padecimiento.

Clasificación
- Las clasificaciones a nivel motor y funcional se resumen en el cuadro 9-2.

Consideraciones en el tratamiento
- Es importante el involucro de un equipo multidisciplinario para tratar las manifestaciones en varios sistemas.
- **Neurológico**
  - Los neurocirujanos llevan a cabo el cierre de la mielomeningocele en las primeras 48 horas después del nacimiento y establecen una derivación para la hidrocefalia.
  - El síndrome de médula espinal amarrada puede causar escoliosis progresiva, cambio en el nivel funcional o aumento de la espasticidad.
  - La malformación de Arnold-Chiari se maneja con derivación durante la lactancia y puede requerir descompresión posterior.
- **Urológico**
  - Los hitos normales en el control de esfínteres están retrasados o ausentes, por lo cual es importante la cateterización temprana y los regímenes intestinales.
  - En 90% de los pacientes con mielodisplasia se ve disfunción de la vía urinaria inferior (p. ej., disfunción del esfínter externo de la vejiga).
  - Al reflujo renal y la pielonefritis causan morbilidad y mortalidad significativas.
  - Es imperativa la referencia temprana al urólogo.
- **Marcha y deambulación**
  - El principal predictor de la función ambulatoria está determinado por el nivel neurológico (cuadro 9-2).
  - La rehabilitación debe enfocarse en:
    - Movilización temprana.
    - TF.
    - Arneses.
    - Programas de posicionamiento.
    - Ajuste funcional de una silla de ruedas.
  - En general, es necesario un nivel de L4 (cuádriceps funcional) e inferior para la deambulación en la comunidad.
  - Para apoyar la posición y prevenir contracturas:
    - Ortosis cadera-rodilla-tobillo-pie (OCRTP).
    - Ortosis rodilla-tobillo-pie (ORTP).
    - Ortosis tobillo-pie (OTP).

Cuadro 9-2 Nivel del motor y el estado funcional de mielomeningocele			
Nivel de la lesión	Lesión muscular	Función	Deambulación
Torácica/ lumbar alta	No hay función del cuádriceps	Sentado	Algún grado hasta la edad de 13 años con OCRTP, OMA
		Posible deambulación en el hogar con OMA	95 a 99% dependen de silla de ruedas al llegar a la adultez
Lumbar baja	Función del cuádriceps y del isquiotibial medial, sin función del glúteo medio no mayor	Deambula en el hogar/comunidad con ORTP u OTP	Requiere OTP y muletas, 79% deambulan en la comunidad al alcanzar la adultez, silla de ruedas para distancias largas; diferencia significativa entre nivel L3 y L4, se requiere el isquiotibial medial para la deambulación en la comunidad
Sacra	Función del cuádriceps y el glúteo medio	Deambula en la comunidad con OTP, UCBL o ninguna	94% retienen la capacidad de deambular al llegar a la adultez
Sacra alta	Sin fuerza en el complejo gastrosóleo	Deambula en la comunidad con OTP, UCBL o ninguna	Camina sin apoyo, pero requiere OTP, tiene oblicuidad pélvica y rotación excesivas durante la marcha
Sacra baja	Fuerza adecuada en el complejo gastrosóleo, glúteo medio y mayor normales		Camina sin OTP, marcha casi normal

OMA = ortosis para marcha alternativa; UCBL, = University of California/Berkeley Lab (ortosis); ORTP = ortosis rodilla-tobillo-pie; OTP = ortosis tobillo-pie; OCRTP = ortosis cadera-rodilla-tobillo-pie. (Utilizada con autorización de Sarwark JF, Aminian A, Westberry DE, Davids JR, Karol LA: Neuromuscular Disorders in Children, in Vaccaro AR (ed): Orthopaedic Knowledge Update 8. Rosemont, IL, American Academy of Orthopaedic Surgeons, 2005, p. 678).

MANEJO ORTOPÉDICO

- La cirugía por lo usual puede diferirse hasta que se hayan abordado otros problemas multisistémicos y psicosociales.
- **Columna**
  - El objetivo del tratamiento es prevenir la progresión de la deformidad y mejorar el balance al sentarse centrando la columna sobre la pelvis.
  - *Escoliosis*
    - Los pacientes desarrollarán escoliosis en 50-90 por ciento.
    - La incidencia depende del nivel de involucro: casi 100% de los pacientes con nivel torácico y alrededor de 60% de los pacientes con nivel L4 desarrollarán escoliosis.
    - La progresión de la curvatura por lo general es más rápida comparada con la escoliosis idiopática.
  - *Observación:* curvaturas <30°.
  - *Corsés:* curvaturas <45°.
    - El uso de corsés se considera en general «inefectivo» para lograr la corrección de la curvatura o detener la progresión, pero puede usarse en pacientes jóvenes para mejorar el balance al sentarse y retardar la cirugía.
    - La prominencia de las costillas y las úlceras por presión pueden ser problemáticas al utilizar corsés.
  - *Cirugía:* curvaturas >50°, progresión de la curvatura o desequilibrio de la columna.
    - Se requiere RM antes de la cirugía para descartar fistula, síndrome de médula espinal amarrada, malformación de Arnold-Chiari.
    - El tratamiento de elección es la fusión instrumentada de columna anterior + posterior (la fusión posterior por sí sola se relaciona con altas tasas de seudoartrosis).
  - *Cifosis*
    - La cifosis lumbar y toracolumbar es una condición única observada en los pacientes con nivel torácico con mielomeningocele.
    - Hasta 20% tienen cifosis >80° al momento de la presentación.

- La deformidad puede ser:
  - Aguda.
  - Gradual sobre múltiples niveles.
  - Vinculada con anormalidades vertebrales congénitas.
- Se espera la progresión debido a elementos posteriores anormales.
  - La progresión ejerce tensión sobre la médula espinal que puede contribuir al síndrome de médula amarrada.
- El tratamiento es predominantemente quirúrgico, ya que los corsés no tienen eficacia a largo plazo y pueden contribuir a lesiones en la piel.
  - La cifosis rígida por lo usual se maneja con osteotomía posterior o escisión de cuerpos vertebrales del ápex de la deformidad.
  - La estabilización se logra mejor con fijación segmentaria colocada alrededor de elementos neurales no funcionales.
- En el posquirúrgico, los pacientes son inmovilizados con un corsé TLSO durante al menos 12 a 18 meses, hasta que la cicatrización esté asegurada.
- Se debe evaluar la función de la derivación antes de la cifectomía, debido a que el fallo de la derivación puede resultar en hidrocefalia aguda y muerte cuando la médula espinal se amarra durante la cifectomía.

- **Cadera**
  - *Contractura de la cadera en flexión:* común, pero a menudo no es severa.
    - Si la contractura es >40° en un paciente que deambula, considere liberación de los flexores de la cadera.
  - *Displasia/dislocación de la cadera:*
    - Más común en el nivel lumbar en comparación con los pacientes de nivel torácico debido al mayor desbalance muscular.
    - La dislocación se presenta en hasta 80% de los sujetos con nivel lumbar.
    - Existe controversia acerca de si es esencial una cadera bien posicionada para un potencial deambulatorio máximo.
    - Hoy día, la tendencia es **no** reducir las caderas dislocadas en pacientes con mielodisplasia.
    - No existe un consenso en relación con el tratamiento óptimo para las caderas dislocadas unilaterales en pacientes con involucro lumbar bajo (p. ej., que deambulan en la comunidad).

- **Rodilla**
  - *Deformidad de la rodilla en extensión:*
    - Escayolas seriadas en extensión con la meta de lograr 90° de flexión de la rodilla.
    - Los pacientes con dislocación anterior o subluxación anterior de los músculos isquiotibiales se tratan con:
      - Plastia del cuádriceps en V-Y.
      - Liberación capsular.
      - Transposición posterior de los músculos isquiotibiales.
  - *Contractura de la rodilla en flexión:*
    - Puede presentarse en todos los niveles de involucro y tiende a progresar en especial en pacientes confinados a silla de ruedas.
    - Las contracturas de >20° pueden dificultar los programas de marcha y para ponerse en pie.
    - Se recomienda la cirugía si las contracturas progresan e impiden el uso efectivo de arneses.
    - El tratamiento quirúrgico incluye:
      - Alargamiento de isquiotibiales.
      - Liberación capsular posterior.
      - Osteotomía femoral de extensión.
  - *Valgo de rodilla:*
    - A menudo se relaciona con torsión tibial externa y anteversión femoral excesivas.
    - Es común en pacientes con involucro lumbar medio debido a falta de abductores de la cadera funcionales y puede conducir a un desplazamiento significativo del tronco al caminar con OTP.
    - Esto puede abordarse con el uso de ORTP o muletas con OTP.
    - La torsión tibial externa puede abordarse con una osteotomía tibial desrotacional.

- **Pie**
  - La deformidad del pie está casi siempre presente en individuos con mielomeningocele y cada paciente requiere un tratamiento individualizado dependiendo del nivel de parálisis y el potencial deambulatorio esperado.
  - Cerca de 30% tienen pie equino rígido.
  - La contractura equina es común en aquéllos con nivel torácico y lumbar alto.
  - Si se requiere cirugía para lograr un pie plantígrado, se debe evitar la fusión para mantener la flexibilidad del pie y disminuir el riesgo de úlceras por presión.
  - Puede haber una posición *calcánea* del pie por la contractura sin oposición del tibial anterior (nivel L3-L4).

- Las deformidades de pie *equinovaro, equino* y *calcáneo* a menudo se tratan mejor con tenotomía simple en lugar de transferencia de tendón, logrando un pie en látigo, pero en el que puede colocarse un arnés.
- Las deformidades del pie en *valgo* son comunes en los pacientes con nivel L4-L5.

Otras consideraciones
- La *alergia al látex* es común en estos enfermos, de modo que se deben tomar las precauciones universales al respecto.
- Las *fracturas* a menudo se presentan con eritema, calor e inflamación en el niño que no siente.
- En un niño con mielodisplasia que presenta una extremidad caliente e inflamada se debe sospechar una fractura hasta que no se demuestre lo contrario.

DISTROFIA MUSCULAR DE DUCHENNE Y DE BECKER

Introducción
- Las distrofias musculares de Duchenne y de Becker (DMB) son enfermedades genéticas del músculo esquelético que resultan en debilidad progresiva.
- Ambas tienen características similares, siendo la diferencia principal la severidad de la enfermedad (la de Becker es menos severa).

Epidemiología y genética
- La distrofia muscular de Duchenne (DMD) es la distrofia muscular más común, ocurriendo en 1 de cada 3 500 nacidos vivos.
  - Se hereda de forma **recesiva ligada al cromosoma X** y, por tanto, casi todos los pacientes afectados son **varones**.
  - Hasta un tercio de los niños adquieren la enfermedad como resultado de una mutación *de novo*.
- La DMB se hereda con un patrón similar y se presenta en 1 de cada 30 000 nacidos vivos masculinos.
- El gen defectuoso codifica para la **distrofina**, una proteína del citoesqueleto de la membrana celular.
- La DMD se relaciona con mutaciones que producen una proteína inestable e inefectiva, mientras que la DMB es causada por mutaciones que producen una proteína semifuncional.
- El diagnóstico se llevaba a cabo tradicionalmente mediante biopsia muscular, la cual ha sido reemplazada por las pruebas de ADN como el método de elección.

Características clínicas
- La *DMD* se presenta entre los 3-6 años de edad.
  - Los padres pueden notar un retraso en la deambulación o que el niño ha empezado a caminar sobre los dedos.
    - La **seudohipertrofia del gemelo** es un hallazgo clásico debido a reemplazo de la musculatura de los gemelos por tejido graso (se observa en 85% de los pacientes).
    - El niño puede mostrar tropezones y caídas frecuentes y tener dificultad para correr o subir escaleras.
    - Los pacientes muestran debilidad muscular proximal, descendente y progresiva en las extremidades inferiores.
    - Más tarde se ven involucrados los músculos del hombro y los músculos faciales.
    - La muerte por fallo pulmonar se presenta en la segunda o tercera década de la vida.
  - La *DMB* tiene características clínicas similares, pero menos severas, que se presentan de forma más tardía (7 años de edad), son menos progresivas y tienen problemas pulmonares menos severos.
    - También los pacientes tienen una expectativa de vida más larga.
    - **Signo de Gower:** se coloca al niño sobre el piso y se le pide que se ponga de pie.
    - El niño «escala» con sus manos apoyándose en las rodillas y los muslos para compensar la debilidad del cuádriceps y del glúteo mayor para poder alcanzar una posición de pie.
- **Signo de Meyeron («el niño se resbala»):** la debilidad del hombro hace que sea difícil levantar al niño sujetándolo por las axilas, ya que el niño tiene la tendencia a «resbalarse» de quien lo está sujetando.
- **Anormalidades de la marcha:** la debilidad muscular proximal progresiva causa cambios característicos en la marcha.
  - El paciente balanceará la cabeza y los hombros por detrás de la pelvis, lo que resulta en aumento de la inclinación pélvica anterior y aumento de la lordosis lumbar.
  - La cadencia del niño está disminuida y camina con una macha bamboleante y con base ancha, con balanceo de los hombros para compensar la debilidad del glúteo medio.

Tratamiento
- El objetivo del tratamiento es mantener la capacidad de deambulación y prevenir las contracturas articulares y la deformidad de la columna.
- Corticoesteroides en investigación (prednisona y deflazacort).

- Se ha observado que:
  - Conservan o mejoran la fuerza.
  - Prolongan la deambulación.
  - Enlentecen la progresión de la escoliosis.
- Pero tienen un alto riesgo de complicaciones incluyendo:
  - Aumento de peso.
  - Osteoporosis con fracturas relacionadas.
  - Osteonecrosis.
  - Miopatía.
  - Síntomas GI.
- Terapia genética: sigue estando en etapas tempranas de investigación.
- TF y arneses: dirigidos a la prolongación de la fuerza muscular funcional, prevención o corrección de contracturas mediante:
  - Estiramiento pasivo.
  - Entrenamiento para la marcha con ortosis y técnicas de transferencia.
  - Evaluación continua de la fuerza muscular y la capacidad funcional.
  - Proporciona retroalimentación en relación con las mediciones de las sillas de ruedas y otros tipos de equipo.
- Cirugía: indicada cuando la deambulación independiente se vuelve precaria y cuando las contracturas articulares se vuelven dolorosas o interfieren con la función.
  - Las contracturas principales que es posible tratar con intervención quirúrgica incluyen:
    - Contracturas en pie equino y equinovaro.
    - Contracturas de la rodilla en flexión.
    - Flexión de la cadera.
    - Contracturas de la cadera en abducción.
  - Se debe iniciar el manejo con arnés de inmediato después de la cirugía.
  - La cirugía y el uso subsecuente de arnés pueden prolongar la capacidad de deambular de 1 a 3 años más.
- *Deformidad de la columna:* **95% de los pacientes con DMD desarrollarán escoliosis** una vez que cesa la deambulación.
  - La escoliosis es con rapidez progresiva.
  - El corsé no previene la progresión y puede interferir con una respiración ya de por sí alterada.
  - Se recomienda la **fusión posterior instrumentada temprana (curvatura >20°)** antes de que la capacidad vital forzada (CVF) disminuya de manera significativa a causa de la función pulmonar alterada.
  - La corrección quirúrgica mejora el balance al sentarse y minimiza la oblicuidad pélvica.
  - Es imperativa una evaluación preoperatoria cuidadosa, incluyendo estudios de función pulmonar e interconsulta a cardiología, debido a las anormalidades pulmonares y cardiacas vinculadas y al riesgo de hipertermia maligna.

ATROFIA MUSCULAR MEDULAR

Introducción
- La atrofia muscular medular (AMM) se refiere a un grupo de trastornos caracterizados por degeneración de las células de la cresta anterior de la médula espinal resultando en debilidad y atrofia muscular.

Epidemiología y genética
- Incidencia: 1/6 000 a 1/10 000 nacidos vivos.
- Se hereda en forma **autosómica recesiva**. 1/40-1/50 son portadores de la enfermedad.
- Existen dos genes involucrados: *SMN-I* & *SMN-II* (survival motor neuron).
  - Todos los pacientes con AMM carecen de *SMN-I*.
  - La severidad clínica está determinada por el número de copias del *SMN-II*.
- La prueba diagnóstica de elección es la PCR de ADN.

Historia clínica
- Caracterizada por debilidad simétrica de las extremidades y el tronco.
  - Las extremidades inferiores están más afectadas que las superiores.
  - Los músculos proximales están más involucrado que los distales.
  - Hay hipotonía y arreflexia, en tanto que la sensibilidad y la inteligencia son normales.
- *Clasificación clínica:*
  - **Tipo I: enfermedad aguda de Wernig-Hoffman**
    - Éste es el tipo más severo, con un inicio clínico entre las edades de 0 y 6 meses.
    - Se caracteriza por debilidad marcada e hipotonía.
    - La muerte por fallo respiratorio se presenta entre el mes y los 24 meses de edad.
    - No existe una **intervención ortopédica** indicada.
  - **Tipo II: enfermedad crónica de Wernig-Hoffman**
    - Éste tiene manifestaciones clínicas menos severas que el tipo I.
    - El inicio clínico se presenta entre los 6 y los 24 meses de edad.
    - Estos pacientes nunca caminan, pero pueden vivir hasta la cuarta o quinta décadas.

- **Tipo III: enfermedad de Kugelberg-Welander**
  - Es la forma más leve de AMM, con un inicio clínico entre los 2 y 10 años de edad.
  - Estos enfermos pueden deambular hasta la niñez tardía/adolescencia temprana, con una expectativa de vida normal.

Tratamiento
- No existe tratamiento médico efectivo (p. ej., esteroides).
- **Contracturas de las extremidades inferiores**
  - Resultado de reemplazo del músculo por tejido fibroso.
  - Se presentan con más frecuencia a medida que el niño queda confinado a una silla de ruedas.
  - La posición sentada constante promueve las contracturas de cadera y rodilla, y flexión.
  - Su aparición puede retardarse mediante el uso de ortosis.
  - La liberación quirúrgica de las contracturas está indicada para aquéllos con potencial de deambulación.
- **Dislocación de cadera**
  - Es importante la prevención de la dislocación a fin de mantener la comodidad y el equilibrio al estar sentado.
  - Se recomiendan radiografías periódicas AP de pelvis comenzando en la niñez media o tardía.
  - El tratamiento de la dislocación de cadera es controversial debido a la alta tasa de recurrencia de la dislocación y la deficiente correlación entre la dislocación de cadera con el dolor/incomodidad del paciente.
  - El tratamiento debe ser individualizado para cada sujeto y la presencia de dolor debe servir como guía.
- **Escoliosis**
  - Se presenta en la mayoría de los pacientes que sobreviven la adolescencia (aquellos que quedan confinados a una silla de ruedas).
  - La escoliosis severa tendrá un efecto deletéreo sobre la función pulmonar.
  - La progresión de la curvatura es inevitable.
  - El uso de corsé es inefectivo para detener la progresión de la curvatura, pero puede ser útil para ayudar al balance al sentarse.
  - Criterios quirúrgicos para una fusión posterior instrumentada de columna:
    - Curvatura >40°.
    - Curvatura flexible, determinada por las radiografías con el paciente inclinado hacia adelante.
    - CVF >40% de lo normal.
  - Los pacientes experimentarán un declive en la función de las extremidades superiores en forma posquirúrgica, que puede afectar la capacidad del niño de caminar sin emplear dispositivos auxiliares.
  - La VEPTR (costilla de titanio protésica expandible, por sus siglas en inglés) o los cilindros expandibles pueden ser útiles en niños pequeños (2-3 años de edad) con deformidad severa a fin de retrasar la fusión definitiva.

NEUROPATÍA SENSORIAL MOTORA HEREDITARIA

Introducción
- La neuropatía sensorial motora hereditaria (NSMH) se refiere a un grupo de trastornos neuropáticos hereditarios que causan neuropatía periférica progresiva.

Tipos clínicos
- *NSMH tipo I (enfermedad de Charcot-Marie-Tooth):* tipo más común de NSMH.
  - Tiene un patrón de herencia variable, pero es más común el **autosómico dominante**.
  - Causada por lo común por una mutación en el cromosoma 17p11, que codifica la **PMP-22** (proteína de mielina periférica-22).
  - La enfermedad se caracteriza clínicamente por **desmielinización periférica** con disminución de la conducción motora, causando atrofia de la musculatura peronea y ausencia de reflejos tendinosos profundos.
- *NSMH tipo II:* clínicamente similar al tipo I, pero menos severo y con una edad de inicio más tardía.
  - La herencia **autosómica dominante** es la más común.
  - Resulta en **degeneración axonal progresiva con una vaina de mielina íntegra**.
  - Resulta en una conducción motora levemente anormal manifestada con debilidad menos severa y reflejos tendinosos profundos íntegros.
- *NSMH tipo III (enfermedad de Denerine-Sottas):* patrón de herencia **autosómica recesiva**.
  - Se relaciona con una mutación en el gen *MPZ*.
  - Se manifiesta en la infancia y es más grave que la NSMH tipo I o II.
  - Se caracteriza clínicamente por una enfermedad desmielinizante al igual que la NSMH tipo I, resultando en:
    - Conducción motora severamente disminuida.
    - Alargamiento de los nervios periféricos.

- Nistagmo.
- Ataxia.
- Pérdida de la capacidad para deambular al llegar a la madurez.

Tratamiento
- Los pacientes por lo común presentan anormalidades en la mácha y en el pie debido a debilidad muscular distal de los músculos intrínsecos y extrínsecos del pie.
- **Pie cavo varo**
  - Resultado de:
    - Fascia plantar tensa.
    - Tibial anterior débil.
    - Peroneos débiles.
    - Músculos intrínsecos débiles.
    - Flexor largo de los dedos y flexor largo del dedo grueso normales.
  - El peroneo largo es relativamente más fuerte que el peroneo corto y el tibial anterior, lo que resulta en **flexión plantar del primer rayo, que conduce a varo de la parte posterior del pie**.
    - De inicio, la deformidad es flexible, pero con el tiempo se volverá fija sin tratamiento.
    - Se usa la **prueba de bloque de Coleman** para distinguir una deformidad flexible de una fija.
  - *Cirugía:* la meta es proporcionar un pie plantígrado, flexible.
    - Liberación de la fascia plantar con transferencia del TTP al dorso del pie o división y transferencia del TPP.
    - El cavus del antepie se maneja con liberación de la fascia plantar con posibles osteotomías en dorsiflexión de la parte media del pie.
    - El equino de la parte posterior del pie se maneja con alargamiento del tendón de Aquiles.
    - El varo de la parte posterior del pie se maneja con osteotomía calcánea (Dwyer).
- **Displasia de cadera**
  - Se presenta en 5-10% de los pacientes con NSMH, pero ocurre con más frecuencia en pacientes con NSMH tipo I.
  - Resulta por debilidad de los aductores y extensores de la cadera.
  - Se recomiendan radiografías AP de pelvis anuales para monitoreo.
  - *Cirugía:* el rango depende de la severidad:
    - Liberaciones de tejidos blancos.
    - Osteotomías femorales proximales.
    - Osteotomías pélvicas.
- **Escoliosis**
  - Puede observarse en hasta 35% de los pacientes con NSMH.
  - La incidencia se eleva a 50% en los pacientes con madurez ósea.
  - Se presenta por lo común en niñas con NSMH tipo I.
  - El patrón de curvatura es similar al de la escoliosis idiopática, pero la cifoescoliosis es más común.
  - Se puede emplear corsé para intentar detener la progresión de la curvatura.
  - La fusión posterior instrumentada de columna se recomienda para curvaturas de 45-50°.
  - El neuromonitoreo intraoperatorio **puede no mostrar transmisión de señal** debido a desmielinización de los nervios periféricos.
- **Extremidad superior**
  - La mano y la extremidad superior están involucradas en hasta 2/3 de los pacientes.
  - Existe **atrofia de la musculatura intrínseca, tenar e hipotenar.**
    - Esto resulta en mano en garra, disminución en la fuerza de la pinza y abducción del pulgar limitada.
  - *Cirugía:*
    - Transferencia del flexor superficial de los dedos para restablecer la oposición
    - Liberación de la compresión nerviosa.
    - Liberación de contracturas de tejidos blandos.
    - Artrodesis articular.

ATAXIA DE FRIEDRICH

Introducción
- La ataxia de Friedrich (AF) es la forma más común de **enfermedad espinocerebelar degenerativa**.
- Se presenta en 1/50 000 nacidos vivos y se hereda de forma **autosómica recesiva**.
- Se relaciona con una alta incidencia de escoliosis y pie cavo varo.

HISTORIA CLÍNICA
- Triada clínica de ataxia, arreflexia y signo de Babinski positivo.
- La edad de inicio es antes de los 25 años.
- Existe:

- Ataxia progresiva de las extremidades y la marcha.
- Disartria.
- Reflejos tendinosos profundos ausentes de la rodilla y el tobillo.
- Velocidades de conducción nerviosa enlentecidas en las extremidades superiores.
- Los pacientes quedan confinados a una silla de ruedas para la segunda o tercera década de vida.
  - Los músculos proximales están más afectados que los músculos distales y las extremidades inferiores están más afectadas que las superiores.
  - El glúteo mayor (extensor de la cadera) es por lo usual el primer músculo que se ve afectado.
- *Genética:* existe un defecto en el cromosoma 9q13 con pérdida de la expresión de la proteína *frataxina*.
  - La mutación está relacionada a una repetición del trinucleótido GAA.
  - La edad de inicio se relaciona con el número de repeticiones de GAA; entre más repeticiones, más temprana es la edad de inicio.
  - Las pruebas de ADN son las pruebas diagnósticas de elección.

Tratamiento
- **Pes cavo varus**
  - Común en pacientes con AF.
  - La deformidad es progresiva de manera lenta y tiende a volverse rígida.
  - No responde al tratamiento con arnés.
- *Cirugía:* reservada para los pacientes que deambulan.
  - Trate con:
    - TAL.
    - Transferencia o tenotomía del TP.
    - Artrodesis triple (para las deformidades rígidas).
- **Escoliosis**
  - Se presenta en casi todos los pacientes con AF.
  - La incidencia de la progresión de la curvatura se relaciona con la edad de inicio de la enfermedad.
    - Inicio de la enfermedad:
      - <10 años e inicio de la escoliosis <15 años → progresión de la curvatura >60°.
      - >10 años e inicio de la escoliosis >15 años → progresión de la curvatura <40°.
  - Los patrones de curvatura son similares a la escoliosis idiopática (a diferencia de otras curvaturas neuromusculares).
  - Se recomienda la ortosis para pacientes ambulatorios con curvaturas de 25-40°.
  - *Cirugía:* fusión posterior instrumentada de columna para curvaturas >60° con evidencia de progresión.

BIBLIOGRAFÍA

Flynn JM, Miller F. Management of hip disorder in patients with cerebral palsy. *J Am Acad Orthop Surg.* 2002;10:198-209.

Guille JT, Sarwark JF, Sherk HH et al. Congenital and developmental deformities of the spine in Children With Myelomeningocele. *J Am Acad Orthop Surg.* 2006;14:294-302.

Hoffer MM, Feiwell E, Perry R et al. Functional ambulation in patients with myelomeningocele. *J Bone Joint Surg Am.* 1973;55(1):137-148.

Karol LA. Surgical management of the lower extremity in ambulatory children with cerebral palsy. *J Am Acad Orthop Surg.* 2004;12:196-203.

Lieberman J. *Comprehensive Orthopaedic Review.* AAOS; 2009.

Morrissy RT, Weinstein SL, eds. *Lovell & Winter's Pediatric Orthopaedics.* Lippincott Williams & Wilkins; 2005.

Song KM. *OKU: Pediatrics 4.* AAOS; 2011.

INFECCIONES

ABIGAIL ALLEN • JANAY MCKIE

Punto clave: evalúe la infección en el contexto de los patrones epidemiológicos locales

FISIOPATOLOGÍA

- Las infecciones musculoesqueléticas por lo usual se diseminan por vía hematógena desde el oído, orofaringe o vías respiratoria, GI o genitourinaria como puerto de entrada.
- Una fuente de infección menos probable, pero posible, incluyen infección por extensión directa (p. ej., infección de piel, herida penetrante).
- Por lo regular está involucrado el hueso metafisario y/o el espacio articular.

- La historia natural de la enfermedad depende de la virulencia del organismo y la resistencia del huésped.

EXPLORACIÓN FÍSICA

- El médico que explora a un paciente en busca de una presunta infección debe hacer las siguientes preguntas:
  - La apariencia general del niño: ¿se ve enfermo?
  - ¿Existe movimiento espontáneo de la enfermedad o seudoparálisis de la enfermedad?
    - ¿En qué posición se mantiene la extremidad afectada?
  - ¿El niño es capaz de deambular?
  - ¿Se presenta edema, eritema o aumento de temperatura en el área afectada?

EVALUACIÓN

- La evaluación del paciente debe incluir:
  - Biometría hemática completa con diferencial (BH).
  - Velocidad de sedimentación globular (VSG).
  - Nivel de proteína C reactiva (PCR).
  - Hemocultivos.
- También deben realizarse estudios de imagen.
  - Los estudios de imagen adecuados incluyen radiografías simples o ultrasonido con esca-neo óseo o RM.
- Se puede considerar biopsia y cultivo del sitio afectado cuando existe dificultad para aislar el organismo involucrado en la infección o para descartar otras causas de los síntomas del paciente (p. ej., tumor).
- Se recomienda obtener todos los cultivos necesarios (sangre y/o herida) antes de iniciar antibióticos.

DIAGNÓSTICO DIFERENCIAL

- Artritis séptica.
- Osteomielitis.
- Sinovitis transitoria.

ARTRITIS SÉPTICA

Introducción
- La artritis séptica se define como inflamación de la articulación debido a una infección que afecta a las articulaciones sinoviales.
- Se presenta por lo común en niños menores de 2 años de edad y es más común en niños que en niñas.
- Los organismos que causan artritis séptica varían por grupo de edad.
  - En neonatos, la causa habitual son estreptococos del grupo B, *Staphylococcus aureus* y bacilos gramnegativos.
  - En niños desde un mes de edad hasta la adolescencia, los organismos usuales son *S. aureus*, *Streptococcus pneumoniae* y *Streptococcus pyogenes*.
  - En adolescentes mayores, debe haber alta sospecha de *Neisseria gonorrhoeae*.
- En pacientes no inmunizados, se debe descartar *Haemophilus influenzae*.

Historia natural
- La articulación está expuesta a enzimas producidas por bacterias y leucocitos.
- En el cartílago se presentan pérdida progresiva de proteoglucanos y degradación de colágeno cuando hay exposición continua a estas enzimas.
- El retraso en el tratamiento o el no tratar, conduce a deformidad residual de la familia.

Historia clínica
- Sospeche de los pacientes que presentan signos consistentes con los criterios de Kocher:
  - Fiebre.
  - No querer cargar peso sobre la pierna.
  - VSG >40 mm/horas.
  - Leucocitosis >12 000.
- Sin embargo, en el neonato habrá menos signos clínicos (p. ej., sin fiebre y sin apariencia enferma).
  - En esta población de pacientes, busque la pérdida del movimiento espontáneo de la extremidad y si existe alguna posición especial de la articulación en reposo.
  - El lactante/niño presenta fiebre, aspecto enfermo, articulaciones inflamadas y dolorosas que resisten el movimiento.

Estudio de imagen

- Las radiografías pueden parecer normales en la etapa temprana de la infección, pero se pueden observar edema de tejidos blandos, ensanchamiento del espacio articular o subluxación/dislocación de la articulación involucrada.
- Durante la infección tardía, las radiografías pueden ser positivas para necrosis epifisiaria isquémica y osteomielitis metafisiaria/epifisiaria relacionada.
- El escaneo óseo y la RM son útiles para identificar osteomielitis vinculada, en caso de estar presente.
- Con frecuencia se usa el ultrasonido para determinar la presencia de efusión.
- Es muy importante combinar la información obtenida a partir de los estudios de imagen con el cuadro clínico.

Diagnóstico

- Un aspirado articular que muestra un conteo leucocitario por arriba de 50 000 con predominio de neutrófilos es sugerente de artritis séptica.
- La tinción de Gram y el cultivo del aspirado articular junto con los hemocultivos son cruciales para aislar al organismo.

Manejo

- El drenaje de la articulación (técnicas artroscópica vs. abierta) es clave para tratar la artritis séptica.
- Después de obtener los cultivos, se inicia el antibiótico intravenoso con la probabilidad estadística más alta de ser efectivo.
- Se debe involucrar al equipo de infectología, que por lo general toma las decisiones en relación con el tipo y duración del tratamiento antibiótico.
  - Una vez que se tienen los resultados del antibiograma, se puede modificar el antibiótico según sea apropiado.
- Por lo usual se continúan los antibióticos intravenosos por 3-21 días.
- Se debe prestar atención especial a la mejoría clínica del paciente (p. ej., disminución de la fiebre, inflamación local y la respuesta de la PCR).
- Si el paciente no mejora clínicamente, se requiere una investigación más a fondo y quizá repetir el drenaje.
- A menudo se le inician antibióticos orales al paciente durante 3-4 semanas después de que se ha observado mejoría clínica.

OSTEOMIELITIS

Introducción

- La osteomielitis es una infección del hueso.
- Los organismos por lo regular involucrados incluyen S. aureus (el más común), estreptococo del grupo A, S. pneumoniae y estreptococo beta-hemolítico del grupo B.

Historia natural

- Ésta se encuentra determinada por la virulencia del organismo, la resistencia del huésped y la edad de presentación.
- La infección comienza en la metáfisis y su diseminación depende de la edad.
  - En un lactante, la metáfisis y la epifisis comparten un mismo aporte sanguíneo y por tanto la infección se disemina a la articulación.
  - En un niño, la infección se disemina a la corteza metafisiaria adyacente y forma un absceso extramedular.
  - En el adolescente maduro, la infección se disemina a través de la cavidad medular.

Presentación

- *Aguda*
  - Casi 50% de los niños afectados son menores de 5 años de edad y un tercio es menor de 2 años de edad.
  - Es usualmente secundaria a traumatismo a la metáfisis y bacteriemia concomitante.
  - La agresión inicia con osteomielitis:
    - Produce dolor local, inflamación, calor y eritema.
    - Además de fiebre y malestar general.
  - De forma adicional, los pacientes tendrán elevación de la PCR y la VSG con leucocitosis.
  - Los pacientes con osteomielitis pueden estar en riesgo de artritis séptica en las siguientes áreas debido a que la metáfisis yace dentro de la cápsula articular:
    - Fémur proximal y cadera.
    - Húmero proximal y articulación glenohumeral.
    - Tibia distal lateral y tobillo.
    - Cuello radial en el codo.
  - Las radiografías son:
    - Inicialmente: normales.
    - Después de 48 horas: progresan para mostrar edema de tejidos blandos.

- Después de 5-7 días: formación de nuevo hueso perióstico.
- Después de 10-14 días: cambios osteolíticos en el hueso.
- Es importante revisar en busca de la presencia de aire libre en el tejido.
  - Se obtienen proyecciones para comparación según sea necesario.
  - El escaneo óseo puede ser esencial cuando las radiografías son normales, pero existe alta sospecha clínica.
  - Un escaneo frío puede sugerir infección tardía o severa con osteonecrosis.
  - También se pueden obtener ultrasonido o RM para ubicar el sitio de infección y evaluar en busca de abscesos.
- El organismo causante de la osteomielitis se aísla mediante hemocultivo o aspiración del sitio infectado.
- El manejo de la osteomielitis aguda debe ser con antibióticos intravenosos sin drenaje si no existe evidencia de absceso.
  - Se debe interconsultar al equipo de infectología.
  - La elección de los antibióticos empíricos se basa en las bacterias endémicas conocidas de acuerdo con la zona y deben iniciarse hasta que los resultados del cultivo estén disponibles.
  - En neonatos se debe añadir gentamicina/cefotaxima al tratamiento empírico.
  - Si se sospecha SARM, se le debe dar vancomicina al paciente.
  - Se debe llevar a cabo drenaje formal si hay absceso o si no existe mejoría clínica después de 48 horas de tratamiento con antibióticos empíricos.
- *Subaguda*
- La osteomielitis subaguda es una infección del hueso por más de 2-3 semanas.
  - Es residual de una osteomielitis aguda que ha sido contenida, pero no erradicada.
- Los pacientes presentan:
  - Inflamación local.
  - Calor.
  - Dolor con o sin cojera.
- A diferencia de la osteomielitis, hay poca respuesta sistémica.
  - Las radiografías mostrarán una lesión en el hueso.
  - Esta lesión puede ser confundida con un tumor óseo primario.
- La osteomielitis subaguda se maneja con tratamiento antibiótico intravenoso.
  - Siempre se deben hacer drenaje y cultivo en las siguientes circunstancias:
    - Lesión atípica en el hueso y/o posibilidad de neoplasia.
    - Niños con compromiso inmunológico.
    - Síntomas persistentes a pesar del tratamiento antibiótico.
- *Crónica*
- La osteomielitis crónica es una infección del hueso de más de 3 semanas de duración.
- Se debe determinar la extensión de la enfermedad mediante radiografías, RM y TC.
- La resección quirúrgica del hueso muerto (secuestrectomía) y retiro de tejido infectado (saucerización) es el tratamiento de elección para la osteomielitis crónica.
- Las complicaciones relacionadas con esta forma de infección ósea incluyen:
  - Infección sistémica.
  - Fractura patológica.
  - Formación de secuestro.
  - Alteración del crecimiento.

SINOVITIS TRANSITORIA DE LA CADERA

Introducción
- La sinovitis transitoria es una condición inflamatoria no infecciosa que debe diferenciarse de una artritis séptica de la cadera.
  - Esta diferenciación está determinada mediante la evaluación de un paciente de acuerdo con los criterios de Kocher (consulte antes).
  - Se presenta una mayor probabilidad de artritis séptica cuando el paciente tiene múltiples criterios de Kocher.
  - Con la sinovitis transitoria, existen menos signos de enfermedad sistémica e inflamación articular.
  - El paciente:
    - Tiene mayor probabilidad de ser capaz de deambular.
    - Tiene menos dolor con el RDM de la cadera.
    - Tiene alivio moderado con AINE.
- Esta entidad es mejor manejada con AINE y seguimiento cercano.
  - El paciente debe regresar de inmediato para escalar el tratamiento si la condición empeora.

PRINCIPIOS GENERALES DE TRATAMIENTO PARA LAS INFECCIONES MUSCULOESQUELÉTICAS PEDIÁTRICAS

- El tratamiento temprano es el mejor tratamiento.
- Los antibióticos intravenosos deben ser el tratamiento inicial y cuando la enfermedad está bajo control, se puede hacer la transición a antibióticos orales.
- La duración de los antibióticos se basa en la severidad y el potencial de la infección de causar discapacidad, la rapidez de la respuesta al tratamiento y determinaciones seriadas de marcadores inflamatorios (p. ej., PCR).
- El tratamiento quirúrgico está indicado cuando existe un absceso franco o si la terapia empírica apropiada conduce sólo a mejoría clínica/laboratorio mínima.
  - Opciones de drenaje quirúrgico:
    - Aspiración con aguja.
    - Descompresión artroscópica.
    - Desbridamiento abierto.

CONDICIONES ATÍPICAS POR CONSIDERAR

Osteomielitis crónica multifocal recurrente

- La osteomielitis crónica multifocal recurrente (OCMR) se define como lesiones múltiples en el hueso metafisario debido a un proceso inflamatorio de etiología desconocida.
- El paciente tiene elevación de los leucocitos.
- Los síntomas aparecen y desaparecen durante varios años.
- La OCMR se trata con AINE, no con antibióticos.

Artritis posgastroenteritis

- La artritis posgastroenteritis es dolor articular después de una infección con patología intestinal. Los coprocultivos son positivos.
- Los organismos típicos son:
  - *Salmonella*.
  - *Shigella*.
  - *Yersinia*.
  - *Campylobacter*.

ENFERMEDAD DE LYME

- Esta enfermedad por lo usual se sospecha en aquéllos con antecedente de picadura por garrapata en un área endémica en el contexto de dolor articular.
- Los títulos para enfermedad de Lyme son positivos.
- Puede encontrarse el eritema *migrans* (exantema típico) en conjunto con los síntomas articulares, pero a menudo no es así.

Artritis viral

- La artritis viral por lo general se presenta como dolor articular en múltiples articulaciones pequeñas.
- Cabe destacar que la infección por parvovirus puede imitar una artritis séptica

Enfermedad de células falciformes

- Los pacientes con esta enfermedad tienen mayor probabilidad de tener crisis de dolor que osteomielitis.
  - Sin embargo, puede ocurrir osteomielitis como resultado de enfermedad microvascular así como los infartos óseos característicos de esta enfermedad.
  - En el contexto de una osteomielitis, el paciente parecerá enfermo y tendrá fiebre alta.
- El diagnóstico debe confirmarse con aspirado.
- Los organismos de interés son *S. aureus* y *Salmonella*.
- El escaneo óseo, pruebas secuenciales de médula ósea o RM con contraste, pueden ayudar a distinguir entre un infarto óseo y osteomielitis.
- El drenaje quirúrgico es el tratamiento de elección.

Heridas por punción

- Las heridas por punción pueden causar osteomielitis o artritis séptica dependiendo de la localización de la herida.
- El organismo involucrado es *Seudomonas*.
- La infección confirmada debe tratarse con desbridamiento quirúrgico y cobertura con antibióticos IV.

BIBLIOGRAFÍA

Copley LA. Pediatric musculoskeletal infection: trends and antibiotic recommendations. *J Am Acad Orthop Surg*. 2009;17(10):618-626.

Gafur OA, Copley LA, Hollmig ST et al. The impact of the current epidemiology of pediatric musculoskeletal infection on evaluation and treatment guidelines. *J Pediatr Orthop.* 2008;28(7):777-785.

Jaramillo D, Treves ST, Kasser JR et al. Osteomyelitis and septic arthritis in children: appropriate use of imaging to guide treatment. *AJR Am J Roentgenol.* 1995;165(2): 399-403.

Kocher MS, Zurakowski D, Kasser JR. Differentiating between septic arthritis and transient synovitis of the hip in children: an evidence-based clinical prediction algorithm. *J Bone Joint Surg Am.* 1999;81(12):1662-1670.

Luhman SJ, Jones A, Schootman M et al. Differentiation between septic arthritis and transient synovitis of the hip in children with clinical prediction algorithms. *J Bone Joint Surg Am.* 2004;86-A(5):956-962.

McCarthy JJ, Dormans JP, Kozin SH et al. Musculoskeletal infections in children: Basic treatment principles and recent advancements. *Instr Course Lect.* 2005;54:515-528.

Piehl FC, Davis RJ, Prugh SI. Osteomyelitis in sickle cell disease. *J Pediatr Orthop.* 1993;13(2):225-227.

Skaggs DL, Kim SK, Greene NW et al. Differentiation between bone infarction and acute osteomyelitis in children with sickle-cell disease with the use of sequential radionuclide bone-marrow and bone scans. *J Bone Joint Surg Am.* 2001;83-A(12):1810-1813.

Song KM, Sloboda JF. Acute hematogenous osteomyelitis in children. *J Am Acad Orthop Surg.* 2001;9(3):166-175.

Song KM. *OKU 4 Pediatrics.* AAOS; 2011.

Sucato DJ, Schwend RM, Gillespie R. Septic arthritis of the hip in children. *J Am Acad Orthop*

EL DEPORTISTA ADOLESCENTE

MATTHEW D. MILEWSKI

INTRODUCCIÓN

- La participación en actividades deportivas se ha incrementado en niños y adolescentes durante los últimos 30 años.
- El deportista con inmadurez ósea tiene riesgo particular de lesiones por sobreuso junto con varios problemas ortopédicos únicos.

FRACTURAS DE LA CINTURA ESCAPULAR

- Las fracturas de clavícula son comunes en deportistas jóvenes.
  - La fisis clavicular medial es la última en osificarse a los 22-25 años de edad.
  - La fisis lateral de la clavícula se cierra alrededor de los 19 años de edad.
- Las fracturas fisiarias pueden imitar dislocaciones esternoclaviculares (EC) o acromioclaviculares (AC).
- La mayor parte de las fracturas de clavícula pueden tratarse de forma no quirúrgica en deportistas jóvenes.
  - Las indicaciones para el manejo quirúrgico de las fracturas de clavícula en deportistas jóvenes incluyen:
    - Fracturas abiertas.
    - Acampanamiento de la piel.
    - Compromiso neurovascular.
    - En el contexto de politraumatismo.
- El acromion tiene múltiples centros de osificación y los defectos de osificación también pueden imitar una fractura (*Os acromiale*).
- Esto se presenta en 3-8% de la población y por lo común es bilateral.

LESIONES DEL HOMBRO EN DEPORTISTAS JÓVENES QUE LANZAN

- Las lesiones de hombro se han incrementado en deportistas lanzadores jóvenes a medida que se ha incrementado la especialización.
- El **hombro de ligas menores** se refiere a una fractura por estrés de la fisis humeral proximal.
  - Es más común en *pitchers* masculinos de alto desempeño entre las edades de 11 a 13 años.
  - Por lo general se presentan con dolor lateral sobre el húmero proximal y rotación externa dolorosa.

- Las radiografías pueden mostrar ensanchamiento de la fisis humeral proximal.
  - Con hallazgos tardíos de fragmentación, esclerosis y cambios quísticos.
- Se requieren radiografías contralaterales para comparar el ensanchamiento de la fisis.
- La RM puede ser útil si las radiografías no son concluyentes.
- El tratamiento es no quirúrgico con reposo y un acondicionamiento adecuado antes de comenzar a lanzar de nuevo.
- Los *pitchers* de ligas menores también pueden padecer de déficit de rotación interna glenohumeral y puede estar relacionado a una contractura capsular posterior y a un incremento en la retroversión humeral.

LESIONES DEL CODO EN DEPORTISTAS JÓVENES QUE LANZAN

- Los lanzadores adolescentes tienen riesgo de osteocondritis disecante (OCD) y fracturas epicondilares mediales por estrés.
- El **codo de ligas menores** es una apofisitis por tracción del epicóndilo medial.
  - Los pacientes presentarán:
    - Edema en la parte medial del codo.
    - Contractura en flexión.
    - Dolor en el epicóndilo medial que se exacerba al lanzar.
  - Las radiografías pueden mostrar:
    - Ensanchamiento fisario.
    - Fragmentación.
    - Incluso una fractura franca del epicóndilo medial.
  - La RM puede ser útil si las radiografías no son concluyentes.
- La **osteocondritis disecante** del *capitellum* también es común en los lanzadores jóvenes (por lo general adolescentes mayores de 13 años de edad).
- La **enfermedad de Panner** es una osteocondritis del *capitellum* en niños más jóvenes, de entre 5 y 12 años de edad.
  - Típicamente presentan dolor en la parte lateral del codo y contractura en flexión junto con síntomas mecánicos si se han formado cuerpos sueltos.
  - El pronóstico es mejor en los pacientes más jóvenes, en especial aquéllos con enfermedad de Panner.
- El tratamiento involucra principalmente reposo de las actividades de lanzamiento.
- Las lesiones de OCD que están desplazadas o que no responden al tratamiento conservador pueden requerir fijación del fragmento o desbridamiento si el fragmento no puede salvarse.

LESIONES DE RODILLA

- Las lesiones de rodilla son muy comunes en los deportistas adolescentes.
- El diagnóstico diferencial para un deportista joven con dolor de rodilla puede incluir:
  - Lesiones del LCA.
  - Lesiones de meniscos.
  - Lesiones de OCD.
  - Fracturas únicas: fracturas de la espina tibial o del tubérculo tibial.
  - Osteocondrosis: enfermedad de Osgood-Schlatter e inestabilidad patelar.
- Antes se pensaba que las **fracturas de la espina tibial** eran mucho más comunes que las **lesiones de LCA** en los pacientes con inmadurez ósea, pero con el aumento de la participación en actividades deportivas, la identificación de estas lesiones y las mejorías en la tecnología de RM y otros estudios de imagen, la tasa de lesiones del LCA se ha incrementado de manera significativa.
  - La deficiencia de LCA en niños se relaciona con aumento en el riesgo de daño a los meniscos y al cartílago.
  - Las técnicas de reconstrucción del LCA en pacientes con inmadurez ósea varían con base en la edad del paciente.
- En pacientes muy jóvenes se puede emplear una técnica de reconstrucción combinada intraarticular/extraarticular usando la banda IT y respetando la fisis.
  Tratamiento
    - Todas las técnicas de reconstrucción epifisaria pueden ser utilizadas en niños ligeramente mayores (8-12 años de edad).
    - Las técnicas tradicionales de reconstrucción transfisaria pueden emplearse a medida que el paciente se acerca a la madurez ósea.
- Los **meniscos discoides** se diagnostican por lo común en deportistas adolescentes.
  - Los meniscos discoides bilaterales son comunes (20%).
  - Clasificados por Watanabe.
    - Tipo 1: estable, completo.
    - Tipo 2: estable, incompleto.
    - Tipo 3: inestable, variante de Wrisberg (carece de las uniones posteriores tradicionales del menisco).

- Los **meniscos discoides desgarrados** que no responden al tratamiento conservador por lo general son tratados con saucerización artroscópica con reparación del menisco si está inestable o si se trata de una variante de Wrisberg.
- La OCD también es muy común en atletas adolescentes.
  - Por lo usual se encuentra en la porción lateral del cóndilo femoral medial.
  - Los síntomas mecánicos pueden indicar un cuerpo suelto.
  - El signo de Wilson es dolor a la rotación interna al extender la rodilla de 90 a 30°.
  - El pronóstico y el tratamiento se basan en la edad del paciente y la estabilidad de la lesión.
  - La RM es útil para evaluar en busca de:
    - Integridad de la superficie del cartílago articular.
    - Fluido por detrás de la lesión.
    - Cambios subcondrales vinculados.

Tratamiento
  - El tratamiento conservador incluye no cargar peso con inmovilización que va desde una escayola tradicional hasta un arnés para aligerarla carga durante un periodo de 3-6 meses.
  - La intervención quirúrgica para las lesiones *in situ* puede ir desde taladrado anterógrado o retrógrado para estimular la cicatrización hasta fijación con tornillos metálicos o bioabsorbibles.
  - Las lesiones desplazadas con una reserva ósea insuficiente para la fijación o las lesiones que no se pueden salvar pueden requerir:
    - Microfractura.
    - Tapones OATS.
    - Implante autólogo de condrocitos.
    - Aloinjerto osteocondral dependiendo de la lesión.
- La **inestabilidad patelar** es otra lesión común en la adolescencia.
  - Las dislocaciones traumáticas de primera vez por lo general pueden ser tratadas de forma no quirúrgica con:
    - Inmovilización temporal.
    - Arnés.
    - Terapia física.
  - Si existen síntomas mecánicos acompañando a una dislocación rotuliana de primera vez, puede haber un cuerpo suelto o una fractura osteocondral (por lo general de la faceta medial de la rótula o la tróclea lateral/cóndilo femoral) acompañando a la dislocación y puede ser una indicación de tratamiento quirúrgico agudo.
- La **inestabilidad patelar crónica** que no ha respondido al tratamiento conservador, incluyendo la terapia física y el uso de arnés, puede requerir tratamiento quirúrgico.
  - Las opciones quirúrgicas dependen de la madurez ósea del paciente.
  - Las opciones en los pacientes con madurez ósea incluyen:
    - Artroscopia diagnóstica.
    - Reconstrucción del ligamento patelofemoral medial (LRFM).
    - Tal vez osteotomía del tubérculo tibial (osteotomía de antromedialización u osteotomía de Fulkerson).
      - Estas opciones pueden no ser posibles en pacientes que no han alcanzado la madurez ósea y en ocasiones se requieren técnicas de reconstrucción no anatómica, como los procedimientos de Roux-Goldthwaite o el de Galeazzi.
      - Hoy día existen múltiples opciones para la reconstrucción del LRFM para evitar la realización de un túnel que puede dañar la porción medial de la fisis femoral distal.

LESIONES PÉLVICAS POR AVULSIÓN

- Las fracturas apofisarias por avulsión son comunes en deportistas adolescentes alrededor de la pelvis.
- Las fracturas comunes incluyen:
  - Espina iliaca anterosuperior (jalada por el sartorio).
  - Espina iliaca anteroinferior (recto femoral).
  - Tuberosidad isquiática (isquiotibiales).
  - Y del trocánter menos (iliopsoas).
- El tratamiento es por lo general conservador con reposo.
- La cirugía rara vez está indicada.

BIBLIOGRAFÍA

Chambers HG, Shea KG, Anderson AF et al. American Academy of Orthopedic Surgeons. Diagnosis and treatment of osteochondritis dissecans. *J Am Acad Orthop Surg.* 2011;19(5):297-306.

Chen FS, Diaz VA, Loebenberg M et al. Shoulder and elbow injuries in the skeletally immature athlete. *J Am Acad Orthop Surg.* 2005;13:172-185.

Kocher MS, Garg S, Micheli LJ. Physeal sparing reconstruction of the anterior cruciate ligament in skeletally immature prepubescent children and adolescents. *J Bone Joint Surg Am.* 2005;87(11):2371-2379.

Milewski MD, Beck NA, Lawrence JT et al. Anterior cruciate ligament reconstruction in the young athlete: a treatment algorithm for the skeletally immature. *Clin Sports Med.* 2011;30(4):801-810.

Nota: Los números de página seguidos por f y t indican figuras y cuadros, respectivamente.